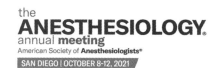

U0292049

第72届ASA年会麻醉学新进展

Refresher Course Lectures ANESTHESIOLOGY® 2021

编　著　美国麻醉科医师协会（American Society of Anesthesiologists）

主　审　邓小明

主　译　卞金俊　王嘉锋　薄禄龙

副主译　赵珍珍　范晓华　王晓琳

人民卫生出版社

·北　京·

Translation from the English language edition:
Refresher Course Lectures ANESTHESIOLOGY® 2021
Copyright ©American Society of Anesthesiologists, 2022

图书在版编目（CIP）数据

第 72 届 ASA 年会麻醉学新进展 / 美国麻醉科医师协会
编著；卞金俊，王嘉锋，薄禄龙主译 . —北京：人民
卫生出版社，2023.5
　ISBN 978−7−117−34651−1

Ⅰ.①第… Ⅱ.①美… ②卞… ③王… ④薄… Ⅲ.
①麻醉学 – 研究进展 – 世界 Ⅳ.①R614−1

中国国家版本馆 CIP 数据核字（2023）第 050686 号

| 人卫智网 | www.ipmph.com | 医学教育、学术、考试、健康，购书智慧智能综合服务平台 |
| 人卫官网 | www.pmph.com | 人卫官方资讯发布平台 |

第 72 届 ASA 年会麻醉学新进展
Di 72 Jie ASA Nianhui Mazuixue Xinjinzhan

主　　译：卞金俊　王嘉锋　薄禄龙
出版发行：人民卫生出版社（中继线 010-59780011）
地　　址：北京市朝阳区潘家园南里 19 号
邮　　编：100021
E - mail：pmph @ pmph.com
购书热线：010-59787592　010-59787584　010-65264830
印　　刷：人卫印务（北京）有限公司
经　　销：新华书店
开　　本：889×1194　1/16　　印张：21
字　　数：823 千字
版　　次：2023 年 5 月第 1 版
印　　次：2023 年 5 月第 1 次印刷
标准书号：ISBN 978-7-117-34651-1
定　　价：268.00 元

打击盗版举报电话：**010-59787491**　　E-mail：WQ @ pmph.com
质量问题联系电话：**010-59787234**　　E-mail：zhiliang @ pmph.com
数字融合服务电话：**4001118166**　　E-mail：zengzhi @ pmph.com

译者名单

主　审

邓小明

主　译

卞金俊　王嘉锋　薄禄龙

副主译

赵珍珍　范晓华　王晓琳

译　者（以姓氏拼音为序）

包　睿　薄禄龙　卞金俊　卜　岚　陈　玲　代元强　邓　瑜　樊玉花　范晓华
韩　烨　吉　栋　金培培　黎　娜　李　博　李　黛　李斌本　李晓菲　李秀娟
林省委　刘　佳　刘　毅　卢文斌　陆　军　孟　岩　倪丽亚　潘　科　沈怡佳
盛　颖　盛睿方　石亚平　孙　莉　万小健　汪　惠　王　春　王　恒　王　薇
王昌理　王恒跃　王嘉锋　王晓琳　文平山　席　鹏　许　涛　严姝姝　严晓晴
杨　涛　杨宇光　余喜亚　查燕萍　翟　蓉　张丽君　张伟时　赵珍珍　周　懿
朱文忠

参　译（以姓氏拼音为序）

常馨宁　常永青　陈春婷　陈文颖　陈玉荻　成雨彤　段盼盼　郭　玉　郭敏娜
韩妍妍　胡红丽　黄　捷　吉盈盈　贾　毅　靳剑飞　兰　杨　李佳霖　李路路
李荣岩　李之娥　刘　坤　刘洪桥　刘佳昊　卢凌宇　陆梁梁　孟笑炎　蒲君涔
朴智胜　钱　爽　全智勇　荣统贤　石鑫楠　时　鹏　孙晨岩　孙国林　孙青宇
陶　甜　王　成　王贤东　王云云　吴　蝶　吴　鹏　谢　滔　解　健　徐业好
杨　锴　杨迪迪　杨心月　尹天泽　游　嘉　臧鸣一　曾　静　张广玲　赵　莉
赵彩群　赵晗燚　赵景昕　赵芝佳　朱梅梅　朱姿羽

前　言

当时代之轮安静航行时，我们站在舱内看着一切事物都是静止的，但是眺眼远望，看到陆地和城市后退的时候，我们才明白，曾经所熟悉的环境都在逐渐离我们远去。医学的进展也是如此，如果不持续更新知识，有一天我们会发现，医学前沿已经甩开我们数个时代之远。为此，海军军医大学第一附属医院（上海长海医院）麻醉学部在名誉主任邓小明教授的带领下，完成了20年来第12次的美国麻醉科医师协会（American Society of Anesthesiologists，ASA）年会新进展的编译工作，以期达到促进学术交流、知识分享与传播的目的。

ASA成立于1905年，是一个拥有超过53 000名成员、集麻醉学教育和研究为一体的学术组织，旨在提高和保持麻醉学领域的医学实践并改善患者的治疗效果，制定标准、指南和声明，为麻醉学科提供改善决策制订和推动有利结果的指导意见，为麻醉科医师和护理团队提供优秀的教育、研究和科学知识。一年一度的ASA年会是全球首屈一指的麻醉学盛会，是非常全面的与麻醉学相关的教育活动和展览会，汇集了在麻醉学、疼痛医学和危重症医学领域极具影响力的知名专业人士，每年都有超过15 000名来自世界各地麻醉学相关领域的代表出席。

第72届ASA年会于2021年10月8—12日于美国加利福尼亚州圣迭戈举行。本次大会围绕麻醉基础、非住院手术麻醉、区域麻醉与急性疼痛、心胸手术麻醉、老年患者麻醉、神经外科麻醉、产科麻醉、小儿麻醉、重症医学、围手术期医学、疼痛医学、职业问题等议题开展了连续5天的会议，激发了全世界麻醉科医师的积极参与和热烈讨论。因为部分话题与大会分议题存在不完全匹配的问题，因此本书的编排并未完全遵从大会议题的分类，而是根据各章节的实际内容进行了重新划分，增设了特殊患者麻醉和麻醉并发症等版块。总体而言，本届ASA年会内容丰富详实，其中包括了大量的麻醉学基础与前沿热点问题，从经典的上下肢区域麻醉总结、剖宫产手术的麻醉，到新冠肺炎大流行背景下的麻醉医师职业暴露问题，以及人工智能和机器学习的前沿科学问题，相信能激发读者浓厚的学习兴趣和强烈的学习热情。

本书的编译是在新型冠状病毒奥密克戎变异株大范围传播的背景下完成的。海军军医大学第一附属医院（上海长海医院）麻醉学部的医护人员在积极抗击疫情之余，为本书的翻译和审校投入了大量的心血，在此，对参与编译的全体同仁表示衷心的感谢！同时，也对全国各地奔赴上海的医护朋友们，以及长期关心、支持与鼓励我们翻译ASA年会新进展的全国同仁们表达诚挚的感谢！

尽管本书的翻译与审校经过层层把关，但为了使此次ASA年会新进展以最快的速度推出，限于编译和出版时间，难免存在一些纰漏与不足，敬请读者给予批评指正。

卞金俊
2022年4月
于上海

目　录

第一部分　麻醉基础

第1章　麻醉机的过去、现在和未来 ……………2
第2章　客观定量神经肌肉监测的进展 ………7
第3章　麻醉高级生命支持 ……………………10
第4章　围手术期神经科学进展 ………………15
第5章　面向麻醉科医师的人工智能和机器学习 …20
第6章　麻醉实践中的传统、教条和传说 ……24
第7章　应急手册的临床应用 …………………33
第8章　从微观到宏观：关于出血与止血 ……43

第二部分　矫形外科麻醉

第9章　门诊全膝关节置换术的麻醉管理进展 …48
第10章　复杂脊柱重建手术患者的麻醉管理 …54

第三部分　心胸外科麻醉

第11章　机械循环支持的进展 ………………60
第12章　困难气道患者的肺隔离术 …………67
第13章　成人先天性心脏病的围手术期管理 …72

第四部分　区域麻醉

第14章　椎管内麻醉的出血和感染相关并发症 …78
第15章　上肢神经阻滞的研究进展 …………85
第16章　下肢周围神经阻滞的研究进展 ……92

第五部分　产科麻醉

第17章　妊娠与药物滥用 ……………………100
第18章　孕产妇的疾病和死亡 ………………107
第19章　剖宫产手术的麻醉 …………………116
第20章　分娩镇痛：如何改进麻醉实践？ …122
第21章　HELLP！如何保障子痫前期母亲的
　　　　安全 …………………………………125

第22章　产后出血：准备、预防及治疗 ……128
第23章　妊娠期非产科手术的麻醉 …………134

第六部分　小儿麻醉

第24章　儿科镇静与镇痛：提高安全性的方法 …140
第25章　儿科困难气道的管理 ………………149
第26章　小儿麻醉并发症及其预防 …………156
第27章　先天性心脏病患儿接受非心脏手术的
　　　　麻醉管理 ……………………………163
第28章　儿科创伤的救治进展 ………………170
第29章　婴儿、儿童和青少年区域麻醉的安全性和
　　　　有效性 ………………………………173

第七部分　非住院手术麻醉

第30章　哪些患者门诊手术的风险更高？ …180
第31章　复杂内镜操作的麻醉 ………………187
第32章　如何倡导建设安全高效的非手术室
　　　　麻醉服务系统？ ……………………191

第八部分　特殊患者麻醉

第33章　成人患者儿科疾病的管理 …………200
第34章　冠状动脉支架术后患者的围手术期
　　　　管理 …………………………………206
第35章　心血管植入式电子设备与围手术期
　　　　管理 …………………………………210
第36章　心源性休克患者接受非心脏手术的
　　　　围手术期管理 ………………………214
第37章　肺动脉高压患者非心脏手术围手术期
　　　　管理 …………………………………219
第38章　药物辅助治疗患者的围手术期管理：
　　　　美沙酮、丁丙诺啡和纳曲酮 ………222
第39章　吸电子烟者和吸烟者 ………………225

第九部分　麻醉并发症

第 40 章　围手术期超敏反应和过敏反应 ·············232
第 41 章　2020 年术后恶心呕吐管理共识性
　　　　　指南 ·············239
第 42 章　麻醉与围手术期缺血性脑卒中 ·············245
第 43 章　非心脏手术后心肌损伤 ·············248

第十部分　疼痛医学

第 44 章　急性疼痛治疗:不遗漏任何一例患者 ·········256
第 45 章　大麻素与疼痛 ·············263
第 46 章　新型无阿片区域镇痛:冷冻镇痛和经皮
　　　　　周围神经刺激 ·············278

第十一部分　职业相关知识

第 47 章　了解医疗事故 ·············286
第 48 章　麻醉科医师与姑息治疗 ·············291
第 49 章　美国和澳大利亚/新西兰国家麻醉事件
　　　　　报告系统的经验启示 ·············295
第 50 章　美国麻醉科医师在价值导向的围手术期
　　　　　医学和医疗改革中的作用 ·············298
第 51 章　与患者沟通:从终审索赔案例得到的
　　　　　教训 ·············300
第 52 章　麻醉科医师职业暴露风险 ·············306
第 53 章　用药差错与用药安全:手术室中的可
　　　　　预防性差错 ·············313
第 54 章　手术室内用电安全 ·············317
第 55 章　临床麻醉工作量的正确计算方法 ·············322

第一部分

麻醉基础

第1章

麻醉机的过去、现在和未来

James H. Philip, James B. Eisenkraft

1.1 引言

麻醉输送系统由麻醉机和呼吸回路组成。麻醉机以恒定新鲜气体流量(fresh gas flow, FGF)提供气体和蒸汽输送。呼吸回路是将连续恒定外界气流转换为生理循环通气的患者-机器工作平台,还通过将二氧化碳从呼吸回路中清除,从而达到对二氧化碳的管理。它既可通过再呼吸回路吸收二氧化碳,也可通过非再呼吸回路直接排出二氧化碳。此外,麻醉机中内置的呼吸机可使气体在呼吸回路以及患者肺部之间出入。

麻醉输送系统还应包括静脉药物输注系统、监测平台和完整的麻醉工作空间。尽管麻醉输送系统这个术语还没有得到应用,不过监控平台、工作空间已经存在,静脉药物输注系统"指日可待"。本文将讲述与麻醉机相关的过去、现在和未来。

1.2 新公司名称

文中的通用电气(General Electric, GE)特指通用电气在 2003 年 10 月收购 Instrumentarium 后建立的新公司。Instrumentarium 长期拥有 Datex,于 1998 年从英国氧气公司(British Oxygen Corporation, BOC)收购 Ohmeda。该公司的名称演变为:俄亥俄医疗产品和化学品、俄亥俄医疗产品、Ohmeda 公司、BOC-Ohmeda 分部、Datex-Ohmeda、GE-Datex-Ohmeda、GE。

文中 Draeger 特指 Draeger Medical 和 Siemens Medical Instruments 的合资企业。该合资企业正式名称为 Draeger 医疗,是 Draeger 和西门子的合资公司,成立于 2003 年 4 月。北美 Draeger(Narkomed 和其他全球销售产品线的制造商)于 20 世纪 90 年代中期被德国吕贝克的 Draeger 医疗收购,因此正确的拼写是 Dräger;在美国通常拼写为 Draeger。

另外两家公司在美国拥有的市场规模较小但在不断增长中。Maquet 是一家总部位于德国拉施塔特的跨国公司,专注于心血管设备、重症监护工作站和麻醉输送系统。它们的 Flow-I 设备的呼吸回路和麻醉输送系统与其他制造商有很大不同。迈瑞(Mindray)位于深圳,是中国最大的医疗器械制造商之一,所生产的麻醉输送系统配置与其他主要制造商相似。

1.3 麻醉输送系统

麻醉输送系统(anesthesia delivery system, ADS)提供包括数个带有 SmartVent 的呼吸机,例如合并 SmartVent 7900、Aestiva 和 Aisys 的旧式 GE 模块。这里将简要介绍 GE ADU,以突出其与传统系统的差异。此外,将详细介绍 Draeger Fabius GS 和 Apollo,并简要介绍 Narkomed 6000 和 Physoflex。随着 Draeger 和西门子公司的合并,西门子 Kion 系统已停止使用,因此将不作赘述。

自 1846 年开始生产乙醚瓶和输送乙醚蒸汽以来,麻醉输送系统就有了巨大的发展。在整个 20 世纪,大多数麻醉机都是机械气体输送系统,配有机械挥发罐,以及机械式或电子式呼吸机。1978 年,波士顿麻醉系统被首次介绍并展示,成为第一个计算机控制的 ADS;尽管该系统从未商业化生产,但今日的计算机化 ADS 遵循了其设计理念。20 世纪 70 年代末,美国第三大麻醉机制造 Puritan Bennett 公司的 Foregger 分部因其机械蒸汽输送转台的 O 型环故障引起了麻醉剂过量,从而导致数人死亡,随后该公司退出市场。

1989 年,Ohmeda(以前是俄亥俄州医疗产品公司,后来属于 Datex Ohmeda、GE Datex Ohmeda,现在属于 GE)在 Ohmeda 模块 2 中央显示 ADS 中集成了麻醉、心血管和通气的监测以及气体和吸入麻醉药的输送。这是第一个也是唯一集成麻醉输送系统和监护仪器的组合。自 1990 年以来,其他几家公司在美国的 ADS 市场取得了小规模的进入,但进展甚微,后来退出了市场。

20 世纪 90 年代末,ADS 设计理念发生了重大变化。旧系统的通气设置会受到新鲜气体流量的影响:"设定潮气量"决定了呼吸机风箱的容积运动。高流量时,吸气的新鲜气体流量会增加到设定的潮气量,促使真实的潮气量高于设定的潮气量,呼吸过程中所检测和显示的为输出潮气量和呼出潮气量。低流量时,气体的压缩和呼吸回路管道的膨胀会减少输送的潮气量。因此最终结果通常是低 FGF 时呼出潮气量小于设定潮气量,高 FGF 时大于设定潮气量。

通气方面的新变化是“所设即所得”(what you set is what you get; WYSIWYG)。同时,市场上观察到吸入麻醉剂、呼吸和心血管监视器在独立和集成配置之间不断发展和变化。最近的进展是将所有测量到的变量集成到一个统一的监视器中,该监视器能够有逻辑地显示麻醉、通气、氧气和心血管信息的时间图形趋势。

1.3.1　GE ADU 和 Aisys

GE ADU(GE-Datex-Ohmeda 的麻醉输送单位;ADU: anesthesia delivery unit)于 1999 年获得美国食品药品管理局(Food And Drug Administration,FDA)批准。它是一个集成的麻醉工作站,用于气体、蒸汽、通气以及麻醉、心血管功能、通气的监测和信息管理。对于该系统提供的许多高级麻醉功能,需要 Datex AS3/AS5 生理监视器。

ADU 是第一台允许氧气流量为 0ml/min 的美国机器。这一功能得到了美国 FDA 的批准,显然是因为其他内部防护装置在氧气流量高或低的情况下可保证安全的吸入氧气浓度。新鲜气体氧气浓度不能设置在 25% 以下,但这并不能提供足够的保护。如果取样气体返回到呼吸回路,ADU 则能够完全封闭运行。GE 从未获得过这种用途的批准。

ADU 的呼吸回路是独特的,因为新鲜气体被输送到了吸气阀的下游,而以前的所有机器都将新鲜气体从吸气阀上游输送到 CO_2 吸收器中。由于其输送位置,在 ADU 中不需要分析 CO_2 吸收器储存新鲜气体的优点和缺点,不受 CO_2 吸收剂干燥的影响。但是,由于新鲜气体的进入部位,ADU 在一次呼吸的单个吸气周期内容易发生吸气气体浓度变化。因此,需要测量平均(而不是传统的峰值)吸气浓度,以便临床医师了解真实的吸气浓度。该功能随后在 GE AS 3/5 监视器和所有后续 GE 代理监视器(集成或独立)中适用。

美国 ADU 的继任者是 Aisys。其整体功能与 ADU 相似,只是 FGF 进入吸气阀上游的吸收器。由于此位置特点,高 FGF 下吸入麻醉剂和气体的浓度可以迅速改变,这可以在需要时快速有效地改变麻醉深度。ADU 挥发罐被称为阿拉丁(Aladin),阿拉丁可在所有海拔高度提供包括地氟烷在内的所有吸入麻醉药的恒定分压,这使得它不同于 Tec 6 地氟烷挥发罐,后者提供恒定的浓度,因此在高海拔处所提供分压降低。对于较低蒸汽压的介质,如氟烷、异氟烷、七氟烷和安氟烷,阿拉丁提供了与传统挥发罐相同的临床适用恒定分压性能。

ADU 和 Aisys 还有其他一些特点使其优于其前身。ADU 和 Aisys 具有一次性预填充 CO_2 吸收器,可在麻醉给药期间移除以进行替换或提供 CO_2 过滤。一直以来,一些用户认为它的体积小是一个缺点。ADU 和 Aisys 硬

软件系统计算了输送的总气体和挥发情况,用户可通过触摸相应按钮获取相应信息。然而,该系统没有使用率显示,也没有使用图表。至于通气监测和反馈,ADU 使用了一个强制性的外部流量传感器,是安装在患者“Y”处的可选外部流量传感器,被命名为 D-Lite 传感器,该传感器对水蒸气具有一定的敏感性。ADU 和 Aisys 主要是电子产品,因此电力故障会使其停机,电力故障也曾有过报道。2000 年左右,在加拿大由于 ADU 电力故障变得非常频繁,目前已被 Aisys 取代。

1.3.2　Draeger ADS

Draeger-Julian 麻醉系统在美国上市时间很短。Draeger-Narkomed 6000 是 Narkomed 系列 ADS 的最后一款。这款型号中,Draeger 将许多电子功能集成到一台机械装置中,该 ADS 延续了 20 世纪 80 年代和 20 世纪 90 年代北美 Draeger 麻醉机的发展。Draeger Physoflex ADS 系统于 1990 年左右开始在欧洲销售,但它从未在美国出售或批准出售,后续在欧洲被宙斯(Zeus)的 ADS 所取代。宙斯的功能和外观让人想起 1976 年的波士顿麻醉系统,主要功能优势是提供闭路麻醉;用户可指定呼吸回路中所需的吸入氧气和呼出麻醉剂浓度,宙斯通过流量和浓度以实现此设定,其通过 30L/min 的循环涡轮回路流量使吸气和呼气回路充分混合。宙斯极大地减少了七氟烷产生的化合物 A,即使在紧闭回路(200ml/min)流量时也是如此。

西门子 Kion 进入并退出美国市场的时间也很短。该机器的显著特点是电子气体控制、多种通气模式、再呼吸和非再呼吸回路功能,以及一个旋转转台,可在 3 个挥发罐之间进行选择。Kion 在面板上显示其电子气体输送,显示并标记“预设氧气浓度”和新鲜气体流量,但由于吸入氧气与新鲜气体氧气浓度不同,因此该显示会让许多用户感到困惑,容易导致不正确的使用以及无法控制吸入氧气浓度。西门子医疗成为西门子-Draeger 合资企业的一部分后,Kion 系统即被终止。

1.4　实现新功能——概述

麻醉机的一个重要功能是控制 FGF。对于传统机器,气体输送是机械控制的。用户旋转连接到针状阀门的机械旋钮,该旋钮通过机械方式调整阀销和阀座之间通道的大小。转子流量计通过浮球或浮柱测量流量,浮球或浮柱上升至一定高度,根据刻度或打印在管道上的刻度来显示流量。在流量范围的高端,浮子和管道之间的空间充当孔口,浮子的高度由气体密度决定。在流量范围的低端,浮子和管壁形成一个狭长的环形通道,作为层流电阻器,浮子的高度由气体黏度决定。这种对密度和黏度的依赖性使得每个流量计仅适用于一种气体。

电子气体输送可通过设置旋钮或滑块,阀门或气流喷嘴(质量式流量控制器)按照不同的数量或不同的时间打开或关闭,为每种气体创建所需的流量。接下来,电阻式、限制式或质量式流量计对流量进行测定,验证实际流

量是否等于设定流量。最后,通过数字、条形图或扇形图显示。

Draeger ADS 所使用的是机-电式流量控制器,指针值为机械式,而流量测量器为电子式。由于流量指示器是根据测量的流量,而不是设定的流量而变化,因此显示稍微缓慢或延迟。

传统的挥发是通过机械方式完成和调节的。用户通过调整一个大型经过校准的控制刻度盘,用于控制挥发罐设置,该刻度盘的移动可控制内部旁路流量阀门,新鲜气体不与饱和的麻醉挥发气体相互作用。对于大多数现代机械式挥发罐,通向挥发罐的阀门随着温度相应变化,而刻度盘设置则控制将饱和吸入麻醉气体从挥发罐输送到主流道的阀门。这样设计的挥发罐(Draeger Vapor 19,2000,GE Tec 5,6,7)在任何大气压下产生恒定的分压输出,与天气或海拔高度无关。因为吸入麻醉气体分压是麻醉深度的决定因素,所以这些挥发罐在任何海拔高度都会进行相同的麻醉,但吸入麻醉气体本身不被挥发罐所测量或显示。刻度盘可提供的所有信息,并且吸入和呼出的分压或浓度由单独或集成在 ADS 中的吸入麻醉气体监测器测量。

地氟烷 Tec 6 挥发罐可将液态地氟烷加热至约 40℃,以达到 1 500mmHg 的蒸汽压。该挥发气体与等压转子流量计或电子控制气体定量混合,如此,挥发罐则产生恒定浓度。但是,使用地氟烷 Tec 6 挥发罐,其麻醉效果由于海拔高度导致大气压力降低而增强。因此,在海平面以上高度进行麻醉时,必须增加挥发罐的设置。根据麻醉剂分析仪的校准和读取方式,它既可阐明气压效应,但也会混淆气压效应。

在 ADU 和 Aisys 中进行电子挥发时,通过设置旋钮或滑块,之后所完成的计算机或电子环路可决定挥发罐的活动。在 GE 阿拉丁挥发罐中,单个挥发罐可针对每一种药物接受不同的贮存装置,此外,吸入麻醉药需添加到转子流量计中,此时数字和三角形标识能显示所有吸入麻醉药的分压(% 大气压)。

1.5　呼吸回路和通气的重大变化

在 1990 年左右,ADS 设计的主要改进之一是 WYSIWYG(所见即所得)。对于气体输送,系统始终以这种方式运行;通过针状阀门控制、转子流量计的显示,以及设定的分压,可将预定的气体输送至呼吸回路。至于吸入麻醉药的输送,也达到了 WYSIWYG 要求,这体现在从 Copper Kettle™(Foregger)装置和 Vernitrol™ 装置(俄亥俄州医疗产品公司,现为 GE)到直接读取挥发罐(direct reading vaporizers,DRVs)的进展。然而,呼出气体与新鲜气体混合所产生的吸入气体至今仍困扰着许多临床医师,因为 WYSIWYG 系统只能设置从机器到呼吸环路之间的新鲜气体连接部分。而且,所运送的气体在每个患者中也会不尽相同,因为患者所接收的气体为呼气流量和新鲜气体流量的加权平均值,这个值会被呼吸环路的设计所减小。

在通气方面,WYSIWYG 概念已经被几代临床医师所误解。新鲜气体流动、风箱运动、肺顺应性、回路扩张和气体压缩之间的相互作用在这几十年来一直困扰着麻醉工作人员。似乎无论在何种情况下,测量的呼出潮气量都与设定潮气量不同。从 2000 年开始,呼吸机的性能已变得与新鲜气体流量和顺应性无关。根据设计和品牌不同,有多种途径可以达到此效果,下文中会进行描述。

大多数临床医师一直对吸入气体成分感到困惑。通过调节氧气、空气、一氧化二氮的流量和挥发罐设置,可以有效或无效地、经济或浪费地使用吸入气体。在各种情况下,吸入气体都由新鲜气体和患者呼出的气体的混合物组成,但通常不是临床医师想要的。因此,临床医师难以合理应用低流量的新鲜气体。然而,具有集成计算机电源的新型麻醉机在一定程度上缓解了这一问题。

1.6　通气控制

新的 ADS 实现了与设定值相等的吸入潮气量和分钟通气量以完成 WYSIWYG。它们都有许多特定的通气模式,名称和功能略有不同,已制订的新标准正在缓解这种不一致性;总的来说,这些模式非常相似。正如我将在下面描述的,两个主要制造商使用完全不同的技术来实现这一目标:GE 使用 SmartVent 对吸气流量和容积进行反馈控制,而 Draeger 在吸气过程中使用新鲜气体流量进行分离。

1.6.1　GE SmartVent™ 技术(Aestiva,Avance,Aspire,ADU,Aisys)

所有现代 GE ADS 都使用相同的 SmartVent™ 技术,它提供了两类通气——容量控制和压力控制,这些控制分类又可细分为各种类型的控制和辅助模式。SmartVent 可对管道顺应性进行补偿,但不向使用者透露相关信息;同时该技术也对泄漏进行补偿,但不向使用者展示其泄漏率。其控制潮气量的方式如下:SmartVent 测量吸入流量和潮气量并终止,再控制风箱位移,以迫使实际值接近设定值。通气控制使用测量的吸入潮气量,并将其控制为设定值。

GE SmartVent 的关键元件是流量传感器,它是一个流量可变孔板传感器(variable-orifice sensor,VOS)。VOS 是一种通过机电技术可重复使用(有限重复使用)的系统,总共包含两个流量传感器,每个电路分支中有一个,位于回路末端和 CO_2 吸收器之间。该技术是一种可变孔板差压流量传感器。可变孔板为传感器提供了一种非线性压力-流量关系,使其能够在较宽的流量范围内保持合理的灵敏度和准确度,比线性或二元(孔板)流量传感器的性能要好得多。流量的连续增加导致通过节流孔的压力增量较小,节流孔的尺寸随流经节流孔的流量而增大。孔口尺寸通过在孔上打开活门而增大,这两个孔都是 Mylar® 单件的一部分。压差传感器测量通过可变孔板的压力,压力和流量之间存在一对一的关系。每个 VOS 的压力-流量关系在工厂进行测量和记录,每个可呼吸传感器都包含一个回路芯片,用于存储特定传感器的响应曲线。

　　SmartVent 的功能如下所示。初始潮气量由流量和时间控制创建,当风箱将气体推入呼吸回路和患者肺部时,流量每 40 毫秒测量一次,记录呼吸中的瞬时流量和累积流量,当达到设定潮气量时,风箱停止。当患者呼气时,呼气回路中靠近 CO_2 吸收器接头的另一个 VOS 连续测量呼气流量,呼气完成后,软件计算呼气量。如果与设定的潮气量不同,则会提醒用户,并在下一次呼吸时改变风箱的运动以进行补偿。

　　GE SmartVent 的吸气和呼气流量传感器是创建和监测安全有效通气的关键元件,因此,必须保证它们正常运行。7900 型 SmartVent 系统在呼吸回路和 CO_2 吸收器之间的吸气和呼气末端上放置了两个单独的 VOS,而后来的 GE 呼吸机也会使用类似位置的传感器,但隐藏在可拆卸塑料装置下,当这些管子暴露在外时,它们可能会被卡住或扭结,从而造成堵塞。

　　如果 4 个压力传感管中的任何一个管中形成水滴,会影响压力传导,VOS 无法测量流量,呼吸机报警并宣布其无法补偿或无法为患者通气,该报警系统通过视觉和听觉两种形式对使用者进行提醒。除非在患者和流量传感器之间使用热湿交换器(heat moisture exchanger,HME),否则当新鲜气体流量小于 1L/min 时,水滴堵塞的发生率更高,尤其当 HME 在非常接近患者呼吸回路的分岔处时,该分叉称为 Y 型(wye type)或"Y"。SmartVent flower 传感器的新版本似乎对水凝结不太敏感,尽管如此,对于所有配备 GE SmartVent 的 ADS,应使用能有效阻止水蒸气的热湿交换器(HME),如在此类 ADS 上使用了较低的新鲜气体流量,则尤其需要。

　　由于 SmartVent 呼吸机在透明塑料室内使用传统的直立式风箱,因此可以观察风箱的高度,并且可以轻松实施定量闭路麻醉。对于低流量或闭路流量,取样气体必须返回呼吸回路,这可以通过使用带 SmartVent 的 SE 模块上的呼气压力传感端口来实现。较旧的 GE ADS 需要额外的适配器,而较新的 GE 机器集成了"取样气回流"。

1.6.2　Draeger Fabius/Tiro、Apollo 和 Perseus 新鲜气体流量解耦

　　Draeger Fabius/Tiro 有一个带有用户设置潮气量功能的活塞式呼吸机,随着新鲜气体流量的变化,其通气量可保持不变,这是通过新鲜气体的分离而实现的。这种分离是通过活塞向患者推动吸气时将新鲜气体储存在储气罐袋中实现的,当吸入过程中储存新鲜气体时,储气囊膨胀;许多使用者一开始看到膨胀的储气囊会感到很困惑。Fabius 呼吸机根据机器使用前自动检查期间测得回路顺应程度和气体压缩程度,而后通过调整活塞运动来调节通气量。该系统无法进行进一步的补偿。

　　呼出的潮气量使用作为流量传感器的热流风速计进行测量,它位于 CO_2 吸收器的集成装置中,位于呼气阀的上游。该传感器位于呼气气流通道中心,由小型加热导线和热敏导线组成,其中一根自热导线的冷却与所计算的潮气量流量成正比。地氟烷的比热(specific heat)要高

于其他药剂;由于风速计感应到的热量排出与比热成比例,因此必须正确打开或关闭"地氟烷补偿",以避免测量误差。

　　Draeger 流量传感器不防潮,但其对潮湿的灵敏度看起来远低于 GE SmartVent。此外,流量测量误差不会导致潮气量不准确或不通气,错误只会导致报告的潮气量不正确,尽管流量测量中可以存在任何错误,但通常会给予正确的潮气量。

　　每次呼吸后,呼吸机活塞始终返回其静止位置,因此,监测其位置不会影响相应的临床监测。所以,Draeger 将活塞放置在无法直接看到的位置,它位于流量计左侧,被一个小塑料窗覆盖。但由于没有可见的风箱,闭路麻醉变得困难,定量闭路麻醉也不可能,这也使得胸部手术的麻醉变得困难,因为漏气量无法量化。当储气袋完全排空且重新加注活塞吸入室内空气时,Fabius GS 发出警报以提示此种情况。

　　通过按下与待改参数对应的按钮,旋转控制旋钮,并按下控制旋钮确认更改,可对 Fabius GS 呼吸机进行调整。许多新用户发现这种控制模式难以适应,并且发现通气方面的预期变化往往无法实现,如果更改未得到确认,Fabius 会重复发出警报。

1.6.3　FABIUS/Tiro GS 呼吸回路——3 种型号的 COSY

　　Draeger Fabius GS 集成二氧化碳吸收系统(compact system for CO_2 absorption,COSY)不同于其他机器中早期的呼吸回路,该呼吸回路只有一个 CO_2 罐,根据购买的是一次性还是可重复使用选项,在使用过程中可以或不能更换该罐。安全阀[以前称为 APL,即 adjustable pressure limiting or pop off valve(可调压力限制或弹出阀)]的全开位置刚好超过最低压力设定值,在该位置,旋钮升高约 0.8mm,为患者气道和呼吸回路提供非常低的开启压力。因此,使用这种设计实施诱导前面罩通气,可提供更为舒适的紧闭面罩通气。即在肺泡氧合(脱氮或预氧合)过程中患者没有不适主诉,即便在较高流量新鲜气体的情况下也是如此。

　　除了新鲜气流分离外,用户还需要了解 Fabius GS 中的 COSY 配置。Fabius GS 的安装基于目前的 3 个 COSY 的品种,在呼吸机吸入期间,所有装置均使用新鲜气体分离来储存新鲜气体。在最初的 COSY(COSY 2.5)中,储气囊位于吸气阀之前,与其他 ADS 的设计不同;在这个位置,新鲜气体被直接转移到储气囊中储存,同时呼吸机活塞向患者输送吸气,这可优先保留新鲜气体而非呼出气体,并且在需要改变气体成分变化时能够更快达到目的。

　　不幸的是,这种设计偶尔会导致大量瞬时泄漏。当肺的顺应性较差时通过大直径(低阻力)的气管呼气,并通过一个中等阻力的 CO_2 吸收器再到达补偿储气囊时,就会发生这种情况;在这种情况下,CO_2 吸收剂的阻力加上短暂的高流速,导致回路呼气末压力瞬时升高,该压力高于扫气安全阀的开启压力,阀门开启,产生了"通气泄漏(puff leak)",平均高达 3.5L/min。

由于发现并明确了这个问题,Draeger 将 COSY 设计修改为 COSY 2.6。通过对吸收器通道进行微小的修改,Draeger 工程师将储气袋从二氧化碳吸收器的吸气侧移动到呼气侧,这使 COSY-2.6 恢复到标准配置,即袋式二氧化碳吸收器。通过将呼出的气体直接送至储气袋,可实现储气罐的无限顺应性。这种顺应性体现在未填充的气囊可吸收整个呼气气流,而不提高清洁阀(scavenging valve)所感测的压力,从而完全消除了气体损失。COSY-2.6 系统允许完全闭路麻醉,这需要采样气返回到呼吸回路中,这在较新版本的 Fabius/Tiro 系统中有所体现。

通过仔细观察储气袋与 COSY 的连接位置,可以将 COSY-2.6 与 COSY-2.5 区分开来。气囊一般连接在其连接的阀门附近,因此,在 COSY-2.5 中,气囊靠近吸气阀,该系统可能会泄漏;而在 COSY-2.6 中,气囊靠近呼气阀,该系统不会泄漏。但令人困惑的是,吸气阀和呼气阀分别位于右侧和左侧,这与其他美国 ADS 相反。

较新的 COSY-3 将所有组件的位置反向放置在 COSY 顶部,将 APL 瓣膜和呼气末端装置设计在靠近临床医师一侧,此时控制软管不再可见,容易断开连接。

1.6.4 Draeger Apollo

Draeger Apollo 在功能上与 FABIUS/Tiro 相似。呼吸回路简称为呼吸系统,它的功能与其他 Draeger 产品类似。ADS 包括一个集成的气体监测台,因此,它知道何时输送地氟烷和何时不输送地氟烷,用户无须设置通气量的地氟烷补偿。这种 ADS 显示器占据面积较大,但可显示所有控制、测量和衍生自呼吸变量的数字和图形趋势,而且使用前检查是全自动的。

1.6.5 吸入气体和药剂浓度的控制

Draeger 呼吸系统的吸入浓度控制不如 GE 呼吸系统的速度快。已发表的研究表明,在为易受恶性高热影响的患者做准备时,吸入麻醉药不能在 1 小时内从 Draeger 回路中清除到百万分之五以内;氧气和空气的新鲜气体流量非常高,并且移除储气囊可加快吸入麻醉药的排出,此外在吸气末端上添加一个炭剂吸收剂,为易感患者做准备,可以快速、彻底地解决问题。

这种再呼吸问题在麻醉终止时变得很重要。即使最大 FGF 为 12L/min,除非使用特殊手法,否则吸入麻醉药浓度在 5 分钟内不能降至零。这些包括高流量新鲜气体(全流量下的氧气和空气,总计 50L/min)或连续按下氧气冲洗按钮。如上所述,高流量技术是安全的,因为新鲜气体流量与吸入的潮气量是相互分离的,详情可见上文。

Draeger Perseus 对呼吸回路进行了重新设计,基于 Draeger Zeus 系统,Perseus 系统的一个涡轮在呼吸回路中输送气体,通过阀门的打开和关闭,以在吸气和呼气阶段达到循环换气。还添加大量的电子元件用以帮助降低新鲜气体流量,同时保持吸入的氧气浓度。

1.7 药剂浓度的呼气末控制——美国的下一个前沿进展

麻醉科医师通过寻求药物浓度或部分药物的呼气末控制(end-tidal control,ETC),为吸入麻醉药的患者提供安全管理,因为呼气末分压是最接近动脉血的值。尽管肺泡分流和无效腔使得潮气末分压具有不准确性,而且也为因为脑灌注而使该指标显示延迟,但具体细节这篇介绍不做详述。GE、Draeger 和 Maquet 在世界市场上的产品允许麻醉科医师设置所需的呼气末浓度,并使麻醉输送系统能够控制 FGF 和设置挥发罐参数,以达到并保持所设置的呼气末浓度。作者认为,FDA 批准麻醉药物浓度的呼气末控制将是对患者管理安全性和有效性方面的重大进步。

1.8 总结

美国市场上有多种新的 ADS,每种都有其优缺点。对于临床工作者来说,了解所使用的 ADS 的微妙之处是很重要的。

1.9 注意

内容可能不准确,原作者很高兴收到问题和评论,可将相关问题和评论发送给 jphilip@bwh.harvard.edu。

(常永青 译,包睿 校)

第2章

客观定量神经肌肉监测的进展

J. Ross Renew

2.1 术后肌松残余

肌松药是现代麻醉中不可缺少的一类药物,麻醉科医师熟练处理围手术期神经肌肉阻滞至关重要。虽然肌松药非常高效,但也并非没有风险。其中,术后肌松药残留效应可持续威胁患者安全。最近研究指出,当使用周围神经刺激仪监测指导用药时,高达 64% 的患者在气管拔管时存在肌松恢复不足。并非所有存在肌松残留的患者都会出现不良反应,但这种本可避免的现象可能产生严重后果。基于循证医学的肌松药最佳管理措施包括,合理使用短效和中效肌松药、肌松拮抗剂的使用(除非已证明充分恢复)以及客观定量监测患者神经肌肉阻滞水平和恢复情况。客观定量监测,即刺激尺神经后在拇收肌处测得的 4 个成串刺激率(train-of-four ratio,TOFR)> 0.9,是目前确定神经肌肉接头阻滞是否完全恢复的唯一手段。

神经肌肉接头阻滞拮抗剂新药舒更葡糖钠的应用,使麻醉科医师能够在较短时间内对更深水平的肌松逆转神经肌肉阻滞效应。然而,在缺乏定量监测的情况下,舒更葡糖钠并不能消除术后肌松残余。无论舒更葡糖钠还是新斯的明,给予肌松拮抗剂的最佳剂量取决于麻醉科医师能够明确判断患者的阻滞水平。基于以上原因,在客观监测肌松水平的基础上,合理使用肌松拮抗剂才是最佳选择。

遗憾的是,麻醉学界在广泛采用神经肌肉接头阻滞定量监测方面的进展缓慢,且存在多种不利因素。麻醉科医师盲目自信的同时又缺乏神经肌肉阻滞的基础知识,毫无疑问是其中极为重要的因素。从历史上看,市场上缺乏高效且可靠的客观监测神经肌肉阻滞的仪器。将新技术推广到临床中也需要额外的时间和精力——临床工作压力不断增加时这一任务更为艰巨。尽管如此,这些额外投入可切实影响患者预后,现已证实客观定量的肌松监测可改善术后恢复并减少术后肺部并发症。某医学中心在麻醉科室大规模实施神经肌肉阻滞定量监测

后,其术后复苏室再未出现非计划二次插管。

2.2 肌松监测类型

客观神经肌肉监测仪能提供有关神经肌肉阻滞水平的定量信息。客观监测仪有几种分类方式,如监测仪是手持式或并入麻醉工作站。手持式监测仪十分便利,可在麻醉后恢复室或重症监护病房评估神经肌肉功能。并入麻醉工作站的神经肌肉监测仪可整合到现有麻醉监测设备中,有利于电子病历信息的采集。另一种监测仪的分类方法则基于设备获得测量数据的特定模式。目前,获得美国食品药品管理局批准的有 3 种监测模式——肌肉加速度描记仪、肌肉运动描记仪和肌电图仪。无论何种模式,这些监测设备都可利用各种神经刺激模式,包括4 个成串刺激、强直后计数(post-tetanic count,PTC)和单次抽搐(single twitch,ST)计算出比率或数量。这些设备通常被设计用于手部,用于其他部位(如脚和脸)的神经肌肉阻滞监测仪也有报道。

有史以来,肌肉机械描记仪(mechanomyography,MMG)是肌松监测的黄金标准,但其商用设备尚未出现。MMG 采用可以将机械收缩转换为电信号的传感器,来测量肌肉收缩的等长收缩力。MMG 通常在手部通过刺激尺神经,测量神经刺激后拇收肌的力量。MMG 使用预负荷装置,对拇指施加张力,以提高监测的精确性和连续性。MMG 操作复杂,设置烦琐,极大影响了其商业化研发的进程。

肌肉加速度描记仪(acceleromyography,AMG)最早由 Viby Mogensen 在 30 年前开发,其原理基于牛顿第二定律,即力=质量×加速度。与肌肉机械描记技术相同,AMG 通常刺激尺神经,压电换能器固定在拇指上,测量拇收肌反应。对每个患者而言,其拇指质量保持不变,故测得的加速度代表力的大小。当 AMG 测量加速度时,测量的肌群必须能自由收缩。当手术体位需覆盖双手时,便不能达到此条件。即使拇指可自由移动,肌肉加速度描记监测还会出现"反向衰减"现象,表现为基线和未分

析 TOFR 超过 1.0。因此，麻醉恢复期间测得的 TOFR 需要校准为预松弛基线值。当肌肉加速度描记仪的标准化 TOFR>0.9，意味着神经肌肉阻滞恢复充分。使用预加载装置，确保拇指在每次收缩后回到相同位置可提高监测精确度。此外，能够解析拇指复杂运动的三维传感器已被用于新产品中。

肌肉运动描记仪（kinemyography KMG）是一种与肌肉加速度描记密切相关的监测方式。KMG 采用压电传感器夹在拇指和示指之间。尺神经刺激后，拇收肌收缩，传感器的形变转换为电信号。因为压电传感器充当其自身的预加载装置，并在神经刺激后引导拇指的运动，KMG 不存在反向衰减现象。与 AMG 一样，KMG 也要求拇指可以自由活动，当术中体位要求手臂被覆盖时，可靠性较低。与 AMG 或肌电图相比，KMG 测量的重复性差，且置信区间更宽。虽然 KMG 较外周神经刺激器的定性评估好，但其精确度不佳，不应被用于神经肌肉接头功能监测相关的科学研究。

肌电图（electromyography，EMG）通过测量神经刺激后的复合肌肉动作电位（CMAP）提供精确数值。与 AMG 和 KMG 相比，肌电图不要求肢体可自由移动。此功能允许在手术体位手臂被覆盖时进行可靠的监测。复合肌肉动作电位的波幅代表神经肌肉功能的程度和收缩力。刺激尺神经后可在拇收肌（拇指）、小指收肌（第五指）或拇指和示指之间的第一块骨间背肌等多处，测量复合肌肉动作电位。在肌电图测量电活动期间，外科手术电刀的使用可能干扰并暂时中断监测。肌电图监测也受温度变化的影响。皮肤温度每降低 1℃，复合肌肉动作电位可增加 2%~3%。与 KMG 和 AMG 不同，每个制造商使用的肌电图监测仪电极各不相同。最后，由于 EMG 与 MMG 的高度一致性以及在手臂被覆盖时也可定量测量的特点，许多专家认为肌电图是目前客观监测肌松的金标准。

2.3 实施监测的执行策略

尽管新技术客观上存在学习曲线，在临床工作中开展神经肌肉阻滞的定量监测仍大有可为。与定性监测相比，神经肌肉阻滞定量监测仪多耗时 19 秒即可在手术开始前完成，无须担心拖延手术进程。此外，新上市的定量监测仪已被证明易于使用，且对其进行评估的相关研究日趋增加。有学者强调了重视术后肌松残余的重要性、培训医务人员使用定量监测仪及最终改变临床现状，这一过程中需要大量培训工作。在培训期间，领域内专家和支持者的广泛参与极为重要。令人关注的是，美国麻醉学会新近发布的指南中包含关于优化肌松监测的相关内容。不管监测的理由或具体实施策略如何，麻醉科医师都会定期客观测量围手术期各种血流动力学参数。因此，应大力推广肌松监测，停止让患者暴露于可避免的风险（如肌松残余）。

（杨锴 译，黎娜 校）

参考文献

1. Saager L, Maiese EM, Bash LD, Meyer TA, Minkowitz H, Groudine S, et al. Incidence, risk factors, and consequences of residual neuromuscular block in the United States: The prospective, observational, multicenter RECITE-US study. J Clin Anesth. 2019; 55: 33-41.

2. Berg H, Roed J, Viby-Mogensen J, Mortensen CR, Engbaek J, Skovgaard LT, et al. Residual neuromuscular block is a risk factor for postoperative pulmonary complications. A prospective, randomised, and blinded study of postoperative pulmonary complications after atracurium, vecuronium and pancuronium. Acta Anaesthesiol Scand. 1997; 41(9): 1095-103.

3. Murphy GS. Residual neuromuscular blockade: incidence, assessment, and relevance in the postoperative period. Minerva Anesthesiol. 2006; 72(3): 97-109.

4. Murphy GS, Szokol JW, Marymont JH, Greenberg SB, Avram MJ, Vender JS. Residual neuromuscular blockade and critical respiratory events in the postanesthesia care unit. Anesth Analg. 2008; 107(1): 130-7.

5. Naguib M, Brull SJ, Kopman AF, Hunter JM, Fulesdi B, Arkes HR, et al. Consensus Statement on Perioperative Use of Neuromuscular Monitoring. Anesth Analg. 2018; 127(1): 71-80.

6. White PF, Tufanogullari B, Sacan O, Pavlin EG, Viegas OJ, Minkowitz HS, et al. The effect of residual neuromuscular blockade on the speed of reversal with sugammadex. Anesth Analg. 2009; 108(3): 846-51.

7. Kotake Y, Ochiai R, Suzuki T, Ogawa S, Takagi S, Ozaki M, et al. Reversal with sugammadex in the absence of monitoring did not preclude residual neuromuscular block. Anesth Analg. 2013; 117(2): 345-51.

8. Naguib M, Brull SJ, Hunter JM, Kopman AF, Fulesdi B, Johnson KB, et al. Anesthesiologists' Overconfidence in Their Perceived Knowledge of Neuromuscular Monitoring and Its Relevance to All Aspects of Medical Practice: An International Survey. Anesth Analg. 2019; 128(6): 1118-26.

9. Soderstrom CM, Eskildsen KZ, Gatke MR, Staehr-Rye AK. Objective neuromuscular monitoring of neuromuscular blockade in Denmark: an online-based survey of current practice. Acta Anaesthesiol Scand. 2017; 61(6): 619-26.

10. Sandberg WS, Brull SJ. Workflow Eats Optimum Care for Lunch. Anesthesiology. 2018; 129(5): 864-6.

11. Murphy GS, Szokol JW, Avram MJ, Greenberg SB, Marymont JH, Vender JS, et al. Intraoperative acceleromyography monitoring reduces symptoms of muscle weakness and improves quality of recovery in the early

postoperative period. Anesthesiology. 2011; 115(5): 946-54.

12. Murphy GS, Szokol JW, Marymont JH, Greenberg SB, Avram MJ, Vender JS, et al. Intraoperative acceleromyographic monitoring reduces the risk of residual neuromuscular blockade and adverse respiratory events in the postanesthesia care unit. Anesthesiology. 2008; 109(3): 389-98.

13. Todd MM, Hindman BJ, King BJ. The implementation of quantitative electromyographic neuromuscular monitoring in an academic anesthesia department. Anesth Analg. 2014; 119(2): 323-31.

14. Naguib M, Brull SJ, Johnson KB. Conceptual and technical insights into the basis of neuromuscular monitoring. Anaesthesia. 2017; 72 Suppl 1: 16-37.

15. Jensen E, Viby-Mogensen J, Bang U. The Accelograph: a new neuromuscular transmission monitor. Acta Anaesthesiol Scand. 1988; 32(1): 49-52.

16. Murphy GS. Neuromuscular Monitoring in the Perioperative Period. Anesth Analg. 2018; 126(2): 464-8.

17. Claudius C, Skovgaard LT, Viby-Mogensen J. Is the performance of acceleromyography improved with preload and normalization? A comparison with mechanomyography. Anesthesiology. 2009; 110(6): 1261-70.

18. Murphy GS, Szokol JW, Avram MJ, Greenberg SB, Shear TD, Deshur M, et al. Comparison of the TOF scan and the TOF-Watch SX during Recovery of Neuromuscular Function. Anesthesiology. 2018; 129(5): 880-8.

19. Khandkar C, Liang S, Phillips S, Lee CY, Stewart PA. Comparison of kinemyography and electromyography during spontaneous recovery from non-depolarising neuromuscular blockade. Anaesth Intensive Care. 2016; 44(6): 745-51.

20. Engbaek J. Monitoring of neuromuscular transmission by electromyography during anaesthesia. A comparison with mechanomyography in cat and man. Dan Med Bull. 1996; 43(4): 301-16.

21. Brull SJ, Murphy GS. Residual neuromuscular block: lessons unlearned. Part II: methods to reduce the risk of residual weakness. Anesth Analg. 2010; 111(1): 129-40.

22. Renew JR, Hex K, Johnson P, Lovett P, Pence R. Ease of Application of Various Neuromuscular Devices for Routine Monitoring. Anesth Analg. 2021; 132(5): 1421-8.

23. Bussey L, Jelacic S, Togashi K, Hulvershorn J, Bowdle A. Train-of-four monitoring with the twitchview monitor electctromyograph compared to the GE NMT electromyograph and manual palpation. J Clin Monit Comput. 2020.

24. Bowdle A, Bussey L, Michaelsen K, Jelacic S, Nair B, Togashi K, et al. Counting train-of-four twitch response: comparison of palpation to mechanomyography, acceleromyography, and electromyography. Br J Anaesth. 2020; 124(6): 712-7.

25. Klein AA, Meek T, Allcock E, Cook TM, Mincher N, Morris C, et al. Recommendations for standards of monitoring during anaesthesia and recovery 2021: Guideline from the Association of Anaesthetists. Anaesthesia.2021.

26. Dobson G, Chow L, Filteau L, Flexman A, Hurdle H, Kurrek M, et al. Guidelines to the Practice of Anesthesia-Revised Edition 2020. Can J Anaesth. 2020; 67(1): 64-99.

第3章

麻醉高级生命支持

Talia K. Ben-Jacob

心搏骤停患者的救治仍在持续发展,尽管美国心脏协会高级生命支持(advanced cardiovascular life support, ACLS)指南已是多数专家所接受的共识,但质量和数量不断提升的文献使这一指南保持着持续的更新迭代。近30年来,关于基础生命支持(basic life support, BLS)和ACLS指南的基础文献数量激增。随着高质量的数据库研究和前瞻性随机研究的增加,该指南的整体质量得到了显著改善。最近的BLS和ACLS指南强调了医护人员和非专业救援人员之间的区别,并在BLS中针对不同的救援群体提出不同的建议。展望未来,ACLS指南很可能会进一步细化不同环境以及不同救援人员的实施方法。虽然ACLS指南曾经非常狭隘地专注于心搏骤停期间的干预措施,但是现在其已从即刻心搏骤停扩展到复苏后管理。这一趋势可能会继续保持,并延伸至院内心搏骤停的预防和院外复苏的早期终止。

ACLS力争在临床实践中对学习者进行培训,从而创造了首个也是最常用的医护"团队培训"经验。至今,它依旧代表着医护行业此类培训的标准方法。学习者已经开始期望通过ACLS的培训,首先将心搏骤停抢救过程中的角色任务分配、沟通流程以及混乱救助过程中的强化秩序管理等一系列准则带入临床。事实上,ACLS培训很可能是模拟教学和团队培训率先大规模引入现代医学的开端,这种热潮的掀起可能源于ACLS高质量的培训经验。

与每版指南相同,ACLS的好坏取决于为其所依托的科研和临床文献。尽管文献数量不断增长,但ACLS指南(到目前为止)仅每5年更新一次。指南的作者们必须就每一条建议达成共识,实质上就是对某一争议领域的实施方案做出决策。虽然指南的目的就是解决这些争议,但关于这些争议的研究文献仍会持续更新。本章内容还将讨论在下一版ACLS指南更新中仍可能存在争议的领域。

3.1 麻醉ACLS的特殊性

围手术期心搏骤停罕见,发生率约为5.1/10 000,其中仅有0.74/10 000是麻醉相关原因导致心搏骤停。专门针对围手术期心搏骤停管理制订麻醉ACLS指南,是因为手术室发生心肺骤停通常是由于特定的手术、特定的麻醉技术或患者现存的合并症引起,与院外或院内其他住院患者的心搏骤停发生原因区别很大。围手术期心搏骤停的管理也可能与院外及住院病房内心搏骤停的管理截然不同。

低氧血症、酸中毒和出血引起的低血容量是导致围手术期发生心搏骤停的主要因素,而术中心搏骤停的原因包括静脉或吸入麻醉药过量、局部麻醉药中毒、恶性高热、过敏反应、内源性呼气末正压、支气管痉挛、栓塞(空气、脂肪、血栓)、迷走神经反射引起的严重心动过缓或心搏骤停、椎管内麻醉引起的交感神经阻滞和副交感神经张力增高,或张力性气胸。

需要麻醉ACLS的围手术期心搏骤停和院外心搏骤停之间的另一个差异是术中心搏骤停的鉴别诊断通常是有限的。这是因为其诱发原因可能是已知的,并且可以快速逆转。手术室发生的心搏骤停基本是被熟知患者病史的医护团队当场发现。抢救过程中也通常可以随时获得帮助,因此相比于其他环境,在手术室内发生的心搏骤停通常在一开始就能得到及时和针对性的正确治疗,在生存率或者残留神经功能损伤方面具有更好的结局。一项针对围手术期心搏骤停患者的回顾性研究显示,三分之一的患者能存活出院,三分之二的存活者神经系统预后良好。

3.2 人工与机器按压的比较

专家们一致认为,对于心搏骤停的患者而言,高质量的胸外按压至关重要。多项研究表明,人工按压的深度和频率通常是不达标的。普遍认为,按压的质量越高,患者预后越好,并且机械装置按压比人工按压的效果要好得多。不幸的是,最新的一项大型随机试验未能证明机械胸外按压可改善按压有效性。虽然这项研究中的救援人员确实按照指南进行了胸外按压,与机械按压相比无结局差异,但事实表明,遵照指南的胸外按压可能产生更好的结局。尽管这项研究的结果为阴性,但胸外按压装置可能仍然适用于某些特定的临床环境,因为机器的按压质量不会随着时间的推移而下降,但人工按压就会出现这一问题。

心肺复苏也可能以不同寻常的姿势进行,因为患者在手术室中体位经常是俯卧或侧卧。病案报告、模拟研究以及尸体可行性研究均报道了自主循环恢复(return-of-spontaneous-circulation,ROSC)的可能性。此外,对于妊娠患者发生心肺骤停,如果宫底水平高度平脐或者脐以上,则子宫左侧位是必要的。这样做是为了通过减小对主动脉腔静脉的压迫,从而增加静脉回流(前负荷),并在心肺复苏期间产生足够的每搏量。

3.3　按压频率

与 BLS 和 ACLS 中所有其他推荐相同,有关按压频率的推荐也随着时间的推移而变化,从 1986 年的每分钟 80~100 次,到 2010 年修订的每分钟至少 100 次。最近两篇论文对 1 万多名患者在院外心搏骤停期间进行的胸外按压进行分析表明,按压频率在每分钟 100 至 120 次之间生存率最佳,而每分钟高于 120 次或低于 100 次时生存率下降。但是诸如此类大规模研究数据库的二次分析所得出的结论在数据质量和结论方面仍有一定局限性(作者对此持较强自信)。尽管如此,未来关于胸外按压的指南可能比 2020 年指南更为宽松。

3.4　药物治疗

与 ACLS 的所有其他方面类似,药物治疗发挥的作用同样难以研究。因为只有很小部分的患者能以良好的功能状态活着出院,所以即使所检测差异很大时研究也必然是非常庞大且昂贵的(并且长期受到多中心研究中各种协议的限制)。这使得更多研究以短期结局为研究终点,特别是针对 ROSC 的研究在文献中更为普遍。因此,检测不同剂量、不同治疗方案以及各种治疗心搏骤停药物的不同组合的文献是非常缺乏的。近期甚至有文献开始怀疑所有的 ACLS 相关措施,特别是在抗心律失常药物的方面。虽然肾上腺素长期以来一直是 ACLS 的一线用药,但最近 Callaway 发布的针对已发表文献的二次分析引发了人们对如何以及何时使用肾上腺素的重新考量。具体而言,Callaway 的研究表明,在心搏骤停中使用肾上腺素似乎会增加 ROSC 的成功率,但事实上,并不会对远期生存率产生任何益处,甚至可能与功能结局恶化有关。具有讽刺意味的是,Layek 等对血管升压素治疗心搏骤停的类似研究表明,它的使用可能与较高的住院患者 ROSC 成功率、较高的院外患者住院治疗生存率有关,并且在其中一

个亚组中,重复剂量的血管升压素可能同时给患者带来生存和功能康复的益处。一项相对较新的研究表明,与传统的 ACLS 治疗方案相比,同时使用肾上腺素、血管升压素和类固醇治疗,院内患者心搏骤停的存活率显著提高。与 ACLS 的所有其他要素相同,关于药物治疗的观点将随着文献的增加而持续更新。

3.5　体温管理

可能 2010 年修订的 ACLS 指南中最重要的变化就是将复苏后治疗纳入指南,并将治疗性低体温(更准确地称为目标体温管理)作为此类治疗的主要内容。为这版指南提供理论基础的研究强烈支持适度低体温,但该研究对照组为允许性高体温方案,该研究结论难以证明适度低体温和正常体温之间是否有差异。更近的一项研究纳入了控制体温在正常范围作为对照组,得出了可靠的阴性结果,并对心搏骤停后治疗性低体温的幸存者的后勤管理问题、费用问题和风险收益比提出了质疑。治疗性体温过低并非没有风险,最近的一项 meta 分析表明,心搏骤停后治疗性低体温的患者发生肺炎和脓毒症的风险是增加的。尽管最近的研究结果为阴性,但在多种情况下保持适当低体温是否能改善各种心搏骤停幸存者的预后仍受到广泛关注。如果没有新的研究证明适当低体温有实质性的益处,那么低温疗法的临床应用会随着时间的推移而减少。

3.6　超声心动图在围手术期心搏骤停中的应用

急诊经胸超声心动图(transthoracic echocardiography,TTE)和急诊经食管超声心动图(transesophageal echocardiography,TEE),也称为"补救性 TEE",已被国际指南认可为心搏骤停和/或围骤停期潜在有用的评估与诊断工具。超声心动图可以识别有节律的心脏活动与停搏,有效用于确定心脏和非心脏手术中未预计的血流动力学不稳定或心搏骤停的原因,并为下一步治疗提供依据。然而,TTE 在图像采集过程中会导致至关重要的胸外按压出现长时间停顿和按压时间缩短。值得注意的是,由于患者的体位(如俯卧或侧卧位)或手术无菌单、设备的影响,术中 TEE 探头的放置可能存在困难。目前,支持在围骤停期或心搏骤停期间进行超声心动图检查的现有证据来自病例报告和病例对照研究,因此难以确定是否能获得以患者为导向的益处。没有随机、设盲或对照研究显示使用 TTE 或 TEE 指导来复苏能获得更优的治疗结局。

3.7　体外膜氧合

在过去的十几年中,体外膜氧合(extra-corporeal membranous oxygenation,ECMO)的成本、复杂性和设备尺寸已大幅降低,使得这项技术在医院内甚至院外心搏骤停救

治中都得到了越来越多的应用。ECMO 在住院环境中通常用于有向心搏骤停发展趋势的心源性休克的治疗中，因此，在这种情况下，可用于避免 BLS 和 ACLS。在此背景下，ECMO 也被称为体外生命支持（ECLS）或体外 CPR（E-CPR）。在心源性问题下，静脉-动脉 ECMO 比静脉-静脉 ECMO 更常见，因为使用静脉-动脉 ECMO 既能氧合血液，又能产生与静息心输出量相当的动脉血流。记录以上用法的文献量现在已经足够进行 meta 分析，以评估两者的并发症和预后。用于住院患者心源性休克治疗时，其预后可能相当不错。出于伦理学考虑可能该技术相关随机试验的开展有一定难度。然而，精心设计前瞻性研究评估 ECMO 的应用是可能的，CHEER 试验就是一个很好的例子，该试验的初步结果较为乐观。

3.8　总结

心搏骤停及其原因的基础、转化和临床研究数量激增，导致过去几十年中 ACLS 发生了巨大变化。在不久的将来，这种变化速度可能会继续保持，并进一步区分院内和院外心搏骤停的不同。参考文献很可能进一步专科化，目前已经出版了围手术期的 ACLS 指南。麻醉 ACLS 将随着实施者和医疗系统的进一步探索而得到更广泛的应用。

（赵晗燊　译，邓瑜　校）

参考文献

1. Nunnally ME, O'Connor MF, Kordylewski H, et al. The incidence and risk factors for perioperative cardiac arrest observed in the national anesthesia clinical outcomes registry. Anesth Analg 2015; 120: 364.

2. Sobreira-Fernandes D, Teixeira L, Lemos TS, et al. Perioperative cardiac arrests-A subanalysis of the anesthesia-related cardiac arrests and associated mortality. J Clin Anesth 2018; 50: 78.

3. Zuercher M, Ummenhofer W. Cardiac arrest during anesthesia. Curr Opin Crit Care 2008; 14: 269.

4. Moitra VK, Einav S, Thies KC, et al. Cardiac Arrest in the Operating Room: Resuscitation and Management for the Anesthesiologist: Part 1. Anesth Analg 2018; 126: 876.

5. McEvoy MD, Thies KC, Einav S, et al. Cardiac Arrest in the Operating Room: Part 2-Special Situations in the Perioperative Period. Anesth Analg 2018; 126: 889.

6. Myat A, Song KJ, Rea T. Out-of-hospital cardiac arrest: current concepts. Lancet 2018; 391: 970.

7. Braz LG, Módolo NS, do Nascimento P Jr, et al. Perioperative cardiac arrest: a study of 53,718 anaesthetics over 9 yr from a Brazilian teaching hospital. Br J Anaesth 2006; 96: 569.

8. Newland MC, Ellis SJ, Lydiatt CA, et al. Anesthetic-related cardiac arrest and its mortality: a report covering 72,959 anesthetics over 10 years from a US teaching hospital. Anesthesiology 2002; 97: 108.

9. Biboulet P, Aubas P, Dubourdieu J, et al. Fatal and non fatal cardiac arrests related to anesthesia. Can J Anaesth 2001; 48: 326.

10. Cheney FW, Posner KL, Lee LA, et al. Trends in anesthesia-related death and brain damage: A closed claims analysis. Anesthesiology 2006; 105: 1081.

11. Sprung J, Warner ME, Contreras MG, et al. Predictors of survival following cardiac arrest in patients undergoing noncardiac surgery: a study of 518,294 patients at a tertiary referral center. Anesthesiology 2003; 99: 259.

12. Ramachandran SK, Mhyre J, Kheterpal S, et al. Predictors of survival from perioperative cardiopulmonary arrests: a retrospective analysis of 2,524 events from the Get With The Guidelines-Resuscitation registry. Anesthesiology 2013; 119: 1322.

13. Meaney PA, Bobrow BJ, Mancini ME, et al: CPR quality: improving cardiac resuscitation outcomes both inside and outside the hospital: a consensus statement from the American Heart Association. Circulation 2013;128: 417-435.

14. Rubertsson S, Lindgren E, Smekal D, et al: Mechanical chest compressions and simultaneous defibrillation vs conventional cardiopulmonary resuscitation in out-of-hospital cardiac arrest: the LINC randomized trial. JAMA 2014;311: 53-6.

15. Perkins GD, Lall N, Quinn T, et al: Mechanical versus manual chest compression for out-of-hospital cardiacarrest (PARAMEDIC): a pragmatic, cluster randomised controlled trial Lancet 2015; 385: 947-55.

16. Idris AH, Guffey D, Aufderheide TP, et al: The Relationship Between Chest Compression Rates and Outcomes from Cardiac Arrest Circulation. 2012; 125: 3004-3012.

17. Bhatnagar V, Jinjil K, Dwivedi D, et al. Cardiopulmonary Resuscitation: Unusual Techniques for Unusual Situations. J Emerg Trauma Shock 2018; 11: 31.

18. Mazer SP, Weisfeldt M, Bai D, et al. Reverse CPR: a pilot study of CPR in the prone position. Resuscitation 2003; 57: 279.

19. Yunoki K, Sasaki R, Taguchi A, et al. Successful recovery without any neurological complication after intraoperative cardiopulmonary resuscitation for an extended period of time in the lateral position: a case report. JA Clin Rep 2016; 2: 7.

20. Kundra P, Khanna S, Habeebullah S, Ravishankar M. Manual displacement of the uterus during Caesarean

section. Anaesthesia 2007; 62: 460.

21. Idris AH, Guffey D, Pepe PE, et al: Chest Compression Rates and Survival Following Out-of-Hospital Cardiac Arrest Crit Care Med 2015;43: 840-848.

22. Sanghavi P, Jena AB, Newhouse JP, Zaslavsky AM: Outcomes after out-of-hospital cardiac arrest treated by basic vs advanced life support. JAMA Int Med 2015; 175: 196-204.

23. Huang Y, He Q, Yang M, Zhan L: Anti-arrhythmia drugs for cardiac arrest: a systemic review and meta-analysis Critical Care 2013, 17: R17.

24. Callaway C: Epinephrine for cardiac arrest Curr Opin Cardiol 2013, 28: 36-42.

25. Layek A, Maitra S, Pal S, et al: Efficacy of vasopressin during cardio-pulmonary resuscitation in adult patients: A meta-analysis. Resuscitation 2014; 85: 855-63.

26. Mentzelopoulos SD, Malachais S, Chamos C, et al. Vasopressin, steroids, and epinephrine and neurologically favorable survival after in-hospital cardiac arrest. JAMA. 2013;310: 270-279.

27. Peberdy MA, Callaway CW, Neumar RW, et al. Part 9: post-cardiac arrest care: 2010 American Heart Association guidelines for cardiopulmonary resuscitation and emergency cardiovascular care. Circulation. 2010; 122: S768-S786.

28. Nunnally ME, Jaeschke R, Bellingan GJ, et al: Targeted temperature management in critical care: a report and recommendations from five professional societies. Crit Care Med 2011; 39: 1113-25.

29. Bernard SA, Gray TW, Buist MD, et al. Treatment of comatose survivors of out-of-hospital cardiac arrest with induced hypothermia. N Engl J Med. 2002; 346: 557-63.

30. The Hypothermia after Cardiac Arrest Study Group. Mild therapeutic hypothermia to improve neurologic outcome after cardiac arrest. N Engl J Med. 2002; 346: 549-556.

31. Nielsen N, Wetterslev J, Cronberg T, et al: Targeted Temperature Management at 33°C versus 36°C after Cadiac Arrest. N Engl J Med 2013; 369: 2197-206.

32. Vargas M, Servillo G, Sutherasan Y, et al: Effects of in-hospital low targeted temperature after out of hospital cardiac arrest: A systematic review with meta-analysis of randomized clinical trials. Resuscitation 2015; 91: 8-18.

33. Geurts M, Macleod MR, Kollmar R, et al: Therapeutic hypothermia and the risk of infection: a systematic review and meta-analysis Crit Care Med 2014; 42: 231-42.

34. Lascarrou JB, Meziani F, LeGougeA, et al: Therapeutic hypothermia after nonshockable cardiac arrest: the HYPERION multicenter, randomized, controlled, assessor-blinded, superiority trial Scandinavian Journal of Trauma, Resuscitation and Emergency Medicine 2015; 23: 26.

35. Wang CH, Chou NK, Becker LB, et al: Improved outcome of extracorporeal cardiopulmonary resuscitation for out-of-hospital cardiac arrest--a comparison with that for extracorporeal rescue for in-hospital cardiac arrest. Resuscitation 2014; 85: 1219-24.

36. Link MS, Berkow LC, Kudenchuk PJ, et al. Part 7: Adult Advanced Cardiovascular Life Support: 2015 American Heart Association Guidelines Update for Cardiopulmonary Resuscitation and Emergency Cardiovascular Care. Circulation. 2015; 132(18 Suppl 2): S444-S464.

37. Soar J, Nolan JP, Bãttiger BW, et al. European Resuscitation Council Guidelines for Resuscitation 2015: Section 3. Adult advanced life support. Resuscitation. 2015; 95: 100-147.

38. Wu C, Zheng Z, Jiang L, et al. The predictive value of bedside ultrasound to restore spontaneous circulation in patients with pulseless electrical activity: A systematic review and meta-analysis. PloS One. 2018; 13(1): e0191636.

39. Gaspari R, Weekes A, Adhikari S, et al. A retrospective study of pulseless electrical activity, bedside ultrasound identifies interventions during resuscitation associated with improved survival to hospital admission. A REASON Study. Resuscitation. 2017; 120: 103-107.

40. Clattenburg EJ, Wroe P, Brown S, et al. Point-of-care ultrasound use in patients with cardiac arrest is associated prolonged cardiopulmonary resuscitation pauses: A prospective cohort study. Resuscitation. 2018; 122: 65-68.

41. Butala B, Cormican D, Baisden J, Gologorsky E. Intraoperative Rescue Transesophageal Echocardiography in a Prone Patient. J Cardiothorac Vasc Anesth 2019; 33: 877.

42. Shillcutt SK, Markin NW, Montzingo CR, Brakke TR. Use of rapid "rescue" perioperative echocardiography to improve outcomes after hemodynamic instability in noncardiac surgical patients. J Cardiothorac Vasc Anesth 2012; 26: 362.

43. Memtsoudis SG, Rosenberger P, Loffler M, et al. The usefulness of transesophageal echocardiography during intraoperative cardiac arrest in noncardiac surgery. Anesth Analg 2006; 102: 1653.

44. Lin T, Chen Y, Lu C, Wang M. Use of transoesophageal echocardiography during cardiac arrest in patients undergoing elective non-cardiac surgery. Br J Anaesth 2006; 96: 167.

45. Zangrillo A, Landoni G, Biondi-Zoccai G, et al: A meta-analysis of complications and mortality of extracorporeal membrane oxygenation. Crit Care Resusc 2013;15: 172-8.

46. Lazzeri C, Bernardo P, Sori, A, et al: Venous-arterial extracorporeal membrane oxygenation for refractory cardiac arrest: a clinical challenge Eur. Hert J Acute Cardiovasc Care 2013;2: 118-126.

47. Stub D, Bernard S, Pellegrino V, et al: Refractory cardiac arrest treated with mechanical CPR, hypothermia, ECMO and early reperfusion (the CHEER trial) Resuscitation 2015; 86: 88-94.

第 4 章

围手术期神经科学进展

Jeffrey J. Pasternak

Pasternak JJ 在 2021 年 4 月 *J Neurosurg Anesthesiol* 杂志发表一篇关于神经系统疾病患者在围手术期或重症监护室(intensive care unit,ICU)内管理相关的年度文献综述。该综述引用的文献不仅来源于麻醉学领域的杂志,还来源于神经外科学、神经病学、重症医学、骨科学、放射学和内科学等学科的杂志。本文侧重于 2020 年相关文献中的热点话题、新颖研究和反复出现的主题。

4.1 新冠感染和大脑

新型冠状病毒感染(简称新冠感染)由 SARS-Cov-2 引起,该病毒对在肺内高表达的血管紧张素转换酶-2 具有高亲和力,血管紧张素转换酶-2 也由包括内皮细胞在内的其他细胞表达。新冠感染的神经系统表现被认为与病毒和大脑中内皮细胞的相互作用有关。

Mao 等报道了新冠感染住院患者的神经系统表现。总体而言,36% 的患者出现神经系统症状,包括头晕(17%)、头痛(13%)、骨骼肌损伤(11%)、意识障碍(8%)和卒中(3%)。神经症状在呼吸系统症状更严重的患者中更常见。Matschke 等报告了 43 例新冠感染死亡患者大脑神经病理学表现。他们注意到广泛的星形胶质细胞增殖、血管周围小胶质细胞活化和 T 淋巴细胞浸润,但很少有证据表明大脑存在弥漫性、直接的 SARS-Cov-2 浸润。作者猜测,神经系统表现更可能由于大脑对病毒的炎症反应,不太可能由病毒直接浸润大脑所致。

Merkler 等发现,与甲型流感患者的类似队列(0.2%)相比,新冠感染患者急性缺血性卒中发生率(1.6%,$P<0.05$)显著增高。与没有发生卒中的患者相比,发生卒中的新冠感染患者具有血清 D-二聚体浓度和死亡率更高。Escalard 等报道了 10 例急性新冠感染患者因急性卒中接受机械取栓治疗。新冠感染检测阳性和急性卒中发作的中位时间是 6 天,50% 的患者有多个血管区域受影响。尽管 90% 的患者成功再通,但患者未出现神经系统改善,其中 40% 患者在 24 小时内再次发生闭塞,总死亡率为 60%。

认知障碍与新冠感染相关。Helms 等报告,因新冠感染入住 ICU 的患者中,谵妄率为 80%。与 ICU 内更为常见的低活动型谵妄相比,新冠感染谵妄患者中有 87% 表现为高活动型,部分患者无意中自行拔管。Zhou 等比较了新冠感染但呼吸系统症状完全缓解与未新冠感染患者的认知功能情况。既往新冠感染患者在评估注意力和冲动的神经心理学测试中发现存在损伤的证据,受损程度与血清 C 反应蛋白浓度升高相关。

4.2 谵妄

衰弱是由于与年龄相关的机体储备和功能下降而导致易损性增加。Mahanna-Gabrielli 等对 167 例接受非心脏、非神经外科手术的老年患者进行术前分层,根据衰弱筛查量表分为虚弱、虚弱前期或强壮。与强壮患者(13%)相比,虚弱(39%)或虚弱前期(30%)患者术后谵妄发生率明显更高。Susano 等将 229 例拟接受脊柱手术的老年患者分为虚弱、虚弱前期或强壮。除术前认知功能障碍和更大的手术创伤外,虚弱(不包括虚弱前期)与发生院内谵妄的概率增加有关。Sanchez 等报告指出,在老年 ICU 患者队列中,虚弱与谵妄发生概率增加 70% 相关。

腰椎手术期间接受硬脊膜切开术的患者通常需平卧,以最大限度减少硬脊膜切开术中脑脊液的漏出。出现脑脊液漏的此类患者可能出现头痛和畏光。Kazarian 等怀疑卧床休息和脑脊液漏的症状可能导致术后谵妄,通过回顾性筛选 766 例年龄大于 65 岁接受脊柱手术的患者,根据是否有意或无意接受硬脊膜切开术进行分组。其中,24% 的患者接受了硬脊膜切开术。与未接受硬脊膜切开术的患者相比,接受硬脊膜切开术的患者院内谵妄发生率明显增高(16% vs 26%,$P=0.002$)。

为确定术中血压管理是否影响术后谵妄发生率,Xu 等前瞻性将 150 例接受全身麻醉全髋关节置换术的老年患者分为 2 组:较低血压组、中等血压组、较高血压组,平均动脉压分别维持在比基线低 10%~20%、比基线低 0~10% 和比基线高 0~10%。在较高血压组中,术后当日出现谵妄的概率明显较低(相比中等血压组和较低血压组,分别为6%、22%和24%,P<0.025)。术后首日较高血压组患者谵妄发生率较低(相比中等血压组和较低血压组,分别为4%、16%和22%,P=0.014)。在较低血压组和中等血压组中,术后当日和手术后首日的谵妄发生率没有差异。

为确定麻醉深度是否影响术后谵妄的风险,Fritz等对接受全身麻醉下手术的老年患者根据接受或不接受脑电图监测指导进行随机分组。该研究对所有患者进行脑电图监测。在接受脑电图监测指导的患者中,麻醉科医师被要求滴定麻醉深度,以最小化暴发抑制的持续时间。在不接受脑电图监测指导的患者中,麻醉科医生不查看脑电图,仅根据临床经验调整麻醉深度。值得注意的是,该研究中39%的患者有术前认知障碍的证据。尽管接受脑电图监测指导麻醉的患者暴发抑制中位总持续时间明显较短,但接受(26%)或不接受(23%)脑电图监测下患者住院前5天谵妄发生率没有差异(P=0.17)。术前认知障碍者的谵妄率(35%)明显高于无认知障碍者(18%,P<0.001)。一项麻醉深度和术后谵妄的试验和2020年发表的一篇meta分析支持脑电图指导和谵妄缺乏联系。Kim等通过一项接受髋部骨折手术的老年患者大队列研究,支持术前认知障碍和术后谵妄之间存在强相关性。

4.3　瞳孔测量

瞳孔直径由自主神经系统控制。主要的瞳孔反射有两种:①瞳孔对光反射,瞳孔因光强度增加而收缩;②瞳孔扩张反射,因交感神经激活和警觉性增加而扩张。瞳孔计是一种发射红外光的装置,因为红外光在虹膜表面反射而不在瞳孔,瞳孔计不仅能测量瞳孔直径,还能测量响应于刺激(例如暴露于可见光)的变化率以及最大和最小直径。

在100例因非神经原因入住ICU的患者中,Favre等在患者入住ICU第3、4和5天测量瞳孔直径和瞳孔对光反射。总体而言,59%的患者在ICU期间出现谵妄,中位发病时间为第8天(四分位数范围为5~13天)。在谵妄发作前,最大收缩直径和瞳孔收缩率均显著降低。

Neuroptics瞳孔计可测量瞳孔对光的反应性,并通过专有算法计算神经瞳孔指数(Neurological Pupillary Index,NPi),以估计瞳孔对光反射的正常状态。NPi值从0(表示瞳孔无反应)到5(表示瞳孔反应正常),数值<3表示临床反应异常。Aoun等对蛛网膜下腔出血后入住ICU的56例患者,每8小时测量一次NPi。NPi与脑血管痉挛的发展无关。然而,NPi<3与迟发性脑缺血的发展显著相关。在12例出现迟发性脑缺血的患者中,有7例患者NPi在迟发性脑缺血症状出现前至少8小时降至<3,并在迟发性脑缺血治疗后恢复正常。因此,瞳孔测量可在出现迟发性脑缺血表现之前识别患者,在作为评估治疗成功的指标方面可能发挥作用。

4.4　头皮阻滞与开颅术后疼痛

头皮麻醉和镇痛可通过对6条神经进行定向神经阻滞来提供:眶上神经、滑车上神经、颧颞神经、耳颞神经、枕小神经和枕大神经。Rigamonti等前瞻性选择89例接受幕上开颅手术的患者进行随机分组,在双侧6个神经部位接受头皮阻滞或生理盐水注射。阻滞组患者使用0.5%丁哌卡因和1:200 000肾上腺素。所有注射均在手术结束、麻醉苏醒前进行。各组之间在术后1~48小时的疼痛视觉模拟评分、24小时氢吗啡酮总消耗量、术后恶心呕吐发生率或术后5天、30天和60天的剧烈疼痛发生率方面没有差异。但在术后6小时内,疼痛视觉模拟评分有降低趋势。作者还使用疼痛视觉模拟评分的线性混合效应模型,证明接受头皮阻滞的患者术后前12小时疼痛视觉模拟评分明显较低。在接受幕上开颅手术的患者中,尽管Gaudray等发现疼痛评分没有差异,但接受罗哌卡因头皮阻滞的患者在术后6小时内需要的补救性镇痛药物明显减少。上述结果表明,头皮阻滞确实减轻了开颅手术后的疼痛,尽管使用了长效局部麻醉药物,但其镇痛效应以术后最初几小时显著。

4.5　甘露醇

甘露醇是一种糖醇,可增加血浆渗透压和减少脑水肿。Li等前瞻性随机选择204例有中线移位证据行幕上开颅肿瘤切除术的患者,在切皮时以4种剂量甘露醇中的一种:0g/kg、0.7g/kg、1.0g/kg或1.4g/kg。患者在标准监测下接受标准化的全身麻醉。在接受1.0g/kg或1.4g/kg甘露醇的患者中,88%的患者获得了充分的脑松弛和术野暴露。这些患者的充分脑松弛和术野暴露率明显高于接受0.7g/kg甘露醇或不接受甘露醇的患者。然而,与其他3组相比,接受最大剂量甘露醇(1.4g/kg)的患者术后中重度脑水肿发生率明显更高。这种效应归因于甘露醇通过受损的瘤周血脑屏障渗漏到脑实质,导致水遵循渗透梯度性渗透。各组间其他并发症无差异。作者认为,1.0g/kg甘露醇优化脑松弛,而不显著导致术后脑水肿。

4.6　脊柱手术后加快康复

加快康复路径是一种基于循证的实践管理计划。它涵盖整个围手术期,旨在改善疼痛控制,提高活动能力,减少并发症,缩短住院时间,降低花费和提高患者满意度。Soffin等随机纳入51例接受1~2节段腰椎融合术的患者,接受标准方案或实施加快康复路径进行围手术期治疗。加快康复路径包括以下内容:

- 注重术前教育
- 术前口服碳水化合物饮料
- 抗呕吐药的风险调整方案
- 全身麻醉方案中包含丙泊酚、氯胺酮和右美托咪定,以最大限度减少吸入麻醉药的使用

- 低阿片类药物的多模式镇痛方案
- 维持正常体温和血容量目标
- 鼓励早期营养和早期下床活动

　　主要结局指标是术后 3 天平均恢复质量-40 评分（QoR40）。QoR40 基于一份 40 项条目的调查问卷，该问卷基于 5 个维度评估术后恢复情况：舒适程度、情绪状态、身体独立程度、社交能力和疼痛程度。分数从 40（最差恢复）到 200（最佳恢复）不等。尽管 QoR40 在通过加快康复路径接受管理的患者中较高（179±14 vs 170±16；P=0.41），但作者假设 ≥12 分差异是临床显著性差异所必需的。尽管结论认为，该人群中加快康复路径不会对临床结果产生有意义的影响，但加快康复路径管理的患者使用患者自控镇痛的持续时间更短，术后首个 24 小时阿片类药物的需求更低，需要物理治疗的疼痛更少。

4.7　远端缺血预处理与卒中

　　远端缺血调节是指对远离想要保护的免受缺血损伤的器官或结构诱导亚临床缺血的过程。例如，在四肢上充气血压计袖带，以保护大脑免受缺血性损伤。当在目标器官缺血事件之前、期间或之后予以远端缺血时，该过程分别称为预调节、同步调节或后调节。许多动物模型已证明在脑缺血时远程缺血处理的显著保护作用。Pico 等随机选取 188 例出现急性前循环卒中的患者，在卒中发作后 6 小时内接受或不接受远程缺血性预处理。通过将放置在大腿上的血压袖带充气至比收缩压高 110mmHg 的压力来进行远程缺血预处理。袖带充气 5 分钟，放气 5 分钟，循环 4 次。各组之间的主要结局，即 24 小时时脑梗死面积的绝对变化没有差异。此外，各组之间在 24 小时内梗死面积的百分比变化、再灌注成功率或功能预后方面没有差异。这些发现表明，远程缺血预处理在减轻急性前循环卒中的损伤方面可能无效。

4.8　去骨瓣减压术

　　去骨瓣减压术已经被用于治疗对微创治疗方案无效的颅内高压。为确定去骨瓣减压术改善创伤性脑损伤后难治性颅内高压患者的改善效果，Cooper 等选择 155 例重度创伤性脑损伤伴难治性颅内高压患者并将其随机分为两组，即是否接受去骨瓣减压术。在试验中，难治性颅内高压被定义为在损伤后 72 小时内（即损伤后早期）颅内压 >20mmHg，持续时间 >15 分钟，并对其他疗法无效。主要结局是 6 个月内功能不良转归率（定义扩展格拉斯哥结局量表评分为重度残疾至死亡）。去骨瓣减压术组患者功能不良发生率（70%）高于标准治疗组（51%；P=0.03）；即使校正被认为影响结果的因素和组间差异后，结果仍如此。2020 年，Cooper 等报告患者随访 12 个月的数据，显示功能不良结果的发生率在使用（59%）和未使用（48%；P=0.16）去骨瓣减压术间没有差异。尽管死亡率没有差异，但接受去骨瓣减压术的患者比没有接受去骨瓣减压术的

患者获得更好预后的可能性更低，且更有可能处于持续性植物状态。

　　RESCUEicp 研究与去骨瓣减压研究相似。RESCUEicp 研究纳入 408 例患者，对难治性颅内高压有更保守的定义（颅内压 >25mmHg 持续 1 小时），采用较小的去骨瓣手术，纳入患者脑损伤最长达 10 天（即受伤后早期和晚期）。与未接受去骨瓣减压术的患者相比，接受去骨瓣减压术的患者功能不良结局发生率相似，死亡率较低，但患者持续性植物状态或重度残疾的发生率较高。这两项研究发现，去骨瓣减压术与颅内压显著降低和 ICU 住院时间缩短相关。

　　基于这些发现，脑外伤基金会修改了使用去骨瓣减压术治疗创伤性脑损伤后难治性颅内高压的指南，提出以下建议：

- 对晚期而非早期难治性颅内高压患者，建议行去骨瓣减压术以降低死亡率。
- 对早期或晚期难治性颅内高压患者，建议进行去骨瓣减压术，以降低颅内压和缩短 ICU 住院时间，但对功能结局的影响尚不清楚。

4.9　全身麻醉期间的语言功能定位

　　靠近负责语言功能脑区的脑部病变患者，通常需要清醒开颅术和术中语言功能区定位，以便于切除。Martin 等在全身麻醉期间使用脑电图来定位患者负责语言处理的皮层区域。作者招募 5 名志愿者和 11 例接受颅内手术的患者。志愿者脑电图由皮下针电极记录；皮质带状电极用于记录手术患者开颅部位内区域。在 Broca 区和 Wernicke 区预期位置放置至少 3 个电极。将耳机放入患者或志愿者耳朵，重复产生音节 "pa" 的声音，并间歇产生音节 "po" 的声音。在产生 "pa" 声音的过程中记录脑电图信号，并与产生 "po" 声音后获得的波形进行比较。脑电图可充分区分 5 名志愿者的两种声音。在进行术中监测的患者中，由于深度麻醉或过度波形伪影，记录质量不足，11 例患者中 4 例无法分析波形。其余 7 例患者中，波形分析能够在 5 例患者中辨别 "po" 音节。

　　在 12 例接受 Broca 区附近肿瘤切除术的患者中，Aydinlar 等研究了皮质刺激是否能在对侧环甲肌中检测到诱发电位信号。所有患者均接受术前功能性 MRI 检查，以确认左侧语言优势。大脑皮质受到电刺激，通过放置在环甲肌中的钩状电极检测反应。12 例患者中有 9 例成功识别 Broca 区，因为对侧环甲肌可检测到诱发电位信号，平均潜伏期和振幅分别为（50±11）毫秒和（117±67）μV。尽管部分患者术后立即出现言语障碍，但术后 3 个月没有患者出现言语障碍。这两种方法目前都有局限性，但 Martin 和 Aydinlar 等描述的技术为全身麻醉期间的语音功能定位提供了一些洞见。总之，这两种技术都需进一步改进，以提高正确定位负责语言的皮层区域的灵敏度。

（朴智胜　译，陈玲　校）

参考文献

1. Pasternak JJ. Neuroanesthesiology Update. J Neurosurg Anesthesiol. 2021; 33: 107-136.

2. Mao L. Neurologic Manifestations of Hospitalized Patients With Coronavirus Disease 2019 in Wuhan, China. JAMA Neurol. 2020; 77: 683-690.

3. Matschke J. Neuropathology of patients with COVID-19 in Germany: a post-mortem case series. Lancet Neurol. 2020; 19: 919-929.

4. Merkler AE. Risk of Ischemic Stroke in Patients With Coronavirus Disease 2019 (COVID-19) vs Patients With Influenza. JAMA Neurol. 2020; 77: 1366-1372.

5. Escalard S. Treatment of Acute Ischemic Stroke due to Large Vessel Occlusion With COVID-19: Experience From Paris. Stroke. 2020; 51: 2540-2543.

6. Helms J. Delirium and encephalopathy in severe COVID-19: a cohort analysis of ICU patients. Crit Care. 2020; 24: 491.

7. Zhou H. The landscape of cognitive function in recovered COVID-19 patients. J Psychiatr Res. 2020; 129: 98-102.

8. Mahanna-Gabrielli E. Frailty Is Associated With Postoperative Delirium But Not With Postoperative Cognitive Decline in Older Noncardiac Surgery Patients. Anesth Analg. 2020; 130: 1516-1523.

9. Susano MJ. Brief Preoperative Screening for Frailty and Cognitive Impairment Predicts Delirium after Spine Surgery. Anesthesiology. 2020; 133: 1184-1191.

10. Sanchez D. Frailty, delirium and hospital mortality of older adults admitted to intensive care: the Delirium (Deli) in ICU study. Crit Care. 2020; 24: 609.

11. Kazarian E. Incidental Durotomy Is Associated With Increased Risk of Delirium in Patients Aged 65 and Older. Spine (Phila Pa 1976). 2020; 45: 1215-1220.

12. Xu X. Effects of different BP management strategies on postoperative delirium in elderly patients undergoing hip replacement: A single center randomized controlled trial. J Clin Anesth. 2020; 62: 109730.

13. Fritz BA. Preoperative Cognitive Abnormality, Intraoperative Electroencephalogram Suppression, and Postoperative Delirium: A Mediation Analysis. Anesthesiology. 2020; 132: 1458-1468.

14. Tang CJ. ADAPT-2: A Randomized Clinical Trial to Reduce Intraoperative EEG Suppression in Older Surgical Patients Undergoing Major Noncardiac Surgery. Anesth Analg. 2020; 131: 1228-1236.

15. Sun Y. Electroencephalography-Guided Anesthetic Delivery for Preventing Postoperative Delirium in Adults: An Updated Meta-analysis. Anesth Analg. 2020; 131: 712-719.

16. Kim EM. Development of a Risk Score to Predict Postoperative Delirium in Patients With Hip Fracture. Anesth Analg. 2020; 130: 79-86.

17. Favre E. Neuromonitoring of delirium with quantitative pupillometry in sedated mechanically ventilated critically ill patients. Crit Care. 2020; 24: 66.

18. Aoun SG. Detection of delayed cerebral ischemia using objective pupillometry in patients with aneurysmal subarachnoid hemorrhage. J Neurosurg. 2020; 132: 27-32.

19. Rigamonti A. Effect of bilateral scalp nerve blocks on postoperative pain and discharge times in patients undergoing supratentorial craniotomy and general anesthesia: a randomized-controlled trial. Can J Anaesth. 2020; 67: 452-461.

20. Gaudray E. Efficacy of scalp nerve blocks using ropivacaine 0,75% associated with intravenous dexamethasone for postoperative pain relief in craniotomies. Clin Neurol Neurosurg. 2020; 197: 106125.

21. Li S. Mannitol Improves Intraoperative Brain Relaxation in Patients With a Midline Shift Undergoing Supratentorial Tumor Surgery: A Randomized Controlled Trial. J Neurosurg Anesthesiol. 2020; 32: 307-314.

22. Wainwright TW. Enhanced recovery after surgery (ERAS) and its applicability for major spine surgery. Best Pract Res Clin Anaesthesiol. 2016; 30: 91-102.

23. Soffin EM. Enhanced Recovery after Lumbar Spine Fusion: A Randomized Controlled Trial to Assess the Quality of Patient Recovery. Anesthesiology. 2020; 133: 350-363.

24. Landman TRJ. Remote Ischemic Conditioning as an Additional Treatment for Acute Ischemic Stroke. Stroke. 2019; 50: 1934-1939.

25. Pico F. Effect of In-Hospital Remote Ischemic Perconditioning on Brain Infarction Growth and Clinical Outcomes in Patients With Acute Ischemic Stroke: The RESCUE BRAIN Randomized Clinical Trial. JAMA Neurol. 2020; 77: 725-734.

26. Cooper DJ. Decompressive craniectomy in diffuse traumatic brain injury. N Engl J Med. 2011; 364: 1493-1502.

27. Cooper DJ. Patient Outcomes at Twelve Months after Early Decompressive Craniectomy for Diffuse Traumatic Brain Injury in the Randomized DECRA Clinical Trial. J Neurotrauma. 2020; 37: 810-816.

28. Hutchinson PJ. Trial of Decompressive Craniectomy for Traumatic Intracranial Hypertension. N Engl J Med. 2016; 375: 1119-1130.

29. Hawryluk GWJ. Guidelines for the Management of

Severe Traumatic Brain Injury: 2020 Update of the Decompressive Craniectomy Recommendations. Neurosurgery. 2020; 87: 427-434.

30. Martin J. Language Monitoring in Brain Surgery Under General Anesthesia. J Neurosurg Anesthesiol. 2020; 32: 268-272.

31. Aydinlar EI. Intraoperative motor speech mapping under general anesthesia using long-latency response from laryngeal muscles. Clin Neurol Neurosurg. 2020; 190: 105672.

第 5 章

面向麻醉科医师的人工智能和机器学习

Christopher W. Connor

5.1 概述

本专题涵盖了面向麻醉科医师的人工智能(artificial intelligence,AI)和机器学习(machine learning,ML)基本原理,描述了如何从简单的方程式中产生决策。专题还探讨了于 2020 年 9 月发表的关于人工智能临床研究方案的相关性和影响的最新指南,临床试验设计 AI 和报告 AI。

从前,在一些与智能相关领域的发展一直停滞不前。近年来,商业领域人工智能和机器学习的应用取得了显著的发展,特别是在图像识别、自然语音处理、语言翻译、文本分析和自我学习等。商业领域的应用主要表现在对单一任务的处理,其可接受一些不完美的结果和偶尔的错误。而在麻醉领域的应用则有所不同,其需要极高的可靠性,集理解、行为及反应于一体,而不是单一的认知行为。机器学习被用来帮助和解决相关的临床问题,也许会把麻醉学带入一个机器辅助的新时代。

5.2 定义

麻醉学中关于人工智能和机器学习的一般性问题可以表述如下:

(1) 应该达到或避免一些结局。

(2) 不确定某种因素导致这个结局,抑或临床试验无法预测结局。

(3) 然而,可靠的患者数据至少可为相应的结局提供间接证据。这些数据似乎有关联,但又不确切。

(4) 如果某信号已出现在患者数据中,但它的数据集过于分散,无法从麻醉科医师个人可能遇到的病例中可靠地学习,或者临床决策依赖于麻醉科医师无法解释的潜意识判断。

(5) 是否有某种算法,可以从已知的数据和结局中提供观点,从而改善患者管理和决策制订?

5.3 模型拟合的搜索形式

使用已知数据和结局的样本集创建一个模型,即训练数据。一个模型其有效性的关键是,它能够对从未见过的数据做出有效的预测,即它是可推广的。一个过于复杂的模型可能会使其训练数据过拟合,也就是说它过多地受到训练集中各个数据点满意度的控制,而不是问题的整体结构。一个过拟合模型所提供的预测是不可推广的。在实践中,一个模型应足够复杂,以捕获结局的分布,但也应简约,因为模型决策边界的形成仅由几个参数来描述。因此,模型拟合作为一种搜索形式,其中选择是模型认可的参数及其相对权重,以便根据可用的训练数据得到统计上最有可能代表基础进程的模型。

5.4 逻辑回归

逻辑回归适用于拟合加权变量组合为结局。逻辑回归定义了一个误差函数,用来衡量当前变量加权组合倾向于对结局进行错误分类的范围。随后,这些权重被修改以提高分类率。回归算法确定权重的变化,这最能改善目前的分类,然后重复这个过程,直到确定最优权重。因此,回归算法对误差函数进行了梯度下降;我们可以虚构一个画面,球沿着由误差函数定义的地面滚动,直到抵达一个最低的最佳的点,从而确定了输入变量最佳的线性组合。逻辑回归是一种强大的机器学习技术,它不仅工作迅速,而且是曲线的,这意味着"球"可以从任何起点(对于几乎所有合适的问题)滚到最佳点位。然而,麻醉学和危重症中的许多结局和问题显然不依赖于线性标准。例如,ICU 的结局可能取决于患者的血钾血糖水平,或气道呼气末正压,更倾向于 Goldilocks 问题:最好的结局需要的量既不太大,也不太小,但刚刚好。然而,依赖变量线性组合只能产生一个判别式的算法,将不能捕捉到那些聚类。解决方案是通过计算变量的平方和它们的交叉项来转换数据,然后对所有产生的结果执行增强线性逻辑回归。

利用二次项增大变量空间,用线性算法定义岛状和开放曲线等非线性特征,但该技术可以通过使用更高的多项式来进一步扩展。扩展功能可以用倒数来执行,如 x^{-1}(即 $1/x$),这在原则上允许机器学习算法基于比值来辨别有用的关系。常见的临床例子包括休克指数(SI=HR/收缩压)、浅快呼吸指数($RSBI=f/V_t$)和身体质量指数(BMI=体重/身高 ^{2})。

同时,增大变量空间也存在不足,输入变量的数量可能会显著增加,这可能会超过可用训练数据的规模,并导致过拟合的重大风险。一个挑战是,被考虑到的输入变量和扩展组合必须预先充分定义。提供的变量组合不能得出近似的非线性关系。对于现实世界的医学和生物学问题,需要大量的直觉来定义一个有意义的和信息化的输入集。人类需要通过分析来确定应该解决什么问题,以及哪些结局是有用的。

5.5　神经网络

当仅凭有限的直觉来从数值上构建问题的最佳方法时,现代人工智能和神经网络提供了另一种方法。神经网络的行为取决于节点之间的各种互连权值 w 的值,因此,在神经网络中进行机器学习的基本思想是调整这些权值,直到达到令人满意的性能。首先,权重被设置为随机值,因此网络的初始性能通常很差。然而,对于输出的每个预测误差,都可以将一定程度的责任归咎于对其产生影响的权重,然后将这些权重进行相应地调整。这个过程被称为反向传播法,它是网络从错误中学习改进的过程。数据通过权值和节点进行前馈,产生输出预测,然后将这些预测中的误差通过网络向后传播,以重新调整权值。此过程一直持续到网络达到某种形式,使它能够根据输入数据建立令人满意的输出模型。当然,除了这些基本的描述之外,还有一些特别的实施细节和微妙之处。任何现实网络中的参数数量都是非常大的,在处理训练数据时需要格外注意,以避免过拟合。此外,神经网络的误差函数不是曲线的,因此不能保证学习过程会回归于最优方案,而可能会产生一些不太理想的解决方案。在前面提到的梯度下降法类比中,这就像想象中的球卡在小草皮里,没有滚到下面的山谷。解决方案有两种,要么场景中选择不同的开始位置,要么偶尔给球(或场景)一些轻微的震动(即随机梯度下降法)。然而,尽管 3D 显卡(即 GPU)的硬件技术取得了较大进步,但在这过程中,计算仍然密集和缓慢。造成训练神经网络重负的主要原因是它们具有普遍的通用性。通用性意味着,给相应层中足够多的节点,神经网络的权值可以配置为任何其他类似的函数,并且都有期望的精度水平。这就带来了两个直接而重要的好处:

(1)普适性。神经网络原则上可以表示任何函数,以达到任何期望的精度水平。函数的概念非常广泛,它不仅意味将一个数值转换为另一个数值,它将任何转换的输入数据合并到一个输出中,例如使用操作板的位置来判断该位置的输赢,或者通过 3D 脑 MRI 确定病变的位置。一个函数可以任意转换,即使它的数学形式事先还不知道。

(2)网络行为取决于权重。网络单从所给出的训练数据中学习适当的权重。因此,网络可以学习结局和数据之间的函数关系,即使对于这种关系可能并没有预先的直觉。然而,要逆转这个过程来确定由拟合权重所描述的函数关系的有效性是非常困难的。这引起了广泛批评,即神经网络的操作特别难以描述,因此很难验证。

5.6　临床试验设计 AI 和报告 AI 出版指南

临床试验设计 AI 和报告 AI 都是根据赤道标准颁布的科学报道指南。这些指南规定了列入科学出版物的最低信息集,使该项工作足够透明和完整,为读者提供充分的信息,以便公平地评价其内容。Spirit 是一套报告试验方案设计的指南,Consort 是一套报告随机对照试验结局的指南。自 1996 年 Consort 指南首次发表以来,这些指南随后得到了修订;当前的版本是 Spirit 2013 和 Consort 2010。还有许多额外的相关指南集(例如,SRQR 用于定性研究,PRISMA 用于系统评价,SQUIRE 用于质量改进研究),学术期刊要求至少遵守其中一个报告指南,以便提交的手稿进行同行评审。例如,*Anesthesia & Analgesia* 杂志规定,作者须将赤道研究报告作为其说明的一部分。

2019 年,Spirit 和 Consort 指导小组注意到,在随机临床试验的出版物中,实验设计涉及人工智能或机器学习部分的占比有所增加。从前,我们常见的是涉及人工智能临床应用的出版物会倾向于将其结果作为对所提算法诊断准确性的事后分析来发布。然而,这样的出版物在算式的发展和算式在现实世界临床护理中的预期有效性之间,留下了巨大的差距。这种差距造成了对人工智能生成算法可靠性的高估、未被识别的偏差以及无法实际改善患者预后的风险。同样,关于人工智能的方案和试验结局的最低可接受透明度和报告水平,也缺乏既定的共识。因此,指导小组建议对现有的议定书和结局的报告标准进行一系列扩展,以具体解决这些附加问题。这些 Spirit-AI 和 Consort-AI 扩展于 2020 年 9 月发表在《自然医学》《柳叶刀》和《英国医学杂志》上。SPIRIT-AI 扩展了附加的 15 个项目,而 CONSORT-AI 扩展了 14 个项目。这两个扩展在主题上有相当大的相似性,其明显的变化是 SPIRIT 对事先想好的协议进行处理,而 CONSORT 则对随后获得数据的正确报告进行处理。表 5.1 详细说明了每项协议中相关的附加报告需求,按报告组进行分组,并在 SPIRIT 和 CONSORT 之间进行匹配。

对附加报告要求的审查,提出以下 3 点意见供讨论:

(1)指南本质上在人工智能技术的试验中应该选择哪种方法是不可知的。指南并不试图定义哪种机器学习方法最合适,而只是要求报告必须透明,以方便解释。

(2)SPIRIT 的第 6 项和第 22 项以及 CONSORT 的第 2 项和第 19 项实现了使用潜在难以理解的算法进行公共

表 5.1　关于 SPIRIT 和 CONSORT 指南的附加人工智能报告要求的比较

Spirit-AI	报告要求	CONSORT-AI	报告要求
1（i）	表明干预涉及人工智能/机器学习，并指定模型的类型	1a,b（i）	表明干预涉及人工智能/机器学习，并指定模型的类型
1（ii）	指定人工智能干预的预期用途	1a,b（ii）	在试验标题和/或摘要中说明人工智能干预的预期用途
6a（i）	在临床路径的背景下解释人工智能干预的预期用途，包括其目的和预期用户（例如，医疗保健专业人员、患者、公众）	2a（i）	在临床路径的背景下解释人工智能干预的预期用途，包括其目的和预期用户（例如，医疗保健专业人员、患者、公众）
6a（ii）	描述人工智能的干预证据		
9	描述将人工智能干预整合到试验设置中所需的现场和场外需求	4a（i）	在参与者一级说明纳入和排除标准
10（i）	在参与者一级说明纳入和排除标准	4a（ii）	在输入数据的级别上说明纳入和排除标准
10（ii）	在输入数据的级别上说明纳入和排除标准	4b	描述人工智能干预如何整合到试验设置中，包括任何现场或场外要
11a（i）	说明将使用哪个版本的人工智能算法	5（i）	说明将使用哪个版本的人工智能算法
11a（ii）	指定获取和选择人工智能干预的输入数据的程序	5（ii）	描述如何获取输入数据并选择人工智能干预
11a（iii）	指定评估和处理质量差或不可用的输入数据的程序	5（iii）	描述如何评估和处理质量差或不可用的输入数据。
11a（iv）	指定在处理输入数据时是否存在人工-人工智能交互，以及用户需要什么级别的专业知识	5（iv）	指定在处理输入数据时是否存在人工-人工智能交互，以及用户需要什么程度的专业知识
11a（v）	指定人工智能干预的输出	5（v）	指定人工智能干预的输出
11a（vi）	解释人工智能干预的输出将如何有助于临床实践决策制订或完成其他临床需求	5（vi）	解释人工智能干预的输出将如何有助于临床实践决策制订或完成其他临床需求
22	指定任何计划来识别和分析性能错误。如果没有这方面计划，证明为什么不	19	描述任何性能错误分析的结果，以及如何识别错误。如果没有计划或做过这样的分析，证明为什么不
29	说明是否以及如何访问人工智能干预和/或其代码，包括访问或重复使用的任何限制	25	说明是否以及如何访问人工智能干预和/或其代码，包括任何限制访问或重复使用

安全报告的愿望。有人担心，如果人工智能系统以无法解释的方式发生故障，则这在大规模部署中可能造成灾难性的后果。

（3）这些要求并没有提到连续学习系统，因为其性能会随时间的推移而变化。这种系统目前在临床医学中很少见，但这将是未来的趋势。

（王成　译，吉栋　校）

参考文献

1. Cruz Rivera, S., et al., Guidelines for clinical trial protocols for interventions involving artificial intelligence: the SPIRIT-AI extension. Nat Med, 2020. 26(9): p. 1351-1363. PMID: 32908284.

2. Liu, X., et al., Reporting guidelines for clinical trial reports for interventions involving artificial intelligence: the CONSORT-AI extension. Nat Med, 2020. 26(9): p. 1364-1374. PMID: 32908283.

3. LeCun, Y.A., et al., Efficient backprop, in Neural networks: Tricks of the trade. 2012, Springer. p. 9-48.

4. Mei, S., A. Montanari, and P.M. Nguyen, A mean field view of the landscape of two-layer neural networks. Proc Natl Acad Sci U S A, 2018. 115(33): p. E7665-E7671. PMID: 30054315.

5. Peker, M., B. Sen, and H. Guruler, Rapid automated classification of anesthetic depth levels using GPU based parallelization of neural networks. J Med Syst, 2015. 39(2): p. 18. PMID: 25650073.

6. Cybenko, G., Approximation by superpositions of a sigmoidal function. Mathematics of control, signals and systems, 1989. 2(4): p. 303-314.

7. Silver, D., et al., Mastering the game of Go with deep neural networks and tree search. Nature, 2016. 529(7587): p. 484. PMID: 26819042.

8. Kamnitsas, K., et al., Efficient multi-scale 3D CNN with fully connected CRF for accurate brain lesion segmentation. Med Image Anal, 2017. 36: p. 61-78. PMID: 27865153.

9. Begg, C., et al., Improving the quality of reporting of randomized controlled trials. The CONSORT statement. JAMA, 1996. 276(8): p. 637-9. PMID: 8773637.

10. Consort-AI and Spirit-AI Steering Group, Reporting guidelines for clinical trials evaluating artificial intelligence interventions are needed. Nat Med, 2019. 25(10): p. 1467-1468. PMID: 31551578.

第6章

麻醉实践中的传统、教条和传说

Virendra K. Arya

"21 世纪的文盲不是那些不会读写的人,而是不会学习、忘记知识和重复学习的人。"

阿尔文·托夫勒(Alvin Toffler)

尽管在过去的 50 年里,随着先进的监测设备、新型麻醉药物、气道管理设备和电子记录的引入,麻醉方式已经发生了显著的变化,但是麻醉科医师仍然笃信各种各样的教条信念,并采取一系列从该专业创始人传承下来的值得信赖的实践,但是这些实践从未经过科学的审查,通常也是没有价值的。我们对一些日常工作中常规的决定和对药物的使用上并不总是收到预期的效果,对此,我们应该怀着质疑态度深入思考和研究。现在麻醉科医师的作用越来越大,我们不仅关心患者术中安全,还关心术中操作对患者预后影响。我们需要依据循证医学证据对这些决策进行研究,以摒弃无用的或者不安全的一些教条式经验确保手术患者的安全。

首先,我们明确一下医学上的教条、神话和事实之间的区别。根据定义,"教条"是那些被称为毫无疑问的正确信仰、学说或教义。"神话"更多的是未经证实或没有科学依据的狭隘信念。另一方面,医学上的"事实"意味着它们被现有的科学证据所证明。为了了解什么构成了我们认为的"真实"或"事实",重要的在于我们如何通过感官感知周围的世界,以及我们如何对呈现在我们思维面前的信息做出解释。一种感知理论称为"直接现实主义",另一种感知理论称为"间接现实主义"。

在精神哲学中,直接现实论又被称为朴素现实论,它是指感官为我们提供了对事物真实面目的直接意识,人们相信这种感知是正确的。直接现实主义的问题就是把幻觉当作现实。间接现实主义主张,没有任何事物是独立于心智而存在的,我们的意识反映不是真实的世界,而是内在对这个事物的表象,这与以前的经历有关。间接现实论的问题与认知遮蔽有关,它间接地看待事物,而不是直接地理解它们。我们无法跳出自己的认知去发现是什么导致了我们的感官体验,以及是否真的有什么影响了它们,这是间接现实论的另一个严重问题。直接现实

论和间接现实论都可能导致教条和神话的产生;另一方面,如果我们坚持以开放的心态寻求问题的答案,那么可以帮助我们克服这些问题。本节内容将试图阐明并研究我们的一些麻醉实践如何演变的,以及在当前循证医学的基础上重新学习新思维和实践方式的必要性。

6.1 含有肾上腺素的局部麻醉药液不应该用于手指和手部神经阻滞

对以往文献回顾发现,有 48 例注射局部麻醉药后出现手指坏疽的报告,这导致教科书中有一个明确规定,即含肾上腺素的局部麻醉药不应用于末端动脉部位的神经阻滞,如手指、阴茎或耳垂等。对这些案例进一步分析发现,局部麻醉药中不含肾上腺素为有 27 例,含肾上腺素的为 21 例,其中有 17 例患者使用的肾上腺素浓度不清楚。几乎所有病例都包含了其他混杂变量,如热敷、止血带使用、感染或联合使用普鲁卡因等,普鲁卡因可水解成对氨基苯甲酸,形成高酸性溶液,即使在没有使用肾上腺素的情况下也有可能导致坏死发生。急诊病例的数据显示,手指意外注入肾上腺素不会导致坏死和坏疽发生,这是由于在生理温度条件下,手指在没有血液供应的情况下可以存活长达 42 小时,因此,使用低剂量的肾上腺素导致血管收缩进而导致坏死或坏疽的可能性非常小。

超过 2 700 例病例使用利多卡因联合肾上腺素(1:100 000)的混合物用于手指神经阻滞未出现坏死的报告,其安全性已经得到证实。研究表明,注射肾上腺素的手指仅处于低流量状态,肾上腺素在局部麻醉药中的血管收缩作用也不持久,通常在 60 或 90 分钟内就会消失。在择期手部手术中联合使用利多卡因-肾上腺素混合液可以延长止痛时间,减少止血带的使用,减少镇静药物的使用,并且无需在手术室中进行这些手术。然而,必须警惕局部麻醉药溶液中肾上腺素浓度的上限(不超过 5~10μg/ml),并避免在雷诺氏病或其他血管疾病中使用。

6.2 给予肌松药前要确保患者面罩通气正常

许多教科书和麻醉培训项目中都强调，在证实面罩通气能力前，不应使用神经肌肉阻滞药。原因是当通气不可行时可以唤醒患者。然而，在患者出现严重低氧血症前，这通常是不切实际的。大多数患者给予肌松药后面罩通气实际上会变得更容易，这提示肌松药对于未预计的困难气道的处理可能是有益的。因此，我们应该重新评估困难气道管理策略。在一项对 22 660 例患者的研究中，报告了 37 例患者不能面罩通气，其中 36 例在给予肌松药后顺利插管。

另一方面，在给予肌松药之前面罩通气能力并不总能保证肌松之后就一定能通气通畅，特别是在肥胖或下颌骨折患者中，当其支持性肌群松弛后，软组织下垂可影响气道。值得注意的是，对于需要快速诱导麻醉的患者，在给肌松药之前，为了防止胃胀气和反流，禁止面罩通气。欧洲困难气道管理协会建议，更合理和安全的方法是尽早给肌松药，而不必确保面罩通气是否良好。然而，为了避免出现不能通气和插管的情况，必须在术前仔细评估患者的气道。推荐在局麻下清醒喉镜检查或气管镜检查是另一种教条，没有充足证据。如果通气困难或困难插管是预期的，或对于低氧患者的处理，清醒插管可能是一个更安全的选择。

6.3 氧疗会导致慢性阻塞性肺疾病患者出现高碳酸血症发生

关于慢性阻塞性肺疾病（chronic obstructive pulmonary disease，COPD）患者氧（O_2）疗和随之引起高碳酸血症的发生机制已被报道了几十年。"低氧性驱动"学说起源于 1949 年，当时 Davies 和 Mackinnon 描述了肺气肿合并慢性肺心病的发绀患者的神经症状。他们的一项研究探讨了氧气对 4 例 COPD 合并发绀患者颅内压的影响。他们发现氧疗可导致这些患者脑脊液压力升高，而当停止氧疗时，脑脊液压力又恢复正常。Davies 和 Mackinnon 推测体内 CO_2 蓄积是 O_2 中毒所致的。针对这篇文章，Donald 报告了一例肺气肿患者在氧疗期间出现高碳酸血症性昏迷，停止氧疗，该患者意识迅速恢复。他随后为这类患者定义了"低氧驱动"学说，该学说指出呼吸活动主要依赖于颈动脉窦-主动脉区域的缺氧性刺激所致。消除这些刺激可引起 COPD 患者通气不足和 CO_2 蓄积。

1980 年 Aubier 等和 2000 年 Robinson 等均证实，对于极重度 COPD 患者急性加重期非控制性氧疗可诱发高碳酸血症，并且这些患者氧疗前的低氧血症水平可作为这些患者是否会发生高碳酸血症的预测因子。Robinson 等研究中的患者被再分为 CO_2 蓄积组和 CO_2 非蓄积组。虽然两组患者肺功能相近，但是在氧疗前，CO_2 蓄积组患者的低氧血症更加明显。因此，重新审视 COPD 患者氧气诱发高碳酸血症和低通气的机制似乎具有重要意义。

Aubier 等报道，非控制性氧疗可导致早期每分钟通气量降低，$PaCO_2$ 升高。然而，在持续氧疗 15 分钟后，分钟通气开始恢复，最终仅略低于治疗前水平。尽管每分钟通气量恢复，然而 $PaCO_2$ 会进一步升高，因此，O_2 诱导的 $PaCO_2$ 升高和每分钟通气量减少之间没有显著的相关性。在另一项研究中，使用用力吸气开始后 100 毫秒（$P_{0.1}$）的口腔咬合力评估了 20 例慢性阻塞性肺疾病和急性呼吸衰竭患者的呼吸驱动力，结果显示 $P_{0.1}$ 在开始氧疗时仍远高于正常水平，结果表明这些患者呈呼吸高驱动力，从而不支持"低氧驱动"理论。这些研究表明，非控制性氧疗对 COPD 患者呼吸驱动和每分钟通气量的影响有限，因此，并不能解释 $PaCO_2$ 总量增加。随后，研究明确了 COPD 失代偿期患者氧疗时发生高碳酸血症的原因如下：

（1）通气-血流比例失调的影响：生理条件下，肺泡通气与血流匹配良好，并且机体具备通过低氧性肺血管收缩（hypoxic pulmonary vasoconstriction，HPV）保护性机制来维持通气血流（V/Q）比例。HPV 的最强介质是肺泡氧分压（$P_{A}O_2$）。因此，吸入高浓度 O_2（FiO_2）可升高动脉血氧分压，并降低每分钟通气量，从而抑制 HPV。结果，当肺泡通气相对不足而血流良好时，则导致 V/Q 比例失调增加。事实上，Aubier 和 Robinson 等研究表明，高浓度氧气吸入（FiO_2）会导致 V/Q 比例失调，增加死腔通气。由于 HPV 减弱，CO_2 蓄积组和非蓄积组的 V/Q 比例失调均增加。虽然蓄积组整体通气下降，但是 V/Q 匹配较高的肺单位通气量增加，从而导致 CO_2 蓄积组肺泡通气量增加。较早的一篇利用计算机模型模拟肺循环的研究发现，由于 V/Q 受损而增加的生理死腔足以解释氧气诱发的高碳酸血症。

（2）霍尔丹（Haldane）效应：在血液中，还原型血红蛋白中氨基与二氧化碳结合形成碳氨基化合物的能力远高于氧合血红蛋白。因此，氧疗可引起 CO_2 解离曲线向右移动，使 $PaCO_2$ 增加，这就是所谓的霍尔丹效应。正常情况下，由于氧疗可引起 $PaCO_2$ 增加可通过提高分钟通气排出；然而，重度 COPD 患者不能通过增加每分钟通气量而排出 CO_2 则会出现 $PaCO_2$ 升高。事实上，在 Aubier 等的研究中，霍尔丹效应解释了大约 25% 的总 $PaCO_2$ 增加是由于氧疗引起的。COPD 患者安全氧疗：最易因氧疗而出现高碳酸血症的患者是存在重度低氧血症的患者。HPV 是改善慢性阻塞性肺疾病患者气体交换的最有效的方法。这一生理机制被氧疗抵消，是氧疗引起高碳酸血症最常见的原因。COPD 急性加重期患者治疗时，建议采用滴定氧疗法，使其饱和度达到 88%~92%，以避免低氧血症，并降低氧疗诱发高碳酸血症的风险。

6.4 传统预充氧对于肥胖患者在插管时和拔管前的治疗效果

用 100% O_2 预充氧替换功能残气量（functional residual capacity，FRC）中的氮气来延长呼吸暂停的耐受时间。在健康受试者的实验中,预充氧 3 分钟可以使呼吸暂停耐受时间延长(保持 SpO_2 大于 90% 时间延长),由原来的 3 分钟延长到至 10 分钟。预充氧主要通过 $100\%O_2$ 代替 FRC 中的氮气来增加机体的 O_2 储量,这个过程也被称为去氮作用。基于这些观察,2004 年的一篇评述建议将预氧合作为所有患者麻醉管理的最低标准。

病态肥胖(BMI>40)患者可能存在多种肺部异常,由于基础代谢率升高,FRC 降低及传统预氧合 3 分钟并不能改善氧储备,所以病态肥胖患者呼吸暂停耐受时间显著降低。有证据表明,病态肥胖患者需要一种改良的方法来进行有效的预充氧,措施包括:a)将头抬高 20°~25°;b)持续气道正压(continuous positive airway pressure,CPAP)10~15cmH2O(自主呼吸时储气袋塌陷意味着 CPAP 无效);c)预充氧期间,如有可能,建议使用压力支持通气(PSV);d)插管期间持续给予患者高流量鼻咽氧气注入;e)插管后,施行肺复张术(气道压大于 55cmH2O,持续 10 秒),并立即应用 PEEP(10~15cmH2O),同时注意其对循环的影响。

另一个问题是,随着 FiO_2 的增加,麻醉过程中肺不张的发生率显著增加,在麻醉的任何阶段,使用 100% 纯氧吸入均与患者的肺萎陷发生显著相关。在没有膈肌张力保护的相关肺部区域,由于受腹腔内容物挤压而发生压迫性肺不张的情况更容易在病态肥胖和腹内压升高的病例中出现。肺部其他区域,麻醉时 FRC 的减少会导致肺静息容量低于闭合容量,导致气道关闭和纯氧吸收不全。减少 FiO_2,即使是减少到 0.8,也都比纯氧吸入要好得多。然而,在某些情况下,在麻醉前和麻醉期间使用 100% 的纯氧是必要的;例如对于那些在诱导前就已经缺氧的患者,此时一个比较有效的办法是预充氧后再进行适当的肺膨胀和 CPAP。对其他患者,使用 100% 纯氧吸入不是很有说服力,但也倾向于使用 0.8 或 0.6 的 FiO_2 提高患者的氧储备,而不只是呼吸空气。

6.5 椎管内阻滞患者发生仰卧位低血压的观点转变:从前负荷减少到后负荷降低

一般认为,椎管内阻滞(central neuraxial block,CNB)(腰麻或硬膜外麻醉)后低血压是由于仰卧位时前负荷降低所致。该"前负荷降低"理论起源于 1940—1970 年,这些研究证实 CNB 后全身血管阻力(systemic vascular resistance,SVR)降低 5%~20%;每搏量下降(stroke volume,SV)5%~25%;心率(heart rate,HR)下降了 5%~25%;心排血量(cardiac output,CO)下降 10%~30%;动脉血压(blood pressure,BP)降低 15%~30%。有学者提出交感神经阻滞的程度影响血流动力学改变的幅度。BP 是由 CO 和 SVR 决定的,以方程式表示为:$BP=CO×SVR$。影响 CO 的变量包括前负荷、后负荷、心肌收缩力和心率/心律。较早的研究应用对时间不敏感的 Fick 原理或染料稀释法 CO 检测技术,结果显示 CNB 后 CO 和 SV 下降。由于没有证据表明 CNB 可抑制心肌收缩力,且 CO 减少与所观察到的心率下降不成比例,CO 减少的唯一解释可能是静脉回流(venous return,VR)减少导致的,研究观察到肺动脉楔压(pulmonary artery wedge pressure,PAWP)或中心静脉压(central venous pressure,CVP)下降支持这种解释。因此,20 世纪 70 年代的研究证实,CNB 可降低 PCWP 和 CVP,从而导致了用"前负荷降低"学说来解释这些血流动力学效应的现象。

"前负荷降低"学说的支持者提出了 3 种方法来预防与椎管内阻滞相关性低血压:补偿性输液、抬高腿部和将孕妇子宫侧倾。但是,以上这些措施都不能有效的预防低血压的发生,因此,研究人员开始质疑"前负荷减少"学说的正确性。此外,根据"前负荷减少"学说,出于对循环血量的减少和循环衰竭的担忧,建议在子痫前期避免腰麻。然而,事实上,在这种情况下腰麻的血流动力学变化较小。随后,利用时间分辨能力更高的 CO 监测技术(SV 的搏动变化)进行的多项研究发现,在高容量仰卧位,CNB 后低血压主要反映了动脉阻力的降低,而不是仰卧位时前负荷的降低。仰卧位中,下腔静脉是最稳定的结构,CNB 导致交感神经阻滞引起的血管张力降低,不影响适容仰卧位的静脉回流(图 6.1)。

在大多数情况下,静脉回流和 CO 在 CNB 后保持稳定,或者在阻滞后不久由于 SVR 下降而引起的 SV 增加导致了 CO 的代偿性增加。因此,出现了从"前负荷减少"到"后负荷减少"的理念变化。因此,当前对 CNB 后低血压的治疗建议首先使用血管加压药物,而不是增加前负荷。然而,在这些理论的演变中,我们不应该忽视血管收缩药对动脉和静脉张力的阿尔法效应。综合解释前负荷

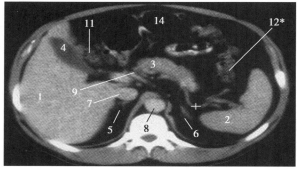
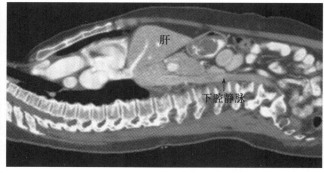

图 6.1 CT 扫描冠状面结构图(7 是下腔静脉)仰卧位 CT 扫描矢状面下腔静脉位置

和后负荷的减少可能更合适。

6.6　胸段硬膜外麻醉对心肌收缩力的影响

一般认为 CNB 对左心室(left ventricle,LV)收缩力和右心室(right ventricle,RV)收缩力无任何影响。许多关于胸段硬膜外麻醉(thoracic epidural anesthesia,TEA)后血流动力学的研究使用负荷依赖的收缩性指数来计算心脏效应,并没有区分直接效应和间接效应。通常一直认为 TEA 有利于心血管系统稳定,并能有效预防手术应激发生。

动物实验表明,TEA 阻断心脏交感神经后心肌收缩力下降,而腰段硬膜外麻醉(lumbar epidural anesthesia,LEA)后无明显变化。尽管 TEA 后 LV 收缩力下降,但是由于同时后负荷也降低,所以左心室做功的总体参数无任何变化。对健康志愿者中比较 TEA 与 LEA 对心脏影响的研究也显示,只有 TEA 可降低超声心动图下的左心室功能参数。该研究还提示左心室功能下降是由于心脏交感神经阻断所致。Goertz 等应用收缩末期压力-长度关系的斜率作为 LV 收缩力的负荷非依赖性参数,证实了在全身麻醉下,TEA 可使 LV 收缩力降低 50%。因此,TEA 引起的心脏交感神经阻滞与 LV 收缩力降低有关,其程度可能与交感神经基础张力水平有关。

同样,交感神经系统似乎在 RV 功能的调节中发挥了重要的作用,左侧与右侧星状神经节具有相当比例的交感神经支配心脏,该两侧神经节刺激后 RV 收缩力增加了 100% 可以说明该作用。然而,由于负荷状况的改变,无法就 TEA 对 RV 收缩力作出明确的结论。Wink 等最近在肺手术及单肺通气患者中研究了 TEA 对 RV 收缩力的影响。采用固定频率起搏,得到全身麻醉期间 TEA 前后 RV 的压力-容积曲线,这是由于负荷非依赖性 RV 固有收缩力指标。结果显示,TEA 可降低 RV 的收缩力,主要由于收缩压压力与容量关系的斜率和容积截距的变化所致。作者认为,这些效应对心血管功能正常的患者可能没有太大的临床影响,但对已存在或即将发生 RV 功能障碍和肺动脉高压的患者可能有重要意义。

值得注意的是,研究发现 TEA 是肺切除术患者围手术期主要并发症的重要附加因素。同样,Leslie 等对围手术期缺血评估(PeriOperative ISchemic Evaluation,POISE)研究进行二次分析后,发现接受 CNB 的高危患者心血管并发症增加。虽然,目前这些证据还不足以建议改变临床实践,但是对于推动该方向的进一步研究具有重要的意义。

6.7　重力对肺内血流和通气分布的影响

West JB 等认为,重力是影响肺血流分布和通气的唯一或主要因素。根据不同 V/Q 比率来描述肺的 West 区域。West JB 等使用放射性标记气体进行的研究发现,肺的某些区域通气和肺血流相对较多,他们解释这是因为受重力影响导致的。在静息直立状态下,与肺部顶点相比,基底部的胸膜压力较低,这归因于肺的重量。因此,经肺压力梯度在肺基底部较低,导致基底部的肺组织比肺尖部的肺组织拉伸较小。这使得基底肺组织顺应性更大,因此,在吸气时能吸入更多的气体。同样,重力对肺内血流分布的影响是由于肺动脉系统顶部和底部的静水压力差导致流向肺顶的血流量比流向肺底的血流量少。在肺尖,血管内的压力可能低于肺泡的压力,导致局部血管的塌陷,肺泡的血流减少。这就造成了一些“无效通气”或生理上的死腔。在重力中间区,肺动脉压可能超过肺泡压;同样,在基底部,肺静脉压也可能超过肺泡压。West JB 从 1960 年到 1970 年对肺血流与通气分布的研究结果中将这些区域描述为 1、2 和 3 区。这一“重力模型”一直是我们理解肺通气与血流匹配差异以及影响气体交换效率的基础。

人体的血液循环本质上是一个封闭的循环系统。在一个循环中,重力不可能推动或对抗液体在任何位置的流动,液体也不可能因为重力作用而从较高的势能下降到较低的势能。不支持在零重力的条件下的预测,血流和通气的变化应该被取消。此外,在“重力模型”中,重力的影响应该是血液流向肺的各个区域同样的垂直高度时应该是相等的,垂直流动梯度可能适用于任何姿势。然而,使用高分辨率放射性微球和荧光微球技术的研究证实,即使在等高度的肺通气和灌注的区域变化也不能保证“重力模型”的有效性。

在恒定心排血量和灌注压力条件下进行的研究表明,肺血管的基本结构和支气管/肺血管的潜在分支可能会导致血流呈现分形模式。仅 7%、5% 和 25% 的灌注异质性变异可归因于仰卧位、俯卧位和直立位的重力因素。利用梯度离心力模拟不同的重力条件(1G、2G 和 3G),发现在相同的重力平面上,3 种条件下均存在灌注变化。这种异质性是对抗重力导致血流变化的最具说服力的论据。在重力条件下,超过 75% 的血流变化可归因于与基本血管结构相关的因素。在机械通气患者中,俯卧位也会增加这些区域的通气,从而减少 V/Q 失调。这种新的结构或分形模型也应该补充现有的重力模型,以解释肺中的 V/Q 失调,因为没有一个模型可以解释肺中的所有 V/Q 分布。

6.8　腰麻严重影响梗阻性肥厚型心肌病(HOCM)患者的血流动力学

梗阻性肥厚型心肌病(HOCM)患者围手术期发生心血管意外事件风险较高。没有数据表明,对这些患者全身麻醉会比 CNB 更安全,反之亦然。Haering 等分析了 HOCM 患者非心脏手术的心脏风险数据,结果表明全麻患者比 NB 患者不良心脏事件发生率更高(45% vs 20%)。一般认为,NB 由于会导致前负荷和后负荷的减少,使左心室流出梗阻加重,会引起血流动力学衰竭。这一观点是基于一些早期的病例报告,这些报告描述了未经诊断的 HOCM 患者在 NB 后出现无反应性低血压和/或心动过缓,并且没有及时进行有创血压监测和后负荷操作。然而,在已知诊断为 HOCM 的孕妇患者中,当使用合适的有创监测条件下,腰麻也能够成功被应用。数据库检索显示文献报道了 23 例伴有 HOCM 的孕妇接受了腰麻。6 311 例需要剖宫产手术的产妇,无一例需要全身麻醉。说明 CNB 可以安全地用于 HOCM 患者,前提是使用有创监测,了解患者病理生理,并适当地满足血流动力学目标,即窦性心律,缓慢至正常心率,维持后负荷,增加前负荷,降低收缩力。腰麻引起的交感神经切除和心率减慢可能会减少左心室流出梗阻,实际上可以改善每搏量。关于 HOCM 患者 CNB 后血流动力学变化的研究很少,以至于无法给出明确的建议。

6.9 静脉回流量、前负荷和后负荷等概念

静脉回流、前负荷、后负荷和心排血量等概念是我们理解心血管医学知识以及掌握如何管理心脏病患者的基础。大多数麻醉科医师认为前负荷量等同于静脉回流量,而前负荷与后负荷的量是不同的。这是因为教科书对前负荷和后负荷的定义存在很大差异。如果我们以一种简单理解的方式来分析"前负荷"和"后负荷"这两个词,那么"前"和"后"表示的是心脏周期的两个不同时间点测量的物理量"负荷";第一次是在收缩开始前的容量,第二次在射血期收缩开始后的容量。从本质上说,"负荷"存在于整个心动周期内,与舒张和收缩无关,并且负荷随心动周期的不同阶段随着心室的压力、体积和厚度的变化而变化。

事实上,描述前负荷与后负荷基础是拉普拉斯(LaPlace)方程(也被称为 Young-LaPlace 定律),它是这样表述的:对于一个薄壁球面结构,$T=PR/2$,其中 T 是球面

张力,P 是球体压力,R 是球体半径。对于一个厚壁结构比如左心室,更合适的公式为 $\sigma=PR/2w$,而球面张力(σ)与 T 和壁厚(w)关系如下:$T=\sigma w$。

一旦我们了解拉普拉斯方程后,LV 前负荷最好定义为舒张充盈末左心室 σ 或 T(收缩峰值时的峰张力或应力),如下:$LV_{PRELOAD}=(LV_{EDP})(LV_{EDR})/2LV_{EDW}$,$LV_{EDP}$ 是左心室舒张末期压力,LV_{EDR} 是左心室舒张末期半径,LV_{EDW} 是左心室舒张末期室壁厚度。

同样,再次使用拉普拉斯方程,左心室后负荷可以表示为左心室 σ 或收缩期末期 T(收缩末期压力最大值),如下:$LV_{AFTERLOAD}=(LV_{PSP})(LV_{PSR})/2LV_{PSW}$,$LV_{PSP}$ 是左心室最大收缩压、LV_{PSR} 是收缩压最大时的左心室半径、LV_{PSW} 是左心室在最高收缩压时的壁厚。后负荷在左心室射血的过程中会持续变化。右心室的前负荷和后负荷也可以用类似的方法进行计算。

因此,前负荷和后负荷代表了所有导致舒张末期或收缩期时的各种心室壁张力的因素。从这个例子中,我们可以理解舒张末期充盈压力或舒张末期容积(在公式中表示为半径)决定着前负荷,但不应等同于前负荷。类似地,从上面的描述也可以清楚地看出,任何增加左心室射血阻力从而需要更大收缩期心室张力(主动脉狭窄、高血压、外周阻力的增加、HOCM 等)的因素都会导致后负荷的增加。此外,我们现在可以理解,如果心室半径增加是由于舒张期充盈增加,即前负荷增加或心室对慢性充盈压力增加的重构,后负荷也会随着增加,即使动脉压保持正常。上述压力、半径和壁厚之间的相互作用为心室肥厚和重塑提供了一个清晰的合理的生理学解释,这是对增加的前负荷和后负荷的反应。这一物理原理的理解非常清楚,静脉回流可以改变前负荷,但不是前负荷本身。此外,静脉回流和心排血量都代表一定时间内的流量,实际上是相同的,应该是相等的。临床上,这意味着心室只能泵出回流到心室的量。图 6.2 和图 6.3 总结了影响前负荷和后负荷的因素。

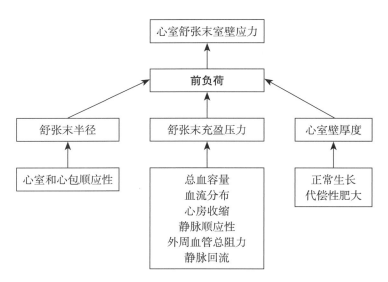

图 6.2 影响前负荷的因素

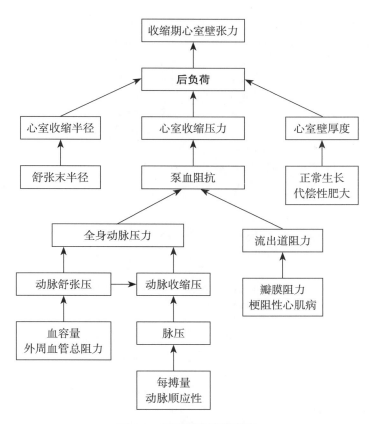

图 6.3　影响后负荷的因素

6.10　3ml 利多卡因 (2%) 作为硬膜下蛛网膜外置硬膜外导管的局部麻醉药试验剂量

单次局部麻醉剂量在确定硬膜下置管后导管位置时具有重要作用,在注射局部麻醉药时需要须包含 $15\mu g$ 肾上腺素和局部麻醉药物的剂量,这将有助于快速确定导管的位置。但问题是,当我们执行腰麻时,我们通常通过脑脊液流动来确定穿刺到了蛛网膜下腔,那么为什么在放置硬膜外导管时,如果有脑脊液流出,还要通过产生不必要的运动阻滞来进一步确定导管是否在蛛网膜下腔呢？事实上,大多数麻醉科医师都面临着这样的临床情况:脑脊液没有流动,却像药物被注射到蛛网膜下腔一样发生了运动阻滞。这是由于硬膜外导管意外进入硬脑膜和蛛网膜之间的潜在空间;一种被称为硬膜下蛛网膜外隙的空间,它是一个没有内容物的潜在空间。如果蛛网膜被注射药物时撕裂,此处注射的任何局部麻醉药都可能表现出蛛网膜下腔阻滞;然而,脑脊液最初可能并不从这个间隙中流出。注入硬膜下腔的局部麻醉药可能到达脑神经。因此,放置硬膜外导管后的利多卡因 (2%) 3ml 试验剂量对排除硬膜下鞘内/蛛网膜外置导管更有用。并且仅 1ml 就足以安全检测鞘内间隙,3ml 局部麻醉药剂量作为硬膜外试验剂量曾有报道可能会导致意外的高位腰麻出现。

6.11　结论

即使我们今天所说的循证医学,也可能随着科学的发展而变化。根据定义,"真相"是不变的东西。然而,我们所感知的周围的一切都在不断变化,我们对真相的感知并不一定使它成为真实。因此,重要的是我们要不断地改变和更新我们的知识,以保持我们自己与周围不断进化的创造性真理保持一致。我们的感官是有限的,重要的是我们的大脑如何试图感知、理解和创造概念。必要的是保持开放的头脑、质疑的心态,提升知识和技能以规避教条和传说的陷阱。

(解健　陈玉荻　译,余喜亚　校)

参考文献

1. Gordon RJ. Anesthesia Dogmas and Shibboleths: Barriers to Patient Safety? Anesth Analg 2012; 114: 694-99.

2. Galloway G. Direct realism and the analysis of perceptual error. Theory and Psychology 2000; 10: 605-13.

3. Brown HI. Direct Realism, Indirect Realism, and Epistemology. Phil & Phenomenolog Res 1992; 52: 341-63.

4. Krunic, A. L., Wang, L. C., Soltani, K., et al. Digital anesthesia with epinephrine: An old myth revisited. J.

Am. Acad. Dermatol. 2004; 51: 755-59.

5. Food and Drug Administration. Warning-procaine solution. J.A.M.A. 1948; 138: 599.

6. Muck AE, Bebarta VS, Borys DJ, Morgan DL: Six years of epinephrine digital injections: absence of significant local or systemic effects. Ann Emerg Med 2010; 56: 270-4.

7. Baek SM, Kimm SS: Successful digital replantation after 42 hours of warm ischemia. J Reconstr Microsurg 1992; 8: 455-8.

8. Ilicki J: Safety of epinephrine in digital nerve blocks: A literature review. J Emerg Med 2015; 49: 799-809.

9. Altinyazar HC, Ozdemir H, Koca R et al. Epinephrine in digital block: Color Doppler flow imaging. Dermatol. Surg. 2004; 30: 508-11.

10. Szabo TA, Reves JG, Spinale FG, et al. Neuromuscular blockade facilitates mask ventilation. Anesthesiology. 2008; 109: A184.

11. Kheterpal S, Han R, Tremper KK, et al. Incidence and predictors of difficult and impossible mask ventilation. Anesthesiology. 2006; 105: 885-89.

12. Frerk C, Mitchell VS, McNarry AF et al. Difficult Airway Society 2015 guidelines for management of unanticipated difficult intubation in adults. Br J Anaesth 2015; 115: 827-48.

13. Apfelbaum JA, Hagberg CA, Caplan RA et al., Practice guidelines for management of the difficult airway. Anesthesiology 2013; 118: 251-270.

14. Davies CE, Mackinnon J: Neurological effects of oxygen in chronic corpulmonale. Lancet 1949; 2: 883-85.

15. Donald K: Neurological effects of oxygen. Lancet 1949, 2: 1056-57.

16. Aubier M, Murciano D, Milic-Emili J, et al. Effects of administration of O_2 on ventilation & blood gases in patients with COPD during acute respiratory failure. Am Rev Respir Dis 1980; 122: 747-54.

17. Robinson TD, Freiberg DB, Regnis JA, et al. The role of hypoventilation and ventilation-perfusion redistribution in O_2-induced hypercapnia during acute exacerbations of COPD. Am J Respir Crit Care Med 2000; 161: 1524-29.

18. Aubier M, Murciano D, Fournier M, et al. Central respiratory drive in acute respiratory failure of patients with chronic obstructive pulmonary disease. Am Rev Respir Dis 1980; 122: 191-99.

19. Hanson CW III, Marshall BE, Frasch HF, et al. Causes of hypercarbia with oxygen therapy in patients with chronic obstructive pulmonary disease. Crit Care Med 1996; 24: 23-28.

20. Abdo WF, Heunks LMA: O_2-induced hypercapnia in COPD: myths and facts. Critical Care 2012: 16: 323-27.

21. Hardman JG, Wills JS, Aitkenhead AR. Factors determining the onset and course of hypoxaemia during apnoea: an investigation using physiological modelling. Anesth Analg 2000; 90: 619-24.

22. Bouroche G, Bourgain JL. Preoxygenation and general anesthesia: a review. Miner Anestesiol 2015; 81: 910-20.

23. Bell MDD. Routine pre-oxygenation—a new 'minimum standard' of care? Anaesthesia 2004; 59: 943-45.

24. Kristensen APA, Michael S: Airway management and morbid obesity. Eur J Anaesthesiol 2010; 27: 923-7.

25. Dixon BJ, Dixon JB, Carden JR, et al. Preoxygenation is more effective in the 25^0 head-up position than in the supine position in severely obese patients-a randomized controlled study. Anesthesiology 2005; 102: 1110-15.

26. Futier E, Constantin JM, Pelosi P, et al. Noninvasive ventilation and alveolar recruitment maneuver improve respiratory function during and after intubation of morbidly obese patients: a randomized controlled study. Anesthesiology 2011; 114: 1354-63.

27. Benoit Z, Wicky S, Fischer J-F, et al. The effect of increased FIO_2 before tracheal extubation on postoperative atelectasis. Anesth Analg 2002; 95: 1777-81.

28. Zoremba M, Dette F, Hunecke T, Braunecker S, Wulf H: The influence of perioperative oxygen concentration on postoperative lung function in moderately obese adults. Eur J Anaesthesiol 2010; 27: 501-7.

29. Lumb AB. Just a little O_2 to breathe as you go off to sleep. Is it always a good idea? Editorial I. Br J Anaesth 2007; 99: 769-71.

30. Sancetta SM, Lynn RB, Simeone FA, et al. Studies of hemodynamic changes in humans following induction of low and high spinal anesthesia: I. General Considerations of the Problem. The Changes in cardiac output, brachial arterial pressure, peripheral and pulmonary oxygen contents and peripheral blood flows induced by spinal anesthesia in Humans not undergoing surgery. Circulation 1952; 6: 559-71.

31. Shimosato S, Etsten BE. The role of the venous system in cardio-circulatory dynamics during spinal and epidural anesthesia in man. Anesthesiology 1969; 30: 619-28.

32. Bonica JJ, Berges PU, Morikawa KI. Circulatory effects of peridural Block: Effects of level of analgesia and dose of lignocaine. Anesthesiology 1970; 33: 619-26.

33. Mark JB, Steele SM. Cardiovascular effects of spinal anesthesia. Int Anesthesiol Clin 1989; 27: 31-9.

34. Wollman SB, Marx GF. Acute hydration for prevention of hypotension of spinal anesthesia in parturients. Anesthesiology 1968; 29: 374-80.

35. Jackson R, Reid JA, Thorburn J. Volume preloading is not essential to prevent spinal induced hypotension at Caesarean section. Br J Anaesth 1995; 75: 262-5.

36. Buggy D, Higgins P, Moran C, et al. Prevention of spinal anesthesia-induced hypotension in elderly: comparison between preanesthetic administration of crystalloids, colloids, & no prehydration. Anesth Analg 1997; 84: 106-10.

37. Calvache JA, Munoz MF, Baron FJ. Hemodynamic effects of a right lumbar-pelvic wedge during spinal anesthesia for caesarean section. Int J Obstet Anesth 2011; 20: 307-11.

38. Smith GS, Drummond GB. Editorial I: Hypotension in obstetric spinal anaesthesia: a lesson from pre-eclampsia. B J Anaesth 2009; 102: 291-94.

39. Langesaeter E, Rosseland LA, Stubhaug A. Continuous invasive blood pressure and CO monitoring during cesarean delivery: A Randomized, double-blind comparison of low-dose versus high-dose spinal anesthesia with intravenous phenylephrine or placebo infusion. Anesthesiology 2008; 109: 856-63.

40. Carvalho B, Dyer RA. Norepinephrine for Spinal Hypotension during Cesarean Delivery: Another Paradigm Shift? Anesthesiology 2015; 122: 728-33.

41. Wink J, Veering BT, Aarts LPHJ et al. Effects of thoracic epidural anesthesia on neuronal cardiac regulation and cardiac Function. Anesthesiology 2019; 130: 472-91.

42. Freise H, VanAken HK: Risks & benefits of thoracic epidural anaesthesia. Br J Anaesth 2011; 107: 859-68.

43. Hirabayashi Y, Shimizu R, Fukuda H, et al. Effects of thoracic vs. LEA on systemic haemodynamics and coronary circulation in sevoflurane anaesthetized dogs. Acta Anaesthesiol Scand 1996; 40: 1127-31.

44. Niimi Y, Ichinose F, Saegusa H, et al. Echocardiographic evaluation of global LV function during high thoracic epidural anesthesia. J Clin Anesth 1997; 9: 118-24.

45. Goertz AW, Seeling W, Heinrich H, et al. Influence of high thoracic epidural anesthesia on LV contractility assessed using the end-systolic pressure-length relationship. Acta Anaesthesiol Scand 1993; 37: 38-44.

46. Randall WC, Szentivanyi M, Pace JB, et al. Patterns of sympathetic nerve projections onto the canine heart. Circ Res 1968; 22: 315-23.

47. Wink J, de Wilde RB, Wouters PF, et al. Thoracic epidural anesthesia reduces right ventricular systolic function with maintained ventricular-pulmonary coupling. Circulation 2016; 134: 1163-75.

48. Powell ES, Cook D, Pearce AC, et al. UKPOS Investigators: A prospective, multicentre, observational cohort study of analgesia and outcome after pneumonectomy. Br J Anaesth 2011; 106: 364-70.

49. Leslie K, Myles P, Devereaux P, Williamson E, et al. Neuraxial block, death and serious cardiovascular morbidity in the POISE trial. Br J Anaesth 2013; 111: 382-90.

50. West JB and Dollery CT. Distribution of blood flow and ventilation perfusion ratio in the lung, measured with radioactive CO_2. J Appl Physiol 1960; 15: 405-410.

51. West JB, Dollery CT, and Naimark A. Distribution of blood flow in isolated lung; relation to vascular and alveolar pressures. J Appl Physiol 1964; 19: 713-724.

52. Hicks JW, Badeer HS. Gravity & circulation: "open" vs. "closed" systems. Am J Physiol. 1992; 262: R725-32.

53. Glenny RW, Lamm WJE, Bernard SL, et al. Selected contribution: redistribution of pulmonary perfusion during weightlessness and increased gravity. J Appl Physiol 2000; 89: 1239-48.

54. Robertson HT, Glenny RW, Stanford D, McInnes LM, Luchtel DL, Covert D: High-resolution maps of regional ventilation utilizing inhaled fluorescent microspheres. J Appl Physiol 1997; 82: 943-53.

55. Glenny RW, Bernard S, Robertson HT, Hlastala MP: Gravity is an important but secondary determinant of regional pulmonary blood flow in upright primates. J Appl Physiol 1999; 86: 623-32.

56. Glenny RW, Bernard SL, Robertson HT. Pulmonary blood flow remains fractal down to the level of gas exchange. J Appl Physiol 2000; 89: 742-48.

57. Rohdin M, Petersson J, Mure M, et al. Distributions of lung ventilation and perfusion in prone and supine humans exposed to hypergravity. J Appl Physiol 2004; 97: 675-82.

58. Hlastala MP, Glenny RW. Vascular structure determines pulmonary blood flow distribution. News Physiol Sci 1999; 14: 182-86.

59. Ibrahim IR, Sharma V. Cardiomyopathy and anaesthesia. BJA Education 2017; 17: 363-69.

60. Haering JM, Comunale ME, Parker RA et al. Cardiac risk of non-cardiac surgery in patients with asymmetric septal hypertrophy. Anesthesiology 1996; 85: 254-59.

61. Loubser P, Suh K, Cohen S. Adverse effects of spinal anesthesia in a patient with idiopathic hypertrophic subaortic stenosis. Anesthesiology 1984; 60: 228-30.

62. Baraka A, Jabbour S, Itani I. Severe bradycardia following epidural anesthesia in a patient with idiopathic hypertrophic subaortic stenosis. Anesth Analg 1987; 66: 1337-38.

63. Ashikhmina E, Farber MK, Mizuguchi KA. Parturients with hypertrophic cardiomyopathy: case series and review of pregnancy outcomes and anesthetic management of labor and delivery. Int J Obstet Anesth 2015; 24: 344-55.

64. Norton JM. Toward consistent definitions for preload and afterload. Adv Physiol Educ 2001; 25: 53-61.

65. Moore DC, Batra MS. The components of an effective test dose prior to an epidural block. Anesthesiology 1981; 55: 693-96.

66. Reina MA, Collier CB, Gallino AP et al. Unintentional subdural placement of epidural catheters during attempted epidural anesthesia: an anatomic study of spinal subdural compartment. Reg Anesth Pain Med 2011; 36: 537-41.

67. Palkar NV, Boudreaux RC, Mankad AV. Accidental total spinal block: a complication of an epidural test dose. Can J Anaesth 1992; 39: 1058-60.

第7章

应急手册的临床应用

Sara N. Goldhaber-Fiebert

7.1 背景

手术室发生危机情况时,临床决策会显著影响患者的预后。对于许多危及生命的事件例如心搏骤停,恶性高热(malignant hyperthermia,MH)或者局部麻醉药全身毒性反应,已有大量关于最佳处理方案的文献报道。然而,对于罕见的危机事件,即使专业的临床医生也会经常遗漏或延误关键行动,因此对患者的发病率和死亡率产生不利影响。在多项基于情景模拟的研究中,当正确使用应急手册、危机检查表或认知辅助工具时,关键性决策行动的正确执行会显著增加。应急手册在医疗保健领域宣传、采用和临床应用相对较新,但其使用正在全球许多机构中迅速传播。应急手册实施协作组织(Emergency Manuals Implementation Collaborative,EMIC)为实施维护和培训资源提供一个核心位置,还提供了免费下载工具的链接,以及关于多个行业基本原理的出版文献。本章整合了来自基于模拟手术室的研究和其他安全关键行业(例如航天和核电行业)中关于应急手册的已知证据、临床实施的概念框架以及围手术期临床实施和使用的最新数据。

7.2 应急手册

应急手册(emergency manual,EM)是与临床情景相关的一组认知辅助工具,如危机清单,可为专业人员提供管理罕见危机的重要信息。应急手册既可用作教育工具,也可用作临床工具。在指代此类工具时,重叠术语危机清单、紧急清单或认知辅助工具也可能会被替换使用。应急手册并不能替代良好的准备、团队合作和判断力。应急手册的使用绝不应先于必要的立即行动,例如对无脉搏患者进行胸外按压。一旦资源允许,它们的使用就可以开始了——要么在危机开始时有足够的帮助可供紧急处置时同步使用,要么在紧急处置开始时已经得到了应用。图7.1显示在模拟危机中使用应急手册。

7.2.1 向其他行业学习并将概念转化为临床实践

航空和核电等安全至关重要的行业通常会将应急手册纳入其培训活动中,在"紧急处置"开始后,专业团队已经准备好并有望在实际危机期间使用应急手册。人为因素和心理学文献反复证明,对于很少使用的信息,记忆检

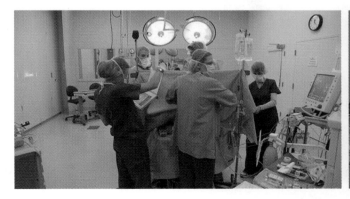
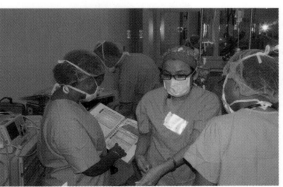

图 7.1 麻醉科医师在模拟危机期间使用应急手册

索存在一定局限性,尤其是在压力和时间敏感的条件下,这使得仅依赖记忆是一种危险的策略。即使专业人员在标准化测试条件下知道正确的管理决策,这些专家通常也无法在高压下进行正确的管理决策。在模拟或危机管理过程中常见的错误包括诊断和治疗错误,或者认知上意识到,但实际上并未采取措施。后者的原因是顺行性记忆错误,即忘记做想做的事情,因为顺行性记忆容易受到干扰,而这种干扰在危机期间很常见。除了早期临床经验研究中的病例报告,应急手册与良好的培训、团队合作和判断相结合的使用正在通过多种机制帮助填补这一空白,帮助团队在危机期间提供最佳护理。

7.2.2 四要素框架

我们小组之前的工作在于分析应急手册在安全关键行业的实施和使用以及来自医疗保障系统的早期数据,从而为临床采用应急手册提供概念性框架。该框架与应急手册和类似患者安全工具的采用相关,因为拥有一个可实施的工具是一个必要的开端,但远远不足以实现其有效使用。实施应急手册的 4 个要素是非线性重叠和相互影响的(图 7.2):

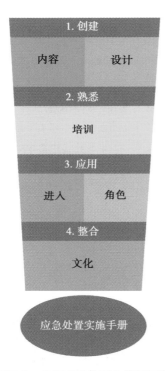

图 7.2 应急手册的四大关键要素

(1)创建(或本地自定义可用手册):提供应急手册内容和实现内容的设计(即工具)。

(2)熟悉:培训临床医生,包括为什么以及如何和何时使用。

(3)临床应用:包括所有潜在危机位置的可获得性以及团队和应急手册的交互性,例如,应急手册使用的触发机制和"阅读者"角色。

(4)整合:正如实施科学领域中所描述的,当地的安全氛围或文化强烈影响着临床医生的行为。

早期经验表明,与医疗领域的其他改进工作一样,领导的参与、地方的支持和跨专业的实施团队极大地促进了这些关键因素的解决。

7.3 时机的成熟性

7.3.1 历史

应急手册是在过去几十年,甚至 20 世纪医疗保障领域,在患者安全和质量改进发展的基础上建立的。这个概念并不是新出现的,最早提及可追溯到 90 多年前。1924 年,Wayne Babcock 博士(著名的外科医生、Babcock 手术钳的发明者)在麻醉与镇痛杂志上发表了题为《麻醉期间的复苏》(*Resuscitation during Anesthesia*)一文,他在文中强调:"如果不能通过简单的措施(即立即行动)获得立即响应,则应在每个手术室的墙上(容易看到的地方)张贴一个固定的应急程序(即应急手册或类似流程),并要求每个工作人员熟练掌握。"(通过培训并形成习惯,尽管他在这里强调自上而下的执行优于其他重要的文化习惯)。

虽然模拟、团队合作训练、认知辅助和检查表的完整历史超出了本文的讨论范围,但参考文献中提供了每种方法的更多背景。在 2014 年美国麻醉科医师协会(American Society of Anesthesiologists, ASA)年会中,Ellison C. Pierce 医生在患者安全纪念讲座中发表了"能力与团队合作仍不够,还需认知辅助"的讲座;David Gaba 医生详细描述了麻醉和医疗保障领域中应急手册的发展历程。关于危机资源管理,图 7.3 直观地展示了认知辅助工具的使用是如何在团队合作和动态决策技巧的大背景下运转的。

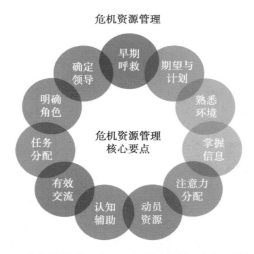

图 7.3 危机资源管理(CRM):团队合作、动态决策、包括"认知辅助工具"的互动技巧

7.3.2 可用性与设计

多年来,先进的心脏生命支持卡和恶性高热流程图是唯一容易获得的手术室危机认知辅助工具。在过去的十年中,多个小组并行开展的开发工作提供了一些免费的危机处理手册或危机检查表来专门应对手术室的危机事件。图 7.4~图 7.6 展示了相关的示例,其中的每一项都来自人为因素设计的专家。最近对认知辅助开发和设计考虑的深入探索,是一次在人为因素设计专家和麻醉科医师之间的合作。

手术室危机处理清单

BRIGHAM AND
WOMEN'S HOSPITAL
哈佛布莱根妇女医院

HARVARD
SCHOOL OF PUBLIC HEALTH
哈佛公共卫生学院

致力于医疗卫生系统创新的联合中心

>> 请不要让本书离开这个房间 <<

本书创作和翻译中已采取一切合理的措施来核实内容。对本书内容的解释和使用的责任在于读者。

手术室危机处理清单中文版V1

危机事件	索引
静脉空气栓塞	1
过敏反应	2
不稳定性心动过缓	3
心搏骤停 心脏停搏 / 无脉性电活动(PEA)	4
心搏骤停 室颤（VF）/室速（VT）	5
气管插管失败	6
着火	7
大出血	8
低血压	9
缺氧	10
恶性高热	11
心动过速-不稳定型	12

3　不稳定性心动过缓

心率<50次/min,伴有低血压;突发精神状态改变;休克;缺血性胸部不适;急性心衰

开始

1. **呼叫帮助和救护车**
   ▶ 问:"谁是急救领导者?"

2. **纯氧通气**
   ▶ 保证充足的氧合和通气

3. **给予阿托品**

4. **停止外科手术刺激:** 如腹腔镜手术,考虑放气腹

5. **阿托品无效者:**
   ▶ 给予肾上腺素或多巴胺静脉输注;
   ▶ 或者开始经皮起搏

6. **考虑…**
   ▶ 如果患者情况仍不稳定,考虑停吸入麻醉药
   ▶ 呼叫专家会诊 (如心脏病专家)
   ▶ 评估是否因为药物过量引起:如β受体阻滞剂,钙离子通道阻滞剂,地高辛等。
   ▶ 对疑似心梗患者(如心电图发生改变),呼叫心脏病专家会诊

药物剂量和治疗

阿托品:	0.5mg静脉给药,可重复给药,最多3mg
肾上腺素:	2~10μg/min,静脉给药
或多巴胺:	2~10μg/kg/min,静脉给药

药物过量处理
β受体阻滞剂:腾高血糖素2~4mg,静脉推注
钙离子通道阻滞剂:氯化钙,1g静脉给药
地高辛:地高辛抗体片段,剂量咨询药房

经皮起搏操作指导

1. 胸部前后放置起搏电极片
2. 起搏除颤器的三导联心电连接到患者
3. 把监视器/除颤器设置为起搏器模式
4. 设定起搏频率 (PPM) 80次/min (根据临床反应调整起搏频率)
5. 起搏电流从60mA开始逐渐增大,直至夺获心室出现起搏心电图 (起搏输出波尖峰与QRS波对齐)
6. 起搏电流最终设置以高于起搏阈值10mA
7. 确认有效夺获心室
   • 电子:通过心电图评估
   • 机械:通过触摸股动脉搏动 (颈动脉搏动不可靠)

危险变化
如果发展成无脉性电活动(PEA),参见▷清单4

复苏过程中注意事项

气道	安全可靠
循环	•确定合适的静脉 (或骨髓内) 通道 •考虑开放静脉输液

3

图 7.4　Ariadne 实验室手术室危机管理清单的目录和样章

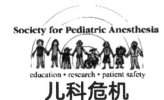

儿科危机

重要事件目录册

用于围麻醉期使用

寻求帮助！

信息团队	_____
儿科加强监护病房	_____
FIRE	_____
Overhead STAT	_____
体外膜肺氧合	_____

通知外科医生/团队

使用本手册和所有急救手册时，请使用专家临床判断。

1	空气栓塞
2	过敏反应
3	前纵隔肿块
4	心动过缓
5	支气管痉挛
6-7	心搏骤停
8	困难气道
9-10	气道火灾/手术室火灾
11	高钾血症
12	高血压急症
13	低血压
14	低氧血症
15	颅内压
16	喉痉挛
17	局麻药毒性
18	诱发电位缺失
19	恶性高热
20	大出血
21	心肌缺血
22	肺动脉高压
23	心动过速
24	心脏压塞
25	张力性气胸
26	输血反应
27	创伤
28	产妇产科出血

过敏反应

> 皮疹、支气管痉挛、低血压

- 将氧气浓度增加到100%，评估通气情况
- 排除怀疑的诱因
  - 如果怀疑是乳胶，彻底清洗该区域
- 如果发生低血压，关闭麻醉药物

常见致病原因：
- 神经肌肉阻滞剂
- 乳胶
- 洗必泰
- 静脉注射用胶体液
- 抗生素

适应症	治疗措施
恢复血容量	生理盐水或乳酸林格液，10~30mL/kg，静脉注射/骨髓注射，快速
升高血压，减少介质释放	肾上腺素110μg/kg，静脉/骨髓注射，必要时或10μg/kg，肌肉注射/每10~15min必要时 可能需要静脉注射肾上腺素0.02~1μg/kg/min 如果血压仍然很低，静脉注射加压素10毫单位/kg
减少组胺介导的效应	苯海拉明1mg/kg，静脉注射/骨髓注射（最大50mg） 法莫替丁0.25mg/kg 静脉注射（最大20mg）
减少介质释放	甲基强的松龙2mg/kg静脉注射/骨髓注射（最大100mg）
减少支气管收缩	沙丁胺醇（β-激动剂）4-10次，根据需要重复

- 3小时内发送类胰蛋白酶
- 考虑其他不同疾病（部分）：
  - URI或潜在疾病引起的严重支气管痉挛：进入"支气管痉挛"卡
  - 空气、脂肪、血栓或胶合剂栓子：进入"空气栓塞"卡
  - 败血症：支持BP，抗生素

图 7.5　美国儿科麻醉协会安全质量委员会 PediCrisis 紧急事件管理清单的目录和样章

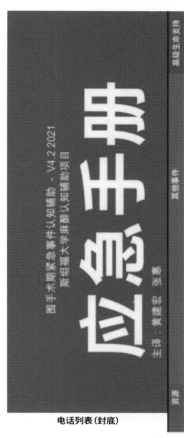

围手术期紧急事件认知辅助 - V4.2 2021
斯坦福大学麻醉认知辅助项目

应急手册

主译：黄建宏

电话列表（封底）

心脏停搏/无脉性电活动	1
心动过缓	2
室上性心动过速-不稳定型和稳定型	3
室颤/室速	4
过敏反应	5
支气管痉挛	6
苏醒延迟	7
困难气道/环甲膜切开	8
肺栓塞	9
气道着火	10
非气道着火	11
大出血	12
高气道压	13
高位脊麻	14
高血压	15
低血压	16
低氧血症	17
局麻药中毒	18
恶性高热	19
心肌缺血	20
供氧故障	21
气胸	22
电力故障	23
右心衰竭	24
输血反应	25
创伤	26
危机资源管理	27
认知辅助信息	28
输液表	29

1 | 1

心脏停搏/无脉性电活动（PEA）

心电图上无脉搏且无可电击复律心律

例如：心脏停搏 ⎯⎯⎯⎯⎯ 或任何非室颤/室速 〰〰〰

治疗	任务	措施
	危机资源管理	· 通知团队 · 确定急救负责人 · 紧急呼叫 · 准备急救设备车 · 指派团队成员大声诵读应急手册内容
	心肺复苏术（CPR）	· 按压频率 100~120 次/min，尽量减少中断 · 深度≥5cm；每次按压后胸廓完全回弹；可考虑垫硬板 · **保持呼气末二氧化碳（EtCO₂）> 10 mmHg，舒张压 > 20 mmHg** · 按压人员每 2min 轮换一次并检查心脏节律是否恢复，放置除颤仪电极片，**如果变为可除颤心律室颤/室速**：采用 200J 双相或 360J 单相除颤 **参见室颤/室速#4** · 仅在出现自主循环恢复（ROSC）（EtCO₂持续增加、自主动脉波形、节律变化）的征兆时检查脉搏 · 如果已经建立可靠气道，可在胸骨下缘行留窗位心肺复苏 · 放置除颤仪电极片，每 2min 检查一次心律
	气道	· 100% O₂，10~15L/min · 如果经面罩通气，按压频率与面罩通气频率比例为 30：2 · 如果已经建立气道，呼吸频率 10 次/min，潮气量 6~7ml/kg
	静脉通路	· 确保静脉通路或骨髓腔内通路药物
	药物	· **关闭吸入性麻醉药和血管扩张药物** · **肾上腺素每隔 3~5min 静脉注射 1mg IV** · 如果存在高钾血症：氯化钙 1g IV；碳酸氢钠 1 安瓿 IV（50 mEq）；普通胰岛素 5~10U IV + 50%葡萄糖 1 安瓿 IV（25g） · 如果存在酸中毒：碳酸氢钠 I 安瓿 IV（50mEq） · 如果存在低钙血症：氯化钙 1g IV · 如果低血糖：50%葡萄糖 I 安瓿 IV（25g）
	体外膜肺氧合（ECMO）/体外循环（CPB）	· 考虑 ECMO 或体外循环
	抢救后	· 如果自主循环恢复：转至重症监护室护理，并考虑降温
	原因	· 详情见下一页 H's 和 T's

第 2 页 心脏停搏/PEA

经食管/经胸超声心动图（TEE/TTE）和实验室检查将有助于诊断；参考专业团队意见

鉴别诊断

心率-迷走神经刺激
· 腹腔减压
· 除去手术牵拉器和手术用海绵
· 解除眼部、颈部、耳部和脑部的压迫
· 排空膀胱

低血容量
· 快速静脉推注液体
· 检查血红蛋白（Hgb）
· 是否有贫血或出血
参见出血 #12
· 考虑血容量相对不足：
-内源性呼气末正压（auto-PEEP）：断开回路
-下腔静脉（IVC）压迫
-梗阻性或分布性休克
参见过敏反应 #5
参见高位脊麻 #14

低氧血症
· O₂ 100% 10~15 L/min
· 检查呼吸回路连接
· 用 CO₂ 监测仪确定 ETT(气管插管的位置)
· 检查呼吸音
· ET 管抽吸
· 考虑胸部 X 线、支气管镜检查
参见低氧血症 #17

氢离子-酸中毒
· 考虑碳酸氢盐
· 保持增加通气量与心肺复苏质量之间的平衡

高钾血症
· 氯化钙 1g IV
· 碳酸氢钠 1 安瓿 IV（50mEq）
· 胰岛素 5~10U，50%葡萄糖 1 安瓿(25g) IV 同时监测血糖
· 考虑紧急透析

低钾血症
· 控制性输钾
· 硫酸镁 1~2g IV

低血糖
· 50%葡萄糖 1 安瓿（25g）
· 监测血糖

低钙血症
· 氯化钙 1g IV

高热
参见恶性高热 #19
低体温
· 积极升温：暖风机加热，加温静脉滴注液体，升高室温
· 考虑 ECMO 或体外循环

中毒
· 考虑麻醉药是否过量
· 是否存在用药错误
· 关闭挥发性麻醉药，停止使用血管扩张剂
· 如果使用局部麻醉药
参见局麻药中毒 #18

心脏压塞-心脏
· 考虑 TEE/TTE
· 进行心包穿刺术

张力性气胸
· 听诊是否有呼吸音不对称，颈部静脉扩张，气管偏曲
· 考虑肺脏超声是否有正常的肺滑动，异常的肺点
· 考虑胸部 X 光，但不要延误治疗
· 在腋中线前的第 4 或第 5 肋间隙穿刺减压，然后胸腔置管
参见气胸 #22

血栓形成-冠状动脉
· 考虑 TEE/TTE 评估室壁运动幅度
· 考虑急性冠状动脉运重建术
参见心肌缺血 #20

血栓形成-肺部
· 考虑 TEE/TTE 评估右心功能和右心室收缩压
· 使用纤维蛋白溶解剂或进行肺栓塞取栓术
参见栓塞 #9
参见右心衰 #24

图 7.6　斯坦福认知辅助项目围手术期危机应急手册的目录和样章

7.3.3 传播与临床医生接受度

Dr. Atul Gawande 的畅销书 *The Checklist Manifesto* 以及有关检查表常规使用的多项医疗保障实施和研究都影响了临床医生和医疗机构对应急手册概念和潜在益处的接受度。90 多年前,当 Babcock 博士最初提出这个概念时,至少对于心搏骤停而言,医疗界还没有做好准备。相比之下,应急手册潜在效果的信息现在正在迅速传播。在 2013 年 11 月出版的《麻醉与镇痛》杂志以 3 篇文章和 2 篇社论为主题,讨论了应急手册、认知辅助或危机清单。ASA 和麻醉患者安全基金会(Anesthesia Patient Safety Foundation, ASPF)时事通讯的许多文章,以及会议介绍,有效地传播了这个词。2015 年 9 月,ASPF 召开了一次专家会议,重点讨论应急手册证据、实施和使用,激起了人们对医疗界现在已经准备好临床上有效使用这些工具的兴趣。自 2012 年应急手册实施协作组织成立以来,来自斯坦福大学、哈佛大学 Ariadne 实验室和儿科麻醉学会的应急手册资源英文下载总量超过 8 万份,包括全球翻译版本在内,超过 50 万份(EMIC 指导委员会,个人通讯,2021 年春季)。许多用户表示,他们随后与当地机构的众多同事分享了这些内容,这意味着更广泛的传播。Clebone 等描述了儿科麻醉学会关键事件清单的开发、模拟测试和广泛传播。

7.4 基于模拟的数据总结

目前已有十多年的研究检验了现实中基于人体模型的真实模拟场景中使用应急手册是否有助于临床医生在这些危机中表现得更好,结果表明答案是肯定的,尽管在如何最好地使用这些工具方面显然存在着重要的细微差别。其中一些重要的研究如下。2006 年一项麻醉科住院医师模拟管理恶性高热病例的观察性研究中,Harrison 等发现恶性高热认知辅助工具的使用频率与正确的治疗方法存在正相关关系。Burden 等发现多数麻醉科和产科住院医生没有使用易于获取的认知辅助工具,并在恶性高热和产科心搏骤停模拟场景的管理过程中忽略了重要的环节。一名医学生"阅读者"被明确要求向团队朗读认知辅助工具的内容,可能会帮助关键处置措施的制订。Neal 等发现,麻醉科住院医师在管理局部麻醉药全身毒性(local anesthetic systemic toxicity, LAST)的意外情景方面表现得明显更好,当随机访问一份已经熟悉的 LAST 清单时,与不使用相比,他们的表现要好得多。此外,在干预组中,使用 LAST 清单的住院医生表现更好。最近 2020 年的 LAST 清单仍在进行模拟测试。

Arriaga 等研究了 8 种不同手术室危机的跨专业手术室团队。每个团队随机分配到一半有危机清单和一半没有危机清单的事件。这些团队熟悉危机清单的概念和格式,但不熟悉具体事件。当使用危机清单时,有 6% 的关键管理步骤被遗漏,然而当没有危机清单时,这一比例为 23%,这说明了在危机事件管理方面的巨大提升。Marshall 广泛回顾了关于认知辅助工具的文献,并

且讨论了医疗中认知辅助设计因素的影响。在回顾之后,Marshall 团队进行了多次模拟研究,深入钻研认知辅助工具的设计和使用对团队功能和非技术团队合作能力的影响。Watkins 等在没有临床实施的机构中,在模拟环境中研究了纸质版本和电子版本的认知辅助工具,在使用前他们进行了简短的熟悉。他们发现大约三分之一的医生完全没有使用这个工具,两个版本都没有对绩效产生重大影响,不过他们指出,认知辅助工具的有效使用受到培训、实施以及特定工具设计的极大影响。Goldhaber Fiebert 和 Howard 将医疗文献与其他安全关键行业进行对比,将基于数十年的迭代模拟的开发和测试结合起来,提出了上述四要素实施框架。

Bould 等发现无论是否使用认知辅助海报,在管理新生儿复苏方面都没有差别。但重要的是,受试者在出现危机场景之前并不熟悉海报,并且"意向性治疗"干预组的大多数人并不经常使用海报。如果不使用,自然也没有帮助。Nelson 等开展了两项研究,发现尽管很多人在早期使用了认知辅助工具,但很大一部分儿科住院医生选择了错误的流程,可能由于这种判断错误和/或对错误流程的执着,心肺复苏之类的重要动作被延误。在其 2018 年的研究中,54% 的儿科住院医生在开始使用认知辅助时没有进行心肺复苏,只有 3.4% 的住院医生开始进行心肺复苏,这呼吁着人们需要进行更好地设计。Hunt 等在同一研究所与多位作者合作,他们指出快速循环-刻意练习模拟训练有助于纠正不稳定的心动过速和无脉状态之间的概念混淆,同时强调认知辅助并不能取代临床判断的训练。

7.5 早期的临床实施:数据和资源

Neily 等对美国退伍军人健康管理局(Veterans Health Administration, VHA)麻醉专业人员进行了调查。在弗吉尼亚州帕洛阿尔托卫生保健系统启动的 14 项临床认知辅助工具或关键事件的全国 VHA 实施 6 个月后,他们借鉴了《麻醉危机管理》(*Crisis Management in Anesthesia*)一书中的前期工作,这是斯坦福大学应急手册的前身。在临床启动 6 个月后,87% 的受访者知道该工具的存在,一半的受访者将其用作参考,7% 的受访者在危机期间使用过该工具。在危机管理用户中,所有人都曾将该手册作为参考,这可能会提高对该工具的熟悉度和意识,而且所有人都觉得它很有帮助。VHA 网站的培训各不相同,危机用户更有可能事先接受过正式培训。虽然 7% 听起来可能不太多,但实施后 6 个月内适用关键事件的相关分母尚不清楚,而且可能本身很小,只有一部分受访者遇到了适用的机会。

Ariadne 实验室的危机清单、斯坦福大学应急手册和儿科麻醉学会的危急事件核对表被免费广泛传播后,作者已经有多个病例报道以及关于临床危机期间有效使用应急手册的个人邮件和案例。最近,一项成功的术中使用案例研究通过对所有团队成员的定性访谈来了解和创建一个框架,以了解应急手册使用的感受。

基于这一目的，"围手术期危机中应急手册的临床应用和影响"研究组采用定量和定性相结合的方法在两个大型学术医疗中心对 53 名麻醉科医师的访谈进行分析。69 例中经历一项或者两项的术中危机情况的特定患者中，有 54% 使用了应急手册。当排除进展迅速，来不及使用应急手册的危机情况后，应急手册仍能用于三分之二的危机事件中。使用应急手册的影响包括减轻麻醉专业人员的压力（95%）、促进团队合作（73%），降低术中混乱（46%）。对于医疗团队的影响体现在具体行动的改进，如发现遗漏错误（59%），以及流程改进，如仔细检查所有治疗是否已完成（41%）、患者医疗报告零障碍（0%）。在每个研究阶段都会寻找潜在的危害。应急手册使用中有 8%（3 个案例）报告了分心的发生，尽管这并没有导致患者的医疗安全问题。对于超过 32 例未使用应急手册的医生，参与者自认为关键治疗有延误或遗漏的错误，另三分之一认为危机太过短暂以至于无法使用应急手册，也就是说所有的临床医生都能迅速地反应，在救援到来之时危机已经解除。仅有 13% 的麻醉专业人员认为所有的关键处理均已完成。这些研究证实在应对危机时没有使用应急手册的人员在治疗上仍存在较大差距，同时显示临床医生在实际临床危机期间已大量使用应急手册，并肯定其有效性。

在这些研究中常见的危机主题以及临床使用应急手册的案例报道包括：

（1）应急手册可以发现遗漏，减轻临床医生压力，营造平静的状态，有利于改善团队沟通，从而改善患者的护理。

（2）在未使用应急手册的案例中，临床医生意识到应急手册是有帮助的。

（3）应急手册的可获取性和熟悉度是十分重要的。

（4）团队中应具有一个可建议或触发应急处置手册的人（领导或成员）。

（5）当资源允许的情况下，应在领导以外设置一名手册"阅读者"的角色。

我们的团队先前研究了应急手册的早期临床实施和使用，在临床启动前和启动后 15 个月，使用混合方法调查斯坦福麻醉住院患者的数据。住院医生报告说，自临床启动以来，合理应用认知辅助工具的手术室安全有了显著改善，最有影响力的培训是基于人体模型的危机模拟和自我评估。在接受研究的住院医师中，有 19 人（45%）曾在临床危机案例期间使用过应急手册，如果保守地假定无响应组使用应急手册的概率为零；即使危机事件很少发生，至少仍有四分之一的住院医师使用过应急手册。绝大多数使用者认为应急手册可帮助他们的团队更好地照顾他们的患者，没有人觉得它会损害或分散医疗行为的注意力。本文中的图表展示了使用应急手册的各类事件。

在评估关于针对手术室工作人员应急手册的培训和模拟现场情形团队合作技能时，我们发现在未来使用应急手册的意识、熟悉度和意愿都有所提高。全部课程、讲师指南和讲义都可以通过 MedEdPORTAL 获得。多个小组发布或分享了其他基于视频的在线培训材料，以了解为什么、如何以及何时有效使用应急手册。

随着越来越多的机构寻求在当地实施应急手册，相关的讨论表明，领导层参与、当地拥护者、跨专业实施团队、培训（包括合理性和实施细节）以及当地习惯（关键电话号码和与当地政策的相符性）是影响应急手册开展的重要因素。

一项针对 368 名受访者的美国国家实施研究表明，所采取的实施步骤数量与实施成功之间存在剂量反应关系，领导支持和培训时间也与实施成功相关。单位的规模也很重要，小型单位所报告的实施成功概率增加了 4 倍。实施的成功与否在适当的临床事件中定期报告认知辅助工具的使用情况。随着应急手册工作的开展，其内涵也在其他领域不断拓展，如 ICU、外科病房、产房和分娩病房以及急诊科，这次科室都对围手术期结局和应急手册应用效果产生反响。

7.6　结论和下一步工作

围手术期医学已经达到了一个使用应急手册的暴发点，其可帮助团队在危机期间为患者提供更好的治疗。从其他安全性行业多积累的证据和模拟教学研究来看，应急手册可以有效满足临床危机管理的需要。现在多种免费工具，以及实施和培训资源都很容易获得。随着临床应用的扩大，下一步的重点在于：

（1）传播、采用和实施。

（2）进一步研究其临床影响。

（3）评估促进或阻碍应急手册实施的因素。

（4）分享有效实施、培训和使用的策略。

（5）积极寻找并减轻任何潜在的危害。

这些目标需要严格的定性和定量研究。本文所报道的数据表明，危机期间应急手册在帮助团队提供最佳治疗中发挥着重要的作用。

7.7　致谢

许多人对应急手册的开发、测试、临床实施、使用和研究做出了贡献。特别是斯坦福应急手册团队（斯坦福麻醉认知辅助项目）；阿里阿德涅实验室，儿科麻醉学会的质量和安全委员会也分享了他们各自使用的免费工具和资源；EMIC 指导委员会提供了相关工具以及实施和培训的资源。

（贾毅　译，汪惠　王嘉锋　校）

参考文献

1. Ghaferi AA, Birkmeyer JD, Dimick JB. Variation in hospital mortality associated with inpatient surgery. N Engl J Med 2009; 361(14): 1368-75.

2. McEvoy MD, Field LC, Moore HE, Smalley JC, Nietert PJ, Scarbrough SH. The effect of adherence to ACLS

protocols on survival of event in the setting of in-hospital cardiac arrest. Resuscitation 2014; 85(1): 82-7.

3. Harrison TK, Manser T, Howard SK, Gaba DM. Use of cognitive aids in a simulated anesthetic crisis. Anesth Analg 2006; 103(3): 551-6.

4. Neal JM, Hsiung RL, Mulroy MF, Halpern BB, Dragnich AD, Slee AE. ASRA checklist improves trainee performance during a simulated episode of local anesthetic systemic toxicity. Reg Anesth Pain Med 2012; 37(1): 8-15.

5. Arriaga AF, Bader AM, Wong JM, et al. Simulation-based trial of surgical-crisis checklists. N Engl J Med 2013; 368(3): 246-53.

6. Emergency Manuals Implementation Collaborative (EMIC) [Internet]. Available from: www.emergencymanuals.org/.

7. Dismukes RK, Goldsmith TE, Kochan JA. Effects of Acute Stress on Aircrew Performance: Literature Review and Analysis of Operational Aspects. NASA/TM—2015-218930 2015.

8. Bourne LE, Yaroush RA. Stress and cognition: A cognitive psychological perspective. Unpublished manuscript, NASA grant NAG2-1561 [Internet]. 2003. Available from: http: //humansystems.arc.nasa.gov/eas/download/non_EAS/Stress_and_Cognition.pdf.

9. Stiegler MP, Neelankavil JP, Canales C, Dhillon A. Cognitive errors detected in anaesthesiology: a literature review and pilot study. Br J Anaesth 2012; 108(2): 229-35.Gaba DM, Fish KJ, Howard SK, Burden A. Crisis Management in Anesthesiology. 2nd ed. Saunders, 1st edition published by Churchill Livingstone, Inc.; 2015.

10. Gaba DM, Fish KJ, Howard SK, Burden A. Crisis Management in Anesthesiology. 2nd ed. Saunders, 1st edition published by Churchill Livingstone, Inc.; 2015.

11. Goldhaber-Fiebert SN, Pollock J, Howard SK, Bereknyei Merrell S. Emergency Manual Uses During Actual Critical Events and Changes in Safety Culture From the Perspective of Anesthesia Residents: A Pilot Study. Anesth Analg 2016; 123(3): 641-9.

12. Bereknyei Merrell S, Gaba DM, Agarwala AV, et al. Use of an Emergency Manual During an Intraoperative Cardiac Arrest by an Interprofessional Team: A Positive-Exemplar Case Study of a New Patient Safety Tool. Jt Comm J Qual Patient Saf 2018; 44(8): 477-84.

13. Goldhaber-Fiebert SN, Bereknyei Merrell S, Agarwala AV, et al. Clinical Uses and Impacts of Emergency Manuals During Perioperative Crises. Anesth Analg 2020; 131(6): 1815-26.

14. Goldhaber-Fiebert SN, Howard SK. Implementing emergency manuals: can cognitive aids help translate best practices for patient care during acute events? Anesthesia & Analgesia 2013; 117(5): 1149-61.

15. Damschroder LJ, Aron DC, Keith RE, Kirsh SR, Alexander JA, Lowery JC. Fostering implementation of health services research findings into practice: a consolidated framework for advancing implementation science. Implement Sci 2009; 4: 50.

16. Powell BJ, Waltz TJ, Chinman MJ, et al. A refined compilation of implementation strategies: results from the Expert Recommendations for Implementing Change (ERIC) project. Implement Sci 2015; 10: 21.

17. Implementing and Using Emergency Manuals and Checklists to Improve Patient Safety. In: Anesthesia Patient Safety Foundation (APSF) Expert's Conference. Phoenix, AZ: 2015.

18. Babcock WW. Resuscitation During Anesthesia. Anesth Analg 1924; 3(6): 208-13.

19. Howard SK, Gaba DM, Fish KJ, Yang G, Sarnquist FH. Anesthesia crisis resource management training: teaching anesthesiologists to handle critical incidents. Aviat Space Environ Med 1992; 63(9): 763-70.

20. Clancy CM, Tornberg DN. TeamSTEPPS: assuring optimal teamwork in clinical settings. Am J Med Qual 2007; 22(3): 214-7.

21. Gaba DM. The future vision of simulation in health care. Qual Saf Health Care 2004; 13: I2-10.

22. Gawande A. The checklist manifesto : how to get things right. 1st ed. New York: Metropolitan Books; 2010.

23. Schmidt E, Goldhaber-Fiebert SN, Ho LA, McDonald KM. Simulation exercises as a patient safety strategy: a systematic review. Ann Intern Med 2013; 158(5 Pt 2): 426-32.

24. Gaba DM. Ellison C. Pierce, Jr., M.D. Patient Safety Memorial Lecture: Competence and Teamwork Are Not Enough: The Value of Cognitive Aids [Internet]. In: American Society of Anesthesiologists Annual Meeting. 2014. Available from: http: //www.asahq.org/sitecore/content/Annual-Meeting/Education/Featured-Lectures/Ellison-Pierce-Memorial-Lecture.aspx.

25. EMIC Tools. Emergency Manuals Implementation Collaborative (EMIC) [Internet]. Available from: http: //www.emergencymanuals.org/free- tools.html.

26. Burian BK, Clebone A, Dismukes K, Ruskin KJ. More Than a Tick Box: Medical Checklist Development, Design, and Use. Anesth Analg 2018; 126(1): 223-32.

27. Hales BM, Pronovost PJ. The checklist--a tool for error management and performance improvement. J Crit Care 2006; 21(3): 231-5.

28. Haynes AB, Weiser TG, Berry WR, et al. A surgical safety checklist to reduce morbidity and mortality in a global population. N Engl J Med 2009; 360(5): 491-9.

29. Clebone A, Burian BK, Watkins SC, et al. The Development and Implementation of Cognitive Aids for

Critical Events in Pediatric Anesthesia: The Society for Pediatric Anesthesia Critical Events Checklists. Anesth Analg 2017; 124(3): 900-7.

30. Burden AR, Carr ZJ, Staman GW, Littman JJ, Torjman MC. Does every code need a "reader?" improvement of rare event management with a cognitive aid "reader" during a simulated emergency: a pilot study. Simul Healthc 2012; 7(1): 1-9.

31. Neal JM, Neal EJ, Weinberg GL. American Society of Regional Anesthesia and Pain Medicine Local Anesthetic Systemic Toxicity checklist: 2020 version. Reg Anesth Pain Med 2021; 46(1): 81-2.

32. Marshall S. The use of cognitive aids during emergencies in anesthesia: a review of the literature. Anesth Analg 2013; 117(5): 1162-71.

33. Marshall SD, Mehra R. The effects of a displayed cognitive aid on non-technical skills in a simulated "can"t intubate, can't oxygenate' crisis. Anaesthesia 2014; 69(7): 669-77.

34. Marshall SD, Sanderson P, McIntosh CA, Kolawole H. The effect of two cognitive aid designs on team functioning during intra-operative anaphylaxis emergencies: a multi-centre simulation study. Anaesthesia 2016; 71(4): 389-404.

35. Watkins SC, Anders S, Clebone A, et al. Paper or plastic? Simulation based evaluation of two versions of a cognitive aid for managing pediatric peri-operative critical events by anesthesia trainees: evaluation of the society for pediatric anesthesia emergency checklist. J Clin Monit Comput 2016; 275-83.

36. Watkins SC, Anders S, Clebone A, et al. Mode of Information Delivery Does Not Effect Anesthesia Trainee Performance During Simulated Perioperative Pediatric Critical Events: A Trial of Paper Versus Electronic Cognitive Aids. Simul Healthc 2016; 11(6): 385.

37. Bould MD, Hayter MA, Campbell DM, Chandra DB, Joo HS, Naik VN. Cognitive aid for neonatal resuscitation: a prospective single-blinded randomized controlled trial. Br J Anaesth 2009; 103(4): 570-5.

38. Nelson KL, Shilkofski NA, Haggerty JA, Saliski M, Hunt EA. The use of cognitive aids during simulated pediatric cardiopulmonary arrests. Simul Healthc 2008; 3(3): 138-45.

39. Nelson McMillan K, Rosen MA, Shilkofski NA, Bradshaw JH, Saliski M, Hunt EA. Cognitive Aids Do Not Prompt Initiation of Cardiopulmonary Resuscitation in Simulated Pediatric Cardiopulmonary Arrests. Simul Healthc 2018; 13(1): 41-6.

40. Hunt EA, Duval-Arnould JM, Nelson-McMillan KL, et al. Pediatric resident resuscitation skills improve after "Rapid Cycle Deliberate Practice" training. Resuscitation 2014; 85(7): 945-51.

41. Neily J, DeRosier JM, Mills PD, Bishop MJ, Weeks WB, Bagian JP. Awareness and use of a cognitive aid for anesthesiology. Jt Comm J Qual Patient Saf 2007; 33(8): 502-11.

42. Stanford Anesthesia Cognitive Aid Program (SACAP). Stanford Emergency Manual: Cognitive Aids for Perioperative Crises [Internet]. Stanford Emergency Manual: Cognitive Aids for Perioperative Crises. [cited 2021 Jun 2]; Available from: http: //emergencymanual. stanford.edu.

43. Ariadne Labs. OR Crisis Checklists [Internet]. OR Crisis Checklists. [cited 2016 Dec 15]; Available from: www. projectcheck.org/crisis.html.

44. Society for Pediatric Anesthesia. Pediatric Critical Events Checklists [Internet]. [cited 2016 Dec 15]; Available from: http: //www.pedsanesthesia.org/critical-events-checklists/.

45. Goldhaber-Fiebert SN, Lei V, Nandagopal K, Bereknyei S. Emergency Manual Implementation: Can Brief Simulation-Based OR Staff Trainings Increase Familiarity and Planned Clinical Use? Jt Comm J Qual Patient Saf 2015; 41(5): 212-7.

46. Goldhaber-Fiebert SN, Lei V, Jackson ML, McCowan K. Simulation-based Team Training: Crisis Resource Management and the Use of Emergency Manuals in the OR. MedEDPORTAL Publications 2014; https: //www. mededportal.org/publication/9992.

47. Goldhaber-Fiebert SN, Lei V, Bereknyei Merrell S, Nandagopal K. Perioperative Emergency Manuals in Clinical Clerkships: Curricula on "Why, How, and When to Use" for Teaching Medical Students. MedEdPORTAL Publications 2015; https: //www.mededportal.org/ publication/10056.

48. Alidina S, Goldhaber-Fiebert SN, Hannenberg AA, et al. Factors associated with the use of cognitive aids in operating room crises: a cross-sectional study of US hospitals and ambulatory surgical centers. Implement Sci 2018; 13(1): 50.

49. Agarwala AV, Kelsey McRichards L, Rao V, Kurzweil V, Goldhaber-Fiebert SN. Bringing Perioperative Emergency Manuals to Your Institution: A "How To" from Concept to Implementation in 10 Steps [Internet]. The Joint Commission Journal on Quality and Patient Safety. 2019; 45(3): 170-9. Available from: http: // dx.doi.org/10.1016/j.jcjq.2018.08.012.

50. Gleich SJ, Pearson ACS, Lindeen KC, et al. Emergency Manual Implementation in a Large Academic Anesthesia Practice: Strategy and Improvement in Performance on Critical Steps. Anesth Analg 2019; 128(2): 335-41.

51. Goldhaber-Fiebert SN, Macrae C. Emergency Manuals:

How Quality Improvement and Implementation Science Can Enable Better Perioperative Management During Crises. Anesthesiol Clin 2018; 36(1): 45-62.

52. Just KS, Hubrich S, Schmidtke D, et al. The effectiveness of an intensive care quick reference checklist manual—A randomized simulation-based trial. J Crit Care 2015; 30(2): 255-60.

53. Koers L, van Haperen M, Meijer CGF, et al. Effect of Cognitive Aids on Adherence to Best Practice in the Treatment of Deteriorating Surgical Patients: A Randomized Clinical Trial in a Simulation Setting. JAMA Surg 2020; 155(1): e194704.

54. Abir G, Austin N, Seligman KM, Burian BK, Goldhaber-Fiebert SN. Cognitive Aids in Obstetric Units: Design, Implementation, and Use. Anesth Analg 2020; 130(5): 1341-50.

55. Hall C, Robertson D, Rolfe M, Pascoe S, Passey ME, Pit SW. Do cognitive aids reduce error rates in resuscitation team performance? Trial of emergency medicine protocols in simulation training (TEMPIST) in Australia. Hum Resour Health 2020; 18(1): 1.

56. Dryver E, Lundager Forberg J, Hård Af Segerstad C, Dupont WD, Bergenfelz A, Ekelund U. Medical crisis checklists in the emergency department: a simulation-based multi-institutional randomised controlled trial. BMJ Qual Saf [Internet] 2021; Available from: http: // dx.doi.org/10.1136/bmjqs-2020-012740.

第8章

从微观到宏观:关于出血与止血

Noreen Murphy

作为麻醉科医师,出血和止血是一个永恒的话题。每次缝针刺入、手术刀切割、子弹穿透或血管受损、内皮暴露时,一系列肉眼不可见的活动便接踵而至。有时,血管损伤会击溃身体的止血机制。在这种情况下,我们必须利用出血和止血的知识对患者进行复苏并止血。

理解管理出血的关键是成功止血的秘诀。接下来我们将回顾:①机体在止血过程中的一连串反应;②出血的临床表现;③出血的处理。

以下用 * 标出的内容试图将止血过程深奥的病理生理学与我们更为熟悉的临床和药理学应用联系起来。

8.1 止血

内皮损伤引起了一连串的连锁反应,最终目标是局部血凝块形成和止血。促成这一最终目标的关键是:①早期局部血管收缩;②血小板的黏附、激活和聚集;③纤维蛋白原向纤维蛋白的转化;④血栓的形成;⑤凝血调节。

血管损伤导致局部血管痉挛。内皮损伤时机体通过以下途径介导了血管收缩:①血管扩张物质(一氧化氮和前列环素)产生减少;②平滑肌细胞暴露于局部产生的强效血管收缩物质(内皮素)下。这种局部血管收缩有助于减少通过受损血管的血流量,从而有助于减少失血。

血小板活化是由暴露于血管损伤的胶原蛋白和凝血酶介导的。内皮损伤使胶原微纤维和细胞外基质成分暴露,如层粘连蛋白,从而激活血小板。凝血酶也可以通过蛋白酶激活受体(PAR)激活血小板。Vorapaxar(沃拉帕沙)是一种口服 PAR-1 拮抗剂,被开发为抗血小板药物。*

当血管损伤时 vWF 因子暴露,其与血小板表面受体糖蛋白 I b/IX/V 结合,从而发生血小板黏附和激活。另外有一种被称为整联蛋白(糖蛋白 I a/II a)的细胞黏附蛋白,与血小板胶原受体结合,促进血小板黏附。糖蛋白 I b/IX/V 的异常导致遗传性出血疾病巨血小板综合征。*

激活的血小板释放二磷酸腺苷(ADP)和 5-羟色胺,促进血小板聚集。ADP 与 P2Y12 受体结合,导致血小板分泌增加,进而促进血小板募集和聚集的稳定。氯吡格雷是一种抗血小板药物,可阻止 P2Y12 的激活。此外,激活的血小板出现结构变化,表面的糖蛋白 II b/III a 受体与 vWF 和纤维蛋白原结合,导致血小板-血小板聚集。在先天性出血性疾病格兰兹曼血小板无力症中发现糖蛋白 II b/III a 突变。* 糖蛋白 II b/III a 抑制剂[abciximab,tirofiban,eptifibatide(阿昔单抗、替罗非班和依替巴肽)]用于治疗冠心病。*

血小板分泌两种颗粒:α 颗粒和致密颗粒。α 颗粒含有纤维蛋白原、纤维连接蛋白、vWF 因子和血小板因子 4。致密颗粒含有 ADP、钙离子、组胺和 5-羟色胺。血小板 α 颗粒释放的纤维蛋白原除了提供血浆中的纤维蛋白原外,也是内皮损伤部位的纤维蛋白原来源之一。纤维连接蛋白是一种黏附性蛋白,可以增强和稳定血小板聚集。除了释放颗粒外,被激活的血小板还在环氧合酶(可被 ASA 和非甾体抗炎药抑制)参加的反应中从花生四烯酸中合成血栓素 A2。* 血栓素 A2 是一种血管收缩物质,有助于减少血管损伤时的血流量和失血量。血栓素 A2 还能激活其他的血小板,促进血小板聚集。

内源性和外源性凝血途径的最终结果是凝血酶的形成,凝血酶将纤维蛋白原转化为纤维蛋白。当纤维蛋白聚合物通过糖蛋白 II b/III a 与聚集的血小板结合时形成血凝块。凝血酶抑制剂如 bivalrudin、argtreban 和 dabigatran(比伐卢丁、阿加曲班和达比加群)被用作抗凝剂,特别是在肝素引起的血小板症中。* 值得注意的是,凝血酶形成反应中需要钙。因此,钙螯合剂如柠檬酸盐和乙二胺四乙酸(EDTA)被用做抗凝血剂。*

如果说无法控制的出血会导致严重的病死率,那么失控的凝血也同样具有危害。止血的目的是在不形成病理性血栓的情况下,启动对出血健康、有节制和适当的止血反应。为了保持这种微妙的平衡,当血管损伤时,身体会同时触发促凝血和抗凝血反应。凝血调节的关键组成部分是纤溶途径、抗凝血酶以及蛋白 C 和 S。组织型纤溶酶原激活物（TPA）通过将纤溶酶原转化为纤溶酶来引起纤溶。*另一方面，氨甲环酸（TXA）阻止纤溶酶原转化为纤溶酶，因此它是一种抗纤溶剂。*TXA和其他抗纤溶药物经常用于创伤、骨科和心脏手术，以帮助减少失血。*肝素是一种抗凝药，其通过提高抗凝血酶活性来发挥作用。*

8.2　临床表现/评估

从宏观上看，出血可以是开放性的，可见血液从伤口流出，也可以是隐性的，表现为体内的血肿或活动性出血。两种情况都可通过患者的体征和症状进行预判。

出血的临床表现取决于出血的程度。出血可按失血量百分比分级。

出血分级：

I级：失血量<15%　　心率正常或轻微增加

II级：失血量15%~30%　心动过速、呼吸急促、脉压降低

III级：失血量30%~40%　血压降低、精神状态改变

IV级：失血量>40%　尿量减少、毛细血管再充盈时间延迟、四肢厥冷，潮湿

如上所述，根据失血程度的不同，生命体征可能会发生变化，也可能不会发生变化。随着失血量的增加，心率增加，呼吸频率增加，血压降低，脉压降低。查体时，随着失血程度的增加，精神状态变差，毛细血管再充盈变得延迟，不能触及动脉搏动，尿量减少或无尿。患者可能出现皮肤黏膜苍白及湿冷。如果可进行超声检查，经胸超声心动图将显示一个"空"心室，在收缩末期左心室壁塌陷（"心室壁KISS征"）。腹部创伤重点超声评估（focused abdominal sonography for trauma，FAST）有助于确定胸腔和腹腔出血的部位。

当然，在评估的早期，在进行上述二次评估之前，应该评估是否存在导致大出血的原因。首先应立即尝试止血或减少出血。大出血的处理方法将在下面的管理中讨论。

根据可利用的资源不同，实验室和影像学检查所提示的结果可能会有很大的差异。实验室评估可能包括血红蛋白/红细胞比容、血小板计数、PT/INR、PTT、纤维蛋白原、血栓弹力图、血型和交叉配型、动脉血气和乳酸。如果出血来源不明确，根据怀疑的出血部位，可以采用CT血管造影、血管造影、内窥镜、肠镜、胶囊内镜、标记红细胞扫描、结肠镜或开放手术探查以识别出血的原因。

8.3　出血管理

未经处理或复苏不足的大出血可导致组织灌注不良（即低血容量性休克）、乳酸形成、终末器官损伤，最终死亡。

如上所述，应立即采取措施控制活动性出血。肢体活动性出血应使用止血带。腹股沟或腋窝的出血可用交界部位止血带暂时止血。不能使用止血带的外出血应直接按压止血。在手术室，外科医生可尝试使用血管夹、缝合、烧灼、钳夹等方法来控制出血。在重症监护病房，可以通过捆扎或球囊填塞来控制静脉曲张出血。介入放射科医生可栓塞某些出血的血管或降低门静脉高压，门静脉高压会导致静脉曲张出血。无论在哪个部位，都应该在抢救患者的同时努力控制活动性出血。

复苏的第一步是建立大口径静脉通路。如果不能迅速开通静脉通路，可使用骨内通路。III级或IV级出血的患者需要血液制品复苏。如果患者血压较低，且无法立即获得血液，则应予以晶体液静脉输注，直到获得血液。

在抢救时，必须避免创伤/复苏的致死三联征：①稀释性凝血障碍；②酸中毒；③低体温。应注意只使用必要量的晶体液，避免稀释性凝血障碍。输注超过1 500ml的晶体液与死亡率增加相关。稀释性凝血障碍会导致止血困难、出血加重、低血容量性休克加重。休克加重可导致灌注不良、无氧代谢、乳酸生成增加和酸中毒加重。更严重的休克会产生组织缺血导致的三磷酸腺苷（ATP）减少，无法维持身体的核心温度。除了ATP的产生减少外，输注晶体和血液制品会也导致体温过低。低体温也会导致凝血障碍加重、增加出血。

通过限制晶体液输注量和维持平衡输血（根据PROPPR试验为1∶1∶1），可以避免稀释性凝血障碍。通过适当的复苏和维持适当的灌注，可以预防或纠正酸中毒。可以通过监测尿量和其他器官灌注的标志物来指导液体复苏。如果患者接受机械通气，在实现适当复苏前，可以通过呼吸代偿来抵消明显的代谢性酸中毒。可以通过提高房间温度，使用充气式空气加温毯，将热湿交换器连接到呼吸回路，以及使用输液加温器加热晶体液和血液制品来减少低体温的发生。

尽管进行了平衡复苏并且血小板、INR和纤维蛋白原恢复，有时出血仍在继续。在难治性出血的情况下，虽然有一些药物作为适应证或超适应证使用。但由于这类药物的潜在危害，其临床使用尚存在很大争议。

（常馨宁　译，王晓琳　盛睿方　校）

参考文献

1. Rasche H. Haemostasis and thrombosis: an overview. Eur Heart J Suppl. 2001; 3: Q3-Q7.

2. LaPelusa A, Dave HD. Physiology, Hemostasis. [Updated 2021 May 9]. In: StatPearls [Internet]. Treasure Island (FL): StatPearls Publishing; 2021 Jan-. Available from: https://www.ncbi.nlm.nih.gov/books/NBK545263/.

3. Garmo C, Bajwa T, Burns B. Physiology, Clotting Mechanism. [Updated 2020 Sep 8]. In: StatPearls [Internet]. Treasure Island (FL): StatPearls Publishing; 2021 Jan-. Available from: https://www.ncbi.nlm.nih.gov/books/NBK507795/

4. Furie B, Furie BC. Mechanisms of thrombus formation. N Engl J Med. 2008 Aug 28; 359(9): 938-49.

5. Brass LF. Thrombin and platelet activation. Chest. 2003 Sep; 124(3 Suppl): 18S-25S.

6. Gale AJ. Continuing education course #2: current understanding of hemostasis. Toxicol Pathol. 2011; 39(1): 273- 280.

7. Hollopeter G, Jantzen HM, Vincent D, Li G, England L, Ramakrishnan V, Yang RB, Nurden P, Nurden A, Julius D, Conley PB. Identification of the platelet ADP receptor targeted by antithrombotic drugs. Nature. 2001 Jan 11; 409(6817): 202-7.

8. Palta S, Saroa R, Palta A. Overview of the coagulation system. Indian J Anaesth. 2014; 58(5): 515-523.

9. Ghoshal K, Bhattacharyya M. Overview of platelet physiology: its hemostatic and nonhemostatic role in disease pathogenesis. ScientificWorldJournal. 2014 Mar 3; 2014: 781857.

10. Moake, JL. Hemostasis Overview [updated 2020 March]. In: The Merck manual of diagnosis and therapy [Internet]. Kenilworth, NJ. Merck & Co. Available from: https: //www.merckmanuals.com/professional/hemat-ology-and-oncology/hemostasis/overview-of-hemostasis.

11. Wolberg AS, Campbell RA. Thrombin generation, fibrin clot formation and hemostasis. Transfus Apher Sci. 2008; 38(1): 15-23.

12. American College of Surgeons. Advanced Trauma Life Support (Student Manual). American College of Surgeons 1997.

13. McLean AS. Echocardiography in shock management. Crit Care. 2016; 20: 275. Published 2016 Aug 20.

14. Ma OJ, Kefer MP, Stevison KF, Mateer JR. Operative versus nonoperative management of blunt abdominal trauma: Role of ultrasound-measured intraperitoneal fluid levels. Am J Emerg Med. 2001 Jul; 19(4): 284-6.

15. Snyder D, Tsou A, Schoelles K. Efficacy of prehospital application of tourniquets and hemostatic dressings to control traumatic external hemorrhage. Washington, DC: National Highway Traffic Safety Administration; May 2014.

16. Kragh JF Jr, Walters TJ, Baer DG, Fox CJ, Wade CE, Salinas J, Holcomb JB. Survival with emergency tourniquet use to stop bleeding in major limb trauma. Ann Surg. 2009 Jan; 249(1): 1-7.

17. Klotz JK, Leo M, Andersen BL, Nkodo AA, Garcia G, Wichern AM, Chambers MJ, Gonzalez ON, Pahle MU, Wagner JA, Robinson J, Kragh JF Jr. First case report of SAM(r) Junctional tourniquet use in Afghanistan to control inguinal hemorrhage on the battlefield. J Spec Oper Med. 2014 Summer; 14(2): 1-5.

18. Mitra B, Tullio F, Cameron PA, Fitzgerald M. Trauma patients with the 'triad of death'. Emerg Med J. 2012 Aug; 29(8): 622-5.

19. Neal MD, Hoffman MK, Cuschieri J, Minei JP, Maier RV, Harbrecht BG, Billiar TR, Peitzman AB, Moore EE, Cohen MJ, Sperry JL. Crystalloid to packed red blood cell transfusion ratio in the massively transfused patient: when a little goes a long way. J Trauma Acute Care Surg. 2012; 72(4): 892.

20. Duchesne JC, et al. Damage control resuscitation: from emergency department to the operating room. Am Surg 2011; 2: 201-6.

21. Ley E, Clond M, Srour M, et al. Emergency department crystalloid resuscitation of 1.5 L or more is associated with increased mortality in elderly and nonelderly trauma patients. J Trauma. 2011; 70(2): 398-400.

22. Kander T, Schött U. Effect of hypothermia on haemo-stasis and bleeding risk: a narrative review. J Int Med Res. 2019; 47(8): 3559-3568.

23. Rajagopalan S, Mascha E, Na J, Sessler DI. The effects of mild perioperative hypothermia on blood loss and transfusion requirement. Anesthesiology. 2008 Jan; 108(1): 71-7.

24. Holcomb JB, Tilley BC, Baraniuk S, Fox EE, Wade CE, Podbielski JM, del Junco DJ, Brasel KJ, Bulger EM, Callcut RA, Cohen MJ, Cotton BA, Fabian TC, Inaba K, Kerby JD, Muskat P, O'Keeffe T, Rizoli S, Robinson BR, Scalea TM, Schreiber MA, Stein DM, Weinberg JA, Callum JL, Hess JR, Matijevic N, Miller CN, Pittet JF, Hoyt DB, Pearson GD, Leroux B, van Belle G; PROPPR Study Group. Transfusion of plasma, platelets, and red blood cells in a 1:1:1 vs a 1:1:2 ratio and mortality in patients with severe trauma: the PROPPR randomized clinical trial. JAMA. 2015 Feb 3; 313(5): 471-82.

25. Fishman PE, Drumheller BC, Dubon ME, Slesinger TL. Recombinant activated factor VII use in the emergency department. Emerg Med J. 2008 Oct; 25(10): 625-30.

26. Lin Y, Moltzan CJ, Anderson DR; National Advisory Committee on Blood and Blood Products. The evidence for the use of recombinant factor VIIa in massive bleeding: revision of the transfusion policy framework. Transfus Med. 2012 Dec; 22(6): 383-94.

27. CRASH-2 collaborators, Roberts I, Shakur H, et al. The importance of early treatment with tranexamic acid in bleeding trauma patients: An exploratory analysis of the CRASH-2 randomized controlled trial. Lancet. 2011; 377(9771): 1096-1101.

第二部分

矫形外科麻醉

第 9 章

门诊全膝关节置换术的麻醉管理进展

Girish P. Joshi

全膝关节置换术(total knee arthroplasty,TKA)是一种重要、常见但痛苦的骨科手术。随着全球人口老龄化,TKA 的预计需求将显著增加。外科技术的进步,包括较小的肌肉保留切口(由于可使用较小的器械和假体),避免髌骨外翻和膝关节脱位及过度屈曲,可最大限度地减少组织损伤,减少术后炎症和疼痛,从而有助于术后恢复。加速康复循证临床路径的实施,包括术后疼痛控制、积极康复以及改善患者和家庭教育的方法,使 TKA 能在短期住院或门诊基础上进行。随着捆绑支付等替代支付模式的引入,这一进程进一步加快。事实上,医疗保险和医疗补助服务中心最近将 TKA 从"仅限住院患者"名单中删除,从而允许 TKA 迁移到门诊环境。本文主要介绍患者门诊接受 TKA 时围手术期管理的当前证据和争议。

9.1 门诊 TKA 的优点与顾虑

门诊 TKA 可减少对医院资源的依赖,允许患者更快康复,提高患者满意度,并降低总体成本。从患者的角度看,其优点包括更安静的康复、更好的睡眠以及避免感染。在 COVID-19 时代,避免去医院已被视为一个主要好处。几项队列研究报告门诊 TKA 的术后并发症、再入院率和费用都有所下降。此外,与医院门诊部相比,在独立的门诊外科中心(日间手术中心)进行 TKA 时,90 天并发症发生率、翻修率和再手术率以及急诊室就诊率和再住院率似乎没有差异。事实上,在日间手术中心进行 TKA 手术有助于实现医疗保障的三重目标:患者满意度、人口健康和价值。然而,将 TKA 从住院环境转移到门诊环境有几个关注点(表 9.1)。

表 9.1　将全膝关节置换术从住院移至门诊的关注点

- 临床影响
  - 复杂决策,包括患者选择、出院和出院后的考虑
  - 缺乏人员/资源来处理日间手术中心发生的重大并发症
  - 如果不能住院,缺乏夜间处置的能力

续表

- 财务影响
  - 支付给日间手术中心的费用更低:比医院少约 40%
  - 工作负担增加
- 需要导航护士提供病例管理支持
- 需要社会/家庭支持
- 出院后治疗的延续
- 支持必要的术后护理文件
- 法律影响:医生在日间手术中心中的权限

9.2　影响门诊 TKA 疗效的因素

门诊 TKA 术后恢复延迟的常见不良反应包括,疼痛控制不充分、术后恶心呕吐、头晕、直立性低血压以及可能因术前贫血而需要输血。手术部位感染是最常见的术后并发症。术后感染的危险因素包括,肥胖、营养不良、贫血、糖尿病、慢性类固醇治疗、慢性肝病、酗酒或静脉药物滥用、创伤后关节炎、既往手术史以及合并症的严重程度。出院后并发症与术前合并症相关。

门诊 TKA 的安全性取决于对围手术期管理中实施谨慎的多学科模式方法(表 9.2)。此外,美国髋关节和膝关节外科医师协会、美国骨外科医师学会推荐,临床和手术团队的专业知识和经验以及有利的设施环境,可优化手术结果。

表 9.2　门诊全膝关节置换术的加速康复方案概述

术前管理
- 患者选择
- 对合并症的术前优化
- 康复性训练
  - 心血管调节与肌肉强化
  - 营养支持
  - 术前贫血管理
- 患者教育与期望管理

续表

- 强大的社会支持
- 出院计划

术中管理

- 微创手术入路
- 快通道麻醉技术
- 肺保护性通气
- 目标导向的血流动力学管理
- 阿片类药物节俭型多模式疼痛管理
- 多模式预防止吐
- 维持正常体温（核心体温 36~38℃）
- 预防性抗生素
- 静脉血栓栓塞预防
- 氨甲环酸用于血液保护

术后管理

- 出院后疼痛、恶心、呕吐的处理
- 伤口管理
- 促进经口进食、行走和理疗
- 早期识别和治疗内外科并发症
- 对加速康复途径和结果措施合规性的审计

9.3 术前注意事项

9.3.1 患者选择

患者选择是 TKA 门诊手术成功的关键。然而，目前关于门诊 TKA 最佳患者选择的文献并不多见。TKA 常用的排除标准包括，年龄 >70 岁、BMI>40kg/m²、ASA 分级 >3、长期使用阿片类药物、出血性疾病或接受抗凝治疗、认知功能受损、身体残疾（如使用助行器）或虚弱、精神障碍（精神药物治疗）以及社会结构不充足（即术后至少 72 小时内缺乏家庭辅助进行日常生活支持）。排除门诊手术的手术因素有双侧 TKA、针对骨折进行的手术和复杂骨科手术（如骨质流失或内固定残留）。

9.3.2 术前评估与合并症优化

术前评估和合并症优化是改善围手术期预后的关键。术前应考虑与并发症相关的关键可改变危险因素包括，血糖控制（HbA1c<7%）、贫血（血红蛋白 <13g/dl）和营养不良（白蛋白 <3.5g/dl、转铁蛋白水平 <200mg/dl、前白蛋白 <22.5mg/dl）。手术前戒烟 6~8 周可降低感染、血肿和伤口并发症的风险。

9.3.3 术前患者教育

患者和家属的教育和咨询，可减轻与外科手术相关的心理压力和焦虑，并告知切实的状况。患者教育应包括整个围手术期经历，使患者成为积极主动的参与者。这也将确保患者出院后继续得到最佳护理。应该对患者进行有关其将在家中服用药物的教育（如镇痛药、静脉血栓预防药），并必须强调遵守处方。

应特别建议患者在手术前 2 小时前喝水。最近证据表明，如果患者在术前感到口渴，应允许他们喝水。尽管术前饮用复合碳水化合物饮料已成为一种流行做法，但其在改善术后结果方面的作用仍存争议，并被认为是医疗保健系统不必要的成本。然而，术前饮用简单、便宜的运动饮料可减轻术前口渴和饥饿感，提高患者满意度。

9.3.4 康复性训练

康复性训练包括心肺调节和肌肉强化，已被证明可通过改善功能状态和降低虚弱来改善术后康复。然而，目前还缺乏最佳方案的细节。一种方法是让患者在手术前几周进行康复锻炼，应有助于术后康复和加速恢复。

9.4 术中注意事项

9.4.1 麻醉技术的选择

可用于 TKA 的麻醉选择包括椎管内麻醉或全身麻醉。椎管内麻醉的好处包括避免气道操作和避免全身麻醉相关的药物不良反应，以及快速清醒恢复。一项国际共识推荐椎管内麻醉用于 TKA，因其可降低术后死亡率、肺部并发症、急性肾功能衰竭、深静脉血栓形成、感染和输血。然而，上述建议主要基于回顾性研究，在选择全身麻醉还是椎管内麻醉上可能存在一定偏倚。此外，全身麻醉及镇痛方案也各不相同。鉴于全身麻醉在 TKA 中的证据水平较低，导致推荐强度较低。

重要的是，包括手术和麻醉技术在内的围手术期管理随着时间推移已有很大发展。因此，早期研究的结论不适用于当前实践，而且门诊患者更为年轻健康。在门诊环境下考虑进行椎管内麻醉时，必须避免鞘内使用阿片类药物（如芬太尼或吗啡），因其存在不良反应（如尿潴留、呼吸抑制和瘙痒）。椎管内麻醉的局限性，如起效时间延长、代偿延迟、效果不可靠、直立性低血压和尿潴留，可能降低患者通过量并延迟出院时间。在局部麻醉药类型和剂量、椎管内麻醉最佳策略上还缺乏共识。最适合门诊手术的短效（氯普鲁卡因）和中效（丙胺卡因、甲哌卡因）局部麻醉药并不普遍可用，也没有得到监管机构的批准。

几项研究的结论认为，使用"快通道"全身麻醉技术与内外科并发症发生率较低有关，且患者能在手术当日参与物理治疗的比例较高。事实上，加速康复外科协会最近的建议指出，"现代全身麻醉和椎管内麻醉都可应用"（证据等级：中等，推荐等级：强）。理想的快通道全身麻醉技术应能提供快速恢复，并将镇静催眠药、阿片类药物和肌松药的残留作用降至最小或没有。因此，谨慎的做法是使用最少种类的药物组合，必须使用的药物应为短效药物，并以尽可能小的剂量给予（表 9.3）。

表 9.3 用于加速康复的快通道全麻技术

- 避免常规使用咪达唑仑
- 麻醉诱导:导致意识消失的丙泊酚推注前 3~5 分钟给予芬太尼 50~100μg,必要时使用肌松药
- 全麻维持:氧气/50% 氧化亚氮+地氟烷/七氟烷 0.8~1MAC
- 术中尽量减少阿片类药物用量
  - 必要时静脉注射芬太尼 25~50μg,需排除与疼痛无关的高动力反应(例如止血带充气),此类反应应使用拉贝洛尔和/或肼屈嗪等血管活性药物控制(认识到这些药物的长效性)
  - 对接受区域/局部镇痛的患者而言,没有必要使用长效阿片类药物。如认为有必要,预定剂量的长效阿片类药物(如氢吗啡酮 5~10μg/kg,理想体重)应在预计拔管时间前约 20 分钟滴定。
- 新斯的明/舒更葡糖(仅用于甾体类肌松药)。应基于周围神经刺激仪对尺神经进行评估得出剂量
  - 4 个成串刺激计数 3~4:新斯的明 30~40μg/kg 理想体重,或舒更葡糖 2mg/kg 实际体重
  - 4 个成串刺激计数 1~2:新斯的明 50~60μg/kg 理想体重,或舒更葡糖 4mg/kg 实际体重
  - 无 4 个成串刺激反应:延迟使用新斯的明,或使用舒更葡糖 4mg/kg 实际体重

应避免术前常规使用咪达唑仑,因其优点不多但潜在不良反应显著。通过将年龄调整后的最低肺泡浓度维持在 0.8~1,即可避免深度麻醉,有足以防止有记忆的觉醒。氧化亚氮(N_2O)的遗忘和镇痛特性可减少吸入麻醉药和阿片类药物的需求,并促进康复。然而,由于担心 PONV 的增加,通常避免使用 N_2O。最近数据显示,使用或不使用 N_2O 时 PONV 发生率相似,故没有令人信服的理由要避免使用 N_2O。即使最轻微的术后肌松残余(TOFR<0.9)也会增加恢复室内严重呼吸事件的发生率,增加重新气管插管风险并延长恢复时间,故应谨慎使用肌松药,并使用足够剂量的拮抗剂逆转任何肌松残余(表 9.3)。

阿片类药物通常作为平衡全身麻醉技术的一个组成部分,因其降低知晓风险、镇静催眠药物需求、患者体动和对肌松药的需求。术中阿片类药物过量只能在麻醉苏醒时被识别,此时患者自主通气延迟,故须明智使用阿片类药物。通过在麻醉诱导期间使用较低剂量,可以减少阿片类药物需求(一般成人静脉注射芬太尼 50~100μg)。术中阿片类药物的使用通常以血流动力学为指导(即心率和/或血压升高);然而,高动力反应可能由非疼痛原因(如止血带充气)所致,应使用血管活性药物(如艾司洛尔、拉贝洛尔和肼屈嗪)进行治疗。此外,试图实现"严格"控制,可能会导致阿片类药物的使用增加。通常做法是在手术快结束时使用长效阿片类药物(吗啡或氢吗啡酮);然而,在使用含区域镇痛在内的术前和术中多模式镇痛时,这些药物通常不必要。最近,有人提出使用镇痛辅助药物(如氯胺酮、右美托咪定、利多卡因和镁剂)进行无阿片

类药物麻醉。然而,考虑到缺乏良好证据以及对潜在不良反应的担忧,无阿片类药物麻醉在当前临床实践中尚不建议。使用非阿片类镇痛药以减少阿片类药物相关的不良反应,但应最大限度地减少术后并发症并加快恢复。

9.4.2 以目标为导向的血流动力学管理

以目标为导向的血流动力学管理试图维持足够的组织和器官灌注与氧输送。可通过优化血管内容量和合理使用血管升压药实现,如将平均动脉压维持在 65mmHg 左右。在接受 TKA 手术的患者中,围手术期血管内液体平衡可通过避免术前脱水、尽量减少术中液体丢失和失血以及术后立即恢复口服来维持。术中基础输液以平衡晶体液 3ml/(kg·h)为宜。

9.4.3 阿片类药物节俭型多模式疼痛管理

围手术期疼痛管理计划应在术前启动,包括识别有较高疼痛强度风险的患者(表 9.4)。计划进行 TKA 手术的患者通常有慢性疼痛,因此可能正在使用镇痛药(如非甾体抗炎药),但通常在手术前停用。这会增加术前疼痛程度,而术前疼痛又与术后疼痛增加相关。因此,术前停用的镇痛药应当换成合适的替代镇痛药。

表 9.4 全膝关节置换术的阿片类药物节俭型多模式疼痛管理策略

术前可改变的术后疼痛预测因素
- 存在术前疼痛
- 患者不恰当的期望
- 对手术结果的不适当焦虑
- 心理因素
  - 自卑
  - 严重焦虑
  - 抑郁症
  - 疼痛灾难化或过度警觉(即强烈关注疼痛)
  - 功能性疼痛状态(如纤维肌痛)
- 急性阿片类药物耐受和阿片类药物诱发的痛觉过敏

术前或术中
- 对乙酰氨基酚 1g,口服或静脉注射
- 非甾体抗炎药或 COX-2 抑制剂,口服或静脉注射
- 地塞米松 8~10mg,麻醉诱导后静脉注射
- 局部/区域镇痛技术
  - 内收肌管阻滞,单次注射
  - 关节周围局部浸润镇痛

术后
- 按计划对乙酰氨基酚 1g,每 6h 口服一次
- 按计划服用非甾体抗炎药或 COX-2 抑制剂
- 阿片类药物作为剧烈疼痛的补救手段
- 非药物干预
  - 音乐
  - 认知行为模式

阿片类药物节俭型多模式镇痛技术如表 9.4 所示。尽管加巴喷丁类似物已被用作镇痛辅助药物,但其疗效

仍受质疑。此外，加巴喷丁类似物会增加术后呼吸抑制和阿片类药物相关死亡的风险。此外，它们还会导致困倦、头晕，可能延迟包括物理治疗在内的康复。虽然氯胺酮已被用作镇痛辅助药物，但其缺乏一致的益处——一次亚麻醉剂量的氯胺酮也可能通过诱发负面体验而造成伤害。近年来，股神经阻滞被收肌管阻滞所取代，因其可能导致股四头肌无力和行走能力延迟。关节周围局部浸润镇痛已经成为标准方案，因其能提供良好的镇痛效果，减少阿片类药物需求并有利于行走。注射溶液包括基于体重的最大剂量局部麻醉药（丁哌卡因 150mg 或罗哌卡因 300mg），用生理盐水稀释至总体积，但取决于切口的大小（通常为 60~100ml）。尽管局部麻醉药通常与吗啡、可乐定和酮咯酸联合使用，但这种"鸡尾酒"疗法的益处仍存争议。

9.4.4 止吐预防

PONV 仍是对术后结果产生不利影响的主要因素。无论其风险状况如何，所有患者都应接受 2~3 种止吐药物，风险非常高的患者（如有晕动病史、既往 PONV 史、术后阿片类药物需求量大）将从降低 PONV 风险的技术中受益，如使用全静脉麻醉和使用 3~4 种止吐药物（表 9.5）。此外，PONV 补救性治疗应积极使用与预防用药不同类别的药物。出院后恶心和呕吐常见，可通过限制阿片类药物使用剂量来预防。此外，还应给患者开具非处方止吐药。

表 9.5 PONV 的预防

术前
- 东莨菪碱透皮贴剂（手术前 1~3h）
- 阿瑞匹坦 40mg，口服（手术前 1~3h）

术中
- 麻醉诱导时，地塞米松 8~10mg 静脉注射
- 手术结束时，多巴胺 D2 拮抗剂（氟哌利多 0.625~1.25mg 静脉注射或氟哌啶醇 0.5~1mg 静脉注射）
- 手术结束时，5-HT$_3$ 拮抗剂（昂丹司琼 4mg 静脉注射或帕洛诺司琼 0.75mg 静脉注射）

术后即刻
- 未在术前或术中使用过的一类止吐药物
- 异丙嗪 6.25mg 静脉注射
- 丙氯拉嗪 2.5~5mg 静脉注射
- 茶苯海明 25~50mg 静脉注射

出院后
- 昂丹司琼 8mg，每隔两天使用一次
- 非处方止吐药（如美克洛嗪、茶苯海明）

9.4.5 其他注意事项

氨甲环酸（TXA）是一种抗纤维蛋白溶解剂，已被证明可最大程度减少围手术期失血和输血需求，已成为接受 TKA 手术患者的标准管理方案。TXA 可能增加血栓事件风险，但最近的 meta 分析已证明其疗效和安全性。

尽管在剂量上有一些变化，但通常方案是在切开前静脉注射 1g，在手术结束时再注射 1g。对于担心出现并发症的患者（表 9.6），可在局部麻醉药液中加入 TXA。

应避免导尿，因该操作可能增加尿路感染和术后尿潴留发生率。通常需进行静脉血栓预防，包括使用低分子量肝素（皮下注射依诺肝素钠，40IU，每日 2 次，为期 10 天）或使用阿司匹林 325mg，每日 2 次。

表 9.6 氨甲环酸的潜在禁忌证

- 对 TXA 或配方中的任何成分过敏
- 活动性血管内凝血
- 蛛网膜下腔出血
- 活动性血栓栓塞性疾病（如脑血栓形成、深静脉血栓形成、肺栓塞）
- 有血栓形成或血栓栓塞病史，包括视网膜静脉或视网膜动脉闭塞
- 血栓栓塞的内在风险（如高凝血症、血栓性心律失常、血栓性瓣膜病）
- 同时在使用联合激素避孕
- 心脏支架植入术
- 获得性色觉缺陷

9.5 术后注意事项

术后即刻的主要目标是早期活动，并尽快开始物理治疗。应该鼓励患者在到达麻醉后恢复室后尽快活动他们的足部和踝关节，随后进行直腿锻炼。然后评估患者独立从仰卧位移动到站立位的能力，反之亦然。下一步，应该评估他们独立地从椅子上转移到站立位的能力，并在没有帮助的情况下步行至少 30.5m。延迟行走的因素包括疼痛和直立不耐受。理疗师对患者进行至少 1~2 次治疗。此外，必须安排家庭健康探访，以便患者进行标准的早期强化锻炼。

9.6 出院后的注意事项

股四头肌肌力在 TKA 术后下降 85%，这凸显了出院后进行物理治疗以保护肌肉质量和功能的必要性。通常情况下，家庭理疗每周应进行 3 次，为期 2~3 周。影响康复和在家进行物理治疗能力的因素包括疼痛、PONV、疲劳、睡眠障碍和社会约束（表 9.7）。

有人担心，如果当天出院，患者接受围手术期抗生素治疗的时间可能不足，可能增加手术部位感染的风险。同样，在没有监督的情况下，早期活动和康复不足可能导致僵硬的风险更高，以致需在麻醉下进行操作。

在术后管理方面，需要进一步研究物理治疗的最佳类型、时机和持续时间，以及影响再入院的因素。重要的是，加速康复途径包括早期诊断和处理包括手术并发症在内的潜在并发症。此外，这些途径应包括基于临床的出院（如麻醉后离院评分系统）。在出院回家前，患者应被告知，出院并不意味着健康锻炼。此外，应该教育患者识

囊袋再经过流入套管把血液泵入主动脉;而新一代 CF-LVAD 心脏心室辅助装置 Heartmate Ⅲ 是直接植入的胸内装置,装置植入左心室心尖部,没有流入套管、控制囊和升主动脉插管。这些装置在血液流经泵的方式上也有所不同。Heartmate Ⅱ 装置是一个轴向配置的泵,其转子与血流平行。人工心脏心室辅助装置(heartware ventricular assist device,HVAD)是一种微型离心泵,只包含一个电磁悬浮驱动部件,通过流体动力和离心力来驱动血液。Heartmate Ⅲ 由一个用于驱动和轴承的被动磁铁的转子、带有电磁线圈的定子以及包括霍尔/距离传感器和微控制器在内的悬浮装置组成,这个装置使血液之间流动无接触、无摩擦,尽可能使它们携带的血液量最小以缩小这些装置的体积,但却能产生高达 10L/min 的流量。

11.1.5　MCS 的术前考虑

难治性慢性心力衰竭和心脏再同步治疗(cardiac resynchronization therapy,CRT)的患者,可考虑心脏移植或心室辅助装置治疗。虽然心室辅助装置(ventricular assist device,VAD)治疗的适应证可能与心脏移植重叠,但存在一些差异。例如,虽然肺动脉高压和恶性肿瘤是移植的禁忌证,但可以植入 VAD。同样,复杂先天性心脏病合并明显右心室功能障碍的患者,心脏移植的预后要优于 VAD 植入。

VAD 植入的其他考虑因素包括年龄、重要脏器灌注、右心室功能、主动脉反流、室性心动过速、凝血功能障碍、感染以及社会心理因素等。下面将逐项简要讨论。

11.1.5.1　年龄

年龄本身不是 LVAD 植入的禁忌证。年龄大于 70 岁、有明显的重要脏器功能障碍和虚弱的患者被认为是 VAD 植入的相对禁忌证,此类患者住院时间容易延长。但经过精心挑选的大于 70 岁、重要脏器功能良好的患者,可能具有良好的存活率和生活质量。Adamson 等的一项小型单中心研究表明,大于 70 岁的患者 3 年存活率为 70%。

11.1.5.2　右心功能评估

在 LVAD 植入过程中,右心室(right ventricular,RV)功能的评估是非常重要的,需在最佳的负荷状态下逐步进行详细的评估。ECMO 的应用、持续输注血管活性药物和不合适的负荷状态可能严重低估了持续存在的 RV 功能障碍。同样,顽固的肺动脉高压因为右心室无法克服高的肺血管阻力从而影响 LVAD 的充盈。中心静脉压(central venous pressure,CVP)较高或呼吸机依赖的 LVAD 植入患者常常需要有效的右心室支持,包括临时机械的右心室支持。寻找新发 RV 功能障碍的客观风险计算方法的研究仍在进行。LVAD 植入后 RV 障碍可考虑原发性心肌病变的进展。VAD 植入后,如果出现需要药物或机械支持大于 14 天的 RV 功能障碍者,死亡率和发病率增加 13%~40%。

11.1.5.3　主动脉反流

明显的主动脉反流(aortic regurgitation,AR)对 LVAD 预期效果提出了挑战,因其泵出血液逆向流入左心室,阻碍了其向血流,同时增加左心室前负荷,从而形成恶性循环。大多数中心建议,对大于中度水平的 AR,考虑在植入 LVAD 时进行主动脉瓣修复或置换;对小于中度水平的 AR,植入 DT LVAD 也需慎重。植入 VAD、长时间 VAD 治疗和高龄,都与 LVAD 治疗期间 AR 恶化有关。LVAD 治疗期间 AR 恶化在 Heartmate Ⅱ 等轴流设备中已经进行了较为深入的研究,但似乎也出现在 HVAD 等离心运行设备中,并与不良预后相关。AR 恶化机制是多因素的,可能继发于少见的 AV 开放、流出道套管尺寸小于主动脉尺寸,以及主动脉内的连续血流状态。

11.1.5.4　室性心动过速

在慢性心力衰竭患者中,室性心律失常的出现常继发于左心室收缩不良导致的左心室扩张,通常在 LVAD 植入和左心室负荷下降后好转。然而,室性心动过速也可在植入 VAD 后发生。在外周血管阻力(peripheral vascular resistance,PVR)和 RV 功能正常的情况下,上述心律失常在血流动力学方面可能有较好的耐受性,但应密切观察新发 RV 功能障碍的迹象。若有新发休克或右心室功能障碍的证据,则需要增强心肌收缩力,包括右心室机械支持。预防性使用可植入性心律转复除颤器是仍有争议的,不推荐常规使用。新型的抗交感神经疗法如星状神经节阻滞有助于减轻心律失常的发生,然而,这些阻滞在 VAD 植入患者中的疗效还有待进一步阐明。

11.1.5.5　感染

全身真菌和细菌感染是 LVAD 植入的禁忌证。稳定的病毒感染,如丙型肝炎病毒(hepatitis virus C,HCV)和人类免疫缺陷病毒(human immunodeficiency virus,HIV),不认为是 LVAD 植入的禁忌证。

11.1.5.6　社会心理方面的考虑

LVAD 植入后能获得较好生存状态者,多为积极的、对药物治疗依从性好的患者。部分患者可自我激励,而另一些则需要社会的帮助,这些都是在 VAD 植入前应考虑的因素。对存在成瘾行为者,如酗酒或药物依赖,不应植入 VAD。应使用多学科团队选择患者,包括社会工作和姑息治疗团队,以助于确定移植后期的挑战。

11.1.5.7　围手术期超声心动图在 MCS 方面的应用

超声心动图在 LVAD 的计划制订、植入和植入后期起着不可或缺的作用。在 LVAD 计划阶段,能帮助鉴别一些心腔内不适合植入 LVAD 的情况。美国超声心动图学会已为 LVAD 患者建立了详细的超声心动图指南。

在计划阶段,必须同时使用二维(2D)和三维(3D)指标量化左心室舒张末期容量(LV end-diastolic volumes,LVEDV)和收缩末期容量(LV end-systolic volumes,LVESV)来确认左心室射血分数低(ejection fraction,EF)。LVEDV 和左心室舒张末期内径(LV end-diastolic dimension,LVEDD)表示植入后左心室的负荷。在 LV 定量分析中,左心室舒张末期内径(LV internal dimension at end-diastole,LVIDd)测量至关重要,如果 LVIDd<63mm 可能存在血流进入 LVAD 装置障碍的风险,导致较高的死亡率和病残率风险。另外,如果没有对心内血栓,尤其是左心室心尖部

（VAD 入口位置）和左心耳的血栓进行彻底详细的检查，那么 LVAD 的超声心动图评估则不完整。

右心室（RV）评估需要多视图来了解 RV 功能障碍、RV 扩张、三尖瓣反流情况、下腔静脉（inferior vena cava，IVC）直径以及充盈压力。RV 的 2D 和 3D 定性和定量测量，有助于描述在 VAD 植入后 RV 功能。对 RV 功能的评估没有推荐的单一指标，必须使用多个数据，如结合 RV 节段性变化（fractional area change，FAC）和三尖瓣环平面的收缩偏移（tricuspid annular plane systolic excursion，TAPSE）来了解 RV 的功能，尽早发现 RV 功能障碍，便于积极进行药物和右心室机械支持。

LVAD 植入过程中，评估患者自身瓣膜和人工心脏瓣膜是另一重要的因素，明显的 AR 和二尖瓣狭窄（mitral stenosis，MS）可能阻碍正常的 LVAD 的血流，在植入前需要纠正，详细的 2D 和 3D 多平面成像有助于识别瓣膜病变并对瓣膜病变的严重程度进行分级。若之前曾接受主动脉生物瓣置换，瓣膜功能正常者可直接植入 LVAD。连续血流的 LVAD 预示着有较高的血栓形成风险，主动脉机械瓣不能保证在每一次心脏跳动时都能打开，因此即使机械瓣膜功能正常也要换生物瓣。不论二尖瓣反流严重程度如何，在植入 LVAD 后均可耐受并倾向于改善，但重度三尖瓣反流需要心脏外科和内科团队一起讨论。

超声心动图发现的心内分流，如卵圆孔未闭（patent foramen ovale，PFO）、房间隔缺损（atrial septal defects，ASD）和室间隔缺损（ventricular septal defects，VSD）等，都需要在 LVAD 植入前修复。心内膜炎或全身感染是 LVAD 植入的绝对禁忌证。

启动 LVAD 和体外循环（cardio-pulmonary bypass，CPB）停机期间，需要进行详细的超声心动图检查。植入 LVAD 术后检查应包括：LVAD 启动中是否有气体、插管位置和流入套管是否有压差，以及随着 LVAD 的运行对室间隔和房间隔影响。如果速度设置过快，LV 压力降低导致 RV 容量负荷突然增大，可能出现 RV 功能障碍的风险。房间隔和室间隔的位置有助于了解 LVAD 与右心室之间的关系。如果室间隔位于中线，则 LV 压力充分降低，RV 能够承受从 LVAD 中增加的血流。如果室间隔向左移位，应评估血容量状态；如果血容量过低，左心室压力极度降低，就会发生抽吸事件，应该立即降低 LVAD 速度并补充血容量，也可以应用小剂量的血管活性药物如肾上腺素或去氧肾上腺素临时维持血流动力学稳定；相反，如果患者由于右心室功能障碍导致 LV 充盈不足，表现为右心室增大和左心室缩小伴室间隔左移，则应按照右心室功能障碍来处理，如应用上述血管活性药物和可行的右心室机械支持治疗。其他还需确认的情况包括：有无卵圆孔未闭和房间隔缺损，右心压力增加后可能导致之前隐蔽的卵圆孔未闭的开放。使用超声评估已存在瓣膜疾病的严重程度。最后，非常重要的是，要确保心脏手术没有新的医源性并发症，如主动脉夹层、胸腔积液或心包积液。

11.2　植入 MCS 者接受非心脏手术的围手术期管理

根据 2017 年的第 8 次"机械辅助循环支持跨部门登记"（Interagency Registry for Mechanically Assisted Circulatory Support，INTERMACS）报告，在 2006—2016 年，超过 22 000 患者接受了 FDA 批准使用的 LVAD 植入，美国平均每年大约使用 2 500 个 VAD。Heartmate Ⅲ装置不是 FDA 资助的设备，INTERMACS 报告的这 10 年间没有使用 Heartmate Ⅲ的患者。鉴于连续血流装置 CF-LVAD 的安全性和耐久性，植入占比超过 90%。此外，超过 40% 的此类装置用于 DT 治疗，且在过去几年中存活率有显著提高。

这一患者群体除需常规医疗外，还有 20%~50% 患者需进行非心脏手术。一项对心血管麻醉科医师协会（SCA）成员的调查显示，三级医院和社区医院的麻醉科医师对 LVAD 植入患者进行各种非心脏手术都很关注。最近几个病例提示，LVAD 植入患者可安全进行非心脏手术，且效果良好。因此，麻醉科医师必须了解这种患者群体所带来的独特生理挑战，并准备好解决围手术期诸多问题。

由于 LVAD 管理的特殊性，择期手术应在 LVAD 植入中心进行。急诊可就近在综合医疗中心进行。装有 LVAD 的患者进行手术时应通知心脏外科医师到场。非心脏科医师应熟悉此类患者和设备的细微差别。在 LVAD 植入后一段时间，患者可能仍在使用血管活性药物，因此，谨慎做法是由心脏麻醉科医师负责。然而，一旦患者病情稳定并出院回家，便不需要心脏麻醉科医师。

在 LVAD 医疗机构对多学科 LVAD 团队的进行培训。在非心脏手术后，确认术后恢复地点十分重要。在斯坦福大学附属医院，由灌注医师和床边护士陪伴患者进行不需要麻醉的手术；对于接受麻醉的患者，灌注医师和 PACU 护士一起监测麻醉后的过程。麻醉由有经验的心脏麻醉科医师（顾问角色）和非心脏麻醉科医生（初级监护人员）共同实施。如今，随着超声心动图和床旁实时超声（point-of-care Ultrasound，POCUS）的普及，使得麻醉科医师了解经胸或经食管超声心动图的知识，有助于麻醉科医师优化管理麻醉后 LVAD 的流量。

常规的血流动力学监测，包括脉搏血氧测量和自动无创血压（non-invasive blood pressure，NIBP）监测，在 CF-LVAD 患者中不一定可靠，这可能是由于患者原本左心室有一定的功能以及主动脉瓣的开放，导致出现一些搏动性血流。在所有病例中，均可在多普勒引导下手动测量血压。脑血氧测定最近被认为是一种有用的额叶皮层氧合监测方法，可替代心输出量的测量。根据患者的基本血流动力学状态和合并症的情况，以及预期的血流动力学或容量改变，选择合适的有创监测，包括动脉置管和中心静脉置管或肺动脉导管。当 NIBP 监测不可靠和频繁的多普勒手动检查不可行时，有创动脉监测则有必要。

Li 等最近的一项研究,对比 1933 组对通过袖带和有创动脉监测获得的成对血压监测数据,发现两者具有可比性。对那些需要保持平均动脉压 <85mmHg 以避免脑血管并发症的患者,适当和准确的无创血压监测很重要。

对于麻醉管理,应常规予以中心静脉置管,以防外周静脉通道建立困难或有创操作中出现大量失血。脑电图监测(即双谱监测)可提供额外的信息。

11.3　麻醉方法

麻醉方法的选择(如全身麻醉和监护麻醉)应根据手术类型和患者的情况决定。使用抗凝剂者必须考虑出血风险,不考虑行椎管内麻醉。患者焦虑等因素不利于手术的镇静,血流动力学因素也会影响麻醉选择。同样,在进行全身麻醉时,应根据患者的呼吸和循环来决定是否在手术室内拔管。术前有右心室功能障碍的患者,任何增加肺血管阻力的因素都是有害的。

CF-LVAD 有一个外部控制台,提供关于前负荷、RV 收缩力和后负荷的血流动力学信息。我们需要理解的重要概念包括速度[每分钟转数(revolutions per minute,RPM)]、流量、功率、搏动指数、抽吸事件和模式。

11.3.1　转速(RPM)

每个设备速度或 RPM 都根据患者的容量状态、RV 功能和后负荷,在控制台上设置。在最初的植入阶段,由于正性肌力药物支持和 RV 功能恢复,速度变化可能会很频繁。当速度增加时,一定要关注 RV 负荷,速度调整的目标是使左心室排空的同时不增加 RV 负荷。超声心动图在速度调整中起重要作用,室间隔位置(中线为理想)和主动脉瓣开放(理想的是每隔几次开放一次,而不是每一次都开放或从不开放)是最佳速度设置的关键决定因素。另外,使用肺动脉导管监测心排血量也可辅助调整速度。

11.3.2　流量

流量(Q)与叶轮的转速和流入流出套管的压力梯度成正比。因此,在一定的转速下,当流量减小时,流入和流出套管之间的压力梯度增大。因此,在一定的压力梯度下,增加转速或速率会增加流量。CF-VAD 中的压力梯度是指流入(左心室心尖)、流出(升主动脉)、左心室与主动脉之间的瞬时的压力梯度。因此,除低 RPM 速率外,低流速还可能由一系列降低装置前负荷的情况引起:如血管内容量减少、RV 障碍、心包填塞、血栓或流入套管的扭结。当 MAP>90mmHg 或存在流出梗阻时,会出现低流量状态。

11.3.3　功率

LVAD 泵功率是施加在发动机上的电流和电压的测量,并直接随泵的速度和流量的变化而变化。当与转子接触无关的流量被阻塞时功率降低,转子上形成血栓时功率增加(流量减少)。

11.3.4　搏动指数

搏动指数(pulsatility index,PI)是测量流经设备的搏动流量,即瞬时峰值流量和最小瞬时流量的差值。这些装置以不同的方式描绘波形。Heartmate 在控制台上产生一个数字,而 HVAD 用波峰和波谷来描述波形,波峰和波谷分别代表瞬时峰值和最小瞬时流量,其差值即 PI。

11.3.5　抽吸事件

最后要阐明的概念是抽吸事件。当 RPM 设置过高,而患者又处于某种容积状态时,LV "向下吸"并阻塞流入套管,导致的低流量状态就是抽吸事件。低血容量和出血常导致抽吸事件,造成前负荷的绝对下降。RV 障碍、心包填塞和流入套管阻塞也可通过降低左心室充盈而引起抽吸事件,从而降低前负荷。

11.4　VAD 的并发症

11.4.1　凝血

连续血流装置需要抗凝并密切监测装置血栓形成。此外,LVAD 植入患者获得性血管性血友病的风险较高,增加了出血风险,在植入前可以静脉注射肝素。应由多学科的团队来决定停止和恢复抗凝的最佳时间。Stone 等建议,除进行神经科、眼科和急诊等手术外,LVAD 植入患者在围手术期应维持抗凝下限。应注意确保止血完善,手术完成后要进行适当的随访。术中出血应根据情况输血。应谨慎使用凝血因子,仅在出血无法控制的情况下使用。在存在苏醒延迟和凝血障碍的情况下,降低患者转入 ICU 的标准。

11.4.2　室性心律失常

室性心律失常[室性心动过速(ventricular tachycardia,VT)和室颤(ventricular fibrillation,VF)]在 VAD 患者中很常见,其原因可能有低容量状态、电解质紊乱、拟交感神经药物治疗以及既往有 VT/VF 病史。2013 年的 ISHLT 指南建议纠正血流动力学稳定患者的代谢因素,对导致 VAD 疗效差和血流动力学不稳定的 VT 进行心脏复律治疗。对于没有除颤器的不稳定 VT 患者,需要放置经皮除颤电极板。

11.4.3　AICD/起搏器

许多终末期心力衰竭患者需要放置起搏器和/或自动植入性心律转复除颤器(implantable cardioverter defibrillators,AICD),这些设备在 LVAD 放置后仍需保持原位。在非心脏手术期间,麻醉科医师必须熟悉 LVAD 患者的这些设备及其管理。这些装置的管理取决于手术计划、手术的血流动力学状态和患者围手术期起搏需要。电凝止血产生的电磁干扰可导致这些装置故障,包括不适当地抑制起搏器导致心动过速或休克的发生。术前可能需要重新编程起搏器或使用磁铁。此外,电凝止血可能损伤脉冲发生器或重新编程设备,术后需要对设备重新评估。

11.5　结论

对合适的患者来说,LVAD 是一种重要的治疗手段,在非心脏手术中也可能遇到植入 LVAD 的患者。多学科讨论对理解这些患者和设备的细微差别很重要。对此类患者实施血流动力学监护时,需了解这些连续血流装置的细微差别。围手术期 RV 功能障碍时,应积极寻找原因,应用正性肌力药支持。应及早诊断并处理气管拔管后的疼痛、酸中毒、高碳酸血症,以避免增加肺血管阻力和右心室功能障碍。这些设备需要抗凝,在围手术期需要密切观察。应谨慎使用血液和血液制品,以平衡足够的前负荷。还应积极补充电解质和纠正代谢紊乱,以减少心律失常的发生。

（王云云　李之娥　译,严晓晴　校）

参考文献

1. Mozaffarian D, Benjamin EJ, Go AS, et al. Heart Disease and Stroke Statistics—2016 Update. Circulation. 2016; 133(4): 1-e48.doi: 10.1161/CIR.0000000000000350.

2. Heidenreich PA, Trogdon JG, Khavjou OA, et al. Forecasting the future of cardiovascular disease in the United States: a policy statement from the American Heart Association. In: Vol 123. Lippincott Williams & Wilkins; 2011: 933-944.doi: 10.1161/CIR.0b013e31820a55f5.

3. Rose EA, Gelijns AC, Moskowitz AJ, et al. Long-term use of a left ventricular assist device for end-stage heart failure. The New England journal of medicine. 2001; 345(20): 1435-1443. doi: 10.1056/NEJMoa012175.

4. Slaughter MS, Rogers JG, Milano CA, et al. Advanced Heart Failure Treated with Continuous-Flow Left Ventricular Assist Device. NEJM. 2009; 361(23): 2241-2251. doi: 10.1056/NEJMoa0909938.

5. Rose EA, Gelijns AC, Moskowitz AJ, et al. Long-Term Use of a Left Ventricular Assist Device for End-Stage Heart Failure. The New England journal of medicine. 2001; 345(20): 1435-1443. doi: 10.1056/NEJMoa012175.

6. Slaughter MS, Slaughter MS, Pagani FD, et al. Clinical management of continuous-flow left ventricular assist devices in advanced heart failure. The Journal of heart and lung transplantation : the official publication of the International Society for Heart Transplantation. 2010; 29(4 Suppl): S1-S39.doi: 10.1016/j.healun.2010.01.011.

7. Gustafsson F, Rogers JG. Left ventricular assist device therapy in advanced heart failure: patient selection and outcomes. Eur J Heart Fail. 2017; 19(5): 595-602.doi: 10.1002/ejhf.779.

8. Adamson RM, Stahovich M, Chillcott S, et al. Clinical Strategies and Outcomes in Advanced Heart Failure Patients Older Than 70 Years of Age Receiving the HeartMate II Left Ventricular Assist Device: A Community Hospital Experience.Journal of the American College of Cardiology. 2011; 57(25): 2487-2495. doi: 10.1016/j.jacc.2011.01.043.

9. Atluri P, Atluri P, Goldstone AB, et al. Predicting right ventricular failure in the modern, continuous flow left ventricular assist device era. The Annals of thoracic surgery. 2013; 96(3): 857-63-discussion863-4.doi: 10.1016/j.athoracsur.2013.03.099.

10. Cowger J, Sundareswaran K, Rogers JG, et al. Predicting Survival in Patients Receiving Continuous Flow Left Ventricular Assist Devices. Journal of the American College of Cardiology. 2013; 61(3): 313-321.doi: 10.1016/j.jacc.2012.09.055.

11. MCh NPPMM, MCh PNMMM, MD AS, et al. Preoperative predictors and outcomes of right ventricular assist device implantation after continuous-flow left ventricular assist device implantation. The Journal of Thoracic and Cardiovascular Surgery. 2015; 150(6): 1651-1658. doi: 10.1016/j.jtcvs.2015.07.090.

12. Kormos RL, Teuteberg JJ, Pagani FD, et al. Right ventricular failure in patients with the HeartMate II continuous-flow left ventricular assist device: incidence, risk factors, and effect on outcomes. The Journal of thoracic and cardiovascular surgery. 2010; 139(5): 1316-1324. doi: 10.1016/j.jtcvs.2009.11.020.

13. Truby LK, Garan AR, Givens RC, et al. Aortic Insufficiency During Contemporary Left Ventricular Assist Device Support: Analysis of the INTERMACS Registry. JACC: Heart Failure. 2018; 6 (11): 951-960. doi: 10.1016/j.jchf.2018.07.012.

14. Schroder JN, Milano CA. Is it Time to Get More Aggressive With Aortic Valve Insufficiency During LVAD Implantation? JACC: Heart Failure.2018; 6(11): 961-963. doi: 10.1016/j.jchf.2018.09.003.

15. Fine NM, Park SJ, Stulak JM, et al. Proximal thoracic aorta dimensions after continuous-flow left ventricular assist device implantation_ Longitudinal changes and relation to aortic valve insufficiency. The Journal of Heart and Lung Transplantation. 2016; 35(4): 423-432. doi: 10.1016/j.healun.2015.10.029.

16. Agrawal S, Garg L, Nanda S, et al. The role of implantable cardioverterdefibrillators in patients with continuous flow left ventricular assist devices—A meta-analysis. International Journal of Cardiology. 2016; 222: 379-384.doi: 10.1016/j.ijcard.2016.07.257.

17. HAYASE J, PATEL J, NARAYAN SM, KRUMMEN

DE. Percutaneous Stellate Ganglion Block Suppressing VT and VF in a Patient Refractory to VT Ablation. J Cardiovasc Electrophysiol. 2013; 24(8): 926-928. doi: 10.1111/jce.12138.

18. Loree HM, Bourque K, Gernes DB, et al. The HeartMate III: Design and In Vivo Studies of a Maglev Centrifugal Left Ventricular Assist Device. Artificial organs. 2001; 25(5): 386-391. doi: 10.1046/j.1525-1594.2001.025005386.x.

19. Chatterjee A, Feldmann C, Hanke JS, et al. The momentum of HeartMate 3: a novel active magnetically levitated centrifugal left ventricular assist device(LVAD). J Thorac Dis. 2018; 10(Suppl 15): S1790-S1793.doi: 10.21037/jtd.2017.10.124.

20. Stainback RF, Estep JD, Agler DA, et al. Echocardiography in the Management of Patients with Left Ventricular Assist Devices: Recommendations from the American Society of Echocardiography. Journal of the American Society of Echocardiography: official publication of the American Society of Echocardiography. 2015; 28(8): 853-909.doi: 10.1016/j.echo.2015.05.008.

21. Topilsky Y, Oh JK, Shah DK, et al. Echocardiographic predictors of adverse outcomes after continuous left ventricular assist device implantation. JACC Cardiovascular imaging. 2011; 4(3): 211-222.doi: 10.1016/j.jcmg.2010.10.012.

22. Stainback RF, Estep JD, Agler DA, et al. Echocardiography in the Management of Patients with Left Ventricular Assist Devices: Recommendations from the American Society of Echocardiography. Journal of the American Society of Echocardiography. 2015; 28(8): 853-909.doi: 10.1016/j.echo.2015.05.008.

23. Grant ADM, Grant ADM, Smedira NG, et al. Independent and incremental role of quantitative right ventricular evaluation for the prediction of right ventricular failure after left ventricular assist device implantation. Journal of the American College of Cardiology. 2012; 60(6): 521-528.doi: 10.1016/j.jacc.2012.02.073.

24. Matthews JC, Koelling TM, Pagani FD, Aaronson KD. The Right Ventricular Failure Risk Score. Journal of the American College of Cardiology. 2008; 51(22): 2163-2172. doi: 10.1016/j.jacc.2008.03.009.

25. Aissaoui N, Salem J-E, Paluszkiewicz L, et al. Assessment of right ventricular dysfunction predictors before the implantation of a left ventricular assist device in end-stage heart failure patients using echocardiographic measures (ARVADE): Combination of left and right ventricular echocardiographic variables. Archives of Cardiovascular Diseases. 2015; 108(5): 300-309.doi: 10.1016/j.acvd.2015.01.011.

26. Feldman D, Pamboukian SV, Teuteberg JJ, et al. The 2013 International Society for Heart and Lung Transplantation Guidelines for mechanical circulatory support: Executive summary. The Journal of Heart and Lung Transplantation. 2013; 32(2): 157-187. doi: 10.1016/j.healun.2012.09.013.

27. Saeed D, Kidambi T, Shalli S, et al. Tricuspid valve repair with left ventricular assist device implantation: Is it warranted? The Journal of Heart and Lung Transplantation. 2011; 30(5): 530-535.doi: 10.1016/j.healun.2010.12.002.

28. Song HK, Gelow JM, Mudd J, et al. Limited Utility of Tricuspid Valve Repair at the Time of Left Ventricular Assist Device Implantation. ATS. 2016; 101(6): 2168-2174. doi: 10.1016/j.athoracsur.2016.03.040.

29. Kirklin JK, Pagani FD, Kormos RL, et al. Eighth annual INTERMACS report: Special focus on framing the impact of adverse events. The Journal of Heart and Lung Transplantation. 2017; 36(10): 1080-1086. doi: 10.1016/j.healun.2017.07.005.

30. Stehlik J, Nelson DM, Kfoury AG, et al. Outcome of Noncardiac Surgery in Patients With Ventricular Assist Devices. The American Journal of Cardiology. 2009; 103(5): 709-712. doi: 10.1016/j.amjcard.2008.11.021.

31. Mathis MR, Sathishkumar S, Kheterpal S, et al. Complications, Risk Factors, and Staffing Patterns for Noncardiac Surgery in Patients with Left Ventricular Assist Devices. Anesthesiology. 2017; 126(3): 450-460. doi: 10.1097/ALN.0000000000001488.

32. Davis J, Sanford D, Schilling J, Hardi A, Colditz G. Systematic Review of Outcomes After Noncardiac Surgery in Patients with Implanted Left Ventricular Assist Devices. ASAIO Journal. 2015; 61(6): 648-651. doi: 10.1097/MAT.0000000000000278.

33. Hwang K-Y, Hwang NC. Facilitating noncardiac surgery for the patient with left ventricular assist device: A guide for the anesthesiologist. Ann Card Anaesth. 2018; 21(4): 351-362. doi: 10.4103/aca.ACA_239_17.

34. Maldonado Y, Singh S, Taylor MA. Cerebral near-infrared spectroscopy in perioperative management of left ventricular assist device and extracorporeal membrane oxygenation patients. Current opinion in anaesthesiology. 2014; 27(1): 81-88. doi: 10.1097/ACO.0000000000000035.

35. Green MS, Sehgal S, Tariq R. Near-Infrared Spectroscopy: The New Must Have Tool in the Intensive Care Unit? Seminars in cardiothoracic and vascular anesthesia. 2016; 20(3): 213-224. doi: 10.1177/1089253216644346.

36. Li S, Beckman JA, Welch NG, et al. Accuracy of Doppler blood pressur emeasurement in continuous-flow left ventricular assist device patients. ESC Heart Failure. 2019; 133: e38. doi: 10.1002/ehf2.12456.

37. Uriel N, Morrison KA, Garan AR, et al. Development of a Novel Echocardiography Ramp Test for Speed Optimization and Diagnosis of Device Thrombosis in Continuous-Flow Left Ventricular Assist Devices. Journal of American College of Cardiology. 2012; 60(18): 1764-1775.doi: 10.1016/j.jacc.2012.07.052.

第 12 章

困难气道患者的肺隔离术

Peter Slinger

12.1 目标

（1）在体格检查和影像学检查的基础上，建立一种系统的方法来预测可能影响肺隔离效果的上、下气道异常。

（2）回顾可能有助于在困难气道患者中实现肺隔离的麻醉设备新进展。

（3）制订已知或明确的上、下困难气道患者的肺隔离手术管理策略。

12.2 临床病例

一位 75 岁的女性患者，在右肺切除术后第 6 天突然出现严重呼吸困难和端坐呼吸。患者咳出大量浆液性痰液并且血氧饱和度降到 70%。胸部 X 线提示右主支气管残端裂开导致支气管胸膜漏。患者被安排进行紧急右侧开胸术，以修复支气管裂开。该患者应如何进行气道管理和麻醉诱导？本文将在对该话题进行总体回顾后再进行讨论。

12.3 引言

完全和可靠的肺隔离术对开放性和微创性胸科与心脏手术来说越来越必要。随着肺隔离术适应证范围的扩大，医生可能需要为已知或未预料到的困难气道患者提供肺隔离术。本文将简单介绍一种为上、下气道异常的患者提供肺隔离的方法。

肺隔离术通常需要采取 3 项连续气道操作：①面罩通气；②喉镜/气管插管；③支气管插管。对于某特定患者，这些操作中的任何一个或所有步骤都可能出现困难。对于步骤 1 和步骤 2，如何对有潜在问题的患者进行预测和管理在文献中已经得到了较好的阐述。ASA 困难气道管理流程是一项实用指南，在临床实践中得到了麻醉科医师的普遍认同。然而，对第三步可能出现的问题目前并没有得到很好的解答，如何管理下气道异常也没有达成共识。在过去的 70 年，支气管插管肺隔离术的基本要素仍没有改变：单腔支气管导管、双腔支气管导管和支气管封堵器。然而，设备以及放置导管的方法仍在继续发展。麻醉科医师必须在诱导前仔细查看胸部影像检查结果，从而了解气道解剖结构，并制订肺隔离方案。

12.4 声明

为了更好地阐述本专题所提出的问题，本综述需要针对一些插管和肺隔离术的新型商业化设备展开讨论。本文将主要介绍作者使用或者曾经使用过的技术和设备，因此，可能并不能覆盖所有读者熟悉或喜好的技术与设备。本文将讨论作者对某些设备优缺点的总结并尽量保持客观。与作者个人经验相比，本文会尽可能遵从合理随机对照临床研究或系列病例报道的研究结果。在此处作者强调了其与任何设备的制造商都没有任何商业联系。

12.5 肺隔离术的 3 种基本装置

12.5.1 单腔气管插管

标准的单腔气管内插管（endotracheal tube，ETT）可以用儿童纤维支气管镜（fiberoptic bronchoscope，FOB）进行引导使其进入单侧主支气管，从而作为单腔支气管插管（endobronchial tube，EBT）实现肺隔离术。该过程需要使用 FOB 直接观察气管导管远端开口并将导管引导进入所需支气管。这与改良 Seldinger 方法相反（即先将 FOB 送入支气管，然后利用 FOB 引导将 ETT 盲插入支气管）。儿童支气管镜通常不够硬，无法用作改良的导丝引导插管。这种盲插技术的失败率较高，且支气管损伤的机会也会增加。

单腔管并不是肺隔离术的优先选择，因为无法通过它对非通气肺进行吸痰、复张、CPAP 通气和观察等。通常标准尺寸的成人 ETT 从远端开口到气囊近端边缘的距离为 3~4cm。将其放置在右主支气管(平均成人长度 2cm)时 ETT 会几乎完全阻塞右肺上叶(因此只有右肺中叶和下叶通气)。将其放置在左主支气管时(成人左主支气管长度约 4cm 长)误差范围很小,气囊容易向隆突上方移位(从而失去隔离作用)或远端开口进入左肺下叶(从而部分或完全阻塞左肺上叶)。

然而,在某些特定临床情况下,单腔 EBT 可能是一个合理的选择:一些紧急或创伤情况(特别是当患者已经插管时),或大量咯血,或第二部分所描述的临床病例。由于支气管在隆突处的成角特点,气管插管容易进入右主支气管。因此将一个管道(单腔插管、双腔插管或支气管封堵器)插入左主支气管可能会出现困难。

富士 Phycon 单腔气管/支气管导管(富士公司,东京,日本)是我所知在北美的唯一商业化单腔支气管导管。它的长度约为 34cm,气囊较短(2cm),无 Murphy 侧口(内径 5.5、6.5 和 7.5mm 三种)。它可用作气管导管,并且可以根据需要送至主支气管干。它较适用于左支气管主干,在一些成年患者中也可用于右支气管而不阻塞右肺上叶。它对隆突手术非常有用。在没有商用化 EBT 的情况下,可以将两个小直径的 ETT(如内径 5 或 6mm)和一个连接器(例如 ETT 接口的远端部分)临时组装成一个单腔 EBT。

12.5.2 支气管封堵器

20 世纪 80 年代开始出现一次性使用的支气管封堵器(bronchial blocker,BB),当时富士公司推出了 Univent 管。这种单腔管有一个支气管封堵器被包在同轴通道内。然而,这是一个硬管,对大多数困难气道的患者来说并不适用。第一个可以通过标准单腔 ETT 的一次性封堵器是 Arndt 封堵器。该封堵器远端有一个环,可利用儿童 FOB 将该封堵器滑入指定位置。这种封堵器在 20 世纪 90 年代被引入,是困难气道患者肺隔离术发展的里程碑。在 2001 年至 2015 年期间,Arndt Blocker 是北美使用最广泛的封堵器。随后,其他封堵器也陆续被发明出来,这些封堵器可通过标准的单腔气管导管在 FOB 直视下插入支气管,例如 Cohen 封堵器、Fuji 单腔封堵器。目前,北美似乎倾向于偏好 Fuji 单腔封堵器。最近出现了一种新的 EZ 封堵器,其有一个 Y 形末端,每个末端的远端都有一个封堵器,可在 FOB 引导下置于隆突上。尽管它在欧洲已非常流行,但似乎北美的共识是尽管它定位满意后会比其他封堵器更稳定,但其放置到位的难度更高。

有一种普遍的误解认为使用封堵器时非通气性肺的塌陷比使用双腔气管导管更慢一些。这并不正确,使用封堵器来实施肺隔离术时可使用几个技巧来促进肺塌陷(表 12.1)。

尽管有这些技巧存在,支气管封堵器在气道稳定性方面仍然比双腔气管导管差。在单肺通气期间出现肺隔离效果变差的迹象时应在第一时间准备好重复 FOB 检查并重新定位封堵器。支气管封堵器为许多上气道或下气道异常而需要肺隔离的患者提供了一个非常有用的选择。然而,它们并不总是一种好的选择。例如,在第二部

表 12.1 用支气管封堵器改善肺塌陷的技巧

- 肺塌陷前去氮处理,在封堵器气囊充气前用 FiO_2 1.0 的氧气通气 5 分钟,以加速非通气侧肺的塌陷
- 开始单肺通气时可在封堵器气囊充气前在直视下断开通气 30 秒。这可导致通气侧肺也出现肺不张,一旦开始单肺通气后需行肺复张手法使其复张
- 单肺通气开始时即对封堵器的吸引通道采取持续负压吸引(−20cmH₂O),直到肺完全塌陷
- 在单肺通气期间使用压力控制通气。如果采用容量控制单肺通气,患者咳嗽时高气道压将会迫使气体从周围突破封堵器气囊从而使非通气肺部分复张
- 使用封堵器时应告知外科医生。如果外科医生尽量减少对肺门的操纵,那么单肺通气期间气囊移位的可能性也会降至最低

分所描述的临床病例中封堵器并不适用,当外科医生需要修复右侧主支气管时封堵器无法满足临床需求。在世界范围内,大多数麻醉科医师首选的肺隔离方法仍是双腔气管导管。然而,对于困难气道患者而言,在封堵器和双腔气管导管之间的选择通常需结合肺隔离的解剖形态和临床背景具体分析(表 12.2)。

表 12.2 困难气道肺隔离术的选择:支气管封堵器(BB)或双腔气管导管(DLT)

临床情景	支气管封堵器	双腔气管导管
肺切除术	+	++
胸内非肺部手术	++	++
上气道异常	++	+
下气道异常	++	+
存在对侧肺污染的风险	+	+++
漏气	+	++
经鼻插管	++	0
气管造口术/喉切除术	++	0/+
多发伤	++	+
患者需术后通气支持	++	+

注:0,可能性较低;+,可以接受的选择;++,不错的选择;+++,强烈推荐。

使用支气管封堵器时 ETT 尺寸的选择:在使用支气管封堵器管理困难气道之前,麻醉科医师必须始终确保所使用的 ETT 能够同时容纳 FOB 和封堵器。这在使用 ETT 进行清醒气管插管时尤为重要。大多数成人封堵器大小为 9F(Arndt 封堵器的尺寸包含 7F,EZ 封堵的主体大小为 7F)。4mm 的 FOB 和 9F 封堵器可同时通过 8.0 号 ETT。根据儿童 FOB 的大小,可能可使用 7.5 号 ETT。有时如果封堵器(最大直径)的气囊在置入 FOB 之前能完全通过 ETT,也可以使用 7.0 号 ETT。如果需要更小的 ETT,则可以在 ETT 外的声门内置入封堵器或 FOB,另一

个则从 ETT 内通过。

12.5.3　双腔气管导管

Carlens 在 1949 年推出了最初的左侧双腔气管导管（double-lumen tube，DLT），后来被替换为一次性的 PVC 材料 DLT，其左右两侧导管的设计都是基于 Robertshaw 在 20 世纪 70 年代和 80 年代的设计。这些设计仍在不断发展，阻碍其在远端困难气道患者中成功使用的原因可能是麻醉科医师并未完全掌握 FOB 下气管支气管的解剖知识。一个免费的在线 FOB 模拟器已经被证明可提高麻醉科医师和住院医师在这方面的知识（www.ThoracicAnesthesia.com/Bronchoscopy Simulator）。

在某特定情况下面对困难气道患者优先考虑使用 DLT 时，通常最简单的计划是先置入单腔 ETT（无论是清醒或者诱导后），然后在全麻期间直视下使用可视喉镜和 DLT 交换导丝将 ETT 替换为 DLT。目前北美唯一合适的交换导丝是印度 Cook Critical Care 公司生产的绿色 11F 和 14F 导丝。首选 14F 导丝，因为它比较硬，但它无法通过 35F DLT 的管腔。交换导管进入气管的深度不应超过 25~30cm（从门齿处开始计算），否则可能会穿破远端支气管。手术结束后如果需要用单腔 ETT 进行术后通气，则重复这一步骤。富士公司的 Silbroncho DLT 在远端支气管腔上有一个 45° 斜角，这有助于利用交换导丝将 ETT 替换为 DLT。2019 年的一篇综述报道了 110 例 ETT 转换 DLT 的案例，其中 43 例（40%）是失败的。在有条件的情况下，这是一项可以通过练习来掌握的技术。

如果患者隆突或支气管解剖异常，那么在放置 DLT 时应在直视下将 DLT 插入支气管。这需要两名人员操作并使用带屏幕的 FOB。首先 DLT 支气管腔通过声带（由第一个人员操作）后，将 FOB 置入 DLT 的支气管腔末端（由第二操作员操作），然后在观察到隆突后，再将支气管腔在直视下送至正确的主支气管（由两个操作者协同配合移动）。这在第二部分所述病例中是一个非常有用的 DLT 插管策略。最好先在气道解剖正常的患者身上进行练习，从而使操作者对这项技术驾轻就熟。

右侧 DLT：大多数麻醉科医师将左侧 DLT 用于右胸或左胸手术。一些麻醉科医师更喜欢在左胸手术患者中使用右侧 DLT。在某些外科手术中，右侧 DLT 显然是最佳选择。这些手术包括：左侧全肺切除、左主支气管梗阻、左侧支气管袖状切除。所有商业化的一次性右侧 DLT 都有一个通气侧口（类似于 ETT 的 Murphy 侧孔）来给右肺上叶进行通气。这个侧口通常距离 DLT 远端约 1cm 并且长度为 1cm（不同制造商会有一些细微的变化）。放置右侧 DLT（或右侧支气管封堵器）之前，可在 CT 扫描冠状面或普通胸片（如果可见）测量右主支气管的长度。成人右主支气管的正常长度为 2.5cm。然而，不同个体间右主支气管的长度差异较大。在极少数患者中，右侧肺叶可能存在隆突以上开口（即所谓的"气管性支气管"或"猪支气管"）。如果右肺上叶开口解剖异常，那么右侧 DLT（或封堵器）将难以取得良好效果。若右主支气管长度 <1cm，那么右侧 DLT 或封堵器的置入是有困难的。

Vivasight DLT：如果不提及新开发的 VivaSight DLT（Ambu 公司，哥伦比亚，美国），则对 DLT 的综述是不完整的。这种一次性 DLT 的气管腔开口平面有一个小型摄像头用来定位，以便在手术期间连续监测隆突的视野。虽然在一些中心已经开始流行使用这种 DLT，因为它在胸科手术中可以减少 FOB 的使用，但目前尚不清楚它是否可在困难气道时为麻醉科医师增加了一个气道管理的选择。

12.6　临床病例（续）

支气管胸膜瘘的麻醉管理目标：

（1）避免来自患侧肺分泌物对健侧肺的污染。

（2）避免正压通气时张力性气胸的发生。

（3）通过减少患侧肺的漏气来保证健侧肺的充分通气。

传统上，对这类患者的处理方法是保留自主呼吸直至开始实施肺隔离术（麻醉诱导之前或之后）。然而，对于这个伴有严重呼吸困难的老年患者来说这并不是一个令人满意的选择。此患者应在诱导前在局部麻醉下放置右胸引流管，以避免诱导过程中可能出现的张力性气胸。然后，在左肺正压通气和手术前，应采取改良快序贯诱导的方法将 ETT 或 DLT 置入左主支气管（如前文所述）进行麻醉，这将避免 DLT 远端支气管腔穿过右主干支气管瘘。

12.6.1　支气管角度异常与肺叶插管

麻醉科医师可能会遇到这样的情况，即先前的手术或病变改变了主支气管的角度。或者，对于肺功能储备有限的某些特定患者，术中只需要隔离一个肺叶。DLT 是为正常的气管支气管解剖设计的，如果远端气道异常，通常会出现问题。在这种情况下，支气管封堵器通常是最好的选择。在可用的封堵器中，Arndt 往往是最好的选择，因为它在 FOB 引导下更容易通过或绕过异常的解剖结构。

左上叶切除术后会出现一种肺隔离术的特殊情况。在这些病例中，术后左下叶剩余部分的扩张导致左主支气管在隆突处的角度增大。如果可在左主支气管置入一个标准的左 DLT（这或许可能），支气管口往往斜靠在支气管内壁，从而导致部分或完全阻塞。右侧 DLT 或左侧封堵器在这些病例中可能更有用，具体情况取决于适应证和手术部位。如果临床医生更愿意放置左侧 DLT，Fuji Silbroncho DLT 的远端具有可弯曲的钢丝强化管腔，更易于在超大角度支气管中保持正中位置，从而减少开口阻塞的可能性。

12.6.2　气管造口术或喉切除术

当气管造口或喉切除术后的患者需要行肺隔离术时，通常最好的选择是使用大口径 ETT 插入通气口并使用支气管封堵器。Arndt 和 Cohen 封堵器可能是最有用的，因为它们比其他封堵器更灵活，更容易操作。新近的气管切开（<2 周的时间）最好在原位带套囊的气管切开处置入封堵器和 FOB，这在 8 号或 10 号气管切开导管中通

常可顺利完成。对于 6 号气管切开导管,标准尺寸的小儿 FOB 和封堵器通常难以通过内插管。可拆除内套管并将 7 号 ETT 接头置入外套管,这样封堵器和 FOB 则可穿过外套管用来实现肺隔离术。

对于一个陈旧性气管造口(>2 周),可取出原位气管切开装置并换之以 7.5 或 8 号 ETT(必要时可使用导管交换导丝)。然后可以常规的方式置入封堵器和 FOB。EZ 封堵器需要 ETT 远端开口与隆突之间保持约 4cm 的距离,以便封堵器的两个末端易于展开。如果导管远端与隆突之间的距离很短,那么放置 EZ 封堵器可能会出现困难。

在极少情况下也可经口进入声门和气道(常规的经口入路)。这可能发生于因呼吸衰竭而非上呼吸道阻塞而进行气管造口的患者。在这些患者中,可以选择在麻醉诱导和移除气管造口装置后以常规方式置入 DLT。目前也有针对气管造口患者特殊设计的 DLT 被开发出来,但目前北美市场还未见此类产品。通过气管造口部位将 ETT 作为单腔支气管导管使用也是一种选择。这可能是在某些特殊情况下的最佳选择,例如来自无名动脉破裂的大量咯血。

12.6.3　可视喉镜

可视喉镜是过去 20 年气道管理领域中的主要进步。目前有许多不同类型的商业化可视喉镜。虽然有通道型的可视喉镜片设计,但对于肺隔离术来说最有用的可视喉镜叶片是更常见的非通道型喉镜片。这些喉镜片可分为两大类:①超弯曲喉镜片,如 GlideScope(Verathon Inc,博内尔,美国)和 Storz C-Mac D 型喉镜叶(Karl Storz,埃尔塞贡多,美国);②Macintosh 型喉镜片(视野被改进),如 Storz C-Mac C 型喉镜片。其他商业化可视喉镜片大多属于这两类喉镜片的范畴。目前尚缺乏一个合理的随机对照试验来比较这两类可视喉镜在肺隔离术中的应用效果。似乎不同类型喉镜片均有适用的困难插管患者群体。每一位操作者也都可能会找到最适合其操作的喉镜片类型。

超弯曲喉镜片是根据头颈部矢状 CT 扫描影像中舌的正常曲度而设计的。这种喉镜片可在保持颈椎活动最小化的情况下提供一个理想的会厌视野,这对开口度和颈椎活动度受限的患者中尤为重要。然而,它们并不能提供向直视喉镜那么大的咽后间隙,所以使用这种喉镜片可能会增加 DLT 插管的难度。如果我选择使用超弯曲可视喉镜片(基于气道检查),通常我会先用单腔 ETT 进行插管(视情况而定诱导前还是诱导后插管),然后在诱导后以如前文所述的方法在可视喉镜辅助下交换导管。虽然有一些商业化导丝(如 GlideRite DLT 导丝)可以辅助 DLT 插管,但在使用超弯曲可视喉镜片时,我更喜欢使用 ETT 插管然后进行 DLT 换管。

改进视野的可视喉镜片在 Mallampati 分级高而张口度和颈部活动度正常的困难气道患者中更有优势。这些通常是非常肥胖的患者。当使用这些喉镜片之一时,如果声门暴露合适,通常可以采用最简单的方法直接用 DLT 插管而不需要交换导管。

12.6.4　右美托咪定

右美托咪啶对于清醒气管插管中表面麻醉复合镇静策略来说是一种非常有用的辅助药物。右美托咪定已被描述为用于清醒纤支镜引导气管插管的"唯一"镇静剂。作者认为,右美托咪定作为唯一镇静药物并非十分可靠。但是作者仍会将其作为清醒插管标准流程的重要辅助药物。其标准流程是:格隆溴铵静脉注射,利多卡因表面麻醉,咪达唑仑静脉注射和低剂量的瑞芬太尼泵注。这种清醒插管的方法并不一定比其他任何麻醉科医师的方法更好。现在作者会增加一个维持 10 分钟的右美托咪啶负荷剂量,然后再开始实施其标准流程。经充分的镇静和表面麻醉后,联合右美托咪定和可视喉镜操作可以在大多数患者中达到"清醒状态"喉镜检查的效果。如果"清醒状态"可提供充足的会厌视野,则可进一步通过声门向气道内喷入利多卡因(等待 1~2 分钟的起效时间),然后就可以直接开始气管插管了。如果视野并不清楚,则要请另一位经过训练的操作者利用纤支镜引导进行插管,而原来那位操作者利用可视喉镜保持对会厌的最佳暴露。

12.7　小结

气道管理的进步提高了麻醉科医师为上气道或下气道困难气道患者提供安全可靠的肺隔离术的能力,这些进步包括:儿童视频支气管镜、可视喉镜、新型支气管封堵器以及改进的双腔气管导管。麻醉科医师应始终牢记肺隔离术的基本原则,可概括为"ABC":

A)Anatomy(解剖):掌握正常气管支气管解剖和解剖异常。

B)Bronchoscopy(纤维支气管镜):尽量使用纤维支气管镜,最好是视频支气管镜来定位 DLT 或支气管封堵器。避免在气道解剖异常患者中进行盲视操作。

C)Chest Imaging(胸部影像学):在诱导前查看胸部影像学检查结果,以制订最佳的肺隔离计划和备用计划。

(赵芝佳　译,王嘉锋　校)

参考文献

1. Collins S, et al. Lung isolation in the patient with a difficult airway. Anesth Analg 2018; 126: 1968-78.

2. Apfelbaum J, et al. Practice guidelines for the management of the difficult airway. Anesthesiology 2013; 118: 251-70.

3. Cooper R. Preparation for and management of "failed" laryngoscopy and/or intubation. Anesthesiology 2019, 130: 833-49.

4. Tran D, Popescu W. Lung isolation in patients with difficult airways. Chapt. 18 in Principles and Practice of Anesthesia for Thoracic Surgery 2nd ed. Slinger P, Ed. Springer, Switzerland, 2019.

5. Narayanaswamy M, et al. Choosing a lung isolation

device for thoracic surgery: a randomized trial of three bronchial blockers versus double-lumen tubes. Anesth Analg. 2009; 108: 1097-1101.

6. Campos J, et al. Devices for Lung Isolation Used by Anesthesiologists with Limited Thoracic Experience. Anesthesiology 2006, 104: 261-6.

7. Slinger P. Acquisition of competence in lung isolation: simulate one, do one, teach…repeat prn. J Cardiothorac Vasc Anesth 2014, 28: 861-4.

8. Gamez R, Slinger P. A simulator study of tube exchange with 3 different designs of double-lumen tubes. Anesth Analg 2014, 119: 449-53.

9. McLean S, Lanam C, Benedict W, et al. Airway exchange failure and complications with the use of the Cook airway exchange catheter. Anesth Analg 2013, 117: 1325-7.

10. Bussieres J, et al. Right upper lobe anatomy revisited. Can J Anesth 2019, 66: 813-9.

11. Heir J, et al. A retrospective evaluation of the use of video-capable double-lumen endotracheal tubes in thoracic surgery. J Cardiothorac Vasc Anesth 2014, 28: 870-2.

12. Campos J, et al. Lung Isolation techniques in patients with early-stage or long term tracheostomy. J Cardiothorac Vasc Anesth 2019, 33: 433-9.

13. Abdelmalak B, et al. Dexmedetomidine as sole sedative for awake intubation in management of the critical airway. J Clin Anesth 2007, 19: 370-3.

第 13 章

成人先天性心脏病的围手术期管理

Jochen Steppan

13.1 引言

先天性心脏病(congenital heart disease,CHD)涵盖范围广,既有相对简单的病变,如房间隔缺损和室间隔缺损,还包括更复杂的病变,如右心发育不全等。此外,先天性心脏病可能是某些综合征(例如 VACTERL 联合畸形)的一部分,这些综合征还包括一些非心脏表现。对每种病变及综合征的详尽论述不在本文讨论范围,读者可以参考相关教材和文献,本文的目标为概述适用于各种先天性心脏病患者的关键围手术期管理策略。

13.2 背景

近几十年内先天性心脏病的发病率无明显变化,约为 8‰,然而患有先天性心脏病的成年人数量稳步上升。据统计,美国目前患有先天性心脏病的成年人多于儿童。这一增长不仅归因于外科技术的发展,还包括儿科、心脏外科、麻醉科和重症医学科的相互协作。因此,越来越多的成人先天性心脏病患者(包括 60 岁及以上)接受非心脏手术或介入性治疗。这些患者不仅有与同龄无先天性心脏病患者相同的合并症,而且某些合并症的发病率更高,包括但不限于如下疾病:心力衰竭(尤其是右心衰竭)、心律失常/传导异常、肺动脉高压、发绀、肺功能改变、肾功能不全、肝脏淤血、血栓栓塞、凝血功能障碍和红细胞增多等。因此,成人先天性心脏病患者围手术期死亡率和并发症发生率更高。

13.3 术前管理

成人先天性心脏病患者并不是一个均一化的患者群体,理想情况下应该由多学科专家团队对这些患者进行评估。需要与心脏外科医师共同讨论以下问题:①患者是否适合手术,②手术方法是否需要改进,③医护人员是否具有监护特定患者的专业知识,④手术和术后监护的

理想地点。围手术期并发症发生率高的患者,例如单心室、严重肺动脉高压、发绀等,应在成人先天性心脏病诊治的区域性中心进行治疗和监护。

术前评估包括常规评估,如气道情况、用药史、既往史以及相关的有创和无创检查。医护人员应该认识到约 20% 的先天性心脏病患者会出现共存的综合征,这可能对麻醉管理有一定的影响(例如,唐氏综合征患者常并存困难气道)。最新的指南建议进行动脉血氧饱和度、心电图、胸部 X 线和实验室检查。然而,许多患者还需要进行超声心动图检查,如果对患者的解剖结构存在任何不确定性,可能需要行心脏 MRI 等更复杂的检查。

术前应特别注意评估建立血管通路的潜在困难(包括动脉和静脉)。在幼年时接受过心脏手术的患者往往需要多次尝试才能成功建立静脉通路,并且可能因动脉离断造成动脉置管困难。此外,既往手术(如 Blalock-Taussig 分流或锁骨下皮瓣)可能会使患侧血压测量不准确。对于涉及牙龈、牙齿根尖或口腔黏膜穿孔的手术以及经阴道分娩胎膜破裂时,应当预防患者发生心内膜炎。不再推荐在结肠镜检查等非牙科手术中进行感染性心内膜炎预防。发生感染性心内膜炎的高危先天性心脏病患者包括如下:

- 人工心脏瓣膜或使用人工材料修复心脏瓣膜
- 感染性心内膜炎病史
- 未治疗和姑息性治疗的发绀型先天性心脏病,包括手术植入分流器或导管
- 使用假体材料修复先天性心脏病术后 6 个月内(无论是通过手术还是导管介入)
- 人工补片或装置附近存在残余缺陷而抑制内皮化的患者

手术类型及方法也具有特定的风险。例如,对于依赖被动肺血流的单心室患者,在腹腔镜手术时,可能难以耐受较高的气腹压力和头低脚高位,可进行开放式手术、低气腹压的腹腔镜手术或避免头低脚高位。如上所述,应当让各科室尽早参与术前准备,确保相互了解尽可能避免围手术期进程的风险和潜在并发症。

13.4　术中管理

鉴于先天性心脏病的病种繁多,可根据病变严重程度、修复状况或生理状况将不同类型的先天性心脏病进行分组,这可为术中管理策略提供帮助。一种有效的方法是根据主要的病理生理条件进行分类:①梗阻性病变;②分流性病变;③肺动脉高压和右心衰;④单心室。

13.4.1　梗阻性病变

先天性心脏病患者在出生时常常发生血流梗阻。梗阻可能发生于如下位置:①静脉血流入处(如肺静脉狭窄);②房室连接处(如三尖瓣闭锁);③心室与动脉连接处(如肺动脉闭锁);④大动脉(如主动脉缩窄)。大多数梗阻性病变在出生时较轻微不会出现明显症状(如先天性二叶主动脉瓣),或者出生即需要手术才能存活(如三尖瓣闭锁需要行 Fontan 姑息手术),最明显的例外是主动脉缩窄。因此,成人先天性梗阻性心脏病患者少见。其他梗阻性病变要么很常见(例如主动脉瓣狭窄)要么属于单心室修复手术(见下文)。

成人患者的梗阻性病变(矫正或未矫正)主要是主动脉缩窄。这些患者的梗阻可以是导管前型主动脉缩窄,通常表现为儿童期下肢发绀,也可以是导管后型主动脉缩窄,症状可能在成年后才出现,表现为上半身高血压和下半身脉搏微弱或消失。因此,导管后型主动脉缩窄最有可能在成人患者中遇到(已修复、未修复或已修复但反复出现缩窄),该类患者的术中管理与主动脉瓣狭窄患者的术中管理类似(尽管此类患者冠状动脉灌注通常不会严重受损)。此类患者经常出现左心室肥大和充血性心力衰竭。此外,该类患者颅内动脉瘤的发病率增加,必须注意避免血压和心率急剧增加。

13.4.2　分流性病变

麻醉科医师遇到的大多数成人先天性心脏病均可能涉及不同程度的分流。常见的病变包括房间隔缺损(atrial septal defect, ASD)、室间隔缺损(ventricular septal defect, VSD),不常见的分流性病变包括法洛四联症(未修复或术后残留室缺)。这些患者的术中管理取决于血流方向(从右向左、从左向右或双向)和分流的严重程度(限制性或非限制性)。肺与全身血流的比率(Qp:Qs)通常用于确定血流方向以及严重程度。

大多数只有轻微左向右分流的患者(Qp:Qs 比率小于 1.5:1,例如缺损面积较小的 ASD)只需要对麻醉方案做轻微调整,例如避免静脉管路中出现气泡和出现异常空气栓塞。然而,分流量大或非限制性从左向右分流(如非限制性 VSD)患者由于心脏容量负荷增加,心力衰竭风险增加。对于这些患者,维持或略微增加肺动脉压以限制肺血流至关重要,同时还应保持较低的全身血管阻力(表 13.1)。明显的左向右分流患者通常可以耐受联合麻醉,包括正压通气、轻度允许性高碳酸血症、低吸入氧浓度以及使用挥发性麻醉药物降低全身血管阻力,所有这些都会限制左向右分流量。应避免使用增加全身血管阻力或降低肺血管阻力的药物或干预措施(见表 13.1)。

表 13.1　影响 Qp:Qs 的因素

有利于全身血流	有利于肺血流
增加肺血管阻力	降低肺血管阻力
● 低吸入氧浓度	● 高吸入氧浓度
● 允许性高碳酸血症	● 轻度过度通气
● 酸中毒	● 碱中毒
● 低体温	● 正常体温
● 平均气道压升高(例如正压通气)	● 低平均气道压(例如自主通气)
● 儿茶酚胺释放(例如疼痛或紧张)	● 避免儿茶酚胺释放(例如控制疼痛)
● 药物(例如 α 受体激动剂或一氧化二氮)	● 药物(例如 NO 或米力农)
降低全身血管阻力	增加全身血管阻力
● 血管扩张药	● 血管升压素
● 椎管内麻醉	● 低体温
● 全身麻醉	

相反的目标适用于原发性右向左分流的患者(例如未修复的法洛四联症、Glenn 分流或严重肺动脉高压和 VSD 患者)。这些患者不仅 Qp:Qs 小于 1.0,而且有不同程度的发绀。通过使用增加全身血管阻力的药物和操作可以减少右向左分流,包括刺激交感神经或使用血管收缩药物。肺血管阻力可以通过药物,例如 NO 或米力农,或非药物措施来降低,例如提高吸入氧浓度、过度通气、最小化正压通气压力或呼气末正压、维持正常体温和降低儿茶酚胺水平(加深麻醉,避免疼痛和焦虑)。这些措施可增加肺血流量(提高血氧饱和度),但也可能加剧心力衰竭(见表 13.1)。因此,不建议将每位患者的血氧饱和度提升到 100%,尤其是干预前有发绀的患者,将这些患者的血氧饱和度维持在术前基础水平即可。脉搏血氧饱和度可作为评估分流量和方向的简单方法。为了实现上述血流动力学要求,许多麻醉科医师使用氯胺酮进行诱导或输注维持。虽然氯胺酮具有增加肺血管阻力的潜在风险,但是它通常会改善肺血流,这很可能是由于右心室肌力和全身血管阻力增加抵消了肺血管阻力增加。最常用的麻醉方法为联合麻醉,包括联合使用吸入麻醉药物与静脉使用阿片类药物及苯二氮䓬类药物。这种方法允许较高的吸入氧浓度,理想情况下可与低平均气道压力相结合,并可通过吸入 NO 或米力农进行补偿。无论采用何种方法,可以使用血管升压素来抑制全身血管阻力降低。

分流量大的右向左分流患者静脉药物诱导更快,因为相比于无分流的患者,大量药物绕过肺部更快地到达靶器官(大脑),并且稀释程度相对较低。吸入麻醉诱导的情况正好相反,由于血药浓度上升较慢,故吸入麻醉诱导速度较慢;然而大多成人不需要行吸入诱导。在左向右分流的患者中只要保持心输出量正常,吸入或静脉诱导的速度没有显著变化。

13.4.3　肺动脉高压/右心衰竭

对肺动脉高压(pulmonary hypertension,PHT)及其治疗的深入回顾不在本文讨论范围。简而言之,世界卫生组织根据病因对PHT进行了分类。在先天性心脏病患者中,肺动脉高压通常由于容量或压力超负荷(WHO Ⅱ级)或与慢性缺氧(WHO Ⅲ级)有关。尽管潜在的病理基础可能不同,但是鉴于PHT和右心衰竭的治疗策略相似,故将其分为一组。此外,对于处理成人先天性心脏病患者的麻醉科医师而言,遇到肺动脉高压或右心衰竭较常见,因为多种先天性病变均可引起PHT和右心衰竭。没有分流的肺动脉高压和右心衰竭的患者包括:法洛四联症修复后出现肺功能不全、大动脉转位行Mustard手术后或Ebstein手术修复后。最常见的分流(从右向左)是艾森门格综合征(如在长期未纠正且无限制的室间隔缺损后)。与右向左分流的患者类似,管理这些患者的核心要素是降低肺血管阻力和维持全身血管阻力(见表13.1)。必须避免增加肺血管阻力的因素包括:高碳酸血症、低氧血症、低体温、酸中毒、紧张、疼痛、平均气道压升高、某些药物和左心衰竭。在右心衰竭时,还需要正性肌力支持(如米力农)。除了维持心肌收缩力和降低后负荷外,还需要优化右心室前负荷以及心率和心律。这些患者对大量补液(尤其是低温液体)和增加肺血管阻力的药物(例如去氧肾上腺素)的耐受性差。麻醉管理的目标是维持正常血容量;在降低后负荷的同时维持心肌收缩力;治疗酸中毒、低体温和低钙血症。一种可能的选择是使用血管升压素或去甲肾上腺素增加全身血管阻力,使用米力农或吸入NO降低肺血管阻力。

13.4.4　单心室

目前,Fontan姑息手术治疗是许多疾病的共同终点,这些病变最终不适合行双心室修复(如三尖瓣闭锁、左心发育不全、右心室双出口或不稳定的房室隔缺损)。Fontan姑息手术修复需要在儿童时期多次分阶段进行。简而言之,它包括建立和平衡肺血流的初次手术(例如Norwood手术),第二次行Glenn分流术,最后行Fontan手术。麻醉科医师主要会遇到已经接受完全Fontan姑息治疗的成人患者,这些患者将出现完全代偿或不同程度的心室衰竭。在这些患者中血液被动地从上下腔静脉流入右肺动脉,通过肺血管进入共同的心房,穿过房室瓣进入单心室,最后从主动脉流向体循环。因此,无论导致Fontan姑息术的潜在病变如何,成人患者解剖学上只有3个基本特征不同:①下腔静脉与右肺动脉连接的位置;②下腔静脉至肺动脉导管和右心房之间是否开窗;③单心室起源于左心室还是右心室(表13.2)。

表13.2　单心室患者检查清单

关于患者解剖结构的关键问题
- 腔静脉与右肺动脉吻合位置(侧通道与心外通道)
- 下腔静脉连接处和右心房之间是否开窗
- 单心室的起源(左心室或右心室)

谨慎实施
- 中心静脉置管,因为导管可以进入右肺动脉并在Glenn吻合口处形成血栓
- 在Blalock-Taussig分流术侧监测血压

血流动力学目标
- 以适当的中心静脉压和较低的肺内压维持跨肺压差梯度;避免或减少如下情况:
  · 正压通气、缺氧和高碳酸血症
  · 气腹
  · 非窦性心律
  · 静脉内存在空气(阻断毛细血管血流增加肺压)
- 保证血容量充足;避免或减少如下情况:
  · 长期禁食
  · 大量液体输注和容量超负荷(尤其是低温液体)
- 心室支持,降低正性肌力支持的阈值(尤其是先天性右心室)

关于下腔静脉与右肺动脉连接位置的处理如下。最初为连接下腔静脉与右心房,随后发展为连接右心耳与右肺动脉。这些处置可导致严重的右心房扩张,也是血栓形成和心律失常的原因。后续的创新是在右心房内建立一条隧道,连接下腔静脉和右肺动脉,这可降低右心房扩张,但是较长的缝合线仍然是心律失常的病因。最新的进展是进行心外管道Fontan手术,即在下腔静脉和右肺动脉之间放置导管,消除了以前的大部分问题并提高了患者长期存活率。

下腔静脉至肺动脉导管和右心房之间是否开窗的解决方法如下。为保证肺动脉压升高时有足够的心室前负荷,有时会在连接下腔静脉和右肺动脉的导管中开窗(尤其是跨肺动脉压梯度较小的患者)。这允许一个小的、受限制的从左向右分流,这在基线水平时无显著影响,然而如果肺动脉压升高,血液会从右向左分流,导致氧饱和度略下降,但是可保持单心室的前负荷,维持全身心输出量。

单心室中先天性左心室或右心室对长期预后很重要,单心室起源于左心室在长时间和围手术期对血流动力学急剧变化的耐受性强,然而无法确定哪种来源的单心室患者的长期存活率是否有差异。

流向单心室的血液沿压力梯度从Glenn吻合(上下腔静脉与右肺动脉之间的连接)通过肺流向共同心房。然而,被动肺血流只需要很小的压力梯度,除非出现心室衰竭或心房瓣膜关闭不全(两者都会增加心房压力),中心静脉压应正常或仅轻微升高。因此,维持正常血容量,平衡心室前负荷与单心室容量超负荷的风险很重要。Fontan手术后的患者动脉血氧饱和度应正常,发绀提示需要评估是否存在绕过肺并直接流入左侧循环的桥静脉(即分流)。这些患者的其他长期并发症包括静脉充血、胸腔积液、肝淤血和蛋白丢失性肠病。

麻醉管理取决于手术类型和等级,以及是否存在心力衰竭。对于功能良好的Fontan手术后的患者而言,尤

其是在预计血流动力学变化小或出血量少时,麻醉管理无特殊,标准的 ASA 监护即可,应当在行 Blalock-Taussig 分流的对侧监测血压。对于更复杂的手术或具有严重合并症的患者,可能需要进行有创血压监测和建立中心静脉通路。通过颈静脉或锁骨下静脉监测的中心静脉压(central venous pressure,CVP)反映的是平均肺动脉压,而不是 CVP。靠近 Glenn 吻合口的中心静脉导管可能会导致血栓形成或吻合口破裂,从而阻碍血液流向肺部并显著降低前负荷。也可通过股静脉或外周放置的大口径静脉导管来评估 CVP。最后,如果需要严密监护患者心肺功能,并且有合适的设备和人员,可以使用经食管超声心动图直接显示心脏充盈情况和心脏功能,并作为计算心输出量的方法(见表 13.2)。

13.5　术后管理

　　成人先天性心脏病患者的术后管理与术前和术中管理同等重要。然而,对该领域的讨论超出了本文章讨论范围。成人先天性心脏病患者术后管理的第一个决定是确定合适的监护地点。选择范围包括出院回家进行门诊随访、住院、转入重症监护病房。在我们的医疗实践中,一般认为需要将患者转入水平相对较高的监护病房。有时可能有必要让接受低风险手术的患者进入心脏重症监护室,因为心脏重症监护室的医疗人员对先天性心脏病的处置更专业。然而目前没有简单的策略来确定患者术后监护的地点。与大多数患者一样,需要综合考虑成人先天性心脏病病史、心脏目前的状况、合并症和所进行的手术等。如前所述,此类患者术后并发症发生率很高,有效的交接对于持续监测效果至关重要。甚至可以利用解剖学和生理学数据来促进交接顺利展开。

(时鹏　译,王昌理　校)

参考文献

1. Wadia R, Steppan J. In: R H, S J, eds. Stoelting's Anesthesia and Co-Existing Disease. 8th ed: Elsevier; 2021.

2. Gottlieb EA, Andropoulos DB. Anesthesia for the patient with congenital heart disease presenting for noncardiac surgery. Curr Opin Anaesthesiol. 2013; 26(3): 318-326.

3. Cheema A, Ibekwe S, Nyhan D, Steppan J. When Your 35-Year-Old Patient has a Sternotomy Scar: Anesthesia for Adult Patients with Congenital Heart Disease Presenting for Noncardiac Surgery. Int Anesthesiol Clin. 2018; 56(4): 3-20.

4. Stout KK, Daniels CJ, Aboulhosn JA, et al. 2018 AHA/ACC Guideline for the Management of Adults With Congenital Heart Disease: Executive Summary: A Report of the American College of Cardiology/American Heart Association Task Force on Clinical Practice Guidelines. J Am Coll Cardiol. 2019; 73(12): 1494-1563.

5. Windsor J, Mukundan C, Stopak J, Ramakrishna H. Analysis of the 2020 European Society of Cardiology (ESC) Guidelines for the Management of Adults With Congenital Heart Disease (ACHD). J Cardiothorac Vasc Anesth. 2021.

6. Hoffman JI, Kaplan S. The incidence of congenital heart disease. J Am Coll Cardiol. 2002; 39(12): 1890-1900.

7. Maxwell BG, Wong JK, Kin C, Lobato RL. Perioperative outcomes of major noncardiac surgery in adults with congenital heart disease. Anesthesiology. 2013; 119(4): 762-769.

8. Tutarel O, Kempny A, Alonso-Gonzalez R, et al. Congenital heart disease beyond the age of 60: emergence of a new population with high resource utilization, high morbidity, and high mortality. Eur Heart J. 2014; 35(11): 725-732.

9. Norozi K, Wessel A, Alpers V, et al. Incidence and risk distribution of heart failure in adolescents and adults with congenital heart disease after cardiac surgery. Am J Cardiol. 2006; 97(8): 1238-1243.

10. Dimopoulos K, Diller GP, Koltsida E, et al. Prevalence, predictors, and prognostic value of renal dysfunction in adults with congenital heart disease. Circulation. 2008; 117(18): 2320-2328.

11. Limongelli G, Sarubbi B. Atrial arrhythmias in adults with congenital heart disease. Listening to your heart sound can save your life. Int J Cardiol. 2017; 248: 159-160.

12. Ginde S, Bartz PJ, Hill GD, et al. Restrictive lung disease is an independent predictor of exercise intolerance in the adult with congenital heart disease. Congenit Heart Dis. 2013; 8(3): 246-254.

13. Diller GP, Dimopoulos K, Okonko D, et al. Exercise intolerance in adult congenital heart disease: comparative severity, correlates, and prognostic implication. Circulation. 2005; 112(6): 828-835.

14. Maxwell BG, Wong JK, Lobato RL. Perioperative morbidity and mortality after noncardiac surgery in young adults with congenital or early acquired heart disease: a retrospective cohort analysis of the National Surgical Quality Improvement Program database. Am Surg. 2014; 80(4): 321-326.

15. Steppan J, Diaz-Rodriguez N, Barodka VM, et al. Focused Review of Perioperative Care of Patients with Pulmonary Hypertension and Proposal of a Perioperative Pathway. Cureus. 2018; 10(1): e2072.

16. Beauchesne LM, Warnes CA, Connolly HM, et al. Prevalence and clinical manifestations of 22q11.2 microdeletion in adults with selected conotruncal anomalies. J Am Coll Cardiol. 2005; 45(4): 595-598.

17. Sanchez Ledesma DM, Arias-Peso DB, Gonzalez Call DD, Elvira Laffond DA, Villacorta Arguelles DE.

Prevention of infective endocarditis and clinical practice guidelines: From theory to real clinical practice. Eur J Intern Med. 2020; 79: 134-135.

18. Harrison JL, Prendergast BD, Habib G. The European society of cardiology 2009 guidelines on the prevention, diagnosis, and treatment of infective endocarditis: key messages for clinical practice. Pol Arch Med Wewn. 2009; 119(12): 773-776.

19. Wilson W, Taubert KA, Gewitz M, et al. Prevention of infective endocarditis: guidelines from the American Heart Association: a guideline from the American Heart Association Rheumatic Fever, Endocarditis, and Kawasaki Disease Committee, Council on Cardiovascular Disease in the Young, and the Council on Clinical Cardiology, Council on Cardiovascular Surgery and Anesthesia, and the Quality of Care and Outcomes Research Interdisciplinary Working Group. Circulation. 2007; 116(15): 1736-1754.

20. Eagle SS, Daves SM. The adult with Fontan physiology: systematic approach to perioperative management for noncardiac surgery. J Cardiothorac Vasc Anesth. 2011; 25(2): 320-334.

21. Simonneau G, Montani D, Celermajer DS, et al. Haemodynamic definitions and updated clinical classification of pulmonary hypertension. Eur Respir J. 2019; 53(1).

22. Maxwell B, Steppan J. Postoperative care of the adult with congenital heart disease. Semin Cardiothorac Vasc Anesth. 2015; 19(2): 154-162.

23. Roy N. Critical care management of the adult patient with congenital heart disease: focus on postoperative management and outcomes. Curr Treat Options Cardiovasc Med. 2015; 17(2): 362.

24. Maxwell BG, Posner KL, Wong JK, et al. Factors contributing to adverse perioperative events in adults with congenital heart disease: a structured analysis of cases from the closed claims project. Congenit Heart Dis. 2015; 10(1): 21-29.

第四部分

区域麻醉

第 14 章

椎管内麻醉的出血和感染相关并发症

Terese T. Horlocker

14.1 脊髓血肿

尽管椎管内麻醉相关出血性并发症导致的神经功能障碍发生率尚不确定,但最近的流行病学研究表明该发生率正在增加。多项评估并发症发生率(包括脊髓血肿)的大型临床研究强化了对危险的分层,这些研究还对不同风险等级的患者进行了亚组分析。Moen等的研究纳入了近200万例椎管内麻醉病例,其中有33例发生了脊髓血肿。该方法可计算患者发生脊髓血肿的概率。例如,行硬膜外镇痛的产妇发生血肿的风险(1/200 000)显著低于在腰麻下行膝关节成形术的老年女性患者(1/3 600,$P<0.000\ 1$)。在腰麻下行髋部骨折手术的女性发生血肿的风险(1/22 000)高于所有接受腰麻的患者(1/480 000)。

总的来说,这些研究表明椎管内麻醉出血的风险与年龄、凝血相关疾病、穿刺困难、持续抗凝期间留置导管等因素相关,一旦发生出血需要及时诊断和干预。各类实践指南和推荐意见总结了这些循证医学证据。然而由于脊髓血肿罕见,难以进行前瞻性随机化研究,并且目前也没有实验室模型。美国区域麻醉和疼痛医学学会基于病例报告、临床研究、药理学、血液学和手术出血危险因素制订了专家共识,阐述了椎管内麻醉与抗凝方面的相关经验。了解这些问题的复杂性对患者的管理至关重要。

14.1.1 口服抗凝药

临床经验表明,对于先天性Ⅱ、Ⅸ、Ⅹ因子缺乏的患者,每类因子表达40%的活性即可维持正常或接近正常的凝血水平。任一凝血因子的活性降至基线的20%~40%则有出血倾向。凝血酶原时间(PT)对Ⅶ和Ⅹ因子的活性最敏感,对Ⅱ因子相对不敏感。在口服抗凝药的最初几天,PT主要反映Ⅶ因子的减少,其半衰期约为6小时。单次给药后,虽然凝血因子仍然充足,但INR可能会明显延长。随着剂量的增加,INR>1.4与Ⅶ因子活性低于40%呈相关性(并有潜在凝血障碍)。

口服华法林抗凝的患者接受硬膜外留置导管是否容易发生脊髓血肿,这方面相关数据很少。Odoom和Sih对1 000例术前口服抗凝药的血管外科患者实施了连续腰段硬膜外麻醉,术后硬膜外导管留置48小时,这些患者均无神经系统并发症。尽管结果是安全的,但除外特殊情况,仍不建议对接受全量抗凝治疗的患者行椎管内穿刺或导管的置管与拔除。

在两项小型研究中,近700例患者在围手术期口服华法林抗凝治疗并接受了椎管内麻醉,留置硬膜外导管约2天,拔除导管时的平均INR为1.4(少数患者因治疗需要INR为2.0~3.0),均未出现有症状的脊髓血肿。华法林治疗效果个体差异较大,需密切监测患者的凝血功能。另一项研究中,11 235例全膝置换术后行硬膜外镇痛的患者,在术后当晚开始口服华法林(5~10mg),48小时内拔除硬膜外导管,拔管时1 030例患者平均INR为1.5(0.9~4.3),约40%患者INR<1.5,所有患者均未出现脊髓血肿。这些研究表明,对于口服华法林的患者,不仅要考虑INR,还要关注华法林治疗的持续时间,前48小时PT时间延长意味着相关风险的增加。

14.1.2 静脉与皮下注射普通肝素

如果未合并其他凝血疾病,实施椎管内麻醉并在术中肝素化的安全性已经得到充分证明。Rao和EI-Etr通过对4 000多例患者进行研究,证明了血管手术中实施全身肝素化时椎管内置管的安全性。这项研究中导管放置至少60分钟后才给予肝素,且严密监测凝血功能,在肝素水平相对较低时拔除导管。Ruff和Dougherty的后续研究发现,342例接受诊断性腰椎穿刺并随后肝素化的患者中有7例(2%)出现脊髓血肿。针穿刺损伤、腰穿后1小时内开始抗凝治疗以及阿司匹林治疗均是抗凝患者发生脊髓血肿的危险因素。但是后续的一些研究采用类似的方法证明了上述操作的安全性,前提是监测抗凝效果及保证肝素化与导管留置/拔除之间的时间间隔。

胸腹部大手术患者以及口服抗凝药或低分子量肝素(low molecular weight heparin,LMWH)治疗易导致出血风险增加的患者可接受低剂量普通肝素皮下注射用于血栓预防。这种治疗方法的安全性在九项纳入了超过 9 000 例患者的研究中得到了证实，而且其在欧洲和美国也都得到了广泛的应用，并未发现明显的并发症。目前仅见五例皮下使用肝素后行椎管内麻醉发生脊髓血肿的病例报告，其中四例发生于硬膜外，一例发生于蛛网膜下腔。

规模最大的一项采用普通肝素 3 次/d 治疗方案的研究共纳入了 768 例硬膜外置管患者，其中 16 例患者的出院报告中有出血的记录，但没有一例被鉴定为重大出血类别，实验室检查未发现 APTT 的显著改变。普通肝素剂量超过 10 000U/d 或超过 2 次/d 的安全性尚未得到证实。尽管普通肝素 3 次/d 的给药方案可能会增加手术相关出血的风险，但是否增加脊髓血肿的风险尚不清楚，如果采用该方案，应严密监测新发或进展性神经损害（如加强神经功能监测及尽可能减少感觉和运动阻滞）。

14.1.3　低分子量肝素

欧洲在过去 10 年间对 LMWH 的广泛临床研究和使用表明，围手术期使用 LMWH 进行血栓预防的同时实施椎管内麻醉并不会增加患者脊髓血肿的发生风险。但是自 1993 年 5 月美国发布 LMWH 使用指南以来的五年中，共报告了 60 多例围手术期使用 LMWH 预防且接受椎管内麻醉的患者发生了脊髓血肿，其中大部分发生于接受持续硬膜外麻醉和镇痛的患者在术中和术后早期给予 LMWH 的情况，还有数例同时在行抗血小板治疗。欧洲与美国间发病率的明显差异可能与 LMWH 的剂量和给药方式不同有关。例如，欧洲依诺肝素的推荐剂量为每天 40mg（术前 12 小时开始 LMWH 治疗），美国的推荐剂量为每 12 小时 30mg。导管的拔除时机也可能会产生影响，每日两次的给药方式使得抗凝活性波动减少，导致在抗凝活性较高的状态下拔除导管。重要的是，没有数据表明特定的 LMWH 剂型会增加脊髓血肿的风险。对于使用 LMWH 且接受了脊髓麻醉的患者，血肿的发生率约为 1/40 800；接受连续硬膜外麻醉的患者约为 1/3 100。这几项研究中脊髓血肿的发生率与 Moen 等报道的在硬膜外麻醉下行全膝关节置换术的女性发生脊髓血肿的概率相似。

尽管血栓预防的指征以及血栓栓塞或心肌梗死的治疗已被悉知，但是这些新技术的应用和相应区域麻醉的管理仍值得商榷。LMWH 的一些超适应证应用让麻醉科医师特别感兴趣。长期应用华法林抗凝的患者（包括产妇、人工心脏瓣膜患者、房颤病史或高凝状态）可有效应用 LMWH 作为"桥接治疗"。治疗 DVT 需要的 LMWH 剂量要比血栓预防高很多，至少要间隔 24 小时才能使抗凝活性消除。

14.1.4　达比加群

达比加群作为一种前体药物，可特异地、可逆地抑制游离凝血酶和结合凝血酶。服用后两小时血药浓度达峰，单次给药的半衰期为 8 小时，多次给药为 17 小时。故对于部分适应证较宜选择每日服用一次。因 80% 的药物以原形通过肾脏排泄，故禁用于肾功能衰竭的患者。达比加群会延长 APTT，量效关系为非线性，在较高剂量时到达平台期；而蛇静脉酶凝血时间（ecarin clotting time，ECT）和凝血酶时间（thrombin time，TT）对达比加群特别敏感，在治疗浓度上呈线性相关。2015 年 10 月，美国 FDA 批准了服用达比加群的成年患者在接受急诊手术或发生危及生命的出血时使用艾达司珠单抗（推荐剂量为 5g，i.v.），以快速拮抗达比加群的抗凝作用。

行椎管内麻醉前应至少停用达比加群 5 天，并在术后恢复达比加群治疗前 6 小时将导管拔除。

14.1.5　利伐沙班

利伐沙班是一种口服的选择性、可逆性强效 Xa 因子抑制剂，口服的生物利用度为 80%。服用后 1~4 小时抑制效果达到最大，并可持续 12 小时。药物通过肾脏和肠道排泄，健康成人的终末消除半衰期为 9 小时，老年人因肾功能下降可延长至 13 小时。因此对于肾功能不全的患者需调整剂量，并禁用于严重肝病患者。

2011 年，美国批准利伐沙班用于全髋关节、膝关节置换术后的血栓预防。虽然此项临床试验中超过一半的患者接受了"区域麻醉"，但是并没有穿刺和置管的相关信息。关于利伐沙班治疗的患者接受椎管内麻醉的临床资料很少。药品说明书中描述道：对行椎管内麻醉或脊髓穿刺的患者发生过硬膜外或脊髓血肿。然而尚无相关危险因素或发生率的详细报道，仅有文献提到过 7 例与利伐沙班相关的椎管内血肿。从停用利伐沙班到实施椎管内麻醉应至少间隔三天，由于有"黑框警告"，禁忌留置导管。术后开始服用利伐沙班前 6 小时应将留置导管拔除。

14.1.6　阿哌沙班

阿哌沙班可抑制血小板激活，并可通过直接地、选择性地、可逆地抑制游离及结合态 Xa 因子以阻断纤维蛋白凝集。其口服生物利用度为 50%。服药后 3~4 小时达到最大抑制效果，并可持续 12 小时。药物通过肝肾清除，健康成人的终末消除半衰期为 12 小时，肾功能损害的患者会有延迟。虽然有过自发性血肿的个案报道，但是并没有因为接受椎管内麻醉而发生血肿的案例。停用阿哌沙班到实施椎管内麻醉应至少间隔 3 天，禁忌留置导管，术后服用阿哌沙班前 6 小时应拔除导管。

14.1.7　艾多沙班

艾多沙班是一种高选择性可逆性 Xa 因子抑制剂，口服后 1~2 小时内达到血浆浓度峰值，健康成人的消除半衰期为 10~14 小时。对于轻、中、重度肾功能不全的患者，艾多沙班的总暴露量分别增加了 32%、74% 和 72%，导致消除半衰期分别为 8.4、9.45 和 16.9 小时。虽然目前还没有与此药相关的行椎管内麻醉引起出血的报道，但也应谨慎考虑对口服艾多沙班的患者实施椎管内麻醉。停用艾多沙班后应至少间隔 3 天再实施椎管内麻醉，禁忌留置导管，术后服用艾多沙班前 6 小时应拔除导管。

14.1.8　抗血小板药物

抗血小板药物很少作为预防血栓的主要用药,但是许多骨科手术的患者长期服用一种或多种抗血小板药。Vandermeulen 等的研究中有 61 例腰麻或硬膜外麻醉后发生脊髓血肿,其中 3 例服用了抗血小板药物,但是有几项在椎管内麻醉下行产科、外科手术和疼痛治疗的大型研究证实了抗血小板药物是相对安全的。Horlocker 等的一项涉及 1 000 例患者的前瞻性研究发现,术前抗血小板治疗不会增加穿刺、导管留置及拔除相关的出血发生率,提示这些药物对穿刺或导管留置造成的损伤没有不良影响。临床医生应注意已接受抗血小板药物治疗又随后给予肝素化的患者,其发生脊髓血肿的风险可能会增加。噻氯匹定和氯吡格雷也是抗血小板聚集药,能干扰血小板与纤维蛋白原的结合和后续的血小板间的相互作用,这对于血小板的功能影响是不可逆的。停用氯吡格雷后血小板功能障碍会持续 5~7 天,而噻氯匹定则可达到 10~14 天。

普拉格雷是一种新型噻吩吡啶类药物,与氯吡格雷相比,它能更快、更稳定地抑制血小板。在美国唯一的适应证是计划行经皮冠脉介入治疗的急性冠脉综合征患者。单次口服后 2 小时达到血浆浓度峰值,50% 的血小板功能被不可逆地抑制,停药 7~9 天后血小板聚集能力恢复正常。服药说明建议"任何手术前都需至少停药 7 天"。包括阿昔单抗、依替巴肽、替罗非班在内的血小板糖蛋白 Ⅱb/Ⅲa 受体拮抗剂,通过干扰血小板与纤维蛋白原结合和血小板相互作用抑制血小板聚集。停药后血小板聚集恢复正常的时间为 8 小时(依替巴肽、替罗非班)到 48 小时(阿昔单抗)。服用噻氯匹定、氯吡格雷和糖蛋

白Ⅱb/Ⅲa 受体拮抗剂的患者在接受心脏大血管手术后围手术期的出血风险显著增加,非常有必要关注麻醉相关性出血的发生风险。

14.1.9　抗凝患者的麻醉管理

对接受了血栓预防治疗的患者,应基于个体条件决定是否实施椎管内麻醉或镇痛以及决定导管拔除的时机,对特定个体要在区域麻醉带来的优点及脊髓血肿的风险间权衡利弊。当患者面临的风险难以接受时,可考虑其他麻醉和镇痛方案。在椎管内穿刺及导管留置前应将患者的凝血功能调整至最佳状态,硬膜外置管期间要注重监测凝血水平(表 14.1)。患者对抗凝药物的敏感性各不相同,应避免在凝血功能较差时拔除导管,否则脊髓血肿的发生风险将显著增加。另外,临床医生之间的沟通对降低围手术期抗凝患者出血风险也至关重要。如果怀疑发生脊髓血肿,应立即行减压性椎板切除术。Vandermeulen 等的研究发现,只有不到 40% 的患者能达到部分或良好的神经功能恢复;若手术耽误超过 10~12小时,神经功能将难以恢复。

14.2　脑膜炎与硬膜外脓肿

中枢神经的细菌感染可表现为脑膜炎或脓肿形成,脓肿形成后可继发脊髓压迫。危险因素包括潜在的脓毒症、糖尿病、免疫功能低下、类固醇药物治疗、局部细菌定植或感染以及长期导管留置。脑膜炎和硬膜外脓肿的感染源可能是远处定植感染随血流传播并侵犯中枢神经系统;还可能是医生违反无菌原则污染了穿刺针及导管,将微生物直接传播到中枢神经系统。留置的导管虽是无

表 14.1　对同时接受椎管内麻醉和抗凝药物治疗患者的管理建议

华法林	术前 4~5 天停用并检测 INR,手术时将 INR 控制在正常范围以确保维生素 K 依赖的凝血因子充足。术后每日评估 INR,在 INR<15 时拔除导管较为合理。严密监测使 1.5<INR<3.0
抗血小板药物	阿司匹林和非甾体抗炎药无禁忌,为使血小板功能完全恢复,需停用噻吩吡啶类药物(氯吡格雷 5~7 天,噻氯匹定 10 天,普拉格雷 7~10 天,替格瑞洛 5~7 天),以及停用 GPⅡb/Ⅲa 抑制剂(替罗非班 8 小时,阿昔单抗 24~48 小时)
溶血栓药/纤维蛋白溶解药	无相关数据表明停用此类药物的安全时间间隔。需追踪纤维蛋白原水平和观察有无神经受压征象
低分子量肝素	末次预防剂量给药后至少 12 小时方可进行操作,而治疗剂量则需至少间隔 24 小时,术后 24 小时内禁止用药,对于留置硬膜外导管的患者每日仅需给药一次,禁用包括非甾体抗炎药在内的其他抗凝药物。拔管后 4 小时方可后续给药
普通肝素皮下给药	末次给药后 4~6 小时或 APTT 正常方可进行穿刺或置管。剂量越高,需延长的时间越多。加强神经系统监测,谨慎使用抗血小板药物
普通肝素静脉给药	末次给药后 2~4 小时或 APTT 正常方可进行穿刺或置管。术后 1 小时可继续使用肝素,留置导管时持续肝素化与风险增加相关,需严密监测神经功能
达比加群	术前 5 天停药,时间间隔不足时需 TT 正常。穿刺后 24 小时或拔除导管 6 小时后可再次用药
利伐沙班、阿哌沙班、艾多沙班	术前 3 天停药,穿刺后 24 小时或拔除导管 6 小时后可再次用药

菌,但可被皮肤菌群定植从而成为源头,上行感染至硬膜外或鞘内间隙。

由椎管内麻醉引起的蛛网膜炎、脑膜炎、脑脓肿等严重中枢神经系统感染的概率极低,既往多是以个案或病例系列的形式报道。但是最近欧洲流行病学的调查研究表明与椎管内技术相关的感染性并发症发生频率正在增高。1997—1998 年,Wang 等在丹麦进行的一项全国性研究中,接受硬膜外镇痛后发生脓肿的概率为 1/1930,发生脓肿的患者导管留置时间明显更长(3~31 天,中位数 6天)。另外,大多数发生硬膜外脓肿的患者都伴有免疫功能低下。而且诊断经常被延误,从出现症状到确诊的中位时间为 5 天,有 67% 的患者可培养出金黄色葡萄球菌。不伴有神经功能受损的患者可被抗生素成功治愈,而有神经功能损伤的患者需通过手术减压,但通常仅能获得中等程度的恢复。没有明确的证据表明这项研究中硬膜外脓肿的发生率为何会如此之高。由于多数病例在围手术期都接受了抗凝治疗,硬膜外脓肿可能是被感染了的"微小"硬膜外血肿,但这一猜想没有影像资料和术中探查的证据支持。

Moen 等的研究报道了 42 例严重感染并发症。发生的 13 例硬膜外脓肿患者中有 9 例(70%)被认为是糖尿病、类固醇治疗、肿瘤或酒精中毒所致的免疫功能低下者;有 6 例为外伤后行硬膜外镇痛。从硬膜外导管置入至出现感染症状的时间为 2 天~5 周(中位时间 5 天)。主要症状为发热和严重腰背痛,有 5 例进展为神经功能受损,所有的培养物均分离出金黄色葡萄球菌。12 例患者中有 7例完全恢复了神经功能,而有神经系统症状的 5 例患者中 4 例没有恢复。共 29 例患者出现脑膜炎,总发病率为 1/53 000,其中有 25 例发生了硬膜穿孔。在 12 例培养物阳性的患者中,有 11 例为 α 溶血性链球菌,1 例为金黄色葡萄球菌。

大型流行病学研究阐明了椎管内麻醉继发感染相关的人口学、发生率、病因及预后的意外发现。免疫功能低下的患者长时间置管时最有可能发生硬膜外脓肿,最常见的致病菌是金黄色葡萄球菌,表明其发病机制可能是正常皮肤菌群定植引起的继发感染。尽管对硬膜外脓肿的患者进行了手术减压,但如果诊疗延误的话会导致神经功能恢复不良。不同的是,继发脑膜炎的患者预后通常较好,也能实施正常的腰麻。Moen 等报道的椎管内麻醉后发生脑膜炎的案例,推断病原体很可能来自操作者的上呼吸道,但由于报道时间和临床工作(无菌原则、围手术期抗生素、硬膜外导管留置时间)的差异,严重感染的发生率远高于以前的报道。

14.2.1　硬脊膜穿刺和椎管内麻醉后引起的脑膜炎

硬脊膜穿刺一直被认为是脑膜炎发病的危险因素,目前仍不清楚细菌从血液进入脑脊液的机制,可能是穿刺时将血液带入鞘内并破坏血脑屏障。相关研究从 80 年前开始,后续的临床研究致力于菌血症期间实施硬脊膜穿刺与脑膜炎之间的因果关系,但结果总是相互矛盾。

建议在腰椎穿刺前预防性使用抗生素。

14.2.2　硬膜外麻醉后硬膜外脓肿

有几项特别针对接受硬膜外麻醉/镇痛后发生硬膜外脓肿风险的研究。Bader 等研究了患有绒毛膜羊膜炎并实施区域麻醉的女性,10 047 例产妇中有 319 例符合筛选条件,对其中 100 例在分娩当天进行血培养,其中有 8 例的结果符合菌血症,这 319 例产妇中有 293 例接受了区域麻醉,其中 43 例在穿刺或留置导管前使用了抗生素。包括血培养阳性的患者在内,无一例出现感染并发症。另外,分析血培养患者的平均体温和白细胞计数表明,菌血症组和非菌血症组之间没有明显差异。由于区域麻醉的潜在益处超过感染风险,研究者继续对疑似绒毛膜羊膜炎患者进行了腰麻或硬膜外麻醉。

Darchy 等前瞻性地评估了 75 例重症监护室患者行硬膜外镇痛的安全性,所有患者均未发生硬膜外脓肿,但是在穿刺部位培养阳性的 9 例中有 5 例的导管尖端培养也呈阳性(硬膜外导管感染)。最常见的阳性菌是表皮葡萄球菌。置管部位存在局灶感染的予以拔除导管。其他部位的并发感染、预防性使用抗生素以及硬膜外麻醉持续时间并非硬膜外镇痛相关性感染的危险因素。研究者指出穿刺点出现红斑和分泌物是发生硬膜外导管感染的有力预测因素。

对已发生全身感染或局部感染的患者是否实施硬膜外麻醉或镇痛是存在争议的。Jakobsen 等回顾性研究了 7 年间的 69 例脓肿或伤口感染患者,这些患者在放置硬膜外导管后行清创手术,部分患者置入了多根导管,平均留置时间 9 天。8 例患者共 12 次因局部感染拔除导管,但没有患者出现感染的体征或症状。因此研究者认为,对于需要反复手术治疗局部感染的患者,硬膜外麻醉是相对安全的。相比之下,Bengtsson 等报道了 4 年间有 3例存在皮肤伤口的患者发生了硬膜外导管相关感染,患者均使用了抗生素治疗,其中 1 例患者还进行了硬膜外脓肿经皮穿刺引流。由于研究对象的数量很少、感染罕见,故很难明确慢性局部感染的患者在置管后发生硬膜外脓肿的实际风险。因此临床医生必须保持警觉,加强神经功能监测,确保能早发现早诊断早治疗。

14.2.3　免疫功能低下患者的椎管内麻醉

大量研究表明,与免疫功能正常的患者相比,免疫缺陷患者出现感染并发症的风险更高(表 14.2)。但是很少有研究调查评估特定免疫缺陷人群中脑膜炎和硬膜外脓肿的发生率。

14.2.3.1　单纯疱疹病毒

单纯疱疹病毒 2 型(HSV-2)感染是一种无法治愈的反复发作的疾病,特点为无症状期与生殖系统病变期反复交替。原发感染与病毒血症相关,伴随发热、头痛和罕见的无菌性脑膜炎等多种症状;相反,以生殖系统病变为表现的复发性或继发性感染则没有病毒血症。因此孕妇出现活动性 HSV-2 感染时,提倡剖宫产以避免新生儿经阴道分娩时的病毒暴露。这类患者行椎管内麻醉存在争

表 14.2　免疫功能低下患者椎管内麻醉后的感染性并发症

- 炎症反应的减弱可能会导致与感染相关的症状体征不明显,常延误诊断和治疗
- 引起侵袭性感染的微生物种类范围比健康人群要广泛得多,包括非典型和机会病原体
- 早期有效的治疗对神经系统功能预后至关重要,建议请感染病专科医生会诊
- 由于持续存在的免疫功能缺陷,通常需要更长时间的抗生素治疗(几周至几月不等)
- 感染难以彻底治愈,因此预防感染是最重要的

议,因为理论上有将病毒带入中枢神经系统的风险。

14.2.3.2　人类免疫缺陷病毒

对感染人类免疫缺陷病毒(human immunodeficiency virus, HIV)的患者进行椎管内麻醉的风险目前尚无定论。获得性免疫缺陷综合征(acquired immune deficiency syndrome, AIDS)患者中约 40% 有神经系统病变的体征,尸检报告发现 70%~80% 存在神经病变。由于在疾病早期 HIV 病毒就感染中枢神经系统,因此椎管内麻醉不太可能会导致新的中枢神经系统传播。但是无法将无菌性脑膜炎、头痛和多发性神经病等 HIV 感染相关的神经系统症状与椎管内穿刺引起的症状区分开来。Hughes 等报道了对 18 例 HIV 感染产妇实施椎管内麻醉,研究显示患者产后的免疫功能、感染症状、神经系统状态没有变化。Avidan 和 Bremerich 等也报道了接受抗病毒治疗的 HIV 感染产妇行椎管内麻醉后发生并发症的概率非常低。然而上述 3 项研究中纳入的 117 例患者身体都相对健康,处于 AIDS 早期阶段,麻醉对进展期患者的影响未有报道。

14.2.4　无菌技术

虽然以前的研究一直在强调无菌技术的重要性,但是直到最近才制订了实施区域麻醉的无菌操作标准。洗手是无菌操作最重要的部分,无菌手套应该是洗手消毒的补充而不能作为替代。使用抗菌肥皂可以减少细菌的生长,并减少在操作过程中手套撕裂或穿孔时细菌进入术野的风险。醇基消毒剂能提供最大限度的抗菌活性和持续时间。洗手前取下所有饰品(手表、戒指等),医护人员洗手前若不取下上述物品,将会携带更多的微生物。正确佩戴无菌手套,不仅可以避免患者被感染,还能保护医护人员免受血源性病原体的侵害。乙烯基手套比乳胶手套更容易发生渗漏(24% vs 2%),23% 的病例中发生了医护人员的手部污染。相反,与仅使用手套相比,在 ICU 使用隔离衣并不能进一步降低交叉污染的可能。目前,没有充分的数据支持是常规单次注射还是可以临时留置导管。然而留置类似脊髓刺激器的永久性装置,则需要遵守与外科手术一样的无菌原则,包括穿戴手术衣、手术帽和预防性使用抗生素。

外科口罩最初是作为阻隔患者分泌物和血液的屏障,保护操作者。由于许多脊膜炎患者是操作者口腔的病原体污染硬膜外腔或蛛网膜下腔所致,并且随着脊膜炎病例数量增加,如今疾控中心要求必须佩戴口罩,最近 ASA 也提出了相同的建议。

消毒剂:对于实施区域麻醉的患者,选择哪种消毒剂最为合适和安全尚存争议。聚维酮碘和葡萄糖酸氯己定(添或者不添加异丙醇)被研究得最多。在几乎所有的临床研究中,氯己定的杀菌作用都比聚维酮碘更迅速有效,异丙醇的添加可以加速杀菌效果。氯己定对几乎所有的院内酵母和细菌都有杀灭作用,它在有机污染物(如血液)存在的情况下依然有效。需要注意的是,氯己定醇使用说明上警告,禁用于腰椎穿刺前的皮肤消毒。FDA 尚未批准其用于上述操作,是因为缺乏动物和临床研究证明其潜在的神经毒性,而非出现了大量的神经损伤案例。因此鉴于其出色的消毒效果,醇基氯己定是区域麻醉之前首选的皮肤消毒剂。

14.2.5　感染或发热患者的麻醉管理

总的来说,一些临床和实验室研究已表明在菌血症期间行硬脑膜穿刺和脑膜炎之间存在一定关系。但是这些临床研究仅限于儿科患者,其本身即为脑膜炎高危群体。许多最初的动物实验中使用的细菌数量远远超过了人类脓毒症早期的细菌量,使得实验的中枢神经系统感染更严重。尽管有这些存在冲突的结果,但除非极特殊情况,通常建议不应对未经治疗的菌血症患者行椎管内阻滞。对于全身感染的患者,如果在穿刺前就开始抗生素治疗,并且治疗有效(例如体温下降),也许可以安全地实施腰麻。在这类患者中留置硬膜外(或鞘内)导管仍有争议,应谨慎选择患者并监测有无硬膜外感染。

免疫功能低下的患者由于炎症反应减弱,感染相关的临床症状和体征可能不明显。引起免疫功能低下患者侵袭性感染的微生物种类也比正常人群宽泛得多,包括了一些非典型和条件致病菌。建议咨询感染病专科医生,以促进早期和有效的治疗。严格的无菌操作,包括用氯己定洗手、正确穿戴无菌手套和口罩、氯己定消毒皮肤、放置永久性装置前预防性使用抗生素等,都对预防区域麻醉的相关感染至关重要。

所有已明确发生局部或全身感染的患者,均应视为有发展为中枢神经系统感染的风险。诊断和治疗上耽误数小时都可使神经功能预后更差。细菌性脑膜炎属于急症,即使使用了抗生素,其死亡率仍接近 30%。硬膜外脓肿的临床病程以脊髓痛和根性痛起病,随后发展到无力(包括肠道和膀胱症状),最终瘫痪。最初的背部疼痛和神经根症状可能会持续数小时到数周,而从感到无力到完全瘫痪通常在 24 小时内。过去通常通过脊髓造影来诊断,如今推荐 CT 扫描或更有效的 MRI 等影像学检查。治疗上通常选择抗生素联合手术引流。与脊髓血肿一样,神经功能恢复取决于治疗前压迫的持续时间和神经功能损害的严重程度。

(尹天泽　译,潘科　校)

参考文献

1. Tryba M. [Epidural regional anesthesia and low molecular heparin: Pro]. Anasthesiol Intensivmed Notfallmed Schmerzther 1993; 28: 179-81.

2. Vandermeulen EP, Van Aken H, Vermylen J. Anticoagulants and spinal-epidural anesthesia. Anesth Analg 1994; 79: 1165-77.

3. Moen V, Dahlgren N, Irestedt L. Severe neurological complications after central neuraxial blockades in Sweden 1990-1999. Anesthesiology 2004; 101: 950-9.

4. Horlocker TT, Vandermeuelen E, Kopp SL, Gogarten W, Leffert LR, Benzon HT. Regional Anesthesia in the Patient Receiving Antithrombotic or Thrombolytic Therapy: American Society of Regional Anesthesia and Pain Medicine Evidence-Based Guidelines (Fourth Edition). Reg Anesth Pain Med 2018; 43: 263-309.

5. Benzon HT, Avram MJ, Benzon HA, Kirby-Nolan M, Nader A. Factor VII levels and international normalized ratios in the early phase of warfarin therapy. Anesthesiology 2010; 112: 298-304.

6. Odoom JA, Sih IL. Epidural analgesia and anticoagulant therapy. Experience with one thousand cases of continuous epidurals. Anaesthesia 1983; 38: 254-9.

7. Horlocker TT, Wedel DJ, Schlichting JL. Postoperative epidural analgesia and oral anticoagulant therapy. Anesth Analg 1994; 79: 89-93.

8. Wu CL, Perkins FM. Oral anticoagulant prophylaxis and epidural catheter removal. Reg Anesth 1996; 21: 517-24.

9. Parvizi J, Viscusi ER, Frank HG, Sharkey PF, Hozack WJ, Rothman RR. Can epidural anesthesia and warfarin be coadministered? Clin Orthop Relat Res 2007; 456: 133-7.

10. Rao TL, El-Etr AA. Anticoagulation following placement of epidural and subarachnoid catheters: an evaluation of neurologic sequelae. Anesthesiology 1981; 55: 618-20.

11. Ruff RL, Dougherty JH, Jr. Complications of lumbar puncture followed by anticoagulation. Stroke 1981; 12: 879-81.

12. Liu SS, Mulroy MF. Neuraxial anesthesia and analgesia in the presence of standard heparin. Reg Anesth Pain Med 1998; 23: 157-63.

13. Sandhu H, Morley-Forster P, Spadafora S. Epidural hematoma following epidural analgesia in a patient receiving unfractionated heparin for thromboprophylaxis. Reg Anesth Pain Med 2000; 25: 72-5.

14. Greaves JD. Serious spinal cord injury due to haematomyelia caused by spinal anaesthesia in a patient treated with low-dose heparin. Anaesthesia 1997; 52: 150-4.

15. Horlocker TT, Wedel DJ, Rowlingson JC, Enneking FK, Kopp SL, Benzon HT, Brown DL, Heit JA, Mulroy MF, Rosenquist RW, Tryba M, Yuan CS. Regional anesthesia in the patient receiving antithrombotic or thrombolytic therapy: American Society of Regional Anesthesia and Pain Medicine Evidence-Based Guidelines (Third Edition). Reg Anesth Pain Med 2010; 35: 64-101.

16. Bergqvist D, Lindblad B, Matzsch T. Low molecular weight heparin for thromboprophylaxis and epidural/spinal anaesthesia--is there a risk? Acta Anaesthesiol Scand 1992; 36: 605-9.

17. Horlocker TT, Wedel DJ. Neuraxial block and low-molecular-weight heparin: balancing perioperative analgesia and thromboprophylaxis. Reg Anesth Pain Med 1998; 23: 164-77.

18. Horlocker TT, Wedel DJ, Benzon H, Brown DL, Enneking FK, Heit JA, Mulroy MF, Rosenquist RW, Rowlingson J, Tryba M, Yuan CS. Regional anesthesia in the anticoagulated patient: defining the risks (the second ASRA Consensus Conference on Neuraxial Anesthesia and Anticoagulation). Reg Anesth Pain Med 2003; 28: 172-97.

19. Schroeder DR. Statistics: detecting a rare adverse drug reaction using spontaneous reports. Reg Anesth Pain Med 1998; 23: 183-9.

20. Geerts WH, Bergqvist D, Pineo GF, Heit JA, Samama CM, Lassen MR, Colwell CW. Prevention of venous thromboembolism: American College of Chest Physicians Evidence-Based Clinical Practice Guidelines (8th Edition). Chest 2008; 133: 381S-453S.

21. Eriksson BI, Quinlan DJ, Weitz JI. Comparative pharmacodynamics and pharmacokinetics of oral direct thrombin and factor xa inhibitors in development. Clin Pharmacokinet 2009; 48: 1-22.

22. CLASP: a randomised trial of low-dose aspirin for the prevention and treatment of pre-eclampsia among 9364 pregnant women. CLASP (Collaborative Low-dose Aspirin Study in Pregnancy) Collaborative Group. Lancet 1994; 343: 619-29.

23. Horlocker TT. Regional anesthesia and analgesia: Are the benefits worth the risks? In: Chaney MA, ed. Regional Anesthesia for Cardiac Surgery Baltimore: Lippincott Williams and Wilkins, 2002: 139-62.

24. Horlocker TT, Wedel DJ, Schroeder DR, Rose SH, Elliott BA, McGregor DG, Wong GY. Preoperative antiplatelet therapy does not increase the risk of spinal hematoma associated with regional anesthesia. Anesth Analg 1995; 80: 303-9.

25. Baker AS, Ojemann RG, Swartz MN, Richardson EP, Jr. Spinal epidural abscess. N Engl J Med 1975; 293: 463-8.

26. Ready LB, Helfer D. Bacterial meningitis in parturients

after epidural anesthesia. Anesthesiology 1989; 71: 988-90.

27. Ericsson M, Algers G, Schliamser SE. Spinal epidural abscesses in adults: review and report of iatrogenic cases. Scand J Infect Dis 1990; 22: 249-57.

28. Wang LP, Hauerberg J, Schmidt JF. Incidence of spinal epidural abscess after epidural analgesia: a national 1-year survey. Anesthesiology 1999; 91: 1928-36.

29. Weed LH, Wegeforth P, Ayer JB, Felton LD. The production of meningitis by release of cerebrospinal fluid during an experimental septicemia. JAMA 1919; 72: 190-3.

30. Carp H, Bailey S. The association between meningitis and dural puncture in bacteremic rats. Anesthesiology 1992; 76: 739-42.

31. Teele DW, Dashefsky B, Rakusan T, Klein JO. Meningitis after lumbar puncture in children with bacteremia. N Engl J Med 1981; 305: 1079-81.

32. Bader AM, Gilbertson L, Kirz L, Datta S. Regional anesthesia in women with chorioamnionitis. Reg Anesth 1992; 17: 84-6.

33. Darchy B, Forceville X, Bavoux E, Soriot F, Domart Y. Clinical and bacteriologic survey of epidural analgesia in patients in the intensive care unit. Anesthesiology 1996; 85: 988-98.

34. Jakobsen KB, Christensen MK, Carlsson PS. Extradural anaesthesia for repeated surgical treatment in the presence of infection. Br J Anaesth 1995; 75: 536-40.

35. Bengtsson M, Nettelblad H, Sjoberg F. Extradural catheter-related infections in patients with infected cutaneous wounds. Br J Anaesth 1997; 79: 668-70.

36. Horlocker TT, Wedel DJ. Regional anesthesia in the immunocompromised patient. Reg Anesth Pain Med 2006; 31: 334-45.

37. Hughes SC, Dailey PA, Landers D, Dattel BJ, Crombleholme WR, Johnson JL. Parturients infected with human immunodeficiency virus and regional anesthesia. Clinical and immunologic response. Anesthesiology 1995; 82: 32-7.

38. Avidan MS, Groves P, Blott M, Welch J, Leung T, Pozniak A, Davies E, Ball C, Zuckerman M. Low complication rate associated with cesarean section under spinal anesthesia for HIV-1-infected women on antiretroviral therapy. Anesthesiology 2002; 97: 320-4.

39. Bremerich DH, Ahr A, Buchner S, Hingott H, Kaufmann M, Faul-Burbes C, Kessler P. [Anesthetic regimen for HIV positive parturients undergoing elective cesarean section]. Anaesthesist 2003; 52: 1124-31.

40. Hebl JR. The importance and implications of aseptic techniques during regional anesthesia. Reg Anesth Pain Med 2006; 31: 311-23.

41. Saloojee H, Steenhoff A. The health professional's role in preventing nosocomial infections. Postgrad Med J 2001; 77: 16-9.

42. Olsen RJ, Lynch P, Coyle MB, Cummings J, Bokete T, Stamm WE. Examination gloves as barriers to hand contamination in clinical practice. Jama 1993; 270: 350-3.

43. Rathmell JP, Lake T, Ramundo MB. Infectious risks of chronic pain treatments: injection therapy, surgical implants, and intradiscal techniques. Reg Anesth Pain Med 2006; 31: 346-52.

44. Couzigou C, Vuong TK, Botherel AH, Aggoune M, Astagneau P. Iatrogenic Streptococcus salivarius meningitis after spinal anaesthesia: need for strict application of standard precautions. J Hosp Infect 2003; 53: 313-4.

45. Molinier S, Paris JF, Brisou P, Amah Y, Morand JJ, Alla P, Carli P. [2 cases of iatrogenic oral streptococcal infection: meningitis and spondylodiscitis]. Rev Med Interne 1998; 19: 568-70.

46. Schneeberger PM, Janssen M, Voss A. Alpha-hemolytic streptococci: a major pathogen of iatrogenic meningitis following lumbar puncture. Case reports and a review of the literature. Infection 1996; 24: 29-33.

47. Trautmann M, Lepper PM, Schmitz FJ. Three cases of bacterial meningitis after spinal and epidural anesthesia. Eur J Clin Microbiol Infect Dis 2002; 21: 43-5.

48. Horlocker TT, Birnbach DJ, Connis RT, Nickinovich DG, Palmer CM, Pollock JE, Rathmell JP, Rosenquist RW, Swisher JL, Wu CL. Practice advisory for the prevention, diagnosis, and management of infectious complications associated with neuraxial techniques: a report by the American Society of Anesthesiologists Task Force on infectious complications associated with neuraxial techniques. Anesthesiology 2010; 112: 530-45.

49. Birnbach DJ, Stein DJ, Murray O, Thys DM, Sordillo EM. Povidone iodine and skin disinfection before initiation of epidural anesthesia. Anesthesiology 1998; 88: 668-72.

50. Kinirons B, Mimoz O, Lafendi L, Naas T, Meunier J, Nordmann P. Chlorhexidine versus povidone iodine in preventing colonization of continuous epidural catheters in children: a randomized, controlled trial. Anesthesiology 2001; 94: 239-44.

51. Wedel DJ, Horlocker TT. Regional anesthesia in the febrile or infected patient. Reg Anesth Pain Med 2006; 31: 324-33.

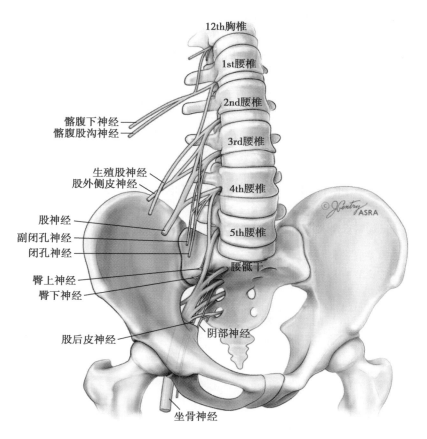

图 16.1　腰丛和骶丛的神经支配

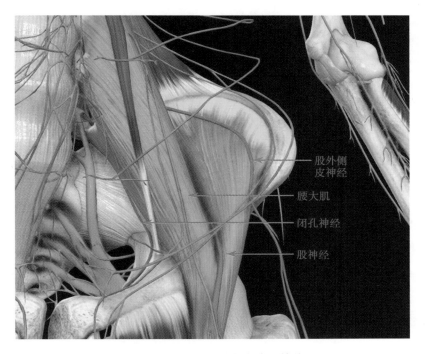

图 16.2　腰丛分支阻滞与腰大肌的关系

16.3　周围神经阻滞技术（表 16.1）

表 16.1　周围神经阻滞技术

阻滞名称	适应证	覆盖范围	并发症	方法
腰丛神经阻滞/髂筋膜阻滞	髋关节手术，下肢手术	股神经、闭孔神经和股外侧皮神经	出血和血肿，对周围结构的损害	• 基于解剖标志定位 • 神经刺激仪引导 • 超声引导（三叶草影像） • 联合
股神经阻滞	膝关节手术（全膝关节置换术，前交叉韧带重建术）	大腿前部和其余股神经的感觉支配区域	血肿、神经损伤、股四头肌无力和跌倒	• 神经刺激仪引导 • 超声引导
髂筋膜阻滞	髋关节手术 膝关节手术	股神经、闭孔神经和股外侧皮神经	出血、股四头肌无力和跌倒	• 基于解剖标志定位 • 超声引导（腹股沟下入路和腹股沟上入路）
股外侧皮神经	涉及该区域的慢性疼痛综合征及 STSG 的分布	大腿外侧	神经损伤	• 基于解剖标志定位 • 超声引导
关节囊周围神经阻滞	髋部骨折	股神经和闭孔神经支配髋关节的关节支	血肿	• 超声引导
闭孔神经阻滞	膝关节手术（辅助或应急阻滞）	大腿内侧和膝关节内侧	神经损伤	• 超声引导 • 神经刺激仪引导
收肌管阻滞（该阻滞技术将单独讨论，因为它可能成为下肢最常见的周围神经阻滞技术之一）	膝关节手术	隐神经和闭孔神经分支	神经损伤	超声引导
腘动脉与膝关节囊间的注射	膝关节手术	感觉分支支配膝关节后囊	血肿、足下垂、神经损伤	超声引导
坐骨神经阻滞	下肢手术联合股神经组织，膝关节以下手术	大腿后部和膝关节以下的区域，除了由隐神经支配的内侧部分	血肿、神经损伤、下肢无力和足下垂	• 基于解剖标志定位 • 神经刺激仪引导（从近端到远端的多种方法） • 超声引导（多种方法）
踝部阻滞	前足手术	• 胫后 • 腓骨浅表 • 腓骨深面 • 腓肠神经 • 隐神经	血肿、神经损伤	• 基于解剖标志定位 • 神经刺激仪引导（胫后入路） • 超声引导

16.4　收肌管阻滞（ACB）（图 16.3）

－全膝关节置换术（TKA）后作为股神经阻滞镇痛技术的替代方法，在膝关节以下手术中作为坐骨神经阻滞的补充。

－具有避免股四头肌的运动功能阻滞的优势。

－TKA 术后 ACB 是否提供与 FNB 类似的镇痛效果一直是多项 RCT 争论的焦点。迄今为止，大多数证据表明，在多模式镇痛方案的背景下，TKA 术中 ACB 镇痛效果不劣于 FNB。

－目前，关于 ACB 的问题尚未达成共识。内收肌从股骨三角区的顶点延伸到内收肌间隙。有时，操作者将局部麻醉药注射在股骨下区域内，股骨远端三角区域处，尤其是在放置导管的病例中且希望使导管远离手术区域（膝部手术）的情况下。临床上，其作用可能是：①局部麻醉药向股神经近端扩散，导致股四头肌无力；②神经累及股内侧，对股四头肌的部分区域产生影响。

－最新证据表明，向收肌管远端注射会累及腘窝神经丛，可能足以覆盖膝关节后囊。

16.5　下肢 PNB 的并发症

PNB 后的不良反应可分为两类：①与阻滞技术有关的并发症；②与阻滞技术无关的并发症。与阻断技术有关的并发症包括：血肿形成、神经损伤、局部麻醉药物全身毒性反应和对周围结构的损伤。其他并发症与进行神经阻滞的临床情况有关。这些并发症包括：跌倒、筋膜间隙综合征诊断延误与漏诊、与抗凝药物合用有关的出血相关并发症。

16.5.1　神经损伤

PNB 的操作方法已从基于解剖和神经异感的技术发展到神经电刺激引导和如今的超声引导技术。这些进展极大地改善了周围神经阻滞的成功率和质量。迄今为止，尚无确凿的数据来确认任意两种神经阻滞技术之间在避免神经损伤方面具有显著优势。

掌握神经解剖对于了解神经损伤的机制至关重要。神经损伤的发生率难以估计，且在很大程度上取决于神经损伤的定义。后者可以根据严重程度分为不同等级，

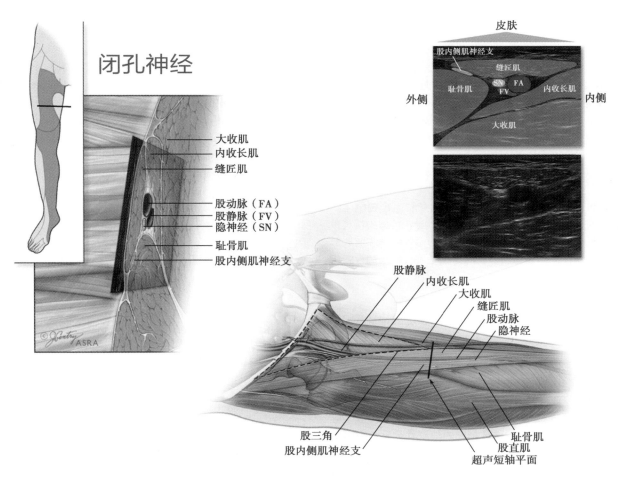

图 16.3　收肌管阻滞的解剖学和超声解剖学

也可以根据神经失能、轴突断裂和神经断裂进行分类。神经损伤的恢复及其时间范围在很大程度上取决于初始损伤的严重程度。

16.5.2　跌倒

文献中可以找到证据来支持或反对 PNB 是否是导致跌倒的直接原因，尤其是在矫形外科手术后。众所周知，针对下肢的某些神经阻滞会导致患者下肢肌力下降，这可能导致围手术期跌倒的可能性增加。但全面的跌倒预防计划，包括对围手术期医疗提供者和患者进行的教育，会使跌倒发生率降低。

16.5.3　筋膜间隙综合征诊断延误与漏诊

急性筋膜间隙综合征（acute compartment syndrome，ACS）主要依据临床症状进行诊断。疼痛是该诊断的主要标准之一。神经阻滞是否会掩盖由 ACS 引起的疼痛尚有争议。了解下肢不同肌筋膜室的解剖结构以及损伤机制对于将 ACS 的发生风险进行临床分级至关重要。建议在高危病例中使用的局部麻醉剂按照最小有效量和浓度的标准进行。与矫形外科医师就急性疼痛治疗措施有关的镇痛计划进行详细信息沟通，这是防止在 PNB 后发生 ACS 情况中出现诊断延误和漏诊的关键。

16.5.4　局部麻醉药全身毒性（LAST）

最近的研究结果显示，使用超声引导技术可能与 LAST 发生率降低有关。应在所有实施 PNB 的部门和场所放置 ASRA 或 LAST 治疗流程单。LAST 发生的危险因素包括高龄、女性、肌肉量较少、心脏和肝脏疾病患者。同样需要重视的还包括，充分意识到 LAST 的发作在某些情况下可能发生延迟。

16.5.5　连续 PNB 后感染

目前已经发现，连续的神经周围导管上出现微生物定植的发生率在 5%~15%。然而，这些导管的感染情况极为少见。导管周围感染主要与导管的留置时间和留置部位有关。评估体表穿刺部位的情况是每日随访的重要组成部分。

16.6　下肢 PNB 的价值导向实践

PNB 一直都是下肢关节置换术后各种强化恢复方案中的重要组成部分。PNB 通常作为多模式镇痛方案的一部分，尤其是在 TKA 病例中。PNB 的使用能够改善术后镇痛效果、缩短住院时间并减少阿片类药物的消耗量。尽管我们不能将这些益处仅归因于区域麻醉技术的应用，但是区域麻醉技术通常都能因地制宜地整合到围手术期医疗行为中。

美国矫形外科医师学会推荐在 TKA 患者中使用 PNB，并引用了相关证据支持该建议。源于 ASRA 和 ESRA 证据支持的 TKA 围手术期治疗临床路径也得出相同的结论。此外，医疗保健组织认可联合委员会（Joint Commission on Accreditation of Healthcare Organizations，JCAHO）和美国麻醉科医师协会正在跟踪与下肢关节置换术区域麻醉相关的临床数据，并作为不同机构的绩效评估指标。美国医保服务中心目前正在考虑将此绩效指标纳入基于绩效的奖励支付系统（Merit based Incentive Payment System，MIPS）中。

日间病房内神经周围导管的使用以及使用辅助剂延长神经阻滞持续时间的优势，还使某些操作从住院环境转移到日间病房环境成为可能。这些操作包括踝部骨折的切开复位和内固定，以及其他下肢矫形外科创伤手术。

（李佳霖 译，杨涛 校）

参考文献

1. Tran Q, Salinas FV, Benzon HT, Neal JM. Lower extremity regional anesthesia: essentials of our current understanding. Reg Anesth Pain Med. 2019.

2. Giron-Arango L, Peng PWH, Chin KJ, Brull R, Perlas A. Pericapsular Nerve Group (PENG) Block for Hip Fracture. Reg Anesth Pain Med. 2018; 43: 859-63.

3. Burckett-St Laurant D, Peng P, Giron Arango L, Niazi AU, Chan VW, Agur A, et al. The Nerves of the Adductor Canal and the Innervation of the Knee: An Anatomic Study. Reg Anesth Pain Med. 2016; 41: 321-7.

4. Kampitak W, Tansatit T, Tanavalee A, Ngarmukos S. Optimal location of local anesthetic injection into the interspace between the popliteal artery and posterior capsule of the knee (iPACK) for posterior knee pain after total knee arthroplasty: an anatomical and clinical study. Korean J Anesthesiol. 2019.

5. Niesen AD, Harris DJ, Johnson CS, Stoike DE, Smith HM, Jacob AK, et al. Interspace between Popliteal Artery and posterior Capsule of the Knee (IPACK) Injectate Spread: A Cadaver Study. J Ultrasound Med. 2019; 38: 741-45.

6. Elkassabany NM, Antosh S, Ahmed M, Nelson C, Israelite C, Badiola I, et al. The Risk of Falls After Total Knee Arthroplasty with the Use of a Femoral Nerve Block Versus an Adductor Canal Block: A Double-Blinded Randomized Controlled Study. Anesth Analg. 2016; 122: 1696-703.

7. Jaeger P, Nielsen ZJ, Henningsen MH, Hilsted KL, Mathiesen O, Dahl JB. Adductor canal block versus femoral nerve block and quadriceps strength: a randomized, double-blind, placebo-controlled, crossover study in healthy volunteers. Anesthesiology. 2013; 118: 409-15.

8. Gao F, Ma J, Sun W, Guo W, Li Z, Wang W. Adductor Canal Block Versus Femoral Nerve Block for Analgesia After Total Knee Arthroplasty: A Systematic Review and Meta-analysis. Clin J Pain. 2017; 33: 356-68.

9. Jaeger P, Zaric D, Fomsgaard JS, Hilsted KL, Bjerregaard

J, Gyrn J, et al. Adductor canal block versus femoral nerve block for analgesia after total knee arthroplasty: a randomized, double-blind study. Regional anesthesia and pain medicine. 2013; 38: 526-32.

10. Neal JM, Barrington MJ, Brull R, Hadzic A, Hebl JR, Horlocker TT, et al. The Second ASRA Practice Advisory on Neurologic Complications Associated With Regional Anesthesia and Pain Medicine: Executive Summary 2015. Reg Anesth Pain Med. 2015; 40: 401-30.

11. Memtsoudis SG, Danninger T, Rasul R, Poeran J, Gerner P, Stundner O, et al. Inpatient falls after total knee arthroplasty: the role of anesthesia type and peripheral nerve blocks. Anesthesiology. 2014; 120: 551-63.

12. Finn DM, Agarwal RR, Ilfeld BM, Madison SJ, Ball ST, Ferguson EJ, et al. Fall Risk Associated with Continuous Peripheral Nerve Blocks Following Knee and Hip Arthroplasty. Medsurg Nurs. 2016; 25: 25-30, 49.

13. Ilfeld BM, Duke KB, Donohue MC. The association between lower extremity continuous peripheral nerve blocks and patient falls after knee and hip arthroplasty. Anesth Analg. 2010; 111: 1552-4.

14. Kim TE, Mariano ER. Developing a multidisciplinary fall reduction program for lower-extremity joint arthroplasty patients. Anesthesiol Clin. 2014; 32: 853-64.

15. Elliott KG, Johnstone AJ. Diagnosing acute compartment syndrome. J Bone Joint Surg Br. 2003; 85: 625-32.

16. Olson SA, Glasgow RR. Acute compartment syndrome in lower extremity musculoskeletal trauma. J Am Acad Orthop Surg. 2005; 13: 436-44.

17. Neal JM, Hsiung RL, Mulroy MF, Halpern BB, Drag-nich AD, Slee AE. ASRA Checklist Improves Trainee Performance During a Simulated Episode of Local Anesthetic Systemic Toxicity. Reg Anesth Pain Med. 2012; 37: 8-15.

18. Neal JM, Mulroy MF, Weinberg GL. American Society of Regional Anesthesia and Pain Medicine checklist for managing local anesthetic systemic toxicity: 2012 version. Reg Anesth Pain Med. 2012; 37: 16-8.

19. Aguilar JL, Domingo V, Samper D, Roca G, Vidal F. Long-term brachial plexus anesthesia using a subcutaneous implantable injection system. Case report. Reg Anesth. 1995; 20: 242-5.

20. Borgeat A, Blumenthal S, Lambert M, Theodorou P, Vienne P. The feasibility and complications of the continuous popliteal nerve block: a 1001-case survey. Anesth Analg. 2006; 103: 229-33, table of contents.

21. Capdevila X, Bringuier S, Borgeat A. Infectious risk of continuous peripheral nerve blocks. Anesthesiology. 2009; 110: 182-8.

22. Capdevila X, Pirat P, Bringuier S, Gaertner E, Singelyn F, Bernard N, et al. Continuous peripheral nerve blocks in hospital wards after orthopedic surgery: a multicenter prospective analysis of the quality of postoperative analgesia and complications in 1,416 patients. Anesthesiology. 2005; 103: 1035-45.

23. Kopp SL, Borglum J, Buvanendran A, Horlocker TT, Ilfeld BM, Memtsoudis SG, et al. Anesthesia and Analgesia Practice Pathway Options for Total Knee Arthroplasty: An Evidence-Based Review by the American and European Societies of Regional Anesthesia and Pain Medicine. Reg Anesth Pain Med. 2017; 42: 683-97.

第五部分

产科麻醉

第 17 章

妊娠与药物滥用

Lisa Leffert

17.1　引言

妊娠期违禁药物的使用涉及患者自身因素和健康的社会决定因素之间复杂的相互作用。管理此类患者既是挑战，也是重要机遇。滥用药物提高了孕妇意外用药过量、感染性疾病和围产期死亡率的风险。了解这些药物的生理学影响和最佳的麻醉实施方法，可提高麻醉科医师能力，以安全、有效和客观的方式管理此类患者。本文将介绍妊娠期药物滥用的流行病学和危险因素，探讨妊娠期使用最多的药物和相关健康影响，以便于为患者制订分娩镇痛和剖宫产相关麻醉以及产后疼痛管理的新策略。

17.2　妊娠期药物滥用的流行病学研究

2019 年美国药物使用和健康调查的数据显示，5.8%的孕妇在妊娠第 1 个月使用违禁药物（前 3 个月为 9.7%；中 3 个月为 4.9%；后 3 个月为 3.3%）。育龄期非受孕妇女首月使用违禁药物的比例为 16.6%，在最年轻年龄组（18~25 岁）中发生率最高。

据估计，女性约占滥用药物患者的 40%。随着更多成瘾性药物的使用增加，这种性别不对等现象逐渐减少。全世界最常见的违禁药物是大麻，其次是苯丙胺和阿片类药物。受孕期间，孕妇使用最普遍的是烟草，其次是酒精、大麻、可卡因，然后是其他违禁药物。在这种情况下，多种药物使用变得很常见。与美国城市相比，美国乡村地区苯丙胺和烟草的使用增长最为迅速。

尿液、血液、胎粪、头发、脐带组织样本可用于筛查违禁药物。被动接触和处方药也可能导致产妇筛查出现阳性结果。美国各州法律对受孕期间提供的药物使用报告有所不同。其中自我报告往往低估了药物的实际使用情况。没有一项筛查被证明是准确的。在对 5 项常见的筛查进行比较后，只有 2 项可恰当识别出孕妇使用违禁药

物的情况，说明还需要进一步研究和开发。

17.3　阿片类药物

随着阿片类药物普遍滥用，孕妇占比急剧上升。一般来说，内科医师会给孕妇开具阿片类药物治疗孕期常见并发症，如背痛、头痛和腹痛。一项回顾性调查发现，14.4% 的商业保险孕妇和 21.6% 的政府医保孕妇使用过阿片类药物。此外，氢可酮和羟考酮通常被用于治疗剖宫产术后疼痛。这些药物以往被认为在孕期使用是低风险的。2016 年，美国 FDA 发布一份关于即释阿片类药物的警告，强调了"误用、滥用、上瘾、过量和死亡"的风险。这些滥用的阿片类药物包括非医疗用途的羟考酮和二乙酰吗啡、半合成阿片类药物，以及芬太尼等新近合成的阿片类药物。阿片类药物滥用中增长最快的是芬太尼和其他合成阿片类药物。高效能（比吗啡强 100 倍）和易于合成的特性，使其成为一种特别危险和容易滥用的药物。芬太尼也可与二乙酰吗啡混合使用。加拿大最近的一项分析显示，被查封的假冒盐酸羟考酮控释片中有 89% 为芬太尼。使用拮抗剂纳洛酮可减少药物过量导致的死亡。

其他被滥用的阿片类药物还包括口服的奥施康定或静脉注射型吗啡制剂，以及用于阿片类替代疗法的丁丙诺啡和美沙酮。同时还存在处方药阿片类药物和二乙酰吗啡的交叉滥用。非医疗用途的多种阿片类药物滥用和二乙酰吗啡吸食者的过渡有关，二乙酰吗啡吸食者在非医疗用途阿片类药物使用人群中的比例是前一年的 4 倍。

2017 年，美国 FDA 发布另一项警告，建议母乳喂养的母亲不应使用可待因或曲马多。这一警告的依据是，孕妇如先天性 CYP2D6 代谢亢进，可导致母乳中吗啡残留过量，进而引起潜在的新生儿吗啡过量和呼吸抑制。这一警告也道出了一些医师的担忧，即担心更有效的阿片类药物将取代常见的止痛药。

17.3.1　对胎儿和孕产妇的影响

孕妇前 3 个月暴露于多种阿片类药物，会增加胎儿

神经管发育缺陷发生率(校正 OR 2.2,95% CI 1.2~24.2)。尽管这项研究与动物研究的结果一致,但仍存在回忆偏倚。此外,在受孕期间服用或依赖阿片类药物的孕妇被发现以下事件发生率增加,剖宫产风险(校正 OR 1.2,95% CI 1.1~1.3)、羊水过多(校正 OR 1.7,95% CI 1.6~1.9)、早产(校正 OR 2.1,95% CI 2.0~2.3)、胎儿宫内发育迟缓(校正 OR 2.7,95% CI 2.4~2.9)。这些孕妇的住院时间延长(校正 OR 2.2,95% CI 2.0~2.5),住院死亡率(校正 OR 4.6,95% CI 1.8~12.1)增加。另一项回顾性研究即使调整了机构和个人混杂因素,阿片类药物使用者的心搏骤停或急性心肌梗死的发生率也是非阿片类药物使用者的 1.8 倍。

滥用阿片类药物的妇女更有可能吸烟和滥用其他药物,也更可能伴发一些传染病(如艾滋病、乙型肝炎或丙型肝炎)。一般来说,这些妇女容易合并有未经治疗的精神疾病和性乱交史,这将导致更频繁的受孕。随之引起的产前检查缺失也增加了妊娠并发症的发生率。

根据最近的 meta 分析,受孕期间一般不建议进行急性戒毒,主要是因其不会降低新生儿阿片类药物戒断综合征(neonatal opioid withdrawal syndrome,NOWS)的发生率,且复发率高。美国妇产科医师协会(American College of Obstetricians and Gynecologists,ACOG)建议用美沙酮或丁丙诺啡进行阿片类药物替代治疗时还需辅助相关咨询和产前检查。尽管美沙酮是经典的阿片类替代药物,但丁丙诺啡由于使用更方便(一次使用可持续多天,而不需要每天去诊所)以及可显著降低新生儿戒断综合征的持续时间和严重程度,在受孕期间越来越流行。很少有孕妇可以接受肌内注射长效阿片类拮抗剂(即纳曲酮)的治疗方式。

17.3.2　麻醉/疼痛管理

了解阿片类药物滥用导致的生理变化以及阿片类替代疗法的药理学,有助于应对其对围产期麻醉带来的挑战。在可行的情况下,产前麻醉咨询可以帮助患者与医师建立信任,并提供讨论多模式治疗方案的机会。许多患者更希望椎管内使用阿片类药物从而避免全身应用阿片类药物。

长期服用阿片类药物的妇女通常对镇痛药具有耐受性,可能是由疼痛通路的慢性变化以及丁丙诺啡对 μ 受体的高亲和力。丁丙诺啡会与其他阿片类药物竞争 μ 受体,影响镇痛效果,且不建议静脉注射丁丙诺啡和含有少量纳洛酮的舒倍生。丁丙诺啡是孕妇使用舒倍生后减少胎儿纳洛酮吸收的常用选择。对母亲而言,纳洛酮口服生物利用度低。重要的是,接受阿片替代治疗的产妇在进行无痛分娩或椎管内麻醉时不能使用混合受体激动剂/拮抗药(如纳布啡、布托啡诺),因其可能会导致母亲和胎儿的戒断反应。如怀疑出现戒断反应(症状包括心动过速、高血压、高热、发汗、鼻漏、打哈欠、失眠、腹部痉挛、恶心和呕吐),应立即与精神科或戒毒机构协商,并使用阿片类药物进行临时治疗。正在接受美沙酮治疗的妇女,应与医师确认使用剂量,并在受孕期间按需调整剂量。

如无其他禁忌,椎管内阻滞对无痛分娩或剖宫产手术麻醉非常理想,也可采用自控吸入氧化亚氮进行分娩镇痛。研究表明,使用美沙酮和丁丙诺啡的产妇与其各自对照组相比,进行椎管内麻醉时疼痛评分差异不大。但在剖宫产术后,这类患者对镇痛药需求量和对照组相比差异显著。具体而言,美沙酮治疗的产妇需要额外增加 70% 的镇痛药,而使用丁丙诺啡的产妇需要额外增加 47% 的镇痛药。另外,这些产妇并不能耐受阿片类药物增量或辅助药物带来的镇静作用,因其增加呼吸抑制风险以及由此可能导致的死亡风险。

目前重点是,在经阴道分娩和剖宫产后推广阿片类药物节俭疗法。最近一项前瞻性研究表明,配发的药片数量与产后继续服用的药片数量有关。但是,药物使用剂量与疼痛控制程度、患者满意度或额外处方药补充需求没有直接关系。一项后续研究综合了医师意见和患者意愿,使患者能够选择出院时接受的阿片类药物数量(少于 40)。与标准的医院处方相比,阿片类药物处方数量减少 50%,且未增加再注射率或降低患者满意度。最近一次试验则从剖宫产后疼痛管理中取消了阿片类药物,结果显示在保持疼痛控制水平不变的情况下,患者住院期间口服阿片类药物的比例由 68% 降为 45%,出院后口服阿片类药物的比例由 90% 降为 40%。

17.3.3　要点和提示

除非有剖宫产的产科指征,否则尽可能经阴道分娩。

避免激动-拮抗剂(如纳布啡)用于分娩镇痛或用于治疗椎管内镇痛相关副作用(如瘙痒)。

分娩时丁丙诺啡的使用注意事项如下:

* 常规剂量的优点:持续阿片类替代治疗,减少复发风险;缺点:影响分娩期阿片类药物的效果。
* 分次给药(3~4 次/d)的优点:可能会有额外的镇痛作用;缺点:可能会用错剂量。

应实施多模式镇痛。可早期实施硬膜外或腰-硬联合穿刺置管镇痛,有助于更好地管理分娩疼痛,并在需要剖宫产麻醉时可直接在此基础上提供麻醉。患者出现无法控制的疼痛,则提示硬膜外导管可能置入失败。

剖宫产术后疼痛的管理上,慎用阿片类药物是关键。除非有禁忌证,否则应常规使用非甾体抗炎药,可选择对乙酰氨基酚控制疼痛;考虑术前服用泰诺的剂量和术中静脉注射酮咯酸的剂量;在最初的 12~24 小时内,椎管内给予阿片类药物(如硫酸吗啡)+/–局部麻醉药(如 PCEA)。如为择期剖宫产,考虑"复合麻醉",给予腰麻+低位腰段硬膜外,是最佳的产后疼痛管理方案;也可考虑椎管内复合其他药物,包括但不限于蛛网膜下腔或硬膜外给予可乐定。

腹横肌平面阻滞(transverse abdominal plane,TAP)的镇痛效果,在长期鞘内应用阿片类药物(如吗啡)的患者中尚未得到证实,对剧烈疼痛患者的镇痛效果尚不清楚;一些 TAP 相关报告指出,孕妇会出现与阻滞相关的癫痫发作和局部麻醉药入血,因此有人建议减少 TAP 剂量和/或选择在产后进行 TAP。

最近的系统评价显示，没有椎管内应用吗啡时，腰方肌阻滞后可提供额外的剖宫产术后镇痛，但关于腰方肌阻滞对比腹横肌阻滞或椎管内应用吗啡的数据不足；其对孕妇的影响还不明确。

可考虑低剂量静脉给予氯胺酮。最近一项 meta 分析提示，不建议在成年患者围手术期使用加巴喷丁类药物，但还未探讨其对药物滥用孕妇的影响；如需额外阿片类药物（如通过口服或静脉术后镇痛泵），强烈考虑进行呼吸监测；长期使用纳洛酮（阿片类拮抗剂）治疗的患者，需要采用非阿片类止痛药治疗策略。

在母乳喂养上，无论美沙酮和丁丙诺啡的使用剂量多少，母乳中都可检测出少量成分；如果没有 HIV 或其他药物滥用，鼓励妇女在稳定的养育方式下进行母乳喂养。母乳喂养的优点是母婴关系密切，免疫力高，可能降低 NAS。

出院计划最好包括：与产科医师一起进行早期产后访视（例如 2 周时）；产后麻醉随访；如果继续阿片类药物维持治疗，则需明确说明给药方法；如果使用阿片类药物进行产后镇痛，则应提供阿片类药物减量治疗计划。

17.4　大麻

2019 年，有 5.4% 的孕妇在过去 1 个月里使用过大麻，受孕初期比例最高（9.1%）。由于大麻在普通人群中的使用越来越多，多达 70% 的孕妇和非孕妇认为在受孕期间使用大麻是安全的。最近人工合成大麻的使用率一直在增加，导致相关急诊科室的就诊率开始增加。大麻使用者通常还合并滥用多种物质，因此很难区分大麻的具体效果。

大麻含有超过 400 种化合物（>60 种大麻素），其中四氢大麻酚（THC）是精神类药物。大麻激活两个 G 蛋白偶联受体，一个位于中枢神经系统，另一个位于外周神经系统。大麻是一种高脂溶性的药物，分布在脂肪组织中且半衰期很长（代谢产物可维持 7 天或 1 个月）。

17.4.1　对孕产妇和胎儿的影响

大麻对神经系统的作用主要是引起兴奋、焦虑、镇痛和食欲减退。其药理作用包括止吐、止痛和缓解痉挛。其对自主神经系统具有双相效应，低剂量产生交感效应，高剂量产生副交感神经效应。吸入人体会导致气道和肺部损害。在停用药物 1~2 天后，孕产妇会出现轻度戒断综合征，包括焦虑、躁动、恶心和失眠等症状，最近一项 meta 分析表明，受孕期间使用大麻的妇女贫血风险更高。使用人工合成大麻可导致急性中毒综合征，表现为幻觉、谵妄和精神错乱为主的拟交感症状。也有报道称使用大麻可引起急性肾损伤、急性缺血性卒中以及死亡。

尽管结论可能受到混杂因素的影响且缺乏普遍性，一些动物实验和人体研究已证实母体使用大麻会对胎儿有害。考虑到使用大麻对神经系统发育的损害以及吸入带来的呼吸道损害，ACOG 建议在受孕和哺乳期间避免娱乐和药物使用大麻。目前，大麻对受孕期间影响的数据

结果还存在矛盾。有研究表明，吸食大麻与死胎和早产风险增加存在关联。在第二个相关研究中，控制其他变量（如吸烟、种族和使用其他非法药物）后，吸食大麻与新生儿发病风险的增加相关。然而，一项对 8 138 例在同一家机构受孕的回顾性队列研究表明，在控制其他变量后，受孕期间使用大麻与新生儿不良结局之间没有关联。

关于受孕期间接触大麻长期影响的数据很少。一项对 646 例 6 岁儿童进行的前瞻性研究发现，产前孕妇接触大量大麻与其孩子斯坦福-比奈智力量表上记忆和智力得分呈负相关。一项对 524 例 14 岁儿童进行的随访研究发现，产前孕妇接触大麻与其孩子韦氏个人成就测验的综合成绩和阅读成绩存在显著的负相关。因此，需要进行更多的研究来评估其母婴风险。

17.4.2　对麻醉的影响

如无其他禁忌，椎管内麻醉比全身麻醉更适合。

17.4.3　要点和提示

除人工合成大麻，其他药物通常很少引起血流动力学的波动，但阿托品、氯胺酮可加剧心动过速。如需全身麻醉，会出现气道分泌物增加、气道纤毛黏液清除功能受损、气道反应性增高。大麻与其他镇静剂合用产生累加效应，可能影响镇痛。低剂量时没有影响，中剂量时减轻疼痛，高剂量时增加疼痛。

17.5　酒精

孕期饮酒的全球比例约为 9.8%（95% CI 8.9~11.1），相关报道少之又少。最近一项基于人群胎粪检测的研究显示，苏格兰市中心的饮酒率高达 15%。孕期饮酒中，受孕早期的比例最高（21.8%），2019 年美国有 9.9% 的孕妇饮酒。在受孕前 3 个月饮酒的可能性更高，很可能是许多妇女当时不知道受孕，或不知道酒精对胎儿的影响。

17.5.1　酒精对孕产妇和胎儿的影响

酒精可通过多种神经递质途径刺激或抑制母体中枢神经系统，内源性阿片类物质可进一步增加酒精需求。酒精和代谢产物（乙醛）对大脑有直接毒性作用。过量饮酒可导致肝硬化、肝性脑病、凝血障碍和胃食管静脉曲张，每个不良后果都会使麻醉管理更复杂。戒酒可引起震颤、精神错乱、电解质异常和癫痫发作（即震颤性谵妄），可由苯二氮䓬类药物（含或不含右美托咪定、氟哌啶醇或可乐定）调节。

酒精能导致一种本来可预防的胎儿常见先天缺陷的发生，即胎儿酒精综合征（FAS），其的发生率超过美国所有其他先天缺陷。据估计，全球每一万人就有 14.6 人发生 FAS。精神和行为障碍、染色体异常、先天缺陷和畸形都是 FAS 患儿的共存疾病。父亲和母亲饮酒都与 FAS 有关。

17.5.2　酒精对麻醉的影响

对一般条件良好的产妇，椎管内麻醉通常比全身麻

醉更适合。

17.5.3　要点和提示

在气道管理上，应注意误吸风险（食管下段括约肌张力降低），但应注意病理性细菌定植。在肺泡最小有效浓度（MAC）上，若患者为急性中毒，MAC 降低；如为慢性中毒，则 MAC 增加。酒精对 P-450 的影响上，短期内竞争消耗 P-450，长期则增加消耗 P-450（与安定、拉贝洛尔水平下降有关）。此外，酒精可导致假性胆碱酯酶水平降低，但无显著的临床意义。

17.6　兴奋剂

兴奋剂包括可卡因和安非他命类似物，如甲基苯丙胺、甲基二氧基（能产生致幻效果）、羟基丁酸（GHB）、3、4-亚甲基二氧吡格戊酮（MDPV 或浴盐）。药物滥用者最喜欢这些药物，因它们通过释放相关的神经递质和阻断其再摄取可激活交感神经系统。安非他命的半衰期大约是可卡因的 12 倍（12 小时 vs 1 小时）。

17.6.1　对孕产妇和胎儿的影响

可卡因和安非他明都能引起病理性的多器官交感神经功能亢进，从而导致心肌缺血、心搏骤停和卒中。药物引起的高血压可模拟重度先兆子痫。2016 年之前，孕妇可卡因使用量一直在下降。但根据美国药物使用与健康调查数据显示，在加强对非法阿片类药物使用监测的背景下，孕产妇可卡因使用率从 2018 年的不到 0.1% 上升到 2019 年的 0.2%。产前使用这些兴奋剂对胎儿的影响，主要是易造成胎盘早剥、早产及紧急剖宫产。文献还未证实其与先天性缺陷之间的关联。产前甲基苯丙胺暴露与儿童行为问题之间的联系，被认为主要与早期逆境经历有关。

17.6.2　兴奋剂对麻醉的影响

椎管内镇痛或麻醉对使用兴奋剂的产妇而言有很多优势，其中包括能减少循环中儿茶酚胺并协助镇痛，这类人群由于 μ 和 κ 受体异常以及内啡肽水平的改变更易疼痛。另外，硬膜外置管镇痛也有利于这类高危人群在需要转为手术时直接经导管给药进行麻醉。最初与可卡因使用有关的血小板减少症，并没有在后续研究中被证实。潜在风险还包括血流动力学的不稳定。尽管长期使用安非他命会出现难治性低血压，但必要时使用静脉输液和血管升压素通常还是有效的。

17.6.3　要点和提示

如果可行，考虑对轻度血流动力学紊乱者予以非药物治疗，如静脉输液、患者复位和放松技术；如发生低血压，考虑使用直接作用的升压药而非间接作用的升压药，如应该使用去甲肾上腺素。避免使用选择性 β 受体阻滞剂而非 α 受体阻滞剂，拉贝洛尔（α 受体和非选择性 β 受体阻滞剂）联合硝酸甘油治疗重度高血压可能有效，

右美托咪定可用于高血压和躁动的治疗。谨记，可卡因能够竞争血浆胆碱酯酶。此类患者如接受全身麻醉，麻醉诱导时需注意气道气道，如注意烂牙、鼻中隔缺陷、呼吸道烧伤以及胃排空延迟。对急性中毒患者，应避免使用氯胺酮。此类患者常出现血管顺应性降低，如在麻醉诱导时发生高血压，可考虑硝酸盐 +/– 拉贝洛尔。在麻醉维持阶段，μ 和 κ 受体异常以及内啡肽水平的改变导致更易疼痛。根据动物研究提示，兴奋剂急性摄入会增加 MAC，兴奋剂慢性摄入则会降低 MAC。此外，还应注意监测恶性高热。

（刘洪桥　译，李秀娟　校）

参考文献

1. Results from the 2019 National Survey on Drug Use and Health: Detailed Tables. In. Substance Abuse and Mental Health Services Administration.; 2020.
2. Cook JL, Green CR, de la Ronde S, et al. Epidemiology and Effects of Substance Use in Pregnancy. J Obstet Gynaecol Canada JOGC=J d'obstetrique Gynecol du Canada JOGC. 2017; 39(10): 906-915. doi: 10.1016/j. jogc. 2017.07.005.
3. Young-Wolff KC, Tucker L-Y, Alexeeff S, et al. Trends in Self-reported and Biochemically Tested Marijuana Use Among Pregnant Females in California From 2009-2016. JAMA. 2017; 318(24): 2490-2491. doi: 10.1001/jama.2017.17225.
4. Chang G, Ondersma SJ, Blake-Lamb T, Gilstad-Hayden K, Orav EJ, Yonkers KA. Identification of substance use disorders among pregnant women: A comparison of screeners. Drug Alcohol Depend. 2019; 205: 107651. doi: 10.1016/j.drugalcdep.2019.107651.
5. Maeda A, Bateman BT, Clancy CR, Creanga AA, Leffert LR. Opioid abuse and dependence during pregnancy: temporal trends and obstetrical outcomes. Anesthesiology. 2014; 121(6): 1158-1165. doi: 10.1097/ALN. 0000000000000472.
6. Bateman BT, Hernandez-Diaz S, Rathmell JP, et al. Patterns of opioid utilization in pregnancy in a large cohort of commercial insurance beneficiaries in the United States. Anesthesiology. 2014; 120(5): 1216-1224. doi: 10.1097/ALN.0000000000000172.
7. Desai RJ, Hernandez-Diaz S, Bateman BT, Huybrechts KF. Increase in prescription opioid use during pregnancy among Medicaid-enrolled women. Obstet Gynecol. 2014; 123(5): 997-1002. doi: 10.1097/AOG.0000000000000208.
8. Frank RG, Pollack HA. Addressing the Fentanyl Threat to Public Health. N Engl J Med. 2017; 376(7): 605-607. doi: 10.1056/NEJMp1615145.
9. Becker WC, Sullivan LE, Tetrault JM, Desai RA, Fiellin DA. Non-medical use, abuse and dependence

2018; 27(1): 1-5. doi: 10.1089/jwh.2017.6800.

75. "Beyond The Preventing Maternal Deaths Act: Implementation And Further Policy Change, "Health Affairs Blog, February 4, 2019. https://www.congress.gov/bill/115th-congress/house-bill/1318/text. Accessed May 1, 2019.

76. Burgess APH, Dongarwar D, Spigel Z, et al. Pregnancy-related mortality in the United States, 2003-2016: age, race, and place of death. Am J Obstet Gynecol. May 2020; 222(5): 489 e1-489 e8. doi: 10.1016/j. ajog. 2020.02.020.

77. Foley MR. Reestablishing trust in the medical profession: making a significant impact on maternal mortality in the United States. Am J Obstet Gynecol. Jul 2014; 211(1): 1-2. doi: 10.1016/j.ajog.2014.03.053.

78. Obstetric Care Consensus No. 2: Levels of maternal care. Obstet Gynecol. Feb 2015; 125(2): 502-15. doi: 10. 1097/01. AOG.0000460770.99574.9f.

第19章

剖宫产手术的麻醉

Paloma Toledo

19.1 美国剖宫产手术现状

在美国,分娩是最常见的住院原因,而剖宫产是最常见的手术之一。美国剖宫产率自20世纪90年代中期以来一直增加,目前剖宫产率超过30%。剖宫产率增加的主要原因包括肥胖、多胎妊娠、高龄产妇以及多次剖宫产的增加。因此,剖宫产手术的麻醉管理将会越来越受到重视。

19.2 麻醉科医师在利用头位倒转术预防剖宫产中的作用

胎儿臀位的发生率大约3%~5%,当胎儿处于臀位时,推荐剖宫产分娩而非经阴道分娩。胎儿头位倒转术(external cephalic versions,ECV)经常用于尝试避免剖宫产术的患者。椎管内麻醉可能会增加胎儿头位倒转的成功,因此其在降低总剖宫产率中起了一定作用。麻醉剂量(鞘内注射7.5mg丁哌卡因)比无麻醉或全身性使用阿片类药物头位倒转成功率显著提高(椎管内麻醉组成功率为87%,对照组为58%,P=0.012)。一项有关评估椎管内麻醉与无麻醉(或全身镇痛)对体外头位倒转作用的所有随机对照试验的meta分析发现,椎管内阻滞的程度和头位倒转的成功率之间可能存在剂量-反应关系。其中使用镇痛剂量的4个研究认为头位倒转成功无显著差异,而使用麻醉剂量的则与头位倒转成功率相关。胎儿头位倒转成功率提高的机制可能与过程中改善肌肉松弛以及改善产妇的舒适度相关。然而,到目前为止,唯一一项已经开展的随机对照的剂量探索研究发现,随机分配到腰硬联合镇痛组的EVC患者,给予镇痛或麻醉剂量(2.5mg、5mg、7.5mg、10mg的丁哌卡因联合15μg的芬太尼),不同剂量组间倒转成功率或者后续剖宫产率无差异。因此,如果椎管内麻醉用于EVC患者,镇痛剂量的药物足以完成。

19.3 常规剖宫产手术麻醉管理

19.3.1 术前评估

所有患者都应进行全面的术前评估。ASA产科麻醉实践指南指出对于增加手术复杂性的产科问题(如肥胖、妊娠高血压疾病和既往剖宫产史)应该给予特别关注。患者如果计划实施椎管内麻醉,体格检查应当包括背部的体检。如果患者已经进入分娩状态或者自最初的术前评估已经间隔相当长的一段时间,应该重新评估气道,因为有些研究表明受孕和分娩过程中患者气道分级可能发生变化。剖宫产手术前是否应进行常规实验室检查仍存在争议。并不是所有的产妇都需要常规实验室检查,但高危患者,如存在与凝血异常相关的症状或疾病的患者,应检测血小板计数或凝血指标。基于患者出血风险,推荐的院前检查包括血库的筛查程序(如,血标本送到血库,血型鉴定和抗体筛选,交叉配血试验)以及相关措施如准备好分娩时收缩子宫的药物。根据是否需要输血,决定血型鉴定和抗体筛选或者交叉配血试验。

知情同意:应告知患者手术中麻醉过程的风险和益处。虽然没有具体的指南规定告知内容,但通常应该讨论最常见的风险。椎管内麻醉常见的风险包括感染、出血、硬脊膜穿刺后头痛、低血压以及阻滞不全和阻滞失败需要改为全身麻醉。

19.3.2 预防误吸

美国麻醉科医师协会推荐:择期剖宫产术前2小时禁饮清饮料;术前根据食物脂肪的含量术前6~8小时禁食固体食物。ASA产科麻醉实践指南指出分娩期间产妇禁食固体食物。剖宫产术前应给予药物预防误吸。常规使用3类药物:非颗粒性抗酸剂、H_2-受体拮抗剂和多巴胺拮抗剂。

19.3.3 监测

和所有外科手术一样，ASA 标准监测是必需的。常规剖宫产术并不需要有创的血流动力学监测，但是对于高风险产妇或有心肺疾病的患者，应根据具体情况予以考虑。美国妇产科学会指出，术前应记录胎儿心率。

19.3.4 抗生素

美国妇产科学会建议预防性使用抗生素应当在剖宫产手术开始前 60 分钟内。抗生素不应该推迟到钳夹脐带后给予，因为有随机对照研究表明与到钳夹脐带时给予抗生素相比，切皮前给予抗生素可以减少子宫内膜炎和伤口感染，且不增加产妇和胎儿的不良事件。在急诊剖宫产的情况下，抗生素应当尽早应用。2016 年发布的一项研究评估了标准抗生素加阿奇霉素对分娩或胎膜破裂后的剖宫产手术切口感染的影响。加用 500mg 的阿奇霉素降低了子宫内膜炎、伤口感染和其他感染综合结局的发生率（相对危险度：0.51,95%CI：0.38~0.68）。最新的美国妇产科学会操作指南认为阿奇霉素可以考虑用于非择期剖宫产。

19.3.5 患者体位

子宫左倾位（最小左倾 15°）应该用来预防主动脉-下腔静脉压迫综合征。婴儿娩出后可以恢复体位。然而，鉴于液体共负荷和去氧肾上腺素输注的应用增加，这一实践最近受到质疑。一项纳入 100 例患者的随机对照研究比较了左倾和平卧位对新生儿酸碱状态的影响，研究表明两组间脐动脉血碱剩余未见显著差异。

19.3.6 手术麻醉方式的选择

椎管内麻醉（脊麻、硬膜外麻醉或腰硬联合麻醉）仍然是剖宫产术最常见的麻醉方式。替代椎管内麻醉的方式包括全身麻醉和局部浸润麻醉。剖宫产术的麻醉方式需根据患者的具体情况选择。在某种程度上，麻醉方式取决于剖宫产手术的紧急程度。

19.3.6.1 椎管内麻醉

大部分剖宫产手术均采用椎管内麻醉，最常见的麻醉方式为单次注射脊麻。手术开始前阻滞平面应该到 T_4~T_6 皮区水平，否则患者可能会出现爆发痛并且需要额外的阿片类药物或改为全身麻醉。感觉平面的评估应采用触或痛觉，因为冷觉和触觉的差异可能超过 2 个皮肤节段。

脊髓麻醉的常用方案包括局部麻醉药联合短效阿片类药物。联合使用阿片类药物可以减少局部麻醉药的剂量，从而降低低血压和其他局部麻醉药相关的副作用。对于无临床禁忌证的患者，术后镇痛通常使用吗啡。预期手术持续时间超过脊髓麻醉持续时间的患者脊麻时可加入肾上腺素，或者选择其他方法，如硬膜外麻醉或腰硬联合麻醉。

硬膜外麻醉可以从麻醉开始就选择（从开始置管），也可用于已有硬膜外置管的分娩中产妇。

19.3.6.2 已有硬膜外置管产妇局部麻醉药的选择

临床情况将会影响局部麻醉药的使用。在紧急剖宫产手术中（产妇和胎儿的生命受到直接威胁时），可选择最快速起效的 3% 氯普鲁卡因。在没有胎儿窘迫的情况下，或者当胎儿窘迫但对治疗有反应时，可选择起效稍慢的 2% 利多卡因。2% 利多卡因较氯普鲁卡因的优势是后者会影响硬膜外吗啡的效果。这种相互作用的机制尚未完全清楚。一项随机、三盲非劣效性研究比较了 3% 氯普鲁卡因和 2% 利多卡因联合应用碳酸氢盐、肾上腺素和芬太尼的情况，发现平均起效时间存在差异，分别为 655 秒和 558 秒。这一差异超过了预先规定的非劣效限度，表明 3% 氯普鲁卡因与碳酸氢盐、肾上腺素和芬太尼联合应用时起效时间并不亚于 2% 利多卡因。

19.3.6.3 全身麻醉

在患者处于紧急情况且没有足够的时间进行椎管内麻醉或者患者椎管内麻醉有禁忌时选择全身麻醉。由于所有的产妇在全身麻醉时被认为是饱胃患者，因此行剖宫产术的产妇采用快速序贯诱导全身麻醉。全身麻醉较椎管内麻醉手术开始更快。但这会导致新生儿抑制增加，Apgar 评分降低，增加产后出血的可能。

以下是全身麻醉实施的常用流程。手术区域消毒并且确认手术医生团队准备开始手术后进行全身麻醉诱导和插管。患者最初应使用 100% 氧气和 1MAC 强效吸入麻醉药进行通气。胎儿娩出后，可加入氧化亚氮，降低挥发性麻醉药的浓度以减轻其对子宫张力的影响。此时，苯二氮䓬类和阿片类药物也可以使用。因为全身麻醉会增加出血风险，因此胎儿娩出后应增加缩宫素的剂量。其他措施包括放置胃管减压以及体温的监测。患者应清醒拔管并且在麻醉恢复室监测。

19.3.6.4 单纯局部麻醉

在没有麻醉科医师的情况下，可以在局部麻醉下进行剖宫产术。

19.3.7 液体共负荷

低血压是剖宫产术脊麻后最常见的并发症。低血压的不良反应包括恶心/呕吐、意识丧失、孕妇心搏骤停和子宫胎盘灌注减少导致新生儿酸中毒。目前的证据表明预负荷晶体液无法预防低血压，应当采用液体共负荷以减轻低血压和减少升压药的用量。当给予液体共负荷时胶体液可能比晶体液更有效。但胶体液的副作用（瘙痒、凝血异常以及严重的过敏反应）应给予考虑。

19.3.8 低血压的管理

去氧肾上腺素和麻黄碱是治疗剖宫产低血压两种最常用血管加压药。由于对交感神经系统的生理依赖性和肾上腺素能受体的下调，治疗孕妇低血压需要的升压药剂量要比非孕妇高。

去氧肾上腺素是产科中首选的升压药，因为麻黄碱穿过胎盘，导致胎儿心动过速和可能导致新生儿酸中毒。腰麻后单次给予去氧肾上腺素的 ED_{90} 为 150μg（95%CI：98~222μg）。建议麻黄碱的起始剂量为 10mg。目前的证据不支持去氧肾上腺素固定速率的持续输注,然而,如果持续输注,临床医生应该从较低的剂量(25~50μg/min)开始,因为低剂量的去氧肾上腺素与反应性高血压相关性小。2018 年发表的一项比较预防性单次给予和持续输注去甲肾上腺素的随机对照研究认为,持续输注较单次静注更能预防低血压(17% vs 66%,*P*<0.001)。2019 年发表的一项随机对照试验对去氧肾上腺素和去甲肾上腺素进行了比较,发现两种血管加压药都能纠正脊麻后的低血压,但对孕妇心动过缓的影响没有统计学差异。然而,去甲肾上腺素与较低的脐动脉 pH 有关,因此需要进一步的研究。最近的一项研究用脐动脉 pH 评估去氧上腺素和去甲肾上腺素对胎儿结局的影响,发现二者之间没有差异。2019 年美国产科麻醉和围产医学学会(SOAP)发布了剖宫产后加速康复(Enhanced Recovery After Cesarean,ERAC)共识,指出腰麻后低血压首选输注血管加压药(如去氧肾上腺素和去甲肾上腺素)。

2018 年两项评估子痫前期产妇剖宫产时预防性输注去氧肾上腺素和去甲肾上腺素的研究认为,与非子痫前期的产妇相比,两组间新生儿酸碱状态未见显著差异。

19.3.9　缩宫素的使用

缩宫素被认为是预防剖宫产术后出血的一线药物。最佳剂量和给药途径尚未明确。最近的证据表明静脉单次最低剂量 0.5~3IU 的缩宫素即可以获得充足的子宫张力。单次静脉推注缩宫素与很多心血管不良反应相关,如低血压、心动过速以及可能提示心肌缺血的心电图改变。因此许多医院改为在剖宫产术脐带钳夹后持续输注缩宫素。使用偏性掷币法上下序贯分配估算缩宫素持续输注的 ED_{90} 为 0.4IU/min。在持续输注缩宫素前给予单次剂量并无益处。产程延长时使用缩宫素诱导/加强宫缩可能需要更高剂量的缩宫素,因为动物研究表明缩宫素的剂量增加会使缩宫素受体脱敏。尽管单次静注缩宫素最常见的是一过性低血压,但心电图的改变尤其是 ST 段的压低也是值得注意的副作用。虽然心电图的改变可能不是心肌缺血的反应,但使用最低有效剂量的缩宫素以防可能的医源性损伤才是明智之举。

产后出血是全球产妇死亡的主要原因之一。出血导致产妇死亡部分是由于未能判断失血量并延误出血的治疗。子宫收缩无力导致的产后出血可能需要额外的子宫收缩药。除缩宫素之外,最常用的两种药物是麦角生物碱和 15-甲基前列腺素 $F_{2\alpha}$。在 TRAPP2 研究中,剖宫产术后预防性给予产妇缩宫素联合 1g 氨甲环酸,或者缩宫素联合安慰剂。氨甲环酸组产后出血的发生率较低(26.7% vs 31.6%),但在体重法估计的失血量或由医生评估的临床显著产后出血的百分比方面没有差异。

19.3.10　术后镇痛管理

手术后疼痛由两个部分组成,躯体痛(切口)和内脏(子宫)痛。术后镇痛的选择如下。

19.3.10.1　椎管内阿片类药物

椎管内使用吗啡是术后镇痛的"金标准",因为其能够治疗内脏和躯体疼痛。鞘内给予吗啡主要作用于脊髓的 μ 受体,而硬膜外给予吗啡可通过脊髓和神经阿片受体起作用。椎管内给予吗啡的作用时间为 12~24 小时。椎管内使用吗啡后有临床意义的呼吸抑制的发生率低。已经研发出硬膜外缓释吗啡,但需要增加监测(48 小时)以及与硬膜外局部麻醉药的药物相互作用限制了其临床应用。椎管内使用阿片药物的患者术后应常规接受肠外非甾体抗炎药以防内脏疼痛。多项研究评估了减少产后阿片类药物用量的干预措施。强化康复方案,以及加强对患者的教育,可能会减少或消除产后阿片类药物的需求。

19.3.10.2　肠外镇痛

未接受椎管内阿片药物的患者应静脉给予镇痛药和非甾体抗炎药。

19.3.10.3　腹横肌平面阻滞

腹横肌平面(transversus abdominis plane,TAP)阻滞是用于剖宫产术后镇痛的一种辅助镇痛技术。局部麻醉药注射到腹横肌和腹内斜肌之间的筋膜平面。位于腹横肌平面的几个神经:低位的胸部神经(T_7~T_{11}),肋下神经以及第一腰神经的两个分支(髂腹下神经和髂腹股沟神经)。鞘内注射吗啡是预防术后疼痛最有效的技术,因为它可以提供躯体和内脏的镇痛,因此 TAP 阻滞应当考虑用于全麻产妇、未接受鞘内注射吗啡以及尽管给予了吗啡仍出现爆发性切口痛的患者。2018 年的一篇 meta 分析对比了 TAP 阻滞使用高剂量(每个点丁哌卡因 >50mg)和低剂量(每个点丁哌卡因 <50mg)的局部麻醉药用于剖宫产术后镇痛,发现与对照组相比 TAP 阻滞可降低术后阿片类药物的消耗,但高剂量和低剂量组间 6 小时阿片药物消耗、术后第一次镇痛的时间、6 小时和 24 小时疼痛评分、术后恶心呕吐、皮肤瘙痒、产妇满意度等无显著差异,因此,鉴于 TAP 阻滞局部麻醉药物产生全身毒性的风险,应当使用低剂量局部麻醉药进行 TAP 阻滞。2020 年发表的一项随机对照研究,在脊髓麻醉下行剖宫产且接受鞘内注射吗啡的产妇中,比较了使用脂质体丁哌卡因联合盐酸丁哌卡因 TAP 阻滞和单独使用盐酸丁哌卡因 TAP 阻滞。结果表明在正确部位实施脂质体丁哌卡因 TAP 阻滞的产妇在产后 72 小时阿片类药物摄入减少了 56%,这表明即使鞘内注射吗啡,脂质体丁哌卡因可能是有益的。近年来,诸多研究评价了腰方肌阻滞在术后镇痛中的作用。一项包括 12 项研究的 meta 分析发现,腰方肌阻滞联合鞘内注射吗啡与单独鞘内注射吗啡相比,不能增强镇痛效果,但当不使用鞘内注射吗啡时,这些阻滞是有益的。

19.4　麻醉并发症

19.4.1　误吸

误吸是全身麻醉最严重的并发症之一。虽然发生率正在下降,但即使在区域麻醉下,所有行剖宫产的产妇患者均应采取措施预防误吸,因为术中有改为全身麻醉的风险。

19.4.2　插管困难

由于妊娠的生理变化(毛细血管充血使气管内径减小),孕妇插管困难的可能性增加。

19.4.3　高位脊麻

如果患者高位脊麻,辅助通气或插管很重要,维持子宫左倾并且处理低血压直到阻滞平面消退。

19.4.4　局部麻醉药全身毒性

局部麻醉药全身毒性(LAST)可能在硬膜外麻醉开始后或腹横肌平面阻滞时发生。麻醉科医师应该了解 LAST 的症状和体征以及处理流程。

19.4.5　新生儿抑制

全身麻醉下娩出的胎儿酸血症和出生后 1 分钟 Apgar 评分较低的发生率高于椎管内麻醉。如果子宫切开到胎儿娩出时间延长(>3 分钟),那么酸血症和新生儿抑制的发生率增加。

(胡红丽　译,卢文斌　范晓华　校)

参考文献

1. Top Five Most Common Reasons for Hospital Admission in 1996. http://www.ahrq.gov/data/hcup/charts/5admiss.htm. Accessed on: August 4, 2010.

2. Zhang J, Troendle J, Reddy UM, Laughon SK, Branch DW, Burkman R, Landy HJ, Hibbard JU, Haberman S, Ramirez MM, Bailit JL, Hoffman MK, Gregory KD, Gonzalez-Quintero VH, Kominiarek M, Learman LA, Hatjis CG, van Veldhuisen P. Contemporary cesarean delivery practice in the United States. Am J Obstet Gynecol 2010; 203: 326 e1-e10 2947574.

3. Guise JM, Denman MA, Emeis C, Marshall N, Walker M, Fu R, Janik R, Nygren P, Eden KB, McDonagh M. Vaginal birth after cesarean: new insights on maternal and neonatal outcomes. Obstet Gynecol 2010; 115: 1267-78.

4. Hannah ME, Hannah WJ, Hewson SA, Hodnett ED, Saigal S, Willan AR. Planned caesarean section versus planned vaginal birth for breech presentation at term: a randomised multicentre trial. Term Breech Trial Collaborative Group. Lancet 2000; 356: 1375-83.

5. Weiniger CF, Ginosar Y, Elchalal U, Sela HY, Weissman C, Ezra Y. Randomized controlled trial of external cephalic version in term multiparae with or without spinal analgesia. Br J Anaesth 2010; 104: 613-8.

6. Lavoie A, Guay J. Anesthetic dose neuraxial blockade increases the success rate of external fetal version: a meta-analysis. Can J Anaesth 2010; 57: 408-14.

7. Sullivan JT, Grobman WA, Bauchat JR, Scavone BM, Grouper S, McCarthy RJ, Wong CA. A randomized controlled trial of the effect of combined spinal-epidural analgesia on the success of external cephalic version for breech presentation. Int J Obstet Anesth 2009; 18: 328-34.

8. Chalifoux LA, Bauchat JR, Higgins N, Toledo P, Peralta FM, Farrer J, Gerber SE, McCarthy RJ, Sullivan JT. Effect of Intrathecal Bupivacaine Dose on the Success of External Cephalic Version for Breech Presentation: A Prospective, Randomized, Blinded Clinical Trial. Anesthesiology 2017; 127: 625-32.

9. Practice guidelines for obstetric anesthesia. An updated report by the American Society of Anesthesiologists Task Force on Obstetric Anesthesia. Anesthesiology 2007; 106: 843-63.

10. Boutonnet M, Faitot V, Katz A, Salomon L, Keita H. Mallampati class changes during pregnancy, labour, and after delivery: can these be predicted? Br J Anaesth 2010; 104: 67-70.

11. Practice Guidelines for Obstetric Anesthesia: An Updated Report by the American Society of Anesthesiologists Task Force on Obstetric Anesthesia and the Society for Obstetric Anesthesia and Perinatology. Anesthesiology 2016; 124: 270-300.

12. OB Hemorrhage Toolkit 2.0. https://www.cmqcc.org/resources-tool-kits/toolkits/ob-hemorrhage-toolkit.

13. Toledo P. Shared decision–making and blood transfusions: is it time to Share More? Anesth Analg 2014; 118: 1151-3.

14. Practice guidelines for obstetric anesthesia: an updated report by the American Society of Anesthesiologists Task Force on Obstetric Anesthesia. Anesthesiology 2007; 106: 843-63.

15. Antimicrobial prophylaxis for cesarean delivery: timing of administration. Committee Opinion No. 465. American College of Obstetricians and Gynecologists. Obstet Gynecol 2010; 116: 791-2.

16. Committee on Practice B-O. ACOG Practice Bulletin No. 199: Use of Prophylactic Antibiotics in Labor and Delivery. Obstet Gynecol 2018; 132: e103-e19.

17. Tita AT, Szychowski JM, Boggess K, Saade G, Longo S, Clark E, Esplin S, Cleary K, Wapner R, Letson K, Owens M, Abramovici A, Ambalavanan N, Cutter G, Andrews W, Consortium CST. Adjunctive Azithromycin Prophylaxis for Cesarean Delivery. N Engl J Med 2016; 375: 1231-41 PMC5131636.

18. Lee AJ, Landau R, Mattingly JL, Meenan MM, Corradini B, Wang S, Goodman SR, Smiley RM. Left Lateral Table Tilt for Elective Cesarean Delivery under Spinal Anesthesia Has No Effect on Neonatal Acid-Base Status: A Randomized Controlled Trial. Anesthesiology 2017; 127: 241-9.

19. Traynor AJ, Aragon M, Ghosh D, Choi RS, Dingmann C, Vu Tran Z, Bucklin BA. Obstetric Anesthesia Workforce Survey: A 30-Year Update. Anesth Analg 2016; 122: 1939-46.

20. Russell IF. A comparison of cold, pinprick and touch for assessing the level of spinal block at caesarean section. Int J Obstet Anesth 2004; 13: 146-52.

21. Sharawi N, Bansal P, Williams M, Spencer H, Mhyre JM. Comparison of Chloroprocaine Versus Lidocaine With Epinephrine, Sodium Bicarbonate, and Fentanyl for Epidural Extension Anesthesia in Elective Cesarean Delivery: A Randomized, Triple-Blind, Noninferiority Study. Anesth Analg 2021; 132: 666-75.

22. Gaiser RR, Cheek TG, Gutsche BB. Epidural lidocaine versus 2-chloroprocaine for fetal distress requiring urgent cesarean section. Int J Obstet Anesth 1994; 3: 208-10.

23. Toledo P, McCarthy RJ, Ebarvia MJ, Huser CJ, Wong CA. The interaction between epidural 2-chloroprocaine and morphine: a randomized controlled trial of the effect of drug administration timing on the efficacy of morphine analgesia. Anesth Analg 2009; 109: 168-73.

24. Tonni G, Ferrari B, De Felice C, Ventura A. Fetal acid-base and neonatal status after general and neuraxial anesthesia for elective cesarean section. Int J Gynaecol Obstet 2007; 97: 143-6.

25. Scavone BM, Toledo P, Higgins N, Wojciechowski K, McCarthy RJ. A randomized controlled trial of the impact of simulation-based training on resident performance during a simulated obstetric anesthesia emergency. Simul Healthc 2010; 5: 320-4.

26. Chang CC, Wang IT, Chen YH, Lin HC. Anesthetic management as a risk factor for postpartum hemorrhage after cesarean deliveries. Am J Obstet Gynecol 2011; 205: 462 e1-7.

27. Butwick AJ, Coleman L, Cohen SE, Riley ET, Carvalho B. Minimum effective bolus dose of oxytocin during elective Caesarean delivery. Br J Anaesth 2010; 104: 338-43.

28. George RB, McKeen D, Chaplin AC, McLeod L. Up-down determination of the ED(90) of oxytocin infusions for the prevention of postpartum uterine atony in parturients undergoing Cesarean delivery. Can J Anaesth 2010; 57: 578-82.

29. Mhyre JM, Riesner MN, Polley LS, Naughton NN. A series of anesthesia-related maternal deaths in Michigan, 1985-2003. Anesthesiology 2007; 106: 1096-104.

30. Cyna AM, Andrew M, Emmett RS, Middleton P, Simmons SW. Techniques for preventing hypotension during spinal anaesthesia for caesarean section. Cochrane Database Syst Rev 2006: CD002251.

31. Dyer RA, Farina Z, Joubert IA, Du Toit P, Meyer M, Torr G, Wells K, James MF. Crystalloid preload versus rapid crystalloid administration after induction of spinal anaesthesia (coload) for elective caesarean section. Anaesth Intensive Care 2004; 32: 351-7.

32. McDonald S, Fernando R, Ashpole K, Columb M. Maternal cardiac output changes after crystalloid or colloid coload following spinal anesthesia for elective cesarean delivery: a randomized controlled trial. Anesth Analg 2011; 113: 803-10.

33. Ngan Kee WD, Khaw KS. Vasopressors in obstetrics: what should we be using? Curr Opin Anaesthesiol 2006; 19: 238-43.

34. Heesen M, Rijs K, Hilber N, Ngan Kee WD, Rossaint R, van der Marel C, Klimek M. Ephedrine versus phenylephrine as a vasopressor for spinal anaesthesia-induced hypotension in parturients undergoing high-risk caesarean section: meta-analysis, meta-regression and trial sequential analysis. Int J Obstet Anesth 2019; 37: 16-28.

35. George RB, McKeen D, Columb MO, Habib AS. Up-down determination of the 90% effective dose of phenylephrine for the treatment of spinal anesthesia-induced hypotension in parturients undergoing cesarean delivery. Anesth Analg 2010; 110: 154-8.

36. Allen TK, George RB, White WD, Muir HA, Habib AS. A double-blind, placebo-controlled trial of four fixed rate infusion regimens of phenylephrine for hemodynamic support during spinal anesthesia for cesarean delivery. Anesth Analg 2010; 111: 1221-9.

37. Mohta M, Garg A, Chilkoti GT, Malhotra RK. A randomised controlled trial of phenylephrine and noradrenaline boluses for treatment of postspinal hypotension during elective caesarean section. Anaesthesia 2019; 74: 850-5.

38. Ngan Kee WD, Lee SWY, Ng FF, Lee A. Norepinephrine or phenylephrine during spinal anaesthesia for Caesarean delivery: a randomised double-blind pragmatic non-inferiority study of neonatal outcome. Br J Anaesth 2020; 125: 588-95.

39. Ngan Kee WD, Lee SWY, Ng FF, Khaw KS. Prophylactic Norepinephrine Infusion for Preventing Hypotension During Spinal Anesthesia for Cesarean Delivery. Anesth Analg 2018; 126: 1989-94.

40. Dyer RA, Emmanuel A, Adams SC, Lombard CJ, Arcache MJ, Vorster A, Wong CA, Higgins N, Reed AR, James MF, Joolay Y, Schulein S, van Dyk D. A randomised comparison of bolus phenylephrine and ephedrine for the management of spinal hypotension in patients with severe preeclampsia and fetal compromise. Int J Obstet Anesth 2018; 33: 23-31.

41. Higgins N, Fitzgerald PC, van Dyk D, Dyer RA, Rodriguez N, McCarthy RJ, Wong CA. The Effect of Prophylactic Phenylephrine and Ephedrine Infusions on Umbilical Artery Blood pH in Women With Preeclampsia Undergoing Cesarean Delivery With Spinal Anesthesia: A Randomized, Double-Blind Trial. Anesth Analg 2018; 126: 1999-2006.

42. Salati JA, Leathersich SJ, Williams MJ, Cuthbert A, Tolosa JE. Prophylactic oxytocin for the third stage of labour to prevent postpartum haemorrhage. Cochrane Database Syst Rev 2019; 4: CD001808 PMC6487388.

43. Thomas JS, Koh SH, Cooper GM. Haemodynamic effects of oxytocin given as i.v. bolus or infusion on women undergoing Caesarean section. Br J Anaesth 2007; 98: 116-9.

44. King KJ, Douglas MJ, Unger W, Wong A, King RA. Five unit bolus oxytocin at cesarean delivery in women at risk of atony: a randomized, double-blind, controlled trial. Anesth Analg 2010; 111: 1460-6.

45. Magalhaes JK, Carvalho JC, Parkes RK, Kingdom J, Li Y, Balki M. Oxytocin pretreatment decreases oxytocin-induced myometrial contractions in pregnant rats in a concentration-dependent but not time-dependent manner. Reprod Sci 2009; 16: 501-8.

46. Svanstrom MC, Biber B, Hanes M, Johansson G, Naslund U, Balfors EM. Signs of myocardial ischaemia after injection of oxytocin: a randomized double-blind comparison of oxytocin and methylergometrine during Caesarean section. Br J Anaesth 2008; 100: 683-9.

47. Toledo P, McCarthy RJ, Hewlett BJ, Fitzgerald PC, Wong CA. The accuracy of blood loss estimation after simulated vaginal delivery. Anesth Analg 2007; 105: 1736-40.

48. Gadsden J, Hart S, Santos AC. Post-cesarean delivery analgesia. Anesth Analg 2005; 101: S62-9.

49. Sharawi N, Carvalho B, Habib AS, Blake L, Mhyre JM, Sultan P. A Systematic Review Evaluating Neuraxial Morphine and Diamorphine-Associated Respiratory Depression After Cesarean Delivery. Anesth Analg 2018; 127: 1385-95.

50. Atkinson Ralls L, Drover DR, Clavijo CF, Carvalho B. Prior epidural lidocaine alters the pharmacokinetics and drug effects of extended-release epidural morphine (DepoDur(R)) after cesarean delivery. Anesth Analg 2011; 113: 251-8.

51. Holland E, Bateman BT, Cole N, Taggart A, Robinson LA, Sugrue R, Xu X, Robinson JN. Evaluation of a Quality Improvement Intervention That Eliminated Routine Use of Opioids After Cesarean Delivery. Obstet Gynecol 2019; 133: 91-7.

52. Rogers RG, Nix M, Chipman Z, Breen M, Dieterichs C, Nutt S, Moxham J, Chang P, Rathouz PJ, Robertson H, Young A. Decreasing Opioid Use Postpartum: A Quality Improvement Initiative. Obstet Gynecol 2019; 134: 932-40.

53. Smith AM, Young P, Blosser CC, Poole AT. Multimodal Stepwise Approach to Reducing In-Hospital Opioid Use After Cesarean Delivery: A Quality Improvement Initiative. Obstet Gynecol 2019; 133: 700-6.

54. McMorrow RC, Ni Mhuircheartaigh RJ, Ahmed KA, Aslani A, Ng SC, Conrick-Martin I, Dowling JJ, Gaffney A, Loughrey JP, McCaul CL. Comparison of transversus abdominis plane block vs spinal morphine for pain relief after Caesarean section. Br J Anaesth 2011; 106: 706-12.

55. Ng SC, Habib AS, Sodha S, Carvalho B, Sultan P. High-dose versus low-dose local anaesthetic for transversus abdominis plane block post-Caesarean delivery analgesia: a meta-analysis. Br J Anaesth 2018; 120: 252-63.

56. Griffiths JD, Barron FA, Grant S, Bjorksten AR, Hebbard P, Royse CF. Plasma ropivacaine concentrations after ultrasound-guided transversus abdominis plane block. Br J Anaesth 2010; 105: 853-6.

57. Nedeljkovic SS, Kett A, Vallejo MC, Horn JL, Carvalho B, Bao X, Cole NM, Renfro L, Gadsden JC, Song J, Yang J, Habib AS. Transversus Abdominis Plane Block With Liposomal Bupivacaine for Pain After Cesarean Delivery in a Multicenter, Randomized, Double-Blind, Controlled Trial. Anesth Analg 2020; 131: 1830-9 PMC7643795.

58. Hussain N, Brull R, Weaver T, Zhou M, Essandoh M, Abdallah FW. Postoperative Analgesic Effectiveness of Quadratus Lumborum Block for Cesarean Delivery under Spinal Anesthesia. Anesthesiology 2021; 134: 72-87.

59. Toledo P. The role of lipid emulsion during advanced cardiac life support for local anesthetic toxicity. Int J Obstet Anesth 2011; 20: 60-3.

60. Datta S, Ostheimer GW, Weiss JB, Brown WU, Jr., Alper MH. Neonatal effect of prolonged anesthetic induction for cesarean section. Obstet Gynecol 1981; 58: 331-5.

第 20 章

分娩镇痛:如何改进麻醉实践?

Ronald B. George

20.1 引言

我们还未能探索到分娩镇剂量反应曲线的渐近线。分娩是患者经历的最痛苦的体验之一。疼痛体验程度、疼痛缓解质量影响患者分娩满意度,并可能产生长期的情绪和心理影响。麻醉的效果已经超过了肠外阿片类药物、氧化亚氮和非药物措施,并且对分娩方式及产妇和新生儿的结局影响较小。尽管有新的硬膜外分娩镇痛(labor epidural analgesia,LEA)技术,例如硬膜外硬膜穿孔麻醉(Dural Puncture Epidural,DPE)或程序化间断硬膜外脉冲给药(programmed intermittent epidural bolus,PIEB),但目前患者对疼痛反应的差异仍未获得完美的镇痛效果。在过去的 10 年间,LEA 的发展目标是改善分娩体验,提高剖宫产的麻醉成功率。本复习课程将详细回顾相关证据,帮助临床医生为患者提供更理想的分娩疼痛体验。

20.2 分娩镇痛的实施

椎管内镇痛是分娩疼痛管理的金标准。硬膜外间隙麻醉(epidural bolus,EpB)和腰硬联合麻醉(combined spinal epidural,CSE)是目前应用于分娩硬膜外镇痛最广泛的方法。既往分娩硬膜外镇痛是以硬膜外间隙麻醉为主的方法,通过使用大容量、低浓度局部麻醉(含或不含阿片类药物)完成进阶性的镇痛效果。对于血流动力学不稳定的患者这种麻醉方式是安全可行的。即便使用新型低浓度硬膜外麻醉药物(如 0.062 5% 的丁哌卡因),该方式给药的麻醉起效可能很慢,运动神经阻滞所需的药物浓度也会高于预期。

1989 年硬膜外镇痛尚未广泛用于临床,Leighton 等提出假设,鞘内注射吗啡和芬太尼的混合制剂可能提供更满意的镇痛效果。虽然仅有少数产妇接受硬膜外镇痛,但这两种药物的联合使用确实提供了更合理的镇痛效果,这也开启了鞘内阿片类药物用于分娩镇痛的新篇章。经典的腰硬联合麻醉过程是定位硬膜外间隙后,将蛛网膜下腔穿刺针穿入硬膜外间隙穿刺针内,并刺破硬脊膜和蛛网膜,最终进入蛛网膜下腔。通过蛛网膜下腔穿刺针给予局部麻醉药、阿片类药物,或者两者联合使用,从而开始实施分娩镇痛。之后通过硬膜外间隙穿刺针将导管置入硬膜外间隙,以便在分娩期间提供持续的分娩硬膜外镇痛。腰硬联合麻醉利用蛛网膜下腔提供快速且可靠的腰骶部镇痛,而后通过硬膜外滴定维持镇痛。腰硬联合麻醉一直代表着一种简洁、快速、可靠和有选择性的分娩镇痛方式。无论是接受腰硬联合麻醉还是硬膜外麻醉的患者,其分娩过程及结局均相似。实施分娩镇痛时与硬膜外麻醉分娩镇痛相似,低血压和短暂性胎心率异常也是腰硬联合麻醉最常见且经常被讨论的不良反应。蛛网膜下腔麻醉与快速宫缩和随后的胎儿心动过缓有关联,但是硬膜外麻醉也是如此,我们将会详细说明。可能的决定性因素是,实施硬膜外分娩镇痛的起始阶段儿茶酚胺抗宫缩作用降低,导致子宫肌肉张力增加,从而导致胎盘血流量减少,最终胎儿心动过缓。

硬膜外硬膜穿孔麻醉是硬膜外分娩镇痛的最新进展。与腰硬联合麻醉类似,通过硬膜外穿刺针完成硬脊膜穿刺,但硬脊膜穿破硬膜外麻醉并不通过穿刺针给药。实施硬膜外麻醉后,有少量硬膜外麻醉药物沿着硬膜穿刺孔流入蛛网膜下腔。这种“移位”被认为是硬膜外硬膜穿孔麻醉可能存在益处的原因。不同于腰硬联合麻醉直接向蛛网膜下腔注药,硬膜外硬膜穿孔麻醉可能产生更少的不良反应。与硬膜外麻醉相比,硬膜外硬膜穿孔麻醉产生足量麻醉药效的时间缩短或相等。一项回顾性研究提示,硬膜外硬膜穿孔麻醉技术与硬膜外麻醉技术的对比研究结果存在显著异质性,例如两者镇痛效果不同,导管相关操作的差异有限,均没有充分证据说明其与头痛及胎心率异常有关。

20.3 分娩镇痛的维持

在北美和欧洲,硬膜外分娩镇痛用药方案为局部麻醉药联合阿片类镇痛药。这些药液通过持续硬膜外输注

(continuous epidural infusion,CEI)给药，或辅以患者自控硬膜外镇痛（patient-controlled epidural analgesia,PCEA）给药。不同于以往连续输注局部麻醉药,目前分娩镇痛的给药方式发展为小剂量规律间断给药,这更加利于局部麻醉药物在硬膜外间隙的扩散。通过 PIEB 给予相同剂量的局部麻醉药可以获得更好的镇痛效果。PIEB 使用程序化的输液泵向硬膜外隙间断给药,以维持镇痛。系统回顾表明,使用 PIEB 与几种临床上的重要结果有关,例如患者满意度的提高,局部麻醉药物消耗的减少,以及有可能减少对于镇痛不足的干预。

多项研究比较了间歇硬膜外推注和传统 CEI。PIEB 和 CEI 的分娩方式没有显著差异。然而,在 PIEB 和 CEI 之间还没有足够大的随机试验来真正理解它们是否对分娩产生了除了镇痛以外的同样小的影响。PIEB 的随机对照试验结果也适用于经产妇,但必须认识到经产妇更快的分娩速度和潜在的更痛苦的分娩体验。PIEB 需设置多项参数,包括首次推注后的间隔时间,分娩镇痛维持过程中的药物推注间隔时间以及每次推注局部麻醉药的剂量等。对于目前已投入临床使用的局部麻醉药而言,现有数据对此种麻醉方式所需设置参数的指导意义有限。目前我们并没有找到 PIEB 的最佳用药方案,但可以从这一系列研究中收集到一组证据充分的 PIEB 变量,用以指导使用低浓度局部麻醉药实施安全有效的分娩镇痛。

（吉盈盈　译,代元强　校）

参考文献

1. George RB, Allen TK, Habib AS: Intermittent epidural bolus compared with continuous epidural infusions for labor analgesia: A systematic review and meta-analysis. Anesth Analg 2013; 116: 133-44.

2. Carvalho B, George RB, Cobb B, McKenzie C, Riley ET: Implementation of Programmed Intermittent Epidural Bolus for the Maintenance of Labor Analgesia. Anesth Analg 2016 doi: 10.1213/ANE.0000000000001407.

3. Munro A, George RB: Programmed intermittent epidural boluses (PIEB) for maintenance of labor analgesia: A superior technique and easy to implement. Turk Anesteziyoloji ve Reanimasyon Dern Derg 2017; 45: 70-2.

4. Munro A, George RB: Programmed intermittent epidural boluses (PIEB): A superior technique for maintenance of labor analgesia. Turk Anesteziyoloji ve Reanimasyon Dern Derg 2017; 45: 67-9.

5. Sng BL, Sia ATH: Maintenance of epidural labour analgesia: The old, the new and the future. Best Pract Res Clin Anaesthesiol 2017; 31: 15-22.

6. Lange EMS, Wong CA, Fitzgerald PC, Davila WF, Rao S, McCarthy RJ, Toledo P: Effect of Epidural Infusion Bolus Delivery Rate on the Duration of Labor Analgesia: A Randomized Clinical Trial. Anesthesiology 2018; 128: 745-53.

7. Bullingham A, Liang S, Edmonds E, Mathur S, Sharma S: Continuous epidural infusion vs programmed intermittent epidural bolus for labour analgesia: a prospective, controlled, before-and-after cohort study of labour outcomes. Br J Anaesth 2018; 121: 432-7.

8. Kocarev M, Khalid F, Khatoon F, Fernando R: Neuraxial labor analgesia: A focused narrative review of the 2017 literature. Curr Opin Anaesthesiol 2018; 31: 251-7.

9. Xu J, Zhou J, Xiao H, Pan S, Liu J, Shang Y, Yao S: A Systematic Review and Meta-Analysis Comparing Programmed Intermittent Bolus and Continuous Infusion as the Background Infusion for Parturient-Controlled Epidural Analgesia. Sci Rep 2019; 9: 1-12.

10. Wong CA, Mercier FJ: Programmed intermittent epidural bolus technique for maintenance of labour analgesia: does it work for everyone? Br J Anaesth 2019; 123: e190-3.

11. Gabriel L, Young J, Hoesli I, Girard T, Dell-Kuster S: Generalisability of randomised trials of the programmed intermittent epidural bolus technique for maintenance of labour analgesia: a prospective single centre cohort study. Br J Anaesth 2019; 123: e434-41.

12. Krawczyk P, Piwowar P, Salapa K, Lonc T, Andres J: Do Epidural Catheter Size and Flow Rate Affect Bolus Injection Pressure in Different Programmed Intermittent Epidural Bolus Regimens? An In Vitro Study. Anesth Analg 2019; 129: 1587-94.

13. Morau E, Jaillet M, Dadure C, Storme B, Bonnin M, Nogue E, Nagot N, Chassard D, Benhamou D: Does programmed intermittent epidural bolus improve childbirth conditions of nulliparous women compared with patient-controlled epidural analgesia?: A multicentre, randomised, controlled, triple-blind study. Eur J Anaesthesiol 2019; 36: 755-62.

14. Ojo OA, Mehdiratta JE, Gamez BH, Hunting J, Habib AS: Comparison of programmed intermittent epidural boluses with continuous epidural infusion for the maintenance of labor analgesia: A randomized, controlled, double-blind study. Anesth Analg 2020; 130: 426-35.

15. Roofthooft E, Barbé A, Schildermans J, Cromheecke S, Devroe S, Fieuws S, Rex S, Wong CA, Velde M Van de: Programmed intermittent epidural bolus vs. patient-controlled epidural analgesia for maintenance of labour analgesia: a two-centre, double-blind, randomised study†. Anaesthesia 2020; 75: 1635-42.

16. Song Y, Du W, Zhou S, Zhou Y, Yu Y, Xu Z, Liu Z: Effect of Dural Puncture Epidural Technique Combined with Programmed Intermittent Epidural Bolus on Labor Analgesia Onset and Maintenance: A Randomized Controlled Trial. Anesth Analg 2021; 132: 971-8.

17. Heesen M, Hattler J, Klimek M, Rossaint R: In Response: Combined Spinal Epidural Analgesia With or Without Intrathecal Injection. Anesth Analg 2017; 124: 1014.

18. Richardson MG, Baysinger CL: Dural Puncture Epidural Technique: Not so Fast. Anesth Analg 2017; 125: 700.

19. Cook TM, Counsell D, Wildsmith JAW: Major complications of central neuraxial block: Report on the Third National Audit Project of the Royal College of Anaesthetists. Br J Anaesth 2009; 102: 179-90.

20. Leighton BL, DeSimone CA, Norris MC, Ben-David B: Intrathecal narcotics for labor revisited: The combination of fentanyl and morphine intrathecally provides rapid onset of profound, prolonged analgesia.Anesth Analg 1989; 69: 122-5.

21. Hattler J, Klimek M, Rossaint R, Heesen M: The Effect of Combined Spinal-Epidural Versus Epidural Analgesia in Laboring Women on Nonreassuring Fetal Heart Rate Tracings: Systematic Review and Meta-analysis. Anesth Analg 2016; 123: 955-64.

22. Gambling D, Berkowitz J, Farrell TR, Pue A, Shay D: A randomized controlled comparison of epidural analgesia and combined spinal-epidural analgesia in a private practice setting: Pain scores during first and second stages of labor and at delivery. Anesth Analg 2013; 116: 636-43.

23. Contreras F, Morales J, Bravo D, Layera S, Jara Á, Riaño C, Pizarro R, La Fuente N De, Aliste J, Finlayson RJ, Tran DQ: Dural puncture epidural analgesia for labor: A randomized comparison between 25-gauge and 27-gauge pencil point spinal needles. Reg Anesth Pain Med 2019; 44: 750-3.

24. Goodman SR, Smiley RM, Negron MA, Freedman PA, Landau R: A randomized trial of breakthrough pain during combined spinal-epidural versus epidural labor analgesia in parous women. Anesth Analg 2009; 108: 246-51.

25. Karen Cristine Abra~o, MD P, Rossana Pulcineli Vieira Francisco, MD P, Seizo Miyadahira, MD P, Domingos Dias Cicarelli, MD P, Marcelo Zugaib, MD P: Elevation of uterine basal tone and fetal heart rate abnormalities after labor analgesia: A randomized controlled trial. Obstet Gynecol 2009; 113: 1374.

26. Rupasinghe M, Doyle P: Nonreassuring Fetal Heart Rate Tracings and the Dural Puncture Epidural Technique. Anesth Analg 2017; 124: 1014-5.

27. Grondin LS, Nelson K, Ross V, Aponte O, Lee S, Pan PH: Success of Spinal and Epidural Labor Analgesia. Anesthesiology 2009; 111: 165-72.

28. Wong CA, McCarthy RJ, Sullivan JT, Scavone BM, Gerber SE, Yaghmour EA: Early compared with late neuraxial analgesia in nulliparous labor induction: A randomized controlled trial. Obstet Gynecol 2009; 113: 1066-74.

29. Shennan AH, MacArthur C, Group C: Effect of low-dose mobile versus traditional epidural techniques on mode of delivery: A randomised controlled trial. Lancet 2001; 358: 19-23.

30. Ohel G, Gonen R, Vaida S, Barak S, Gaitini L: Early versus late initiation of epidural analgesia in labor: Does it increase the risk of cesarean section? A randomized trial. Am J Obstet Gynecol 2006; 194: 600-5.

31. Whitty R, Goldszmidt E, Parkes RK, Carvalho JCA: Determination of the ED95 for intrathecal plain bupivacaine combined with fentanyl in active labor. Int J Obstet Anesth 2007; 16: 341-5.

第 21 章

HELLP！如何保障子痫前期母亲的安全

Brian T. Bateman

21.1 简介

原发性高血压（又称高血压病）是妊娠期最常见的内科疾病，是胎儿和孕产妇发病和死亡的主要原因。在过去的 20 年中，美国原发性高血压的患病率显著上升，至少在一定程度上源于孕产妇肥胖率的上升以及高龄孕产妇的比例增加。

原发性高血压，尤其是子痫前期和子痫，对麻醉科医师的管理提出了许多重要挑战。通常，在产房工作的麻醉科医师，对于管理这些危重症患者方面经验丰富，因此在确保取得良好预后方面发挥了重要作用。在本章中，我们将提供一个基于循证的、最新的关于这些高危患者管理方法的概述。

21.2 原发性高血压的分类

目前使用的妊娠期原发性高血压的分类是以 2013 年美国妇产科医师学会（American College of Obstetricians and Gynecologists，ACOG）妊娠高血压专责小组的报告为依据。妊娠期原发性高血压的类型包括妊娠高血压、轻度子痫前期、重度子痫前期和慢性高血压。

妊娠高血压是妊娠期最常见的高血压类型。严重时，不良结局的发生率与子痫前期相似。相当一部分有妊娠高血压的妇女将进展为子痫前期。妊娠高血压通常是妊娠 37 周后分娩的指征。

子痫前期的特征是妊娠 20 周后新发高血压和蛋白尿。轻度子痫前期的定义是妊娠 20 周后血压（BP）>140/90mmHg 和蛋白尿（尿蛋白 >300mg/24h、蛋白质 - 肌酐比值 >0.3 或尿试纸测试蛋白质 1+）。轻度子痫前期通常也是妊娠 37 周后分娩的指征。

满足以下 1 项或多项标准可以归为重度子痫前期：BP>160/110mmHg、血小板减少（血小板计数 <100 000/mm³）、血清肌酐 >1.1mg/dl 或 >2 倍基线血清肌酐、肺水肿、新发的大脑或视觉障碍或肝功能受损 [以血中转氨酶浓度升高（>2 倍正常值）和严重的持续性右上腹或上腹部疼痛为标志]。不论胎龄如何，重度子痫前期通常是分娩的指征。

HELLP 综合征的特征是溶血、转氨酶升高和血小板数量减少。一些人认为这是重度子痫前期的一种特殊类型，但此观点尚存在争议，因为 HELLP 综合征具有独特的病理生理学。

21.3 高血压急症的管理

妊娠期原发性高血压，特别是子痫前期，会显著增加出血性脑卒中发生的风险，因为子痫前期不仅会导致高血压，而且会导致大脑自身调节功能的丧失，导致大脑高灌注。伴随子痫前期的血小板减少和凝血功能障碍会加剧这种风险。如果孕妇或产后妇女的收缩压≥160mmHg 或舒张压≥110mmHg，持续时间超过 15 分钟，则应视为高血压急症，应立即降压以降低脑卒中的风险。

在这种情况下，静脉注射拉贝洛尔或肼屈嗪是治疗高血压的一线疗法，如果患者没有静脉通路或对一线疗法有禁忌，那么口服硝苯地平也是一种合理的选择。如果这些药物不能很好地控制高血压，应考虑输注二线药物。二线药物包括尼卡地平、艾司洛尔或硝普钠；没有数据可以支持选择这些药物优于其他药物，而决定使用哪种药物应基于临床医师对药物及其已知副作用的熟悉程度。在这种情况下，一般应避免使用硝酸甘油，因为它对子宫张力有影响（引起松弛）。如果需要输注，应考虑放置动脉导管。降压的目标不是降低至正常血压，而是要将血压降低至基线以下 15%~20%（假设 SBP<150mmHg）。血压下降超过这个值会导致子宫灌注减少，从而影响胎儿的健康。

请注意，二线子宫收缩药马来酸甲基麦角新碱对于妊娠期原发性高血压患者是相对禁忌的，因为它会引起血管收缩和血压升高，如果需要的话，应该使用另一种二线子宫收缩药（如卡前列素）。

21.4 区域麻醉

对于子痫前期患者应尽可能使用区域麻醉,因为子痫前期可能会增加与全身麻醉相关的风险。子痫前期可引起气道水肿,这可能使插管更加困难,与喉镜检查相关的高血压反应可能会增加出血性脑卒中的风险。

传统观念认为对于严重子痫前期患者,腰麻是相对禁忌的,因为考虑到子痫前期会伴随血管内容量减少,担心会发生明显的低血压。但是,过去20年来进行的研究得出的可靠数据表明,事实并非如此,只要没有其他禁忌证,腰麻可以安全地用于该人群。

一般来说,患有子痫前期的孕妇处于高凝状态。然而,孕妇常常出现血小板减少,并且可能发生弥散性血管内凝血,特别是在同时发生胎盘早剥的情况下。硬膜外血肿在产科患者中极为罕见,但是已经有关于子痫前期/HELLP患者的病例报道。因此,对重度子痫前期的患者行椎管内麻醉之前应先测定血小板计数。历史经验认为血小板计数为100 000个/mm^{3}是椎管内镇痛/麻醉的安全截点。虽然数据有限,但大多数临床医师认为椎管内麻醉的血小板计数的安全阈值约为80 000个/mm^3(假如没有其他异常的凝血参数),而50 000个/mm^{3}妨碍其安全实施——若计数在50 000~80 000个/mm^3,需要仔细权衡对于患者的潜在风险和收益(如患者是否存在困难气道的迹象)。

重度子痫前期患者应在分娩时每隔一定时间检测血小板计数,以便在需要硬膜外镇痛时提供近期的测量值。对于血小板计数下降的患者,可在血小板计数降至低于安全实施硬膜外麻醉之前尽早实施硬膜外麻醉。

如果血小板计数>100 000个/mm^3,通常可以不检查PT/PTT,安全地实施椎管内麻醉(假设患者没有早剥或其他凝血障碍的危险因素)。但是,低于此水平的计数有时会导致其他凝血参数的异常,在这种情况下,应检查PT/PTT。

21.5 全身麻醉

当因为凝血障碍或紧急分娩而需要全身麻醉时,应尝试在诱导前稳定产妇血压(目标~140/90或更低),然后应使用药物(如瑞芬太尼、艾司洛尔)来抑制置入喉镜所致的高血压反应。应考虑在诱导前行有创血压监测。考虑到子痫前期患者存在上呼吸道水肿,应做好准备以应对可能出现的插管困难。注意镁可以增加非去极化肌松剂的作用强度和作用时间。一些突发事件也会导致血压急剧升高,需要加以控制。

21.6 系统化改进策略

美国国家孕产妇安全联盟最近发布了一份高血压手册,其中包括在所有临产和分娩单元实施的关于原发性高血压管理的实践建议。麻醉科医师应该与他们的护理和产科同事合作,在他们的单位里实施本手册中所描述的实践指南。随着手册发布,*Anesthesia and Analgesia* 杂志出版一篇述评,特别强调了手册中与麻醉科医师相关的要素。

(郭敏娜 蒲君涔 译,韩烨 校)

参考文献

1. Kuklina EV, Ayala C, Callaghan WM. Hypertensive disorders and severe obstetric morbidity in the United States. Obstet Gynecol. Jun 2009; 113(6): 1299-1306.

2. Wanderer JP, Leffert LR, Mhyre JM, Kuklina EV, Callaghan WM, Bateman BT. Epidemiology of obstetric-related ICU admissions in Maryland: 1999-2008*. Crit Care Med. Aug 2013; 41(8): 1844-1852.

3. Mhyre JM, Tsen LC, Einav S, Kuklina EV, Leffert LR, Bateman BT. Cardiac arrest during hospitalization for delivery in the United States, 1998-2011. Anesthesiology. Apr 2014; 120(4): 810-818.

4. Creanga AA, Berg CJ, Syverson C, Seed K, Bruce FC, Callaghan WM. Pregnancy-related mortality in the United States, 2006-2010. Obstet Gynecol. Jan 2015; 125(1): 5-12.

5. https://www.cdc.gov/reproductivehealth/maternalinfanthealth/pregnancy-complications-data.htm Accessed 6/12/18.

6. Podovei M, Bateman BT. The Consensus Bundle on Hypertension in Pregnancy and the Anesthesiologist: Doing All the Right Things for All the Patients All of the Time. Anesthesia and analgesia. Aug 2017; 125(2): 383-385.

7. American College of Obstetricians and Gynecologists Taskforce on Hypertension in Pregnancy. Hypertension in pregnancy. Washington, DC: ACOG; 2013.

8. Buchbinder A, Sibai BM, Caritis S, et al. Adverse perinatal outcomes are significantly higher in severe gestational hypertension than in mild preeclampsia. American journal of obstetrics and gynecology. Jan 2002; 186(1): 66-71.

9. Bateman BT, Schumacher HC, Bushnell CD, et al. Intracerebral hemorrhage in pregnancy: frequency, risk factors, and outcome. Neurology. Aug 08 2006; 67(3): 424-429.

10. Leffert LR, Clancy CR, Bateman BT, Bryant AS, Kuklina EV. Hypertensive disorders and pregnancy-related stroke: frequency, trends, risk factors, and outcomes. Obstetrics and gynecology. Jan 2015; 125(1): 124-131.

11. Bateman BT, Olbrecht VA, Berman MF, Minehart RD, Schwamm LH, Leffert LR. Peripartum subarachnoid hemorrhage: nationwide data and institutional experience. Anesthesiology. Feb 2012; 116(2): 324-333.

12. Martin JN, Jr., Thigpen BD, Moore RC, Rose CH, Cushman J, May W. Stroke and severe preeclampsia and eclampsia: a paradigm shift focusing on systolic blood pressure. Obstetrics and gynecology. Feb 2005; 105(2): 246-254.

13. Bernstein PS, Martin JN, Jr., Barton JR, et al. National Partnership for Maternal Safety: Consensus Bundle on Severe Hypertension During Pregnancy and the Postpartum Period. Obstetrics and gynecology. Aug 2017; 130(2): 347-357.

14. Cantwell R, Clutton-Brock T, Cooper G, et al. Saving Mothers' Lives: Reviewing maternal deaths to make motherhood safer: 2006-2008. The Eighth Report of the Confidential Enquiries into Maternal Deaths in the United Kingdom. BJOG : an international journal of obstetrics and gynaecology. Mar 2011; 118 Suppl 1: 1-203.

15. Duley L, Meher S, Jones L. Drugs for treatment of very high blood pressure during pregnancy. The Cochrane database of systematic reviews. Jul 31 2013(7): CD001449.

16. Munnur U, de Boisblanc B, Suresh MS. Airway problems in pregnancy. Crit Care Med. Oct 2005; 33(10 Suppl): S259-268.

17. Huang CJ, Fan YC, Tsai PS. Differential impacts of modes of anaesthesia on the risk of stroke among preeclamptic women who undergo Caesarean delivery: a population-based study. Br J Anaesth. Dec 2010; 105(6): 818-826.

18. Henke VG, Bateman BT, Leffert LR. Focused review: spinal anesthesia in severe preeclampsia. Anesthesia and analgesia. Sep 2013; 117(3): 686-693.

19. Bateman BT, Mhyre JM, Ehrenfeld J, et al. The risk and outcomes of epidural hematomas after perioperative and obstetric epidural catheterization: a report from the Multicenter Perioperative Outcomes Group Research Consortium. Anesthesia and analgesia. Jun 2013; 116(6): 1380-1385.

20. Lee LO, Bateman BT, Kheterpal S, et al. Risk of Epidural Hematoma after Neuraxial Techniques in Thrombocytopenic Parturients: A Report from the Multicenter Perioperative Outcomes Group. Anesthesiology. Jun 2017; 126(6): 1053-1063.

21. Koyama S, Tomimatsu T, Kanagawa T, et al. Spinal subarachnoid hematoma following spinal anesthesia in a patient with HELLP syndrome. International journal of obstetric anesthesia. Jan 2010; 19(1): 87-91.

22. Leduc L, Wheeler JM, Kirshon B, Mitchell P, Cotton DB. Coagulation profile in severe preeclampsia. Obstetrics and gynecology. Jan 1992; 79(1): 14-18.

23. Pant M, Fong R, Scavone B. Prevention of peri-induction hypertension in preeclamptic patients: a focused review. Anesthesia and analgesia. Dec 2014; 119(6): 1350-1356.

第 22 章

产后出血：准备、预防及治疗

Alexander Butwick

22.1 前言

产后出血（postpartum hemorrhage，PPH）是指产后过度出血，可导致严重的孕产妇病残率和病死率。产科麻醉医师对重度产后出血产妇提供监护，对改善产妇预后至关重要。本综述重点介绍与麻醉相关的重点监护，包括机构指南和系统计划、预期规划、PPH 风险评估、预防与治疗 PPH 的药物、输血决策以及凝血障碍检测和治疗。

22.2 PPH：孕妇病残及病死的主要因素

2003—2009 年，全球死亡产妇中有 27% 归因于 PPH。相较于发展中国家，发达国家因 PPH 导致的产妇死亡比例更低。美国 2018 年有 777 例产妇死亡，其中 38 例（4.6%）死于出血。表面上看，美国 PPH 相关死亡人数较低，但 PPH 导致的死亡大部分是可避免的。一个主要危险因素是次优护理，包括对临床警示信号的反应延迟、无护理升级、一线治疗无效以及血制品使用不足。

PPH 存活产妇的病残负担显著。PPH 严重并发症包括灌注不足引起的器官衰竭、DIC、入住重症监护病房、贫血和子宫切除。输血是评估严重 PPH 的一项指标，影响美国 83% 经历过严重 PPH 的妇女。其他观察性数据表明，近一半产妇严重并发症为 PPH。

美国 PPH 和严重 PPH 的发病率逐年上升。PPH 发病率从 2010 年的 2.9% 上升至 2014 年的 3.2%。严重 PPH（定义为 PPH+ 输血）的发病率从 1999 年的 0.2% 上升至 2008 年的 0.4%，10 年内增加 2 倍。上述发病率的增加不能用产妇自身危险因素来解释。鉴于 PPH 相关产妇发病率的严重程度和 PPH 率的上升，国家产妇保健优先事项是医护人员如何改进预防并管理严重 PPH。

22.3 标准化 PPH 管理共识和方案

从政策和临床管理角度看，对开发、实施和方法标准化的多学科 PPH 管理一直是热点。越来越多的证据表明，PPH 方案的全面实施与出血相关发病率的降低有关。Shields 等报告，在 29 个分娩单元组成的大型医疗系统中，与实施前 2 个月相比，在实施 10 个月后，实施标准化方案使血制品使用率减少 26%，而子宫切除并未显著降低（15%）。在一项"前后对比"的观察性研究中，加州 99 家医院实施使用质量改进的出血工具箱使严重 PPH 减少 20%。

这些举措的好处是建立了全美孕产妇安全协作网产科出血共识。共识旨在帮助实施并确保优质工作实施的一致性，包括 4 个行动领域：准备、识别和预防、响应和报告、系统学习。联合委员会最近已经规定，到 2021 年 1 月时医院需达到降低"与产妇出血相关危害"的具体标准，具体包括产后出血风险评估、产后出血治疗的阶段性管理、出血车的使用、员工教育计划、进行演练、出血病例回顾以及对出院后产后妇女进行 PPH 警告信号的教育。

实施特定于具体机构的 PPH 共识本身不会带来更好的结果。例如，荷兰一项评估 16 家医院对 PPH 共识遵守情况的研究发现，管理关键方面经常未被执行，如在活动性出血期间和血制品准备期间的心率、血压监测。因此，主治医师应持续评估共识的有效性，并确定每个要素在实施、可接受性和可持续性方面的缺陷。有待进一步研究并确定模拟培训能否持续改善管理和产妇结局。

22.4 PPH 风险评估

鉴定有 PPH 风险的孕产妇，可使麻醉科医师在分娩前对孕产妇进行有效分类并调动人力和物力，以防严重产后出血。异常胎盘的患者（前置胎盘、胎盘植入谱系障碍）发生严重 PPH 和需要大量输血的风险非常高。在没有异常胎盘的患者中,已经确定了其他患者层面的危险因素(表22.1)。尚未确定与PPH风险相关的因素包括年龄、体重指数、教育水平、多胎产妇和胎儿先露(头位、臀位或其他)

表 22.1　已证实的严重 PPH 决定因素

产妇因素	分娩期因素
既往剖宫产或产后出血	器械分娩
多胎妊娠	剖宫产
异常胎盘	胎盘滞留
先兆子痫	子宫探查
羊水过多	宫颈损伤
糖尿病	胎龄在 41~42 周
子宫肌瘤	滞产
子宫破裂	绒毛膜羊膜炎
巨大儿	缩宫素助产
胎盘早剥	引产

由于外部验证的PPH预测工具无法用于临床,CMQCC、AWHONN(妇女健康、产科和新生儿护士协会)和NYSBOH(纽约产科出血安全包)开发的风险评估工具,仅基于专家意见。这些工具的预测能力欠佳,无法识别40%的PPH。此外,PPH风险可因分娩方式而异。尽管存在这些局限,风险评估工具仍可作为认知辅助工具。

22.5　监测PPH:失血量测量有多重要?

分娩后的失血量评估在产科工作中根深蒂固,失血量是定义PPH的最常用指标。2017年,美国妇产科学会(American College of Obstetricians and Gynecologists,ACOG)修订了PPH的定义,即不管分娩路径,累积失血量≥100ml或产程开始后24小时内失血并伴有低血容量症状(包括产时失血)。修订后的定义强调了医师不应仅依靠量化失血量来监测或诊断PPH。

失血量可通过几种方式进行评估,目视评估、重量评估(称量浸血的子宫圈或海绵)、容量评估(测量阴道分娩后容量布帘或剖宫产过程中引流罐中的血容量)。临床和模拟研究表明,加上重量和容量值计算的定量失血量比目视评估更准确,尤其是目视评估低估了30%的实际失血量。一个普遍公认的观点是,进行失血量定量可根据失血程度进行PPH的精确诊断和治疗。然而,一项大型随机试验反驳了这一观点。将25 381例阴道分娩中使用血液收集袋与目视评估进行比较,两组严重PPH的发生率相似(1.7% vs 2.1%),导致该结果的一个可能原因是准确测量失血量可能不会改变临床医师对PPH的管理方式。此外,在大多数医院,出血量定量可能发生在PPH停止后,而非在活动性出血期间。

新近研究评估了测量失血量的新方法。Triton系统已被证明能提供累积重量和容量失血量的准确信息。需要进行大规模前瞻性试验来确定使用该设备或其他方法能否更及时监测PPH,以改善孕产妇短期和长期结局。临床医师此前在处理活动性出血患者时,不应仅依靠定量失血量来决定是否以及何时寻求帮助或升级护理。当需要为活动性出血患者提供护理时,鼓励临床医师评估生命体征、预估失血和失血量以及其对早期治疗措施的临床反应。最后,隐匿性PPH患者可发生腹膜后或骨盆出血,可能并不发生外出血。在有血流动力学紊乱证据、低于预期的血红蛋白值、凝血紊乱和/或内环境酸碱失衡的产后患者,尤其是剖宫产后,临床医师应高度怀疑存在隐匿性PPH,建议采用较低的阈值,以便及时进行手术探查或腹部CT成像。

22.6　子宫收缩乏力:预防与治疗

宫缩乏力是PPH的最常见原因(在美国超过70%的病例)。其他原因包括生殖道撕裂、胎盘滞留、异常胎盘和子宫倒置。

22.6.1　宫缩乏力的预防

第三产程的积极管理(包括子宫收缩剂、早期脐带夹持和控制性脐带牵引)最初用于预防产后出血。多项研究的数据表明,积极管理可使严重失血减少近70%;贫血、输血和需要额外子宫收缩剂的使用也减少。子宫收缩剂是最重要的措施,早期脐带夹持可能有害,控制性脐带牵引几乎没有益处。

缩宫素是阴道分娩和剖宫产术中预防宫缩乏力的一线药物。研究表明,在过去16年中,在接受择期简单剖宫产的健康妇女中,静脉注射小剂量缩宫素可提供足够的子宫张力。Carvalho等报告,缩宫素给药3分钟后,90%的女性有效注射剂量(ED90)为0.35U(95%CI 0.2~0.5U)。Butwick等研究了0~5U之间的剂量,并报告在剂量>0.5u时即可有高比率的足够子宫张力,但随着剂量>1U其不良反应也增加。根据两项研究的数据,在相同环境下缩宫素输注的ED90较低,介于0.27~0.29U/min。研究表明,由于分娩和产时缩宫素暴露相关的缩宫素受体脱敏,需要更高剂量的缩宫素才能使接受顺产转剖宫产的妇女达到足够的子宫张力[ED90推注量:2.99U(95%CI 2.3~3.7U);ED90输注量0.74U/min(95%CI 0.56~0.93U/min)]。卡贝缩宫素是一种合成缩宫素类似物,在美国境外获得使用许可。由于其半衰期长(40分钟),通常推注给药,建议剂量为100μg。接受择期剖宫产和顺产转剖宫产的健康妇女其ED90剂量分别为14.8μg和121μg。尽管择期剖宫产的ED90较低,但之前一项研究发现,20μg的剂量并不优于100μg的推荐剂量。根据先前数据,一个专家共识小组发表的关于择期和非择期剖宫产妇女使用缩宫素和卡贝缩宫素的建议总结见表22.2。

缩宫素有严重的剂量依赖性心血管不良反应:外周血管扩张、低血压、心排出量增加(代偿性心动过速和每

表 22.2　缩宫素和卡贝缩宫素的推荐剂量

	择期剖宫产	顺产中转剖宫产
推注缩宫素提供子宫张力	1U	3U
输注缩宫素维持子宫张力	2.5~7.5U/h	7.5~15U/h
	(0.04~0.125U/min)	(0.125~0.25U/min)
卡贝缩宫素	100μg 推注长于 30s	100μg 推注长于 30s
	(剂量可减少，最大剂量 =100μg)	(最大剂量 =100μg)

搏量增加)和 ST 段压低。对严重低张力性 PPH 导致的低血容量的产妇，临床医师应注意使用高速率、高浓度的缩宫素输注可能会使血流动力学曲线复杂化。卡贝缩宫素也有类似的心血管不良反应。5U 缩宫素和 100μg 卡贝缩宫素使用后可致平均动脉压降低 25%。

22.6.2　宫缩乏力的治疗

子宫无法对缩宫素作出良好反应(充分收缩)时，应考虑使用二线子宫收缩药物。二线子宫收缩药物的使用并不罕见。在一项针对 210 余万美国产妇的观察性研究中，医院二线子宫收缩药物的具体使用频率为 7%(95%CI 1.7%~25%)。最常使用的二线子宫收缩药物是甲基麦角新碱(Methergine)、卡波前列素和米索前列醇。相关剂量、禁忌证和不良反应见表 22.3。由于缺乏使用二线子宫收缩药物的临床标准，作者建议：如果输注缩宫素的累积剂量达到 6U(或 3 次 2U 推注)时仍无子宫张力或张力差时使用二线子宫收缩药物。这种情况可能发生在滞产或引产、绒毛膜羊膜炎和/或缩宫素助产后进行剖宫产的产妇。

关于二线子宫收缩药物的选择顺序，指南没有提及。先前一项观察性研究表明，对接受剖宫产的产妇进行倾向评分匹配后，接受卡波前列素治疗的产妇大出血相关发病率的风险高于麦角碱治疗的产妇(16% vs 9.2%，RR=1.7，95%CI 1.2~2.6)；对于 PPH 的治疗，缩宫素可能比米索前列醇更有效，不良反应更少。2020 年 Cochrane 一项网络 meta 分析中，与缩宫素相比，米索前列醇与输血风险增加(RR=1.47，95%CI 1.02~2.14)和大于 1 000ml 额外失血量增加(RR=2.57，95%CI 1.00~6.64)相关。米索前列醇还可能增加不良反应的风险，包括呕吐(RR=2.47，95%CI 1.37~1.47)和发热(RR=3.43，95%CI 0.65~18.18)。与单用缩宫素治疗相比，联合使用缩宫素和米索前列醇与减少额外使用子宫收缩药物或降低输血的风险无关。

一项针对 1 721 例产妇的研究报告了类似趋势，该研究比较了单用缩宫素和米索前列醇-缩宫素联合使用预防 PPH 发生(8.3% vs 8.4%，P=0.98)。与米索前列醇相关的严重高热(核心温度 >40℃)和寒战已被广泛报道，但潜在的热性脑病却未被充分认识。此外，舌下、阴道和直肠米索前列醇起效较慢(分别为 11、20 和 100 分钟)，作用持续较久(分别为 3、4 和 11 小时)。与缩宫素相比，起效时间慢、效果差限制了米索前列醇治疗急性重度无张力 PPH 的临床应用，并可能解释了延迟出现的高热。鉴于目前证据，作者将甲基麦角新碱和卡波前列素列为第一和第二选择的二线子宫收缩药物，不推荐米索前列醇作为二线药物(除非其他药物存在禁忌证或不可用)。

22.6.3　医疗和外科干预

可考虑几种医疗和外科干预措施来治疗严重或危及生命的 PPH，包括子宫球囊填塞术、放射介入和手术治疗(子宫压迫缝合、血管结扎和子宫切除术)。

22.7　输血管理和止血支持

22.7.1　大量输血方案

当失血率和失血量超过制备和运输交叉配血制品所需时间时，大量输血方案(massive transfusion protocol，MTP)可确保及时向一线团队提供足够类型和数量的血制品。斯坦福 MTP 包括 6 个单位的未交叉匹配的 O 型或产妇同血型红细胞、4 个单位血浆和 1s 个单位单采血小板，血制品可在 5 至 10 分钟内冷链运送至产房或手术室。当出血得到控制后，护理团队可根据需求停止 MTP，并过渡到输注交叉配血匹配的红细胞。使用 MTP 的决定取决于对失血率和失血量、产后出血的病因、患者对控制出血

表 22.3　二线子宫收缩药物剂量、禁忌证和不良反应

药物	剂量	禁忌证	不良反应
甲基麦角新碱	肌内注射 0.2mg(不推荐静脉注射)；每 2~4h	高血压、先兆子痫、心血管疾病、药物过敏	恶心、呕吐、重度高血压，尤其是静脉注射后
卡波前列素	肌内注射 0.25mg(不推荐静脉注射)；每 15~90min，最多 8 次	哮喘； 相对禁忌证：高血压、活动性肝病、肺病、心脏病	恶心、呕吐、腹泻、短暂发热、头痛、寒战、颤抖、高血压、支气管痉挛
米索前列醇	600~1 000μg 口服、舌下含服或直肠给药；单次给药	罕见，对药物或前列腺素过敏	恶心、呕吐、腹泻、颤抖、发热、头痛

的医疗和外科干预措施的反应、血流动力学损害的临床特征和持续出血的临床评估。

22.7.2　公式化和目标导向的输血方案

根据创伤文献的证据,ACOG 和 CMQCCRE 发布的产后出血指南,推荐使用公式化或固定比例的红细胞、新鲜冰冻血浆和血小板,然而产科并没有高质量的试验数据支持这一建议。此外,产科和创伤人群在出血相关凝血病的基线生理学和病理生理学方面存在显著差异。尽管如此,法国一项对 1 495 例重度 PPH 患者的回顾性研究报告了高血浆使用率,69% 的输血患者使用了血浆。

目前尚不清楚早期输注血浆能否改善产妇结局。一项对 1 216 例持续产后出血的产妇(定义为出血量 >1 000ml 且对一线干预无效)进行的观察性研究提示,与未输注或稍后输注血浆相比,在持续 PPH 发生 60 分钟内输注血浆与降低严重出血相关病残率(定义为死亡、子宫切除或动脉栓塞)无关。此外,大多患有严重无张力性产后出血(高达 3 至 4L 失血量)的妇女,在使用血制品时通常具有正常的凝血曲线和血小板计数。考虑到新鲜冰冻血浆的纤维蛋白原浓度(中位浓度 2mg/ml;范围 0.8~3mg/ml)可能低于患者血浆纤维蛋白原浓度,输注血浆可能矛盾性地降低中度产后出血和凝血指标正常妇女的血浆纤维蛋白原水平。与大量使用血浆相关的其他潜在并发症包括,高血容量、输血相关循环超负荷和输血相关急性肺损伤(美国输血相关死亡的最常见原因)。

任何输注血小板的决定都需要仔细考虑。一项对 347 例中重度产后出血妇女的回顾性研究中,输血中使用血小板的比例较低(3.4%),只有 2% 的妇女血小板计数低于 $75×10^9/L$。有血小板减少、羊水栓塞或胎盘早剥引起消耗性凝血病的妇女中,血小板输注的可能性更大。子宫收缩乏力或创伤导致总失血量 <5 000ml 的妇女与产后血小板计数 $<75×10^9/L$ 无关。在其他观察性研究中,患重度产后出血或接受大量输血妇女的血小板计数 <50 或 $75×10^9/L$ 的发生率低于 16%。因此,定比输血可能会使血小板计数 $>75×10^9/L$ 阈值水平的妇女接受不必要的血小板输血。作者建议,在活动性产后出血期间应保持血小板计数 $>50×10^9/L$。

在活动性出血期间,应提前和定期(每 20~30 分钟)进行凝血检测(ROTEM 或 TEG 试验)。虽然不可能有"实时"结果,但检测结果仍可提供有价值的趋势数据,用于评估输血决策的有效性,确认外科手术干预是否充分有效止血,并可用于判定有无凝血障碍。凝血障碍的存在和程度因产后出血的病因而异。与其他病因相比,胎盘早剥产妇在大量输血时血小板计数下降最多,重度产后出血时血小板输注率最高。作者建议,对所有怀疑胎盘早剥的产妇,在分娩前后进行监测以确定其可能存在消耗性凝血病,因为这些患者在发生严重产后出血时可能需要血浆和血小板的止血支持。

22.7.3　补充纤维蛋白原和氨甲环酸

严重产后出血妇女的血浆纤维蛋白原水平可能发生重要变化。产后出血早期,Clauss 法检测纤维蛋白原水平 <200mg/dl 是一项病程可能进展为严重出血和血制品需求增加的重要危险因素。基于国际血栓和止血学会科学和标准化委员会的专家意见和指南,英国皇家妇产科学院和大不列颠及爱尔兰麻醉科医师协会建议,在 PPH 期间,即使 PT 和 APTT 指标正常,纤维蛋白原目标水平至少为 200mg/dl。相反,美国麻醉和产科学会的指南没有规定纤维蛋白原的目标水平。

部分研究评估了补充浓缩纤维蛋白原对重度产后出血妇女的影响。Wikkelso 等对 249 例早期产后出血妇女进行了随机试验,比较了提前输注 2g 浓缩纤维蛋白原或生理盐水对照的效果,两组患者红细胞输注频率并无显著的统计学差异(20% vs 22%,$P=0.88$),效果不明显可能是很少有女性(2.2%)的基线纤维蛋白原浓度 <200mg/dl。Collins 等利用 ROTEM 进行了一项多中心研究,将 55 例产后出血且 FIBTEM A5≤15mm 的妇女随机分为浓缩纤维蛋白原组和安慰剂组,两组患者输血率没有显著差异[红细胞输注单位中位数 =1(0~2) vs 1(0~2)]。一项预先指定的亚组分析表明,FIBTEM A5>12mm 或纤维蛋白原水平 >200mg/dL 可能足以止血,不需要补充纤维蛋白原。法国一项纳入 437 例阴道分娩后持续产后出血患者的试验表明,接受 3g 浓缩纤维蛋白原和接受安慰剂的妇女,其出血相关发病率(≥4g/dL 血红蛋白降低和/或≥2 单位红细胞输注)无差异。然而。一些来自产科专科医院的观察性研究表明,浓缩纤维蛋白原的使用与较高的血浆纤维蛋白原水平、较低的失血量和较少的血浆使用有关。如果时间允许,在使用浓缩纤维蛋白原之前,最好确定存在显著的低纤维蛋白原血症或纤维蛋白原对血栓形成的作用减少(使用 TEG 或 ROTEM)。

最近有证据表明,竞争性抑制纤溶酶原激活的抗纤维蛋白溶解剂氨甲环酸(TXA),具有临床应用价值。WOMAN 研究(全球产妇抗纤维蛋白溶解试验)是一项实用、国际性、双盲、安慰剂对照的多中心研究,20 060 例患有产后出血的产妇在常规护理基础上随机接受 1~2g 静脉注射 TXA 或安慰剂。主要研究结果表明,与安慰剂组相比,TXA 组产妇因失血死亡的风险略有降低(1.5% vs 1.9%,相对风险 =0.81,95%CI 0.65~1.0;$P=0.045$),在胎儿娩出后 3 小时内使用 TXA 的疗效似乎最好。根据这些发现,WHO 建议所有 PPH 妇女在分娩后 3 小时内接受 TXA 治疗。由于大多数研究地点在低收入国家,该研究结果在高收入国家的普适性尚不确定。此外,美国产后出血患者的出血死亡率(约为 38 例每 100 000 产后出血病例)明显低于 WOMAN 研究的安慰剂组,差异近 40 倍。TXA 对降低死亡率的作用具有临界统计学意义,需要治疗的人数为 250。TXA 与手术或介入操作(包括子宫切除、宫内填塞、栓塞或动脉结扎)的减少无关。此外,两组之间的输血率(均为 54%)和平均输血单位数无显著差异。因此,在资源充足的发达国家医院分娩的妇女中,TXA 在降低 PPH 相关发病率方面的潜在影响尚不清楚。在斯坦福大学医疗系统内,TXA 是一种辅助性而非强制性药物,使用与否由护理团队自行决定。大剂量(>2g)可能增加低灌注患者肾皮质坏死的风险。

两项多中心随机对照试验提供了 TXA 在阴道分娩和剖宫产后预防 PPH 潜在效用的最新数据。TRAAP1 研究评估了 3 891 例阴道分娩后产妇预防性 TXA 和预防性催产素能否降低产后出血的风险。PPH 被定位为引流袋中至少 500ml 失血。结果表明，两组 PPH 风险没有差异（TXA=8.1%，安慰剂组 =9.8%，风险比 =0.83；95%CI 0.68~1.01；P=0.07）。亚组分析中，TXA 显著降低阴道分娩产妇产后出血风险（9.4% vs 14.7%，P=0.04）。TRAAP2 研究纳入 4 431 例接受剖宫产的产妇。与安慰剂组相比，TXA 组 PPH 风险（定义为失血量 >1 000ml 或输注红细胞）较低（26.7% vs 31.6%；调整风险比 =0.84；P=0.003）；然而，在测量的失血量或出血相关发病率的其他指标方面，未观察到组间差异。这两项研究均未观察到血栓栓塞事件发生率的组间差异。基于 TRAAP1 试验的阴性结果和 TRAAP2 试验的混合结果，作者不建议常规使用 TXA 预防 PPH。

（靳剑飞　译，周懿　校）

参考文献

1. Say L, et al. Lancet Glob Health 2014: 2; e323-33.
2. Kassebaum NJ, et al. Lancet 2014: 384; 980-1004.
3. Hoyert DL, et al.: Maternal mortality in the United States: Changes in coding, publication, and data release;2018; in Nat Vital Stat Rep. Hyattsville, MD: National Center for Health Statistics, 2020.
4. Berg CJ, et al. Obstet Gynecol 2005: 106; 1228-34.
5. Main EK, et al. Obstet Gynecol 2015: 125; 938-47.
6. Bateman BT, et al. Am J Obstet Gynecol 2012: 206; 63 e1-8.
7. Bateman BT, et al. Anesth Analg 2010: 110; 1368-73.
8. Wanderer JP, et al. Crit Care Med 2013: 41; 1844-52.
9. Al-Zirqi I, et al. BJOG 2008: 115; 1265-72.
10. Fingar KR, et al.: Trends and Disparities in Delivery Hospitalizations Involving Severe Maternal Morbidity, 2006-2015; in Healthcare Cost and Utilization Project (HCUP) Statistical Brief #243.Rockville, MD: Agency for Healthcare Research and Quality (US), September 2018.
11. Grobman WA, et al. Obstet Gynecol 2014: 123; 804-10.
12. Reale SC, et al. Anesth Analg 2020: 130; e119-e22.
13. Kramer MS, et al. Am J Obstet Gynecol 2013: 209; 449 e1-7.
14. Rosenbaum T, et al. Clin Obstet Gynecol 2017: 60; 384-93.
15. Main EK, et al. Am J Obstet Gynecol 2017: 216; 298. e1-.e11.
16. Shields LE, et al. Am J Obstet Gynecol 2015: 212; 272-80.
17. Einerson BD, et al. Am J Obstet Gynecol 2015: 212; 140-4.e1.
18. Shields LE, et al. Am J Obstet Gynecol 2011: 205; 368 e1-8.
19. Skupski DW, et al. Obstet Gynecol 2017: 130; 770-7.
20. California Maternal Quality Care Collaborative.: Obstetric Hemorrhage Toolkit V 2.0. Stanford, CA, 2015.
21. Main EK, et al. Obstet Gynecol 2015: 126; 155-62.
22. Council on Patient Safety in Women's Health Care: Obstetric Hemorrhage (+AIM), 2019.
23. The Joint Commission: New standards for perinatal safety (prepublication), 2019.
24. Woiski M, et al. Obstet Gynecol 2018: 132; 656-67.
25. De Tina A, et al. Anesth Analg 2019: 124; 1045-50.
26. Duzyj CM, et al. Am J Perinatol 2020.
27. Baldvinsdottir T, et al. PLoS One 2018: 13; e0203806.
28. Silver RM Obstet Gynecol 2015: 126; 654-68.
29. Mhyre JM, et al. Obstet Gynecol 2013: 122; 1288-94.
30. Stachetti T, et al. J Global Health Reports 2019: 3; e2019085.
31. Ende HB, et al. Obstet Gynecol 2021: 137; 305-23.
32. American College of Obstetricians and Gynecologists: Safe motherhood initiative. Maternal safety bundle for obstetric hemorrhage, 2016.
33. AWHONN: Postpartum hemorrhage (PPH) risk assessment table. Version 1.0; in The AWHONN Postpatum Hemorrhage Project, Washington D.C., 2015.
34. Dilla AJ, et al. Obstet Gynecol 2013: 122; 120-6.
35. Wu E, et al. J Matern Fetal Neonatal Med 2015: 28; 71-6.
36. Ruppel H, et al. Am J Perinatol 2020.
37. Kawakita T, et al. Obstet Gynecol 2019: 134; 1308-16.
38. Butwick AJ, et al. Anesth Analg 2017: 125; 523-32.
39. Miller CM, et al. J Perinatol 2017: 37; 243-8.
40. American College of Obstetricians and Gynecologists. Obstet Gynecol 2017: 130; e168-e86.
41. American College of Obstetricians and Gynecologists. Obstet Gynecol 2019: 134; e150-e6.
42. Patel A, et al. Int J Gynaecol Obstet 2006: 93; 220-4.
43. Al Kadri HM, et al. Arch Gynecol Obstet 2011: 283; 1207-13.
44. Toledo P, et al. Anesth Analg 2007: 105; 1736-40.
45. Zhang WH, et al. BMJ 2010: 340; c293.
46. Lumbreras-Marquez MI, et al. Anesth Analg 2020: 130; 857-68.
47. Rubenstein AF, et al. Am J Perinatol 2018: 35; 655-9.
48. Konig G, et al. J Clin Monit Comput 2018: 32; 303-10.
49. Saoud F, et al. Am J Obstet Gynecol 2019: 221; 267.e1-.e6.
50. Chau A, et al. Int J Obstet Anesth 2020: 42; 1-3.
51. Hancock A, et al. Best Pract Res Clin Obstet Gynaecol 2019: 61; 28-40.
52. Rafi J, et al. JRSM Open 2018: 9; 2054270417746059.

53. Begley CM, et al. Cochrane Database Syst Rev 2019: 2; Cd007412.

54. Weeks AD, et al. Best Pract Res Clin Obstet Gynaecol 2020.

55. Carvalho JC, et al. Obstet Gynecol 2004: 104; 1005-10.

56. Butwick AJ, et al. Br J Anaesth 2010: 105; 92-3.

57. George RB, et al. Can J Anaesth 2010: 57; 578-82.

58. Lavoie A, et al. Anesth Analg 2015: 121; 159-64.

59. Balki M, et al. Obstet Gynecol 2006: 107; 45-50.

60. Anandakrishnan S, et al. Can J Anaesth 2013: 60; 1054-60.

61. Khan M, et al. Can J Anaesth 2014: 61; 242-8.

62. Nguyen-Lu N, et al. Can J Anaesth 2015: 62; 866-74.

63. Tabl S, et al. Anaesthesia 2019: 74; 190-6.

64. Heesen M, et al. Anaesthesia 2019: 74; 1305-19.

65. Dyer RA, et al. Curr Opin Anaesthesiol 2011: 24; 255-61.

66. Rosseland LA, et al. Anesthesiology 2013: 119; 541-51.

67. Bateman BT, et al. Anesth Analg 2014: 119; 1344-9.

68. Nyflot LT, et al. PLoS One 2017: 12; e0175306.

69. Grotegut CA, et al. Am J Obstet Gynecol 2011: 204; 56 e1-6.

70. Al-Zirqi I, et al. Am J Obstet Gynecol 2009: 201; 273 e1-9.

71. Butwick AJ, et al. Am J Obstet Gynecol 2015: 212; 642 e1-7.

72. Parry Smith WR, et al. Cochrane Database Syst Rev 2020: 11; Cd012754.

73. Quibel T, et al. Obstet Gynecol 2016: 128; 805-11.

74. Elati A, et al. Obstet Gynecol 2012: 120; 1140-8.

75. Durocher J, et al. BJOG 2010: 117; 845-52.

76. Kaiser J, et al. Obstet Gynecol 2016: 127; 1067-9.

77. Gibbins KJ, et al. Am J Obstet Gynecol 2013: 208; 181-3.

78. American College of Obstetricians and Gynecologists. Obstet Gynecol 2017: 130; e168-e86.

79. Goodnough LT, et al. Transfusion 2011: 51; 2540-8.

80. Burtelow M, et al. Transfusion 2007: 47; 1564-72.

81. Goodnough LT, et al. Curr Opin Anaesthesiol 2013: 26; 208-14.

82. Collis RE, et al. Anaesthesia 2015: 70 Suppl 1; 78-86,

83. Deleu F, et al. Int J Obstet Anesth 2020: 42; 11-9.

84. Henriquez D, et al. JAMA Netw Open 2019: 2; e1915628.

85. Collins PW, et al. Blood 2014: 124; 1727-36.

86. de Lloyd L, et al. Int J Obstet Anesth 2011: 20; 135-41.

87. Gillissen A, et al. Blood Adv 2018: 2; 2433-42.

88. Charbit B, et al. J Thromb Haemost 2007: 5; 266-73.

89. Levy JH, et al. Anesth Analg 2012: 114; 261-74.

90. Collins PW, et al. Br J Anaesth 2014: 113; 585-95.

91. Levy JH, et al. Transfusion 2014: 54; 1389-405; quiz 8.

92. Jones RM, et al. Anaesthesia 2016: 71; 648-56.

93. Bell SF, et al. Int J Obstet Anesth 2021; 102983.

94. Lasica M, et al. Br J Haematol 2020: 190; 618-28.

95. Butwick A, et al. Transfusion 2020: 60; 897-907.

96. Green L, et al. Br J Haematol 2016: 172; 616-24.

97. McNamara H, et al. Anaesthesia 2019: 74; 984-91.

98. Cortet M, et al. Br J Anaesth 2012: 108; 984-9.

99. Gayat E, et al. Intensive Care Med 2011: 37; 1816-25.

100. Collins P, et al. J Thromb Haemost 2016: 14; 205-10.

101. Levy JH, et al. Blood 2015: 125; 1387-93.

102. Royal College of Obstetricians and Gynecologists. BJOG 2017: 124; e106-e49.

103. Klein AA, et al. Anaesthesia 2016: 71; 829-42.

104. Shaylor R, et al. Anesth Analg 2016: 124; 216-32.

105. Wikkelso AJ, et al. Br J Anaesth 2015: 114; 623-33.

106. Collins PW, et al. Br J Anaesth 2017: 119; 411-21.

107. Ducloy-Bouthors AS, et al. Bjog 2021.

108. Matsunaga S, et al. Sci Rep 2017: 7; 46749.

109. Seto S, et al. Int J Obstet Anesth 2017: 32; 11-6.

110. Woman Trial Collaborators Lancet 2017: 389; 2105-16.

111. WHO recommendation on tranexamic acid for the treatment of postpartum haemorrhage. Geneva, 2017.

112. Marshall AL, et al. Am J Obstet Gynecol 2017: 217; 344 e1- e6.

113. Dobson GP, et al. J Trauma Acute Care Surg 2017.

114. Lier H, et al. Anesth Analg 2019: 129; 1574-84.

115. Sentilhes L, et al. Expert Rev Hematol 2019: 12; 753-61.

116. Sentilhes L, et al. N Engl J Med 2018: 379; 731-42.

117. Sentilhes L, et al. N Engl J Med 2021: 384; 1623-34.

e27-8.

第 23 章

妊娠期非产科手术的麻醉

Hans Sviggum

23.1 引言

妊娠期间进行的手术需要考虑孕妇和胎儿两人的需求,有其特殊性。在这一人群中进行随机临床试验存在困难,导致缺乏数据从而提出具体的建议。尽管缺乏明确的证据,但妊娠期手术的结果通常对母亲和胎儿都有利。多学科协作诊疗可使接受手术的孕妇得到安全有效的治疗。在进行非产科手术前应请产科会诊,因为产科医师在确定胎龄,评估在妊娠期接受手术的风险、益处和替代方案,分析孕妇解剖和生理特点等方面独具优势。总之,每一个病例都需要一个团队,从外科、麻醉、产科和儿科几个方面获得支持,最大化保证孕妇和胎儿的安全。

23.2 手术时机和种类

大约 1% 的孕妇在妊娠期间接受手术,这相当于美国每年约有 10 万孕妇进行非产科手术。尽管妊娠期间可能需要接受几乎所有类型的手术,但导致孕妇进行非产科手术的最常见情况是阑尾炎、胆囊炎、外伤、肠梗阻和涉及宫颈、卵巢或乳房的疾病。对孕妇绝不能拒绝或推迟进行医学上必要的手术,因为这会对孕妇及其胎儿产生不利影响。然而,由于可能发生的不良事件包括自然流产、早产和/或分娩以及胎儿药物暴露,择期手术应推迟到孕妇分娩后。最好在妊娠中期进行手术,此期自然流产的风险低于妊娠前 3 个月,早产和分娩的发生率低于妊娠晚期。腹腔镜手术可以安全进行;具体的手术方法应该基于外科医生的偏好和患者的潜在利益。

23.3 麻醉注意内容

23.3.1 妊娠期生理变化

妊娠几乎影响每个器官系统。激素导致妊娠早期的生理变化,而子宫扩大的机械作用、胎儿代谢需求的增加

以及胎盘循环的低阻力在妊娠后期造成了进一步的生理变化。呼吸系统的变化尤其值得关注。孕妇功能残气量减少 20%~30%,同时耗氧量增加,导致呼吸暂停期间氧饱和度快速下降。此外,孕妇每分钟通气量轻度增加,静息 $PaCO_2$ 较低。口咽组织肿胀和脆性增加会减少声门开口的大小和咽腔空间。尽管插管困难的发生率根据定义不同而差异很大,但孕妇插管困难的发生率可能是非孕妇的 10 倍。气道控制失败是麻醉相关孕妇死亡的最常见原因。

妊娠期间血容量增加 30%~50%,而整个妊娠期心排血量持续增加,至妊娠后 3 个月约达到妊娠前的 130%~150%。心排血量的增加是由于心率的增快和每搏量的增加(血容量增加使前负荷增大,而血管阻力下降使后负荷减小)。增大的子宫会阻碍静脉回流,尤其是在妊娠 20 周以后,以及孕妇处于仰卧位时。大约 8%~10% 的孕妇在仰卧位时会出现显著的低血压。尽管低血压对子宫胎盘灌注具体产生怎样的影响还不清楚,但出现血压下降的患者最好避免仰卧位,因为这可能显著降低心排血量和子宫胎盘灌注。大多数证据和临床经验表明,手术的孕妇应尽可能使子宫左侧移位以减少母体低血压和心排血量减少的概率。磁共振研究表明,左侧倾斜 30° 时,下腔静脉几乎不受压迫。然而,这种体位会使许多操作无法进行。妊娠 20 周后,应该进行一定程度的左侧倾斜(至少 15°)。如果母体或胎儿血流动力学不稳定,可能需要进一步增加倾斜角度。使子宫左侧移位首选在患者右髋下放置楔形物,也可以通过倾斜手术床代替。

尽管妊娠期间胃排空和胃酸分泌正常,但由于激素变化、机械改变和腹内压升高导致食管下括约肌张力降低。这些因素增加了胃食管反流的风险。尽管在麻醉时误吸的真实风险和概率很难确定,但应认识到妊娠 14~16 周以后孕妇的误吸风险比非妊娠患者更高,尤其是体重指数较高和有反流症状的患者。尽管如此,误吸发生率实际上非常低,在特定类型的手术中与普通人群持平。

23.3.2　麻醉方法选择

麻醉计划应考虑手术类型、孕妇的基本状况、麻醉对孕妇和胎儿的影响，以及患者、外科医生和麻醉科医师的偏好。没有数据表明不同麻醉方式会影响新生儿的结局。在可行的情况下首选区域麻醉，以避免胎儿接触不必要的药物并减少孕妇气管插管的需要。然而，由于大多数妊娠期非产科手术是腹部手术，肌肉松弛可以为手术创造有利条件，所以全身麻醉是最常用的。无论采用何种麻醉技术，维持正常的母体生理，以保障良好的子宫胎盘血流都是至关重要的。

禁食仍应遵照 ASA 指南。没有特定的预防方法被证实能降低误吸风险，很多医师和机构偏好预先给予 H₂ 受体拮抗剂、枸橼酸钠和/或甲氧氯普胺。

抗生素根据手术使用，尽可能避免氨基糖苷类（如庆大霉素、妥布霉素、阿米卡星、链霉素或新霉素），因为有对胎儿耳毒性和肾毒性的风险。围手术期进行常规预防性抗宫缩治疗未被证实有明确的益处，在没有宫缩或产科建议的情况下不应使用这些药物。

对于某些手术，孕妇可以安全地接受镇静作为"监测下的麻醉管理"的一部分。最常用的药物是丙泊酚（镇静）、芬太尼（镇痛）、咪达唑仑（抗焦虑），它们都安全有效。镇静剂量应根据患者情况尽量小，以减少气道反射消失、低通气导致的呼吸性酸中毒的风险。许多麻醉科医师对所有孕妇都采用快速序贯插管的方法，但并没有高质量的证据表明这是有益的。除非孕妇存在其他误吸的高风险因素如禁食时间不足等，否则麻醉诱导时误吸的发生率较低，与非妊娠患者相当。由于功能残气量减少，呼吸停止时孕妇氧饱和度下降比非孕妇更迅速，所以预充氧非常重要。

应根据临床情况选择诱导方案和神经肌肉药物。妊娠降低挥发性吸入麻醉药的最小肺泡有效浓度（minimum alveolar concentration，MAC）值，但似乎对诱导药物的剂量没有什么影响，应滴定给药直至起效。对于情况良好的患者，丙泊酚是首选的诱导药物。大多数麻醉科医师使用琥珀胆碱为气管插管创造条件。而在是否采用快速序贯诱导和插管实施上有不同的观点。妊娠引起患者对阿片类药物和挥发性麻醉药的敏感性增加。对神经肌肉阻滞剂也更为敏感，因此这些患者必须监测神经肌肉阻滞深度［如 4 个成串刺激（train-of-four，TOF）］。虽然新斯的明用于拮抗肌松的安全性已经得到了充分的证实，但一些麻醉科医师更愿意同时给予阿托品而不是格隆溴铵，因为阿托品更容易进入胎盘，可以减轻新斯的明对胎儿心率的影响。然而，长期以来联合使用格隆溴铵和新斯的明并未显示对胎儿心率有不良影响，因此两种抗胆碱药都是安全的。关于舒更葡糖在妊娠期的使用，目前还没有足够的数据，无法得出有意义的结论，但是产科麻醉和围产期医学协会目前建议孕妇不应常规使用。妊娠期假性胆碱酯酶水平降低。虽然琥珀胆碱的作用时间延长，但这几乎没有临床意义。妊娠还伴随着蛋白结合率减少、分布容积增加、肝/肾清除的改变，这些变化可能导致药物

效应和某些药物代谢的微小变化。

可接受的孕妇血压下限值尚不清楚，依据患者情况有所不同。妊娠期升压药物的研究主要是在剖宫产时的应用。由于麻黄碱会导致胎儿酸血症，因此首选苯肾上腺素。许多麻醉科医生主要使用苯肾上腺素来维持血压，而使用麻黄碱将心率保持在每分钟 60 次以上以提高心输出量。去甲肾上腺素有改善剖宫产患者心排血量的优点，使得其可能替代单纯作用于 α 受体的去氧肾上腺素。控制性降压可能对子宫胎盘血流有害，不应常规使用。应调整机械通气参数以维持妊娠期正常生理性的慢性呼吸性碱血症，通常呼末 CO_2（end tidal CO_2，$ETCO_2$）维持在 30~32mmHg。妊娠期间由于通气灌注匹配更好，$PaCO_2$-$EtCO_2$ 梯度降低。CO_2 可迅速透过胎盘，较高的水平可能导致胎儿酸中毒和心肌抑制。另一方面，严重的呼吸性碱中毒引起子宫动脉血管收缩，减少子宫血流量。应使用 50% 或以上的吸入氧浓度以提高母体 PaO_2 和减轻胎儿缺氧。以前关于母体高氧分压导致自由基产生或早产儿视网膜病的担忧似乎没有根据，因为无论母体 PaO_2 如何，胎儿 PaO_2 都不会超过 60mmHg。一些麻醉科医生在孕妇接受机械通气时进行动脉血气分析，以确保维持妊娠时正常的生理酸碱状态。

前文已述，孕妇气道管理可能更困难。与非妊娠人群相比，面罩通气和插管成功率都有所降低。应做好处理困难气道的准备。近年来，间接视频喉镜的改进和使用增加改善了气道管理。有趣的是，一项对密歇根州 20 年来孕产妇死亡率的回顾性研究表明，在麻醉诱导或维持期间没有孕妇死亡，但在拔管或恢复期间发生了一些由于通气不足或气道阻塞造成的孕妇死亡。

为了尽量减少气道管理和限制胎儿药物暴露，在可行的情况下，应将区域麻醉作为主要麻醉技术。硬膜外、脊髓和外周神经阻滞技术都被成功应用。妊娠期局部麻醉药在硬膜外腔的扩散更广，对局部麻醉药的敏感性也增加；妊娠后期腰麻和硬膜外麻醉的剂量可以稍减少。妊娠期蛋白结合率降低会增加局部麻醉药中毒的风险。除了为手术提供麻醉外，这些方法还有助于术后镇痛，这对于预防早产非常重要。这些妇女中的许多人可能由于血栓的风险增高而采取了预防性抗血栓治疗，所以在进行区域麻醉前应仔细检查相关治疗史。除了局部技术外，对乙酰氨基酚和阿片类药物是术后镇痛的主要药物。最好避免使用非甾体抗炎药，尤其是在 32 周后，因为它们会导致胎儿动脉导管过早闭合。妊娠中期使用单次剂量酮咯酸可能是安全的，但并没有证据支持。

23.4　胎儿监护

所有患者不管孕周多少，都至少应在手术前后记录胎心率（fetal heart rate，FHR）。对于被认为可以继续生长的胎儿，应在手术前后结合电子胎心率监测对早产的体征和症状（如子宫收缩）进行监测。术中 FHR 监测可采用多普勒超声连续或间歇进行。有时手术不允许超声放在腹部，可采用经阴道超声。只有基于患者病情和手术

性质进行的术中 FHR 监测才是有益的。妊娠 18~22 周左右可以开始连续 FHR 监测。如果术中监测 FHR,需要有一名合格的人员随时可以辨别 FHR 模式和其意义。区分 FHR 变化是由麻醉药物还是由胎儿缺氧引起有时并不容易。胎儿心动过缓一般提示胎儿窘迫,但 FHR 基线和变异度的变化可能有多种原因。随着孕周增大,FHR 通常表现出变异度降低,基线也可能降低(但保持在正常范围 120~160)。最好的做法是确保有能力进行剖宫产的产科医生了解病例,并在必要时随时提供帮助。如果胎儿可以继续生长,并且进行了术中监护,还应该针对如果胎儿情况恶化是否进行紧急剖宫产拟定计划。该情况应该由外科医师、产科医师和患者讨论决定。该机构还应诊治分娩时可能发生窘迫的早产儿。即使没有计划分娩胎儿,FHR 监测也可以帮助孕妇摆放体位和心肺管理。如果 FHR 状态恶化,应进行宫内胎儿复苏(如调整胎位、母体血流动力学支持、氧合优化等)。最终是否使用术中 FHR 监护应根据胎龄、手术类型和可用设施进行个体化决策。2010 年对产科医师的一项调查报告称,43% 的人常规使用术中 FHR 监测,美国各地情况似乎存在很大的差异。

23.5 对胎儿的影响

母体手术对胎儿可能造成的风险包括:麻醉药物或其他药物的致畸性,子宫胎盘灌注和/或胎儿氧合减少,以及因此造成的早产或胎儿死亡。由于胎儿血红蛋白对氧的亲和力很高,母体 PaO_2 的轻度至中度下降是可以耐受的。严重的持续的母体低氧血症会威胁到胎儿生命。尽管有人推测高氧可能有潜在的负面影响,如产生自由基和子宫胎盘血管收缩,但临床还没有报道。此外,由于胎儿的 PaO_2 不会超过 60mmHg,因此很少需要担心引起晶状体后纤维增生和/或动脉导管过早闭合。如前所述,孕妇在妊娠期间应将 $PaCO_2$ 保持在正常范围,因为通气不足会导致胎儿酸中毒,而过度通气会影响胎儿氧合、降低子宫血流量。在动物模型中有一些证据表明,大剂量的挥发性麻醉药可导致胎儿酸中毒和心功能下降。全凭静脉麻醉是否比吸入麻醉更能维持胎儿心脏功能尚不清楚。如果胎儿需要在非产科手术期间被娩出,由于阿片类药物和其他麻醉药物的抑制作用,可能需要呼吸支持。这些影响是暂时的,随着药物作用消失而消失。强效吸入麻醉药可降低子宫张力,有利于在手术过程中抑制分娩。在紧急分娩的情况下,可能需要增加促宫缩药物的种类和/或剂量以恢复子宫张力。

23.5.1 致畸性

对于任何胎龄的胎儿在实施单一手术操作时,目前使用的麻醉药物只要按标准剂量给予时都没有显示出对人类有致畸作用。尽管来自动物研究的数据是混杂的,但多个大型回顾性研究表明,妊娠期接受手术和麻醉的母亲所生的孩子先天性缺陷的发生率并没有增加。氧化亚氮和苯二氮䓬类在孕妇围手术期的使用一直备受争议。动物研究中,在器官形成期暴露于高浓度氧化亚氮

显示出有害的影响。氧化亚氮抑制 DNA 合成的关键酶,甲硫氨酸合成酶。然而部分孕妇使用该药时,没有发现对胎儿的不良影响。类似地,术前使用苯二氮䓬类药物与胎儿不良结局无关。因此,没有明确的证据指出在妊娠期间应避免使用何种特定的麻醉药物。尽管如此,因为总有合理的替代药物可供选择,所以谨慎起见,在妊娠前期应避免使用氧化亚氮。

23.5.2 胎儿脑发育

麻醉药物对胎儿大脑发育的影响是当前的一个研究领域。除肌松药外,所有全身麻醉药都易通过胎盘。近二十年来,动物研究已经表明,常用麻醉药可能会引起发育中的大脑神经元凋亡和其他神经退行性改变。特别是妊娠晚期开始,胎儿大脑快速发育,更易受到影响。在啮齿类、绵羊和非人类灵长类动物身上进行的关于胚胎暴露于麻醉药的一些研究表明,暴露于氯胺酮、丙泊酚、挥发性吸入麻醉药和苯二氮䓬类药物会引起神经细胞凋亡和其他神经退行性改变。动物研究存在的问题包括:在大多数研究中缺乏外科操作,大脑发育的种族之间的差异,以及相对剂量、暴露时间和次数的数据不足。由于麻醉药的作用机制[作用于 γ-氨基丁酸(γ-aminobutyric acid,GABA)和 N-甲基-D-天冬氨酸(N-methyl-D-aspartic acid,NMDA 受体)]以及与正常神经传递的相互作用,所以有理由认为麻醉药会对快速发育的未成熟大脑的神经发育产生影响。

人类临床研究的结果喜忧参半,通常涉及的麻醉对象是幼儿。回顾性研究表明,婴儿时期暴露于全身麻醉(尤其是长时间或反复暴露)与童年时期的神经行为问题之间存在关联。然而,其他研究报告称,幼儿时期的麻醉暴露与随后的神经发育结局之间没有关联。实际上不可能将麻醉的影响与手术的影响或需要干预的潜在病情本身分开。近期在婴儿和儿童中进行的回顾性或前瞻性研究表明,单次、短暂的麻醉暴露不会增加神经毒性的风险。一项回顾性研究对孕妇接受非产科手术和麻醉后的儿童结局进行了观察,结果显示,孕妇麻醉暴露与儿童不良行为评分有相关性,但认知、运动或其他方面没有差异。2016 年 12 月,美国食品药品管理局(Food and Drug Administration,FDA)发布警告称,"3 岁以下儿童或妊娠晚期接受手术的孕妇反复或长时间(>3 小时)经历全身麻醉或手术中使用镇静药物,可能会影响儿童大脑的发育"。这一警告显然对孕妇的非产科手术有影响。因此,麻醉药的潜在神经毒性问题非常紧迫,然而风险程度仍不清楚。需要更多的研究来观察长期重复暴露的影响,药物和药物组合之间的差异,以及可能导致易感差异的患者因素。在获得这些数据之前,尽量减少妊娠期药物接触似乎是谨慎的。

右美托咪定是一种镇静药,是中枢神经系统 $α_2$ 受体的高度选择性激动剂,与 GABA 或 NMDA 没有相互作用。在胚胎期大鼠模型中,右美托咪定暴露没有增加神经细胞凋亡。异氟烷麻醉复合右美托咪定时,神经细胞凋亡的程度剂量依赖性地减轻。对老年大鼠的记忆和空间定

向能力的研究也得到了相似的结果。与单独异氟烷麻醉相比,右美托咪定减轻了大鼠行为表现的受损程度。目前的文献倾向认为,右美托咪定不引起神经退行性改变,而可能有神经保护作用。阿片类药物,尤其是瑞芬太尼,未显示引起神经凋亡,因此这两种药物结合使用可能是避免胎儿神经毒性的一种合理的麻醉/镇痛方案。

23.6　预后

孕妇接受非产科手术的预后与非妊娠患者接受类似手术相同。死亡率和并发症率似乎没有因妊娠而增加。对美国外科质量改进计划数据库中的数据分析表明,妊娠期进行手术的妇女主要并发症的发生率约为 7%,与非妊娠妇女的没有差异。目前尚不清楚接受非产科手术对妊娠结局的确切影响程度。总体流产率与普通产科人群相似,妊娠期间接受非产科手术的人群中,胎儿出生缺陷率没有增加。妊娠期,尤其在妊娠晚期接受手术的主要风险是早产和分娩。在一项研究中,与手术相关的胎儿分娩率约为 3.5%。此外,接受手术的妇女低出生体重儿和新生儿早期死亡(由于早产和生长受限)的比率增加。最近一项对 47 000 多位妊娠期接受手术的妇女的回顾报告称,每 287 例手术中就有一例死产,每 31 例手术就有一例早产,每 39 例手术就有一例低出生体重儿,每 25 例手术就有一次剖宫产。最近的一项 meta 分析显示,高风险手术如体外循环下心脏手术时孕妇的风险增加,产妇死亡率为 11%,妊娠丢失率为 33%。关键是这种危险性增加是由于手术本身还是由于需要手术治疗的病情引起并不清楚。因为延迟非择期手术会威胁孕妇健康,所以应实施急诊手术。尤其患者出现感染症状时,推迟手术会导致更糟糕的结果。妊娠期接受手术不影响以后的分娩方式。即使是最近存在腹部切口的患者在大多数情况下也能进行阴道分娩。

23.7　结论

虽然择期手术应推迟到分娩后,但不应推迟对于孕妇必要的手术,因为推迟此类手术会导致致残率和死亡率增加。孕妇的麻醉管理需要考虑母亲和胎儿的因素。外科操作和麻醉技术应根据妊娠期生理和解剖变化而调整。在临床浓度和剂量下,没有麻醉药物被证明有致畸作用;但是,谨慎的做法是尽量减少胎儿药物暴露。每位患者都需要一个由外科、麻醉、产科组成的团队提供帮助。维持母体的氧合、正常的酸碱状态和胎盘灌注有利于保障胎儿的理想结局。

(孙国林　译,盛颖　校)

第六部分

小儿麻醉

第 24 章

儿科镇静与镇痛：提高安全性的方法

Cathie T. Jones

24.1 背景

近几十年来，随着在手术室外为儿童进行的小型手术、诊断和治疗数量的增加，儿童镇静麻醉数量显著增加。急诊室、手术室、影像室、牙科诊所和非手术室里的儿科手术镇静和镇痛（pediatric procedural sedation & analgesia，PSA），由培训程度各异的人员实施。

儿童镇静不同于成人，对于儿童，通常用镇静来减轻疼痛和缓解焦虑，以保持安静不动地完成手术。由于儿童的实际年龄以及认知或情感发展的水平，他们往往比成年人更难做到这一点。

随着牙科诊所不断报道的儿童死亡事件，家长们逐渐意识到因镇静作用而引起的潜在危险。如果他们的孩子因为治疗和检查需要镇静，他们往往意识不到其中的风险、好处或替代方案。指南由美国儿科学会（American Academy of Pediatrics，AAP）和美国儿科牙科学会（American Academy of Pediatric Dentistry，AAPD）提供，且由美国麻醉师协会推荐镇静建议，目的是减少不良结局，增加所有患者的安全性。

儿童的安全对所有参与镇静或治疗的人员至关重要。大多数接受 PSA 治疗的儿科患者没有得到麻醉科医师或注册麻醉护士（certified registered nurse anesthetist，CRNA）的监护。总的来说，当训练有素的镇静团队提供镇静时，PSA 中的严重不良事件是罕见的。儿科镇静研究联盟（Pediatric Sedation Research Consortium，PSRC）在最近的一项综述中报道了严重不良事件（serious adverse event，SAE）的发生率为 1.78%，其中上呼吸道梗阻是最常见的 SAE。不幸的是，在镇静期间发生了包括死亡在内的严重安全事件。如果采用标准安全方法，这些不良事件似乎是可以避免的。在一项最近的索赔报告中，氧合/通气不足更常发生在手术室之外，包括 16 岁以下的儿童（11% 室外 vs 6% 室内）。

来自近期的 PSRC 的数据表明，上呼吸道感染（upper respiratory tract infection，URI）增加了气道不良事件（airway adverse event，AAE；咳嗽、支气管痉挛、喉痉挛）的发生率。目前有脓性分泌物的 URI 与 AAE 的高发生率相关。消化科的 PSRC 数据显示，严重的不良事件更常见于较小的儿童（婴儿 15%，儿童 8%，大龄儿童 4%）以及 ASA Ⅲ 或 ASA Ⅲ 级以上的（OR 3.0）和那些肥胖或下呼吸道疾病患者。

本次课程的目的是通过证据和指南，帮助麻醉科医师在镇静实践中纳入安全的策略，以便患者接受安全有效的镇静和镇痛。JCAHO 要求医院的镇静实践必须由麻醉科进行监测和评估，即使麻醉科不提供镇静。在回顾了不同程度的镇静后，将讨论一个成功的镇静方案的组成部分，包括患者的评估和准备；镇静技术和术后护理。最后简要回顾不同地区镇静面临的挑战、新型药物和非药物治疗技术。

24.2 镇静水平和麻醉监控管理

"镇静"一词横跨一个动态谱，代表了从清醒到全身麻醉的持续状态。重要的是患者可以从一种镇静水平转移到另一种水平。对于儿童，这种镇静的波动可能是微小的。实施者必须能够抢救镇静过深的患者，包括处理生命体征和气道并发症。

镇静和镇痛最重要的目标是保证患者围手术期的安全。其他目标包括控制行为和增加手术依从性，减少恐惧和减轻焦虑，必要时管理不适和疼痛。有时，最大化失忆和最小化心理创伤也是一个目标。儿童配合手术的能力取决于实际年龄和孩子的认知及情感发展水平。

传统的镇静定义是为成人设计的，高度依赖于患者口述或有目的地做出反应的能力。在下表中，它们已被修改为反映儿科关注的焦点。年幼或不能口头表达的儿童镇静水平可能难以评估。故而对较小儿童患者实施轻度或中度镇静充满挑战性，并且经常不成功，尤其是在长时间镇静或进行有疼痛感的操作时。6 岁以下的儿童经常需要深度镇静才能进行手术。在这种情况下，全身麻醉可能更安全、迅速、无痛、经济。

表 24.1　目标镇静水平的定义

镇静水平	特点
最低(抗焦虑)	小儿是有意识的,但认知功能和协调能力可能会受到影响。对语音指令有反应,心肺反应存在
中度(清醒镇静)	小儿嗜睡,对语音指令或者光线、触觉刺激有反应;心肺反应存在
深度	不保留意识,小儿也不能轻易被唤醒。对痛觉和反复语音刺激有反应;自主呼吸可能需要支持,心血管反应可能需要最低限度的支持
全身麻醉	无意识状态,疼痛刺激无法唤醒儿童;自主呼吸可能存在,但频率或深度减低,窒息是常见的;心血管反应需要支持

中度镇静(以前称为清醒镇静)和监测下的麻醉管理(monitored anesthesia care,MAC)这两个术语之间可能存在混淆。虽然如表 24.1 所定义,中度镇静可能是最小镇静和深度镇静之间的一种意识状态,但中度镇静也是 CPT 程序编码系统中公认的一种医师服务。在传统的镇静模式中,有责任的医师可能会承担执行手术和监督镇静的双重角色(即单人模式)。ASA 将 MAC 和中度镇静区分开来,因为这项内容包括围手术期麻醉评估和了解患者合并疾病的能力,以及在手术过程中管理患者的实际或预期的生理紊乱。MAC 操作者在手术过程中只关注患者,并准备好能够在必要时将其转换为全身麻醉,包括气道管理。如果要提供 MAC,则必须采用双人模式。

24.3　成功镇静方案的组成——系统流程(图 24.1)

有资质的医师使用结构化镇静方案可以提高患者的安全性。除非所在机构的所有程序性镇静和镇痛都是由麻醉科医师执行或监督,否则应包括一个镇静委员会,负责监督镇静实施者的培训、认证和技能维护。还应制订危机事件和质量改进流程,以持续评估、评价和改进流程。

24.4　镇静前评估

镇静前评估包括对潜在的基础疾病和/或手术条件的医学评估和重要的体格检查。完整的病史应包括既往病史、有无并存其他疾病和既往手术史。重要的是明确

患者目前的药物治疗史,过敏史,并记录近期的身高和体重。应重点关注呼吸系统(打鼾或睡眠障碍史)、心脏(先天性心脏病、心律失常)、胃肠(胃排空延迟或严重胃食管反流疾病)和系统性疾病(遗传性疾病、病态肥胖、内分泌疾病)。评估患者的心理和发育情况很重要,这些可能会与实际年龄不符。团队应询问有关镇静的个人史和家族史,包括对镇静或麻醉的不良反应、术后恶心/呕吐或晕动病,或恶性高热(在喉痉挛需要使用琥珀胆碱的情况下)。这些因素应在围手术期进行评估。

体格检查应重点关注气道异常的因素。评估可能存在的气道阻塞(扁桃体肥大、巨舌)、插管困难(小下颌或颌后缩、张口受限)或其他可能导致面罩通气困难的颅面异常。心肺体检可能会发现异常的喘息或杂音。

ASA Ⅰ级或Ⅱ级患者不需要特殊的术前检查(除妊娠实验、COVID-19 等检测外)。目前或近期有呼吸道感染增加了手术镇静的风险,必须与相关人员(父母、手术医师、镇静医务人员)讨论。即使是轻微的呼吸道感染(目前或近期)也与气道不良事件的概率增加有关。

ASA Ⅲ级或Ⅳ级患者进行标准镇静前应仔细斟酌。一些医院在进行 PSA 之前需要咨询麻醉服务,这是 AAP 镇静指南推荐的。其他需要谨慎处理的情况包括年龄大小(特别是 1 岁以下的婴儿)、早产史、气道畸形、发育异常(包括自闭症)和有吸入性风险的患者(功能或解剖异常)。有阻塞性睡眠呼吸暂停、肥胖、肌肉病或唐氏综合征病史的患者,在进行镇静治疗前应仔细评估。他们可能对镇静药物很敏感,或术后恢复时间延长,需要术后留院观察直至完全恢复到术前状态。

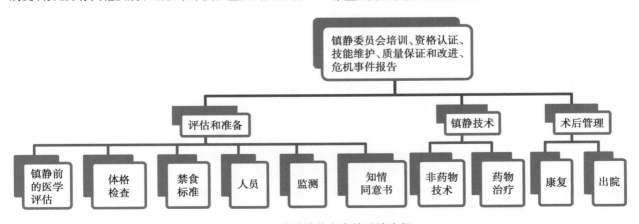

图 24.1　成功镇静方案的系统流程

24.5 禁食标准

虽然反流和误吸是罕见事件,但镇静剂可能会影响保护性的气道反射。目前关于选择性镇静病例的禁食建议来自 ASA 指南。

— 清流质——2 小时

— 母乳——4 小时

— 婴儿配方奶粉——6 小时

— 便餐(例如吐司和清流质)和非母乳——6 小时

— 油炸食物、高脂肪食物或肉类可能会延长胃排空,需要延长禁食时间(8 小时或以上)。在确定合适的禁食时间的同时,尚需考虑所摄入食物的数量和类型。

PSRC 对禁食(nil per os,NPO)状态、ASA PS 和急诊手术发生的误吸和主要不良事件进行了回顾性分析。在 139 142 例 PSA 病例中,没有发现死亡病例,10 例有误吸,75 例有主要并发症。NPO 状态为 107 947 例而 25 401(23.5%)是非 NPO 状态。有 8 例 NPO、2 例非 NPO 发生了误吸。通过这些病例我们确定,NPO 状态并不是主要并发症或误吸的独立预测因素。

美国急诊医师学会和国际促进程序性镇静委员会指南支持缩短对简短和急诊手术的禁食时间的策略。他们报道了不同禁食时间的低误吸发生率。这些报告关注的重点在于需要平衡手术的紧迫性和镇静的深度。需要更多的研究来更好地阐明禁食间隔和镇静并发症之间的关系。通过更多的信息我们可以得知,未来接受镇静和麻醉的儿童的禁食时间可能会减少。

如果镇静仅限于轻度镇静或单纯的焦虑,则不需要禁食,因为患者可能会保留他们的气道反射。但是,很难预测患者的镇静需求或对药物的反应,儿童经常会进入更深的镇静状态,遵循目前的 ASA 指南可能是严谨的。欧洲的两个儿科麻醉协会现在支持允许所有儿童在全身麻醉前 1 小时服用清流质(并鼓励他们这样做)。未来几年可能会在美国推广。通过更多的信息,未来接受镇静和麻醉的患者禁食时间可能会减少。

24.6 人员和设备

儿科患者的镇静由麻醉科医师、麻醉护士、急诊室医师、重症医学科医师、儿科医师、牙科医师和护士实施。为了减少不良事件发生,增加患者的安全性,采用双人模型至关重要,给患者实施镇静和监测的是规则制定者以外的人员。所有医务人员对儿童实施镇静需要获得儿科高级生命支持(Pediatric Advanced Life Support,PALS)证书,并接受气道管理和循环方面的培训。实施者应能够识别和抢救气道梗阻,并在需要时提供正压通气。理想情况是,镇静实施者能够进行气道管理技术,包括喉罩置入或气管插管。尤其是在独立的影像室或牙科诊所,具备 PALS 认证的其他人员可以在紧急医疗服务时从旁协助。镇静实施者处理罕见疾病如喉痉挛时极具挑战性,可以通过日常模拟训练或在手术室工作,来维持技能训练。

为儿科患者提供合适的设备至关重要,因为单一尺寸并不适合所有的人。应配备一个专用的儿童镇静车,并配备各种型号的气管、监测设备和血管通路设备以护理和复苏所有年龄和体型的患者。如果没有专用的儿童推车,应立即使用急救箱/推车,并配备救援设备,在送往更高级别护理之前提供持续生命支持。如果在手术过程中使用了局部麻醉药物,这个推车应该包括抢救计算公式和治疗局部麻醉毒性的药物。建议使用紧急检查表,并提供在所有镇静场所。示例程序检查可以在网上和文献中找到(表 24.2)。

表 24.2 示例程序检查列表——SOAPME

SOAPME
S 吸引管(suction catheter)
O 氧气源(oxygen source),包括调节器或控制阀、流量表
A 气道设备(airway equipment),包括面罩、口腔和鼻咽通气道、喉罩、喉镜片/手柄、气管导管
P 药房(pharmacy),包括复苏药物
M 监护仪(monitors),包括 ASA 监护仪
E 设备(equipment),特殊设备或药物

24.7 监护仪

现有的监护设备应具有评估和监测氧合,通气和循环的能力。理想情况下,每个接受镇静治疗的患者都应该使用监护仪(表 24.3)。如果允许实施者和患者进行交流,监护仪并非绝对必要,但是有些清醒的儿科患者却不能忍受。使用脉搏血氧仪来监测氧合,还包括利用脉搏音调变化和低阈值报警。通气应通过持续观察临床体征和呼末二氧化碳来评估,后者可能提示阻塞、呼吸暂停或通气不足,比脉搏血氧仪快 90 秒。连续心电图监测循环,每 5 分钟监测一次血压和心率。最近发现,气管前/心前区听诊器与二氧化碳监测仪联合使用时,可以提高识别呼吸不良事件的能力。

监测还应包括镇静深度的临床症状,使用镇静量表(如 Ramsay 和 Michigan 镇静量表)以及疼痛评估。术前监测应进行基线监测和术后监测,直到患者准备出院。

监测镇静水平的其他工具可包括已处理过的脑电图,例如 BIS,SedLine。处理后的脑电图不像全身麻醉那样可靠。然而,BIS 最近被用于开发一种可用于儿童的丙泊酚的药代动力学-药效学模型。众所周知,智障儿童的 BIS 值较低一些;常用的镇静药物,比如氯胺酮,右美托咪定也可以改变 BIS 读数,当使用这些药物时,镇静监测作用受到了限制。然而,最近儿童牙科镇静领域对 BIS 进行了研究,发现监测是有益的,因为不需要刺激患者来评估镇静水平。处理后的脑电图可能是一个有用的辅助手段,这取决于所使用的镇静药物。

监测设备必须根据机构或地方法规的要求进行定期进行检查。

表 24.3　镇静水平推荐的监测仪(源自 Zielinska)

适度镇静	深镇静
脉搏氧饱和度仪	脉搏氧饱和度仪
心率	心率
呼吸频率	呼吸频率
	血压
强烈建议	心电图
心电图	呼气末二氧化碳/二氧化碳波形图
呼气末二氧化碳/二氧化碳波形图	处理后的脑电图(可能用于丙泊酚镇静)

24.8　知情同意书

在手术和镇静之前,应取得患者和父母/监护人有关镇静风险、益处和替代方案的充分理解。应该向孩子提供有关手术的信息,包括他们可能经历什么,以及对孩子的期望和如何很好地应对的建议。讨论应包括镇静失败的可能性,以及如果孩子在计划和允许的最大镇静程度下不能完成手术的替代选择。在这种情况下,提前告知可能的变更,将镇静升级为全身麻醉是有帮助的。应根据当地和机构的要求获得书面同意并记录在案。

文件应标准化(电子或纸质),还包括对患者的术前评估、镇静记录(包括监测数据、所有药物或吸入气体的时间和剂量、不良事件)和术后恢复记录。本文件可供以后的镇静和麻醉实施者查询。应纳入评估镇静失败或不良事件的质量改进宏观或流程,以完善制度体系、患者护理和安全。

24.9　药物

过去大部分镇静由护士和非麻醉科医师完成,使用的药物包括戊巴比妥、水合氯醛、芬太尼和咪达唑仑等。新型药物如丙泊酚和右美托咪定已经常规应用于临床。氯胺酮也卷土重来。2000 年,Cote 指出由于同时使用多种镇静剂,尤其是与其他药物联合使用一氧化二氮,以及较年幼的儿童,会出现严重的不良事件。应仔细选择适合的镇静药物,实施者需要全面了解其药效学、药代动力学、相互作用和不良反应(表 24.4)。

表 24.4　儿童镇静镇痛的常用药物

药品名称	剂量	适应证	特殊注意事项
一氧化二氮	50%~70%	中度镇静	可能会引起恶心/呕吐,需要清除废气
咪达唑仑	IV:0.05~0.1mg/kg PO:0.31mg/kg,max 20mg) IN:0.2~0.3mg/kg	较低范围的抗焦虑; 更高范围的镇静	可能会引起烦躁
丙泊酚	6~15mg/kg/h 静脉注射 1~2mg/kg 静脉推注	镇静剂(中度或深度)	注射时的疼痛,呼吸暂停;输注丙泊酚超过 12h 引起的丙泊酚输注综合征
氯胺酮	IV:0.5~2mg/kg 大剂量,重复剂量0.25~1mg/kg PO:3~6mg/kg IN:2~4mg/kg IM:2~4mg/kg	镇静剂(中度或深度) 镇痛作用	引起分泌和流涎;高血压、颅内压升高;使用咪达唑仑或丙泊酚以减少类似精神病副作用
可乐定	IV/IN:1~2μg/kg PO:2~3μg/kg	抗焦虑	IN 或 PO 需要 45~60min 才能生效
右美托咪定	IV:10min 内缓慢推注 1μg/kg然后以 0.3~1μg/kg/hr 输注 PO:2~3μg/kg IN:1.5~3μg/kg IM:1~2μg/kg	镇静剂(中度或深度)可能有轻度镇痛作用	需要 45~60min 才能生效,可能引起心动过缓
阿芬太尼	IV:5~10μg/kg	镇痛作用	呼吸暂停
瑞芬太尼	IV:0.05~0.3μg/kg/min	镇痛作用	呼吸暂停
舒芬太尼	IN:0.7~1μg/kg	镇痛作用	呼吸暂停
芬太尼	IN:1.5~2μg/kg IV:0.5~2μg/kg,重复剂量0.25~1μg/kg	镇痛作用	呼吸暂停

IM,肌内注射;IN,经鼻给药;IV,静脉注射;PO,口服;SQ,皮下注射。

在欧洲,合成阿片类药物哌腈米特和纳布啡,也可用于镇痛,其好处是降低呼吸抑制的风险。氯胺酮与丙泊酚联合使用可以减少用药量,降低低血压发生率,使血流动力学更趋平稳。但是与单独应用丙泊酚比较,其诱导时间、疗效和镇静时间均无变化。PSRC 的一项综述研究发现,丙泊酚和氯胺酮增加了严重不良事件的发生率,但另一项 meta 分析则认为对不良事件发生的风险影响较小。

熟悉拮抗药物的治疗很重要。氟马西尼是一种具有中枢作用的苯二氮䓬类拮抗剂,可逆转咪达唑仑引起的呼吸抑制。静脉注射(IV)0.01mg/kg(最大剂量 0.2mg)或经鼻给药(IN)(0.025~0.05mg,最大剂量 0.2mg)有效。纳洛酮是一种阿片类拮抗剂,可逆转阿片类药物引起的呼吸抑制。可以静脉注射(0.1mg/kg/剂量,最高达 2mg),肌内注射/皮下注射(IM/SQ)(0.1mg/kg/剂量,最高达 2mg;自动注射器为 0.4mg 或 2mg),或经鼻给药(4mg)。对应用拮抗剂治疗的患者延长监护时间很重要,因为拮抗剂作用消失后有再镇静的风险。

24.10 苏醒

苏醒室应配备氧气、吸引器和紧急气道救援设备。紧急药物(包括拮抗药和代码药物)应该放在容易获得的位置。深度镇静的患者应持续监测,至少每 5 分钟记录一次生命体征,包括血氧饱和度、血压、心率和节律。二氧化碳波形在苏醒室同样有用,持续监测至患者清醒,气道通畅,保护性反射恢复,血流动力学稳定。出院时,患者应清醒,生命体征正常,恶心、呕吐、疼痛应该得到充分控制。在出院前,应给予患者有关术后护理的口头和书面指导。不到 60 周的早产儿接受镇静药物后发生呼吸暂停的风险更高。应咨询现有指南并考虑入院进行监测。

24.11 各种手术室外镇静场所的特殊注意事项

儿科镇静可发生在不同的地点,从手术室到独立的办公室和医疗中心。重要的是镇静实施者要熟悉他们的环境——特别是紧急救援设备和药物所在的位置,以及需要时如何获得援助。

所有放射线场所都具有挑战性,由于设备无法移动(如固定的 C 臂),会妨碍靠近患者或控制气道。在不危及患者、其他人员和仪器设备安全的情况下,MRI 镇静需要额外关注,因为标准的气道救援设备不能进入扫描区。尤为重要的是需要一个既可以观察患者还要有一个邻近的区域,患者可以立即进行复苏。紧急情况下,需要把患者从扫描区转移出来,同时开始复苏。

放射肿瘤科——这些通常是在成人设施内进行儿科手术的"共享场所"。重要的是要有单独的儿科监护仪、静脉输液器、气道用品和紧急设备。在放射治疗室里,需要一种既可以观察和监测患者同时又可以进行放射治疗的方法。许多医院在患者身上使用监护仪和摄像头。

肿瘤学/基本检查——经过认证的儿童生活专家在医院的这些领域特别有用。如果经常在这些区域进行镇静,必须有一个库存充足的儿童镇静车与设备和药物。还必须制订针对这些患者的复苏计划,一旦他们接受超过轻度镇静的范畴,则没有多余的护理人员来监护患者,因为许多医院护士与患者的比例都不高。

24.12 新型药物和技术

儿童镇静剂中的新型药物见表 24.5。目标靶控输注已经在欧洲使用了一段时间。目前美国 FDA 尚未批准使用。最近的一个模型成功地预测了包括儿童在内的不同

表 24.5 儿童镇静剂中的新型药物

药物	分类	说明书
ADV6209 型奥沙林	苯二氮䓬类	更可口的口服咪达唑仑制剂在欧洲批准用于 6 个月至 17 岁的儿童。推荐剂量 0.25mg/kg,最高至 20mg
瑞米唑仑	苯二氮䓬类	由于组织酶代谢引起的超短效作用。氟马西尼可以拮抗
MOC-依托咪酯 碳依托咪酯 MOC-碳依托咪酯 环丙基 MOC-碳依托咪酯	依托咪酯类似物	在动物研究中不会引起肾上腺抑制
AZD-3043	GABA-A 受体调节剂类似于丙泊酚	快速脑功能减退和恢复(动物研究)。注射时无疼痛(水溶性)
Phaxan	神经活性类固醇麻醉剂类似于丙泊酚	减少心血管反应。无痛,治疗指数高

年龄段的丙泊酚浓度。

　　应对和抗焦虑的非药理学策略应最大限度地用于镇静程序。围手术期的环境对儿童应该是友好、温暖和具有吸引力的。非药物治疗包括父母的指导和陪伴，儿童生活专家的参与，用音乐、游戏和电影或视频来分散注意力。虚拟现实和沉浸式技术也被越来越多地使用，并已被证明可以减少焦虑和改善合作。

（朱梅梅　译，翟蓉　王嘉锋　校）

参考文献

1. Coté CJ, Wilson S, AMERICAN ACADEMY OF PEDIATRICS, AMERICAN ACADEMY OF PEDIATRIC DENTISTRY. Guidelines for Monitoring and Management of Pediatric Patients Before, During, and After Sedation for Diagnostic and Therapeutic Procedures. Pediatrics. 2019; 143(6). doi: 10.1542/peds.2019-1000.

2. Statement of Granting Privileges for Administration of Moderate Sedation to Practitioners. Accessed September 18, 2021 https: //www.asahq.org/standards-and-guidelines/statement-of-granting-privileges-for-administration-of-moderate-sedation-to-practitioners.

3. Zielinska M, Bartkowska-Sniatkowska A, Becke K, et al. Safe pediatric procedural sedation and analgesia by anesthesiologists for elective procedures: A clinical practice statement from the European Society for Paediatric Anaesthesiology. Paediatr Anaesth. 2019; 29(6): 583-590. doi: 10.1111/pan.13615.

4. Kamat PP, McCracken CE, Simon HK, Stormorken A, Mallory M, Chumpitazi CE, Cravero JP. Trends in Outpatient Procedural Sedation: 2007-2018. Pediatrics. 2020 May; 145(5): e20193559. doi: 10.1542/peds.2019-3559. PMID: 32332053.

5. Coté CJ, Notterman DA, Karl HW, Weinberg JA, McCloskey C. Adverse sedation events in pediatrics: a critical incident analysis of contributing factors. Pediatrics. 2000 Apr; 105: 805-14. doi: 10.1542/peds.105.4.805. PMID: 10742324.

6. Metzner J, Posner KL, Domino KB. The risk and safety of anesthesia at remote locations: the US closed claims analysis. Curr Opin Anaesthesiol 2009: 22; 502-8.

7. Mallory MD, Travers C, McCracken CE, Hertzog J, Cravero JP. Upper Respiratory Infections and Airway Adverse Events in Pediatric Procedural Sedation. Pediatrics. 2017 Jul; 140(1): e20170009. doi: 10.1542/peds.2017-0009. PMID: 28759404.

8. Biber JL, Allareddy V, Allareddy V, et al. Prevalence and Predictors of Adverse Events during Procedural Sedation Anesthesia-Outside the Operating Room for Esophagogastroduodenoscopy and Colonoscopy in Children: Age Is an Independent Predictor of Outcomes.

Pediatr Crit Care Med J Soc Crit Care Med World Fed Pediatr Intensive Crit Care Soc. 2015; 16(8): e251-259. doi: 10.1097/PCC.0000000000000504.

9. Distinguishing Monitored Anesthesia Care ("MAC") from Moderate Sedation/Analgesia (Conscious Sedation). Accessed June 26, 2020. https: //www.asahq.org/standards-and-guidelines/distinguishing-monitored-anesthesia-care-mac-from-moderate-sedationanalgesia-conscious-sedation.

10. Ip U, Saincher A. Safety of pediatric procedural sedation in a Canadian emergency department. CJEM. 2000; 2(1): 15-20. doi: 10.1017/s1481803500004346.

11. Richa F, Chalhoub V. Safety in pediatric sedation: practice makes perfect. Minerva Anestesiol. 2019; 85(10): 1047-1049. doi: 10.23736/S0375-9393. 19. 13940-5.

12. Daud YN, Carlson DW. Pediatric sedation. Pediatr Clin North Am. 2014; 61(4): 703-717. doi: 10.1016/j.pcl.2014.05.003.

13. Flick RP, Wilder RT, Pieper SF, et al. Risk factors for laryngospasm in children during general anesthesia. Paediatr Anaesth. 2008; 18(4): 289-296. doi: 10.1111/j.1460-9592.2008.02447.x.

14. Tait AR, Malviya S. Anesthesia for the child with an upper respiratory tract infection: still a dilemma? Anesth Analg. 2005; 100(1): 59-65. doi: 10.1213/01.ANE.0000139653.53618.91.

15. Warner MA, Warner ME, Warner DO, Warner LO, Warner EJ. Perioperative pulmonary aspiration in infants and children. Anesthesiology. 1999; 90(1): 66-71. doi: 10.1097/00000542-199901000-00011.

16. Practice Guidelines for Preoperative Fasting and the Use of Pharmacologic Agents to Reduce the Risk of Pulmonary Aspiration: Application to Healthy Patients Undergoing Elective Procedures: An Updated Report by the American Society of Anesthesiologists Task Force on Preoperative Fasting and the Use of Pharmacologic Agents to Reduce the Risk of Pulmonary Aspiration. Anesthesiology. 2017; 126(3): 376-393. doi: 10.1097/ALN.0000000000001452.

17. Beach ML, Cohen DM, Gallagher SM, Cravero JP. Major Adverse Events and Relationship to Nil per Os Status in Pediatric Sedation/Anesthesia Outside the Operating Room: A Report of the Pediatric Sedation Research Consortium. Anesthesiology. 2016 Jan; 124(1): 80-8. doi: 10.1097/ALN.0000000000000933. Erratum in: Anesthesiology. 2016 May; 124(5): 1202. PMID: 26551974.

18. Roback MG, Bajaj L, Wathen JE, Bothner J. Preprocedural fasting and adverse events in procedural sedation and analgesia in a pediatric emergency department: are they related? Ann Emerg Med. 2004; 44(5):

454-459. doi: 10.1016/j. annemergmed. 2004.03.015.

19. Green SM, Leroy PL, Roback MG, Irwin MG, Andolfatto G, Babl FE, Barbi E, Costa LR, Absalom A, Carlson DW, Krauss BS, Roelofse J, Yuen VM, Alcaino E, Costa PS, Mason KP; International Committee for the Advancement of Procedural Sedation. An international multidisciplinary consensus statement on fasting before procedural sedation in adults and children. Anaesthesia. 2020 Mar; 75(3): 374-385. doi: 10.1111/anae.14892. Epub 2019 Dec 2. Erratum in: Anaesthesia. 2020 Jun; 75(6): 818. PMID: 31792941; PMCID: PMC7064977.

20. Borland LM, Sereika SM, Woelfel SK, et al. Pulmonary aspiration in pediatric patients during general anesthesia: incidence and outcome. J Clin Anesth. 1998; 10(2): 95-102. doi: 10.1016/s0952-8180(97)00250-x.

21. Agrawal D, Manzi SF, Gupta R, Krauss B. Preprocedural fasting state and adverse events in children undergoing procedural sedation and analgesia in a pediatric emergency department. Ann Emerg Med. 2003; 42(5): 636-646. doi: 10.1016/s0196-0644(03)00516-x.

22. Green SM. Fasting is a consideration–not a necessity-for emergency department procedural sedation and analgesia. Ann Emerg Med. 2003; 42(5): 647-650. doi: 10.1016/s0196-0644(03)00636-x.

23. Green SM, Krauss B. Pulmonary aspiration risk during emergency department procedural sedation–an examination of the role of fasting and sedation depth. Acad Emerg Med Off J Soc Acad Emerg Med. 2002; 9(1): 35-42. doi: 10.1197/aemj.9.1.35.

24. Overview | Sedation in under 19s: using sedation for diagnostic and therapeutic procedures | Guidance | NICE. Accessed Sept. 16, 2021. https: //www.nice.org.uk/guidance/cg112.

25. Thomas M, Morrison C, Newton R, Schindler E. Consensus statement on clear fluids fasting for elective pediatric general anesthesia. Paediatr Anaesth. 2018 May; 28(5): 411-414. doi: 10.1111/pan.13370. Epub 2018 Apr 27. PMID: 29700894.

26. Agarwal R, Kaplan A, Brown R, Coté CJ. Concerns Regarding the Single Operator Model of Sedation in Young Children. Pediatrics. 2018; 141(4). doi: 10.1542/peds.2017-2344.

27. Teng W-N, Su B-C, Cheng H-W. Innovation in sedation and analgesia training. Curr Opin Anaesthesiol. 2019; 32(4): 472-479. doi: 10.1097/ACO.0000000000000757.

28. Sauter TC, Hautz WE, Hostettler S, et al. Interprofessional and interdisciplinary simulation-based training leads to safe sedation procedures in the emergency department. Scand J Trauma Resusc Emerg Med. 2016; 24: 97. doi: 10.1186/s13049-016-0291-7.

29. Fehr JJ, Chao J, Kuan C, Zhong J. The important role of simulation in sedation. Curr Opin Anaesthesiol. 2016; 29 Suppl 1: S14-20. doi: 10.1097/ACO.0000000000000313.

30. Friedman N, Sagi D, Ziv A, Shavit I. Pediatric residents' simulation-based training in patient safety during sedation. Eur J Pediatr. 2018; 177(12): 1863-1867. doi: 10.1007/s00431-018-3241-8.

31. Kahlenberg L, Harsey L, Patterson M, et al. Implementation of a Modified WHO Pediatric Procedural Sedation Safety Checklist and Its Impact on Risk Reduction. Hosp Pediatr. 2017; 7(4): 225-231. doi: 10.1542/hpeds.2016-0089.

32. https: //pedsanesthesia.org/wp-content/uploads/2020/11/SPAPediCrisisChecklistsNov2020.pdf.

33. Strayer, R A P. Emergency Department Procedural Sedation and Analgesia Physician Checklist. Published November 28, 2013. https: //emupdates.com/perm/PSAChecklistv2emupdates.com_print.pdf.

34. Standards for Basic Anesthetic Monitoring. Accessed Sept. 16, 2021. https: //www.asahq.org/standards-and-guidelines/standards-for-basic-anesthetic-monitoring.

35. Boriosi JP, Zhao Q, Preston A, Hollman GA. The utility of the pretracheal stethoscope in detecting ventilatory abnormalities during propofol sedation in children. Paediatr Anaesth. 2019 Jun; 29(6): 604-610. doi: 10.1111/pan.13616. Epub 2019 Mar 13. PMID: 30801831.

36. Malviya S, Voepel-Lewis T, Tait AR, Merkel S, Tremper K, Naughton N. Depth of sedation in children undergoing computed tomography: validity and reliability of the University of Michigan Sedation Scale (UMSS). Br J Anaesth. 2002; 88(2): 241-245. doi: 10.1093/bja/88.2.241.

37. Malviya S, Voepel-Lewis T, Tait AR. A comparison of observational and objective measures to differentiate depth of sedation in children from birth to 18 years of age. Anesth Analg. 2006; 102(2): 389-394. doi: 10.1213/01.ANE.0000184045.01780.73.

38. Cravero JP, Askins N, Sriswasdi P, Tsze DS, Zurakowski D, Sinnott S. Validation of the Pediatric Sedation State Scale. Pediatrics. 2017; 139(5). doi: 10.1542/peds.2016-2897.

39. Jeleazcov C, Schmidt J, Schmitz B, Becke K, Albrecht S. EEG variables as measures of arousal during propofol anaesthesia for general surgery in children: rational selection and age dependence. Br J Anaesth. 2007 Dec; 99(6): 845-54. doi: 10.1093/bja/aem275. Epub 2007 Oct 26. PMID: 17965418.

40. Malviya S, Voepel-Lewis T, Tait AR, Watcha MF, Sadhasivam S, Friesen RH. Effect of age and sedative agent on the accuracy of bispectral index in detecting

depth of sedation in children. Pediatrics. 2007; 120(3): e461-470. doi: 10.1542/peds.2006-2577.

41. Sadhasivam S, Ganesh A, Robison A, Kaye R, Watcha MF. Validation of the bispectral index monitor for measuring the depth of sedation in children. Anesth Analg. 2006; 102(2): 383-388. doi: 10.1213/01.ANE. 0000184115.57837.30.

42. McDermott NB, VanSickle T, Motas D, Friesen RH. Validation of the bispectral index monitor during conscious and deep sedation in children. Anesth Analg. 2003; 97(1): 39-43, table of contents. doi: 10.1213/01. ane.0000067402.02136.a2.

43. Mason KP, Michna E, Zurakowski D, Burrows PE, Pirich MA, Carrier M, Fontaine PJ, Sethna NF. Value of bispectral index monitor in differentiating between moderate and deep Ramsay Sedation Scores in children. Paediatr Anaesth. 2006 Dec; 16(12): 1226-31. doi: 10.1111/j.1460-9592.2006.01975.x. PMID: 17121551.

44. Shields CH, Styadi-Park G, McCown MY, Creamer KM. Clinical utility of the bispectral index score when compared to the University of Michigan Sedation Scale in assessing the depth of outpatient pediatric sedation. Clin Pediatr (Phila). 2005; 44(3): 229-236. doi: 10.1177/000992280504400306.

45. Eleveld DJ, Colin P, Absalom AR, Struys MMRF. Pharmacokinetic-pharmacodynamic model for propofol for broad application in anaesthesia and sedation. Br J Anaesth. 2018; 120(5): 942-959. doi: 10.1016/j.bja. 2018.01.018.

46. Valkenburg AJ, de Leeuw TG, Tibboel D, Weber F. Lower bispectral index values in children who are intellectually disabled. Anesth Analg. 2009 Nov; 109(5): 1428-33. doi: 10.1213/01ANE.0b013e3181ba43b2. PMID: 19843782.

47. Hans P, Dewandre PY, Brichant JF, Bonhomme V. Comparative effects of ketamine on Bispectral Index and spectral entropy of the electroencephalogram under sevoflurane anaesthesia. Br J Anaesth. 2005 Mar; 94(3): 336-40. doi: 10.1093/bja/aei047. Epub 2004 Dec 10. PMID: 15591328.

48. Mason KP, O'Mahony E, Zurakowski D, Libenson MH. Effects of dexmedetomidine sedation on the EEG in children. Paediatr Anaesth. 2009 Dec; 19(12): 1175-83. doi: 10.1111/j.1460-9592.2009.03160.x. PMID: 20017865.

49. Haberland CM, Baker S, Liu H. Bispectral index monitoring of sedation depth in pediatric dental patients. Anesth Prog. 2011; 58(2): 66-72. doi: 10.2344/0003-3006-58.2.66.

50. Tobias JD. Sedation of infants and children outside of the operating room. Curr Opin Anaesthesiol. 2015; 28(4): 478-485. doi: 10.1097/ACO.0000000000000203.

51. Ramaiah R, Bhananker S. Pediatric procedural sedation and analgesia outside the operating room: anticipating, avoiding and managing complications. Expert Rev Neurother. 2011; 11(5): 755-763. doi: 10.1586/ern.11.52.

52. Mason KP, Seth N. Future of paediatric sedation: towards a unified goal of improving practice. Br J Anaesth. 2019; 122(5): 652-661. doi: 10.1016/j.bja. 2019.01.025.

53. Roback MG, Green SM, Andolfatto G, Leroy PL, Mason KP. Tracking and Reporting Outcomes Of Procedural Sedation (TROOPS): Standardized Quality Improvement and Research Tools from the International Committee for the Advancement of Procedural Sedation. Br J Anaesth. 2018 Jan; 120(1): 164-172. doi: 10.1016/j.bja.2017.08.004. Epub 2017 Nov 23. PMID: 29397125.

54. Coté CJ, Karl HW, Notterman DA, Weinberg JA, McCloskey C. Adverse sedation events in pediatrics: analysis of medications used for sedation. Pediatrics. 2000; 106(4): 633-644. doi: 10.1542/peds.106.4.633.

55. Mason KP, Seth N. The pearls of pediatric sedation: polish the old and embrace the new. Minerva Anestesiol. 2019; 85(10): 1105-1117. doi: 10.23736/S0375-9393.19.13547-X.

56. Roback MG, Carlson DW, Babl FE, Kennedy RM. Update on pharmacological management of procedural sedation for children. Curr Opin Anaesthesiol. 2016; 29 Suppl 1: S21-35. doi: 10.1097/ACO. 0000000000000316.

57. Khurmi N, Patel P, Kraus M, Trentman T. Pharmacologic Considerations for Pediatric Sedation and Anesthesia Outside the Operating Room: A Review for Anesthesia and Non-Anesthesia Providers. Paediatr Drugs. 2017; 19(5): 435-446. doi: 10.1007/s40272-017-0241-5.

58. Fantacci C, Fabrizio GC, Ferrara P, Franceschi F, Chiaretti A. Intranasal drug administration for procedural sedation in children admitted to pediatric Emergency Room. Eur Rev Med Pharmacol Sci. 2018; 22(1): 217-222. doi: 10.26355/eurrev_201801_14120.

59. Aberra B, Aregawi A, Teklay G, Tasew H. Effect of ketofol versus propofol as an induction agent on ease of laryngeal mask airway insertion conditions and hemodynamic stability in pediatrics: an observational prospective cohort study. BMC Anesthesiol. 2019; 19(1): 41. doi: 10.1186/s12871-019-0711-0.

60. Ferguson I, Bell A, Treston G, New L, Ding M, Holdgate A. Propofol or Ketofol for Procedural Sedation and Analgesia in Emergency Medicine-The POKER Study: A Randomized Double-Blind Clinical Trial. Ann Emerg Med. 2016; 68(5): 574-582.e1. doi: 10.1016/

j.annemergmed.2016.05.024.

61. Andolfatto G, Abu-Laban RB, Zed PJ, et al. Ketamine-propofol combination (ketofol) versus propofol alone for emergency department procedural sedation and analgesia: a randomized double-blind trial. Ann Emerg Med. 2012; 59(6): 504-512.e1-2. doi: 10.1016/j.annemergmed.2012.01.017.

62. Willman EV, Andolfatto G. A prospective evaluation of "ketofol" (ketamine/propofol combination) for procedural sedation and analgesia in the emergency department. Ann Emerg Med. 2007; 49(1): 23-30. doi: 10.1016/j.annemergmed.2006.08.002.

63. Hayes JA, Aljuhani T, De Oliveira K, Johnston BC. Safety and Efficacy of the Combination of Propofol and Ketamine for Procedural Sedation/Anesthesia in the Pediatric Population: A Systematic Review and Meta-analysis. Anesth Analg. 2021 Apr 1; 132(4): 979-992. doi: 10.1213/ANE.0000000000004967. PMID: 32665470.

64. Bailey AM, Baum RA, Horn K, et al. Review of Intranasally Administered Medications for Use in the Emergency Department. J Emerg Med. 2017; 53(1): 38-48. doi: 10.1016/j.jemermed.2017.01.020.

65. MR Safety. Accessed Sept. 18, 2021. https://www.acr.org/Clinical-Resources/Radiology-Safety/MR-Safety.

66. Rex DK, Bhandari R, Desta T, et al. A phase III study evaluating the efficacy and safety of remimazolam (CNS 7056) compared with placebo and midazolam in patients undergoing colonoscopy. Gastrointest Endosc. 2018; 88(3): 427-437.e6. doi: 10.1016/j.gie.2018.04.2351.

67. Pastis NJ, Yarmus LB, Schippers F, et al. Safety and Efficacy of Remimazolam Compared With Placebo and Midazolam for Moderate Sedation During Bronchoscopy. Chest. 2019; 155(1): 137-146. doi: 10.1016/j.chest.2018.09.015.

68. Sneyd JR, Rigby-Jones AE. New drugs and technologies, intravenous anaesthesia is on the move (again). Br J Anaesth. 2010; 105(3): 246-254. doi: 10.1093/bja/aeq190.

69. Egan TD, Obara S, Jenkins TE, et al. AZD-3043: a novel, metabolically labile sedative-hypnotic agent with rapid and predictable emergence from hypnosis. Anesthesiology. 2012; 116(6): 1267-1277. doi: 10.1097/ALN.0b013e31825685a6.

70. Phaxan™: Intravenous Anaesthetic and Sedative-Drawbridge Pharmaceuticals. Accessed Sept 21, 2021. https://drawbridgepharmaceuticals.com.au/phaxan-intravenous/.

71. Dong S-Z, Zhu M, Bulas D. Techniques for minimizing sedation in pediatric MRI. J Magn Reson Imaging JMRI. 2019; 50(4): 1047-1054. doi: 10.1002/jmri.26703.

72. Caruso TJ, O'Connell C, Qian JJ, et al. Retrospective Review of the Safety and Efficacy of Virtual Reality in a Pediatric Hospital. Pediatr Qual Saf. 2020; 5(2): e293. doi: 10.1097/pq9.0000000000000293.

73. Pizzoli SFM, Mazzocco K, Triberti S, Monzani D, Alcañiz Raya ML, Pravettoni G. User-Centered Virtual Reality for Promoting Relaxation: An Innovative Approach. Front Psychol. 2019; 10: 479.

第25章

儿科困难气道的管理

James Peyton

所有的麻醉科医师都是气道管理专家。这是多年实践中最关键的培养技能之一。小儿气道中困难气道比例较低,但一旦遇到困难气道极有可能导致严重并发症。新生儿及婴幼儿的气道管理工作面临众多挑战,例如高耗氧量、低功能残气量、细小的内径及气道解剖结构的差异。本文将讨论麻醉科医师在处理儿童困难气道时所面临的困难,强调在气道管理中的供氧及尽早使用先进气道技术。

气道管理的关键是尽早识别潜在困难气道患者。例如有很多典型的与气道解剖异常相关的综合征以及可能预测困难的解剖特征。值得注意的是,大约20%的困难插管是不可预测的。

25.1 麻醉前气道评估

任何情况下,都应获取之前的麻醉记录或者手术室以外的气道管理记录。这些内容应包括之前的面罩或者声门上通气以及气管插管的详细信息。包括所使用的设备,使用直接喉镜或可视喉镜分别所获得的视野及插管尝试次数。如果没有这些记录,应寻找可预测困难气道的解剖特征。这些总结见表25.1。

应在开始任何气道管理之前对患者进行全面评估,并制订计划,以便在遇到意外困难时,通过不同的气道技术快速处理。

25.2 气道管理

25.2.1 气道管理技术的分类

- 面罩通气;
- 声门上通气;
- 气管插管。

这3种技术是我们所有气道技术的基础,幸运的是,这三者同时困难的情况很罕见。

表 25.1 可预测困难气道的解剖特征

解剖特征	与气道困难有关的临床表现
头颈部活动受限	喉镜检查时头部活动能力降低
脖子的长度和宽度	颈短,喉偏前/近,可能难以看清
张口受限	插入气道设备/喉镜困难
上颚畸形	可能会使识别气道解剖中线更加困难
小颌畸形	伴有困难的面罩密封,上/前喉和较小的空间,以允许正确放置SGA
气道周围的软组织肿块(肿瘤、脓肿、烧伤、瘢痕等)	可能直接导致气道梗阻,或限制周围组织活动度
颅面不对称	可能会限制张口并导致气道中线解剖异常
巨舌	较大的舌头可直接导致梗阻,并且难以通过其他方式甚至插管缓解
气道阻塞的临床体征(喘鸣,已知的 OSA,三凹征)	麻醉后预先存在的气道梗阻可能加重

25.2.2 面罩通气

大约 6% 的儿童会出现面罩通气困难。8% 的困难插管儿童也存在面罩通气困难。面罩通气困难的危险因素包括：

- 小/后颌畸形；
- 颅面畸形；
- 颈椎畸形；
- 肥胖；
- 阻塞性呼吸睡眠暂停。

较小的儿童发生胃胀气的风险较高。胃和肠管会迅速扩张，影响了通气和氧合的能力。如果发生面罩通气困难，可尝试使用以下几种策略来解决该问题：

- 改变患者位置；
- 尽早使用口/鼻咽通气道；
- 双手托下颌；
- 双人技术（一人控制气道，另一人控制呼吸）；
- 胃减压；
- 尽早使用其他方法，尤其是声门上装置。

新生儿和婴儿面罩通气期间常见的错误是在仰卧位时未能充分向外和向上移动下颌并保持张口，未能将舌根从喉部抬起。理想的托下颌方法如图 25.1 所示。

25.2.3 声门上通气装置

将声门上通气装置（supraglottic airway device，SGA）通过口腔置入后咽部，推开舌根及软组织，顶端位于食管，出口位于声门上方，在声门周围形成一个密封状态。应当注意的是，其并非简单地改善气道梗阻的辅助设备，而是能主动提供正压通气。SGA 通常用于选择性气道管理，以及在非预期的困难面罩通气或插管情况下用于气道急救的装置。最初的声门上通气装置（喉罩气道）在 1983 年首次出现。后来对最初的设计进行过很多改进。通常将保留原始设计元素的设备称为"第一代"设备。"第二代"设备是指那些经过设计改进的设备，其顶端不仅能封堵食管，而且还设置了一个可置入胃管的通道，以便进行胃减压，或者在可能会发生误吸的情况下允许胃内容物排出。它们的套囊设计通常也略有不同，允许在声门

周围的区域产生更高的密封压力。现有很多装置可用于儿童，总结如下：

- LMA Classic, Unique, Flexible, Supreme and Proseal
- King Laryngeal tube
- I-gel
- Cobra
- Softseal
- AirQ and AirQ SP
- Ambu Aura Once, AuraGain and Aura-I
- Pro-Breathe
- SLIPA

使用 SGA 时最应该关注的是使用失败率。不同的设备其失败率不同，并且儿童患者的 SGA 失败率更高。Mihara 等最近进行的一项网络 meta 分析试图解决在儿科人群中应使用哪种 SGA 的问题。表 25.2 列出了各种喉罩的失败率。

应当指出，对于在儿童中应使用哪种 SGA 的问题，并没有明确的答案。选择最佳的 SGA 将取决于患者所面临的情况。例如，一名患儿面临意外的困难插管，并且在面罩通气的过程中出现明显的胃胀气，最好使用"第二代"喉罩（如 Proseal 或 LMA Supreme），这样可以在避免中断通气的情况下同时进行胃减压，并且在正压通气期间较高的咽密封压力可以承受更大的通气压力。或者需要通过 SGA 进行气管插管的儿童将受益于专门设计用于辅助气管插管的 SGA（例如插管 LMA 或 AirQ 喉罩）。

之前介绍了一种在气管插管时采用 AirQ 和支气管软镜持续通气的技术，这将在气管插管章节进一步讨论。

25.2.4 气管插管

为了获得稳定的气道，必须经鼻/口或者经气管造口进行气管插管。关于儿童困难插管的数据很少，但在美国儿童麻醉学会的主持下，于 2012 年建立了儿童困难插管注册表（Pediatric Difficult Intubation Registry，PeDIR）。这是一个多中心、跨国的数据库，旨在收集困难插管儿童的信息。1 岁以上的人群中约有 1% 存在插管困难，但 1 岁以下婴儿中插管困难的发生率可能高达 5%。在 PeDIR 开始的同时，还创建了其他重要的气道数据，以调

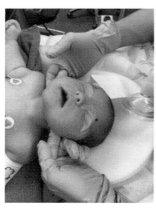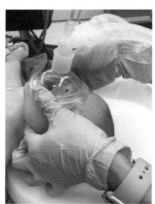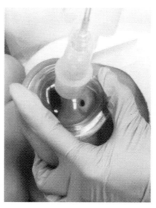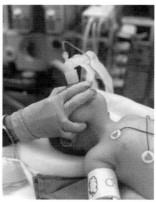

图 25.1　面罩通气期间新生儿下颌的最佳位置

表 25.2　儿童中 SGA 的失败率

声门上装置	失败/案例	失败率	95% CI
LMA Classic	4/1 118	0.36%	0.14%~0.92%
King Laryngeal Tube	2/108	1.90%	0.51%~6.5%
I-gel	37/1 079	3.40%	2.5%~4.7%
Cobra	4/301	1.30%	0.52%~3.4%
LMA Proseal	6/1 211	0.50%	0.23%~1.1%
Softseal	0/36	0	0~9.6%
LMA Supreme	9/488	1.80%	0.97%~3.5%
AirQ	0/126	0	0~3.0%
Ambu AuraOnce	2/132	1.50%	0.42%~5.4%
LMA Unique	2/410	0.49%	0.1%~1.8%
Ambu Aura-i	0/32	0	0~10.7%
AirQ SP	1/69	1.40%	0.26%~7.8%
LMA Flexible	0/69	0	0~5.3%
Ambu AuraGain	0/50	0	0~7.1%
Pro-Breathe	6/100	6%	2.8%~12.5%
SLIPA	0/50	0	0~7.1%
总计	73/5 379	1.40%	1.1%~1.7%

From Mihara T, Asakura A, Owada G, Yokoi A, Ka K, Goto T. A network meta-analysis of the clinical properties of various types of supraglottic airway device in children. Anaesthesia 2017；72（10）：1251-64.

查 PICU 和 NICU 中的儿童气道并发症。

来自 PeDIR 的数据表明,插管困难的儿童风险较大。近 9% 的病例发生严重缺氧,2% 的病例出现心搏骤停。所有的心搏骤停均因缺氧导致。这些数据显著高于预期,并明确表明,在气管插管过程中尽量减少缺氧是至关重要的。

PeDIR 的后续出版文献集中在不同气道技术的成功率上(表 25.3)。

表 25.3　各种气道管理技术的比较

技术	首次成功率	最终成功率
直接喉镜	4%	21%
Glidescope 可视喉镜	53%	82%
柔性支气管镜	55%	未报告
通过 SGA 的柔性支气管镜	59%	89%

值得注意的是,与插管相关的并发症发生率与插管尝试次数成正比,而与使用哪种设备无关。

25.2.4.1　直接喉镜

直接喉镜检查(direct laryngoscopy,DL)是近一个世纪以来插管技术的主流,并且仍然是一种流行的插管技术。PeDIR 中将近一半的病例,NEAR4Kids PICU 数据库中 97% 的病例将 DL 作为首选技术。在欧洲的 Apricot 和 Nectarine 研究中,超过 97% 的儿童病例采用 DL 作为主

要插管技术。DL 的优点在于操作简单,实际上依赖于在操作者注视下将喉轴、咽轴和口腔轴对齐。如果成功,将获得清晰的喉镜视图并创建一条近直线,以使气管插管易于通过声门置入。但如果存在解剖结构异常,三轴难以对齐或无法对齐,DL 的成功率非常低。应该建议在预期的困难插管中,DL 不应该作为首选技术。如果决定使用 DL,则应严格限于一次尝试,并且应立即使用更高级的技术。能够确保这一点的方法是使用可视喉镜,该设备可以在一次尝试中同时使用 DL,视频辅助 DL 和间接可视喉镜检查(video laryngoscopy,VL)技术。这些设备使用传统形状的喉镜片,因此可作为 DL,但在喉镜片的远端部分还具有高清广角摄像机,可在视频监视器上看到解剖结构的第二个视图(例如 Storz C-Mac 系统)。2020 年,《柳叶刀》杂志发表了首个婴儿插管技术的随机对照试验。小婴儿可视喉镜(Videolaryngoscopy in Small Infants,VISI)试验比较了直接喉镜和可视喉镜。结果显示,在婴儿气管插管时,可视喉镜与更少的并发症和更高的成功率相关。

25.2.4.2　视频辅助直接喉镜

视频辅助直接喉镜检查(video-assisted DL,VADL)描述了使用具有传统形状镜片的可视喉镜进行 DL 的技术。麻醉科医师使用 DL 操作,如果视野良好,则进行气管插管。在 DL 视野较差的情况下,来自摄像头的间接 VL 视图可能比 DL 视野明显改善,并使操作者能够查看屏幕并进行间接插管。另一个优点是,房间中的其他人也可以看到视频屏幕上的视图,特别是指导老师可以帮助指导

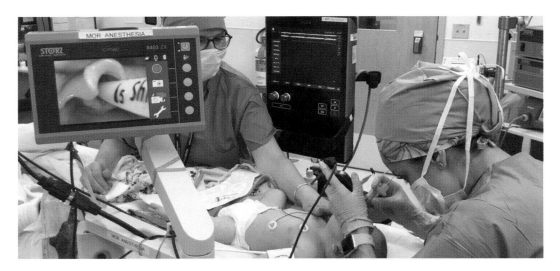

图 25.2　视频辅助直接喉镜检查（VADL）。其中受训者执行 DL，而其指导老师则通过视频屏幕上的视图引导他们，并且可以看到气管导管通过声门

受训者的技术，如果镜片位于错误的位置（如食管）还可以进行纠正，并且可以通过屏幕看到气管导管通过声带，而不是依靠受训者的描述（图 25.2）。

截至撰写本文时，尚无研究探讨 VADL 在儿科人群中的使用，但是鉴于喉镜检查尝试次数与并发症之间存在明确的联系，因此允许使用一种喉镜进行多种技术操作的设备似乎是明智的。

25.2.4.3　可视喉镜

可视喉镜检查（VL）是一种通过位于镜叶远端的高清广角摄像头对喉部进行可视化的技术。传统上，它们被分类为通道型或非通道型设备，即是否为气管内导管进入声门提供了通道。临床中常更将它们分为标准镜片 VL（如 Storz C-Mac Miller 和 Mac 镜片、Verathon Glidescope Mac 镜片和 McGrath Series 5Mac 镜片）和超角度 VL（如 Storz C-Mac D-Blades，Verathon Glidescope 超角度镜片和 McGrath Series 5X 镜片）。标准镜片 VL 在上面的 VADL 部分中进行了讨论。超角度 VL 的镜片呈弧形，并设计成能顺应气道的形状，以有效地看到咽后部的拐角处并仰视喉部。无法用这些镜片执行 DL。因此，人们一直担心与"盲探"插管相关的损伤风险，据报道这种情况发生率大约 1%。对于困难插管的儿童，超角度 Glidescope VL 的成功率与可弯曲支气管镜气管插管相似，并且两种技术之间的损伤率没有差异。超角度 VL 的主要问题是通常可以获得清晰的喉部视野，但难以引导气管导管通过喉部。多种方法可以使气管导管通过声门，所有这些都需要使用大角度的管芯或可弯曲支气管镜。

不同的患者可能会从不同设计的可视喉镜中受益。PeDIR 于 2020 年出版的一份报告显示，体重低于 5kg 的儿童在气管插管中使用标准镜片可视喉镜与首次尝试和最终成功率较高相关，但在体重超过 5kg 的儿童中，成功率没有统计学差异。在气道解剖结构正常的婴儿中，使用标准镜片 VL 也被证明与气管插管时较高的成功率和较少的并发症有关。目前，还没有一个全面的 VL 系统，从新生儿到成年人都可以使用各种规格的标准和超角度镜片，因此，小儿麻醉科至少需要两个不同的设备来提供全面的选择。

25.2.4.4　可弯曲支气管镜插管（FBI）

可弯曲支气管镜插管（flexible bronchoscopic intubation, FBI）（也称为光纤插管，但是较新的头端不再是光纤，而是在可弯曲头端装有小型高清摄像头）是成人气道管理的金标准，通常可以在清醒状态下完成。这在小儿麻醉中偶尔可行，但通常对于儿童而言，通常不可能在清醒状态下完成。FBI 可有效应用于张口受限和/或颈椎不稳的患儿。对于困难插管的儿童，其成功率与 Glidescope VL 相似，但与 VL 或 SGA 配合时，它也可能是一种有用的辅助手段。在这些情况下，可弯曲头端可作为可控性的管芯，并且可以进行引导。

25.2.4.5　经声门上通气装置可弯曲支气管镜插管

这是一种在尝试气管插管的同时可持续通气的技术。在儿科麻醉中，最常用的 SGA 是 AirQ 喉罩。AirQ 具有一个可拆卸的连接管，具有较大的内径以允许较粗的气管导管（带有先导球囊）通过，以及一个小的三角形斜面可将导管或镜头前端向前推向喉部。从 AirQ 上取下连接管后，可以将气管导管插入 AirQ 中，给导管套充气，并创建混合式 ETT/SGA。可以将其连接到呼吸回路上，并借助带有橡胶密封孔的角形件供 FBI 通过，患者可以像 SGA 一样进行通气。然后可以通过 ETT 执行 FBI，而无需中断通气。一旦镜头到达隆凸处，就可以将 ETT 沿着支气管镜，进入气管。主要困难在于插管成功后要移除 AirQ，因为需要通过 ETT 移除 AirQ，这可能会导致意外拔管（图 25.3）。

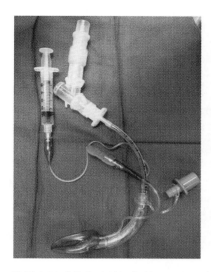

图 25.3 设置为通过具有连续通气的 AirQ LA 启用 FBI。
来源：Pete Kovatsis and John Fiadjoe

25.3 控制通气与自主呼吸技术

传统教学的重点是在困难气道的儿童尝试气管插管时保留自主呼吸。这在解剖阻塞（例如肿瘤或脓肿）处于气道装置无法通过阻塞的位置时可能很重要。在气道正常的新生儿中，已证明使用肌松剂时气管插管会更容易成功。持续自主呼吸的技术需要确保足够的麻醉深度，以避免喉痉挛和患者体动。深麻醉需要相对较大剂量的吸入或静脉麻醉药，这对于不稳定的危重患者可能不适用。在年龄较大的儿童和成人中，使用肌松剂与气管插管成功率增加，并发症减少有关。对于困难插管的儿童，PeDIR 公布的数据显示，与因肌肉松弛或深度麻醉引起的呼吸暂停相比，自主呼吸技术有更高并发症的风险。是否保留自主呼吸的决定应根据具体情况，由麻醉科医师根据患者的气道解剖结构和呼吸暂停的潜在风险进行全面评估。

25.4 插管期间供氧管理

9% 的儿童可能发生低氧血症，在 PeDIR 报道的所有心搏骤停之前均出现了低氧血症，也是 PICU 和 NICU 中的常见并发症。在进行困难插管时，必须考虑到能够减少气管插管时低氧血症的措施。这些可以包括使用通过 SGA 进行插管的组合技术，或在插管过程中输送补充氧气。可以通过标准经鼻导管，高流量经鼻导管，喉镜或放置在鼻/口咽中的气道设备/ETT 进行输送。有证据表明，所有这些技术都会增加去饱和时间。由于患者的去饱和，插管的尝试通常会被放弃，因此任何可以延长尝试时间的措施都会潜在地限制所需的尝试次数，只会允许更少的插管尝试并降低发生并发症的风险。

25.5 总结

儿童的气道管理应着重于保持氧饱和度，同时制订计划以尽可能有效地保护气道。并发症与气道管理尝试的次数有关，因此应选择首次成功率高的技术，并在气道管理过程中补充氧气。失败的技术应该放弃而不是重复，失败的人员应该被替换，理想的情况是在前两次尝试都失败之后，由经验最丰富的人员代替。

（杨迪迪 译，陆军 王晓琳 校）

参考文献

1. Fiadjoe JE, Nishisaki A, Jagannathan N, et al. Airway management complications in children with difficult tracheal intubation from the Pediatric Difficult Intubation (PeDI) registry: a prospective cohort analysis. Lancet Respir Med 2016; 4: 37-48.

2. Mort TC. Emergency tracheal intubation: complications associated with repeated laryngoscopic attempts. Anesth Analg 2004; 99: 607-13, table of contents.

3. Peterson GN, Domino KB, Caplan RA, Posner KL, Lee LA, Cheney FW. Management of the difficult airway: a closed claims analysis. Anesthesiology 2005; 103: 33-9.

4. Auroy Y, Benhamou D, Pequignot F, Bovet M, Jougla E, Lienhart A. Mortality related to anaesthesia in France: analysis of deaths related to airway complications. Anaesthesia 2009; 64: 366-70.

5. Russo SG, Becke K. Expected difficult airway in children. Curr Opin Anaesthesiol 2015; 28: 321-6.

6. Valois-Gomez T, Oofuvong M, Auer G, Coffin D, Loetwiriyakul W, Correa JA. Incidence of difficult bag-mask ventilation in children: a prospective observational study. Paediatr Anaesth 2013; 23: 920-6.

7. Brain AI. The laryngeal mask–a new concept in airway management. Br J Anaesth 1983; 55: 801-5.

8. Brain AI. The Oesophageal Vent-Laryngeal Mask. Br J Anaesth 1994; 72: 727.

9. Mihara T, Asakura A, Owada G, Yokoi A, Ka K, Goto T. A network meta-analysis of the clinical properties of various types of supraglottic airway device in children. Anaesthesia 2017; 72: 1251-64.

10. Kovatsis PG. Continuous ventilation during flexible fiberscopic-assisted intubation via supraglottic airways. Paediatr Anaesth 2016; 26: 457-8.

11. Heinrich S, Birkholz T, Ihmsen H, Irouschek A, Ackermann A, Schmidt J. Incidence and predictors of difficult laryngoscopy in 11,219 pediatric anesthesia procedures. Paediatr Anaesth 2012; 22: 729-36.

12. Graciano AL, Tamburro R, Thompson AE, Fiadjoe J, Nadkarni VM, Nishisaki A. Incidence and associated

factors of difficult tracheal intubations in pediatric ICUs: a report from National Emergency Airway Registry for Children: NEAR4KIDS. Intensive Care Med 2014; 40: 1659-69.

13. Foglia EE, Ades A, Sawyer T, et al. Neonatal Intubation Practice and Outcomes: An International Registry Study. Pediatrics 2019; 143.

14. Burjek NE, Nishisaki A, Fiadjoe JE, et al. Videolaryngoscopy versus Fiber-optic Intubation through a Supraglottic Airway in Children with a Difficult Airway: An Analysis from the Multicenter Pediatric Difficult Intubation Registry. Anesthesiology 2017.

15. Park R, Peyton JM, Fiadjoe JE, et al. The efficacy of GlideScope(R) videolaryngoscopy compared with direct laryngoscopy in children who are difficult to intubate: an analysis from the paediatric difficult intubation registry. Br J Anaesth 2017; 119: 984-92.

16. Engelhardt T, Ayansina D, Bell GT, et al. Incidence of severe critical events in paediatric anaesthesia in the United Kingdom: secondary analysis of the anaesthesia practice in children observational trial (APRICOT study). Anaesthesia 2019; 74: 300-11.

17. Engelhardt T, Virag K, Veyckemans F, Habre W, Network AGotESoACT. Airway management in paediatric anaesthesia in Europe-insights from APRICOT (Anaesthesia Practice In Children Observational Trial): a prospective multicentre observational study in 261 hospitals in Europe. Br J Anaesth 2018; 121: 66-75.

18. Disma N, Virag K, Riva T, et al. Difficult tracheal intubation in neonates and infants. NEonate and Children audiT of Anaesthesia pRactice IN Europe (NECTARINE): a prospective European multicentre observational study. Br J Anaesth 2021; 126: 1173-81.

19. Garcia-Marcinkiewicz AG, Kovatsis PG, Hunyady AI, et al. First-attempt success rate of video laryngoscopy in small infants (VISI): a multicentre, randomised controlled trial. Lancet 2020; 396: 1905-13.

20. Aziz MF, Healy D, Kheterpal S, Fu RF, Dillman D, Brambrink AM. Routine clinical practice effectiveness of the Glidescope in difficult airway management: an analysis of 2,004 Glidescope intubations, complications, and failures from two institutions. Anesthesiology 2011; 114: 34-41.

21. Sakles JC, Kalin L. The effect of stylet choice on the success rate of intubation using the GlideScope video laryngoscope in the emergency department. Acad Emerg Med 2012; 19: 235-8.

22. Sakles JC, Patanwala AE, Mosier J, Dicken J, Holman N. Comparison of the reusable standard GlideScope(R) video laryngoscope and the disposable cobalt GlideScope(R) video laryngoscope for tracheal

intubation in an academic emergency department: a retrospective review. Acad Emerg Med 2014; 21: 408-15.

23. Dupanovic M. Angled or curved stylet for intubation with the GlideScope? Canadian journal of anaesthesia = Journal canadien d'anesthesie 2007; 54: 487-8; author reply 8.

24. Mazzinari G, Rovira L, Henao L, et al. Effect of Dynamic Versus Stylet-Guided Intubation on First-Attempt Success in Difficult Airways Undergoing Glidescope Laryngoscopy: A Randomized Controlled Trial. Anesth Analg 2019; 128: 1264-71.

25. Peyton J, Park R, Staffa SJ, et al. A comparison of videolaryngoscopy using standard blades or non-standard blades in children in the Paediatric Difficult Intubation Registry. Br J Anaesth 2020.

26. Sawyer T, Foglia EE, Ades A, et al. Incidence, impact and indicators of difficult intubations in the neonatal intensive care unit: a report from the National Emergency Airway Registry for Neonates. Arch Dis Child Fetal Neonatal Ed 2019.

27. Aouad MT, Yazbeck-Karam VG, Mallat CE, Esso JJ, Siddik-Sayyid SM, Kaddoum RN. The effect of adjuvant drugs on the quality of tracheal intubation without muscle relaxants in children: a systematic review of randomized trials. Paediatr Anaesth 2012; 22: 616-26.

28. Julien-Marsollier F, Michelet D, Bellon M, Horlin AL, Devys JM, Dahmani S. Muscle relaxation for tracheal intubation during paediatric anaesthesia: A meta-analysis and trial sequential analysis. Eur J Anaesthesiol 2017.

29. Roberts KD, Leone TA, Edwards WH, Rich WD, Finer NN. Premedication for nonemergent neonatal intubations: a randomized, controlled trial comparing atropine and fentanyl to atropine, fentanyl, and mivacurium. Pediatrics 2006; 118: 1583-91.

30. Cros AM, Lopez C, Kandel T, Sztark F. Determination of sevoflurane alveolar concentration for tracheal intubation with remifentanil, and no muscle relaxant. Anaesthesia 2000; 55: 965-9.

31. Garcia-Marcinkiewicz AG, Adams HD, Gurnaney H, et al. A Retrospective Analysis of Neuromuscular Blocking Drug Use and Ventilation Technique on Complications in the Pediatric Difficult Intubation Registry Using Propensity Score Matching. Anesth Analg 2020; 131: 469-79.

32. Humphreys S, Lee-Archer P, Reyne G, Long D, Williams T, Schibler A. Transnasal humidified rapid-insufflation ventilatory exchange (THRIVE) in children: a randomized controlled trial. Br J Anaesth 2017; 118: 232-8.

33. Ramachandran SK, Cosnowski A, Shanks A, Turner CR.

Apneic oxygenation during prolonged laryngoscopy in obese patients: a randomized, controlled trial of nasal oxygen administration. J Clin Anesth 2010; 22: 164-8.

34. Riva T, Pedersen TH, Seiler S, et al. Transnasal humidified rapid insufflation ventilatory exchange for oxygenation of children during apnoea: a prospective randomised controlled trial. Br J Anaesth 2018; 120: 592-9.

35. Steiner JW, Sessler DI, Makarova N, et al. Use of deep laryngeal oxygen insufflation during laryngoscopy in children: a randomized clinical trial. Br J Anaesth 2016; 117: 350-7.

36. Taha SK, Siddik-Sayyid SM, El-Khatib MF, Dagher CM, Hakki MA, Baraka AS. Nasopharyngeal oxygen insufflation following pre-oxygenation using the four deep breath technique. Anaesthesia 2006; 61: 427-30.

37. Windpassinger M, Plattner O, Gemeiner J, et al. Pharyngeal Oxygen Insufflation During AirTraq Laryngoscopy Slows Arterial Desaturation in Infants and Small Children. Anesth Analg 2016; 122: 1153-7.

第 26 章

小儿麻醉并发症及其预防

Linda J. Mason

26.1 苏醒期躁动

苏醒期躁动（emergence agitation，EA）是一种出现在儿童或成人术后即刻的常见现象。

苏醒期躁动是一种意识分离状态，在这种状态下，儿童无法被安抚，出现暴躁、不妥协或不合作，典型表现有激烈扭动、哭泣、呻吟或语无伦次。此外，有些儿童还会同时出现偏执。这类儿童的特点是不能识别熟悉或已知的物体或人，目睹这种情况的父母会主诉孩子这种行为不正常，且从未出现过。尽管一般情况下 EA 是自限性的（5~15 分钟），但严重的可能会对孩子的身体造成伤害，尤其是手术部位。

苏醒期躁动并不是一种新发现象，在每一种新的麻醉药物投入使用后都有报道，包括大多数吸入麻醉药以及静脉麻醉药物如咪达唑仑、瑞芬太尼和丙泊酚。术后总体患者苏醒期躁动的发生率为 5.3%，儿童的发生率更高（12%~13%）。氟烷、异氟烷、七氟烷、地氟烷使用后的苏醒期躁动发生率为 2%~55%。

据推测，因为七氟烷和地氟烷的血气溶解度低使得苏醒迅速，使得此类麻醉药物使用的增加，导致这种现象变得更加受到关注。苏醒前缺乏足够镇痛的快速苏醒或许是诱发或导致这个问题的原因。Davis 对此表示支持，他指出，在氟烷麻醉或七氟烷麻醉下进行鼓膜切开术后，给予酮咯酸可将躁动的发生率降低 3~4 倍。一些研究表明，术中静脉给予 2.5μg/kg 或麻醉诱导后经鼻给予 2.0μg/kg 的芬太尼（每个鼻孔 1μg/kg），可减少 EA 的发生。

然而，有其他的研究表明，七氟烷麻醉后的儿童尽管进行了有效的区域神经阻滞来预防术后疼痛，仍会出现 EA。这些研究显示，躁动更常见于 1~5 岁的学龄前儿童，一般持续 5~15 分钟，往往自行缓解。

也有一些研究质疑镇痛管理是否是导致 EA 的原因，在接受七氟烷或氟烷麻醉 MRI（非手术）的患儿中，吸入七氟烷的儿童 EA 发生率为 33%，而吸入氟烷的儿童 EA 发生率为 0；但是在使用七氟烷麻醉进行 MRI 的患者中，

停止麻醉前 10 分钟静脉注射芬太尼 1μg/kg 的患者出现躁动的发生率为 12%，而安慰剂组为 56%。尽管 2 组患儿出院时间相似，但芬太尼的应用是否会导致唤醒时间变慢？该研究未对这一问题给出解答。

一些研究发现，尽管疼痛得到了很好的控制但患者仍然会出现 EA，因此这些研究也质疑疼痛和快速苏醒是否是引起 EA 的原因。Murray 证明，预先给予羟考酮可降低接受氟烷麻醉的儿童麻醉后躁动，但不能降低接受七氟烷麻醉的儿童麻醉后躁动。

必须认识到的是，在这些研究中，可能很难将疼痛相关的躁动与其他诱因区分开来。尽管不能完全排除疼痛是引起 EA 的原因，但相关数据确实表明了有另一种机制的存在。将疼痛视为一个引起躁动的潜在因素的观点十分重要，特别是在接受短小外科手术的儿童中，镇痛的峰值效应可能会延迟到他们完全清醒时。

其他麻醉技术也与 EA 发生率的降低有关。接受丙泊酚和七氟烷麻醉的学龄前儿童，七氟烷的 EA 发生率为 38%，而丙泊酚为 0。但是，七氟烷麻醉与丙泊酚麻醉比较，患者在麻醉后监测治疗室（postanesthesia care unit，PACU）停留时间更短，Cohen 也证实了这一点，七氟烷麻醉患者中，EA 发生率占 23.1%，而丙泊酚组为 3.7%。

在 2~7 岁拟行包皮环切术的 40 例男童中，麻醉后静脉给予另外一种麻醉药物可乐定 2μg/kg，可乐定组只有 2 位患儿出现 EA，而安慰剂组有 16 位患儿出现躁动，其中 6 例出现了严重的 EA。在疼痛管理上术前均给予阴茎神经阻滞。

术前用药对 EA 而言，是利大还是弊大？与安慰剂相比，术前给予可乐定可以降低 EA 的发生率，但这可能是由于苏醒变慢而非焦虑。

尽管 Kain 等证明了使用咪达唑仑的患儿术后几周的不良适应行为发生率有所降低，但接受咪达唑仑的儿童与未接受咪达唑仑的儿童在 EA 发生方面并无差异。此外，苯二氮䓬类药物本身与抵抗反应及躁动有关，并可被氟马西尼逆转。

据报道，七氟烷在高浓度时能增强 γ-氨基丁酸

(γ-aminobutyric acid A，GABAA)受体介导的抑制性突触后电流(inhibitory postsynaptic current，IPSC)，而在低浓度时能阻断 GABAA 受体介导的抑制性突触后电流(IPSC)。七氟烷对 GABAA 受体介导的 IPSCs 的双相作用是否与七氟烷诱导的 EA 有关尚不清楚 。七氟烷麻醉诱导丙泊酚维持可使苏醒更加安静平稳，这些证据确实支持了增强 GABAA 受体介导的 IPSCs 可以提高七氟烷的恢复质量 。这项研究还证实，5 岁以下的儿童在七氟烷麻醉后更容易出现 EA。Ben-Ari 等指出，由于兴奋性信号输入的增加，出生后早期小儿的 GABAA 受体处于兴奋而非抑制状态，随着小儿年龄的增长，GABAA 受体逐渐转变为抑制状态。GABAA 受体的这种发育是由于神经元中氯含量由高到低的转变所致。神经递质和神经调节因子的发育差异可能与年龄相关。

因此，必须寻找其他引起 EA 的原因。这可能是由于偏执引起对环境刺激的错误感知，异常的中枢神经系统效应、交感兴奋或某种类型的精神运动效应。已知七氟烷麻醉的脑电图不同于氟烷麻醉的患者。

在全身麻醉下行门诊择期手术的 512 例 3~7 岁儿童，96 例(18%)出现了 EA，平均持续时间为 14 分钟，个别持续时间长达 45 分钟。52% 有躁动症状的儿童需要药物干预，与未发生 EA 的儿童相比，PACU 停留的时间要延长 16 分钟。与 EA 相关的 10 个因素包括：①年龄较小(4.8岁 vs 5.9 岁)；②无手术史；③适应性差；④眼科手术；⑤耳鼻喉科手术；⑥七氟烷；⑦异氟烷；⑧七氟烷/异氟烷；⑨镇痛药；⑩提前唤醒。在这些耳鼻咽喉科手术中，苏醒时间和异氟烷被证明是独立的危险因素。EA 的出现往往会导致五类不良事件：手术部位出血增加、引流管拔出、静脉输液针被拔出、手术部位的疼痛增加、护士轻伤发生率可能增高。有趣的是，接受七氟烷和异氟烷联合麻醉诱导和麻醉维持的儿童发生 EA 的可能性是任何其他麻醉方式的 2 倍。

与没有发生 EA 的 86% 的儿童相比，几乎所有发生 EA 的儿童(98%)术中都使用了镇痛药。两组的麻醉持续时间无差异，但是 EA 组的苏醒时间较短，分别为(14±14)分钟和(26±23)分钟。术前使用咪达唑仑的患者和未使用咪达唑仑的患者 EA 发生率相似(分别为 15% 和 19%)。

适应能力差的儿童与镇静失败相关。Kain 发现，没有上托儿所、没有兄弟姐妹以及非常冲动的儿童，在手术后 2 周或 2 周以上出现消极行为变化的风险更大，例如分离焦虑、噩梦和尿床。性格与 EA 发生的相关性方面还需要更多的研究。一篇有趣的文章显示，在全麻下实施儿科眼科检查时，术前禁食时间延长可能是术后谵妄的一个危险因素。

EA 的诊断可以通过儿童麻醉苏醒期谵妄评估量表(pediatric anesthesia emergence delirium，PAED)完成，分值为 0~20。大于 10 或 12 分可诊断为 EA。目前已经制订了针对儿童 EA 发生的风险量表，其中包括 4 个预测因素：年龄(低龄)、手术操作(斜视手术、扁桃体切除术)、术前行为评分(呼喊或尖叫，流泪和/或退缩但可配合诱导)、麻醉时间(超过 2 小时)。该风险等级范围为 1~23 分，高于 11

分预示 EA 发生的可能，这可以用来预测 EA 并进行预防性治疗。

诊断 EA 的儿童表现为无眼神交流，对周围环境的无意识，疼痛时表现为异常的面部表情、哭泣和不安。在 Cochrane 文献库中，关于七氟烷与其他全身麻醉药物对儿童苏醒期躁动的影响数据中，作者得出的结论是：与七氟烷相比，丙泊酚、氟烷、α₂ 激动剂(右美托咪定、可乐定)、阿片类药物(芬太尼)和氯胺酮降低了 EA 的风险。然而没有确切的证据表明术前使用地氟烷、异氟烷和咪达唑仑或苏醒期父母在场有效。

吸入麻醉结束时静脉预防性给予丙泊酚 1mg/kg 可以用来预防 EA。预防性静注阿片类药芬太尼、瑞芬太尼、舒芬太尼和阿芬太尼可以降低七氟烷麻醉下 EA 的发生率。手术结束前静推氯胺酮 0.25~0.5mg/kg 可以降低 EA 的发生率。

右美托咪定已被证明可降低 EA 的发生率。静脉注射剂量在 0.3~1μg/kg 都是有效的。手术结束前，5 分钟内快速静脉注射 0.5μg/kg 的右美托咪定，既可有效预防 EA，又可作为其治疗手段。

最重要的是要谨记威胁生命的因素(如缺氧、严重高碳酸血症、低血压、低血糖、颅内压增高)也可能导致定向障碍和精神状态改变，必须及时诊断和治疗。膀胱扩张也会产生类似的临床表现。

26.2　喉痉挛

喉痉挛在小儿麻醉中十分常见。总人群发病率为的 8.7/1 000，0~9 岁儿童发病率为 17.4/1 000，其中 1~3 岁发病率最高——是其他年龄组发病率的 3 倍多。尽管喉痉挛已经被视为一种自限性并发症，但有 5/1 000 的喉痉挛患者可能发生心搏骤停。其他并发症包括支气管痉挛、缺氧、反流误吸、心律失常和苏醒延迟。此外，肺水肿作为一种严重的并发症，也有报道。

26.2.1　病因学

喉痉挛是声门或声门下黏膜受到刺激的反应并在刺激消失后持续很长时间。其危险因素包括低龄、鼻胃管或口腔通气道的放置、内窥镜检查或食管镜检查、上呼吸道感染或挥发性麻醉药(异氟烷和地氟烷诱导)。

关于喉痉挛的发生风险，最近有两个方面受到关注。首先是，在日间手术室接受全身麻醉的 15 183 例小儿中，发生喉痉挛的患儿有活动性上呼吸道感染(upper respiratory infection，URI)的人数是没有 URI 的 2.05 倍，也可能是由于更年幼或是其正接受气道手术。有 URI 的儿童进行麻醉时，需要插管的小儿发生并发症的风险更高。气管插管的患者支气管痉挛的发生率更高。研究发现，在 URI 的儿童中，使用喉罩(laryngeal mask airway，LMA)替代气管插管，两组患者喉痉挛的发生率相同，但插管组的轻度支气管痉挛发生率较高。因此，如果决定对有 URI 的儿童进行麻醉，LMA 可能是一个合适的选择。但是，使用 LMA 时，对于存在任何 2 个危险因素(感冒 <2 周、喘

息 <12 个月、运动时喘息、夜间干咳、湿疹、被动吸烟、花粉过敏/哮喘/湿疹家族史)的儿童,采用静脉注射丙泊酚诱导较吸入七氟烷诱导更有利于减少呼吸道不良事件。

其次,对暴露于烟草烟雾环境(environmental tobacco smoke,ETS)中的儿童进行了研究,发现那些暴露于 ETS 的儿童 9.4% 会发生喉痉挛,而那些没有 ETS 暴露的儿童只有 0.9% 会发生喉痉挛,全部都发生在全身麻醉后。如果被动吸烟的来源是看护者,发生喉部痉挛的风险更大。在扁桃体切除术中,年龄 <3 岁、非裔美国人或 ASA 分级≥3 是术后呼吸道不良事件的独立危险因素。

26.2.2 管理

喉痉挛可表现为完全或不完全的气道阻塞。如果是不完全气道阻塞,会出现诸如呼噜声、吸气相高调短尖音。完全或不完全气道阻塞初期治疗应采取托下颌方法,双手中指置于"喉痉挛"切迹,即双侧耳垂后面,它的前界是与髁突相邻的下颌升支,后界是颞骨乳突,头端是颅底。用双手中指同时用力内压向颅底,以与其身体平面成直角的角度提起下颌骨(托颌法或使下颌骨向前位移),这将在一次或两次呼吸中把喉痉挛转变为喉喘鸣,然后转变为呼吸通畅,同时需要给予 100% 的氧气和轻柔的正压通气。一定要记住不完全的气道阻塞可能很快变成完全性气道阻塞。

完全气道阻塞与不完全气道阻塞有许多相同的症状——气管牵拉、胸壁收缩、明显的腹式呼吸,但完全气道阻塞没有声音。当完全气道阻塞时,正压通气不能"打断"喉痉挛状态,它可能会迫使声门上组织向下进入声门开口而加重喉痉挛。快速充气阀产生的高压会稀释麻醉气体,导致麻醉减浅,也可能迫使气体沿食管进入胃部而使通气更加困难。可对患者静脉注射丙泊酚 0.5~2.0mg/kg,对于禁忌使用琥珀胆碱的患者尤为有效。但当上述治疗仍不能"打断"喉痉挛状态,如有静脉通道,可给予琥珀胆碱 1.5mg/kg 和阿托品 0.02mg/kg,如无静脉通路,建议在三角肌注射 4mg/kg 的琥珀胆碱。如果喉痉挛持续且儿童极度缺氧,则可能需要在不使用肌松药的情况下插管。如果这些措施没有成功建立稳定的气道,则可能需要进行环甲膜穿刺术或气管切开术。

26.2.3 预防

黏膜刺激和气管内吸痰只能在深麻醉下进行。在临床上已使用的治疗方法(尤其在扁桃体切除术中)包括在诱导前(8 岁以下儿童)使用 15~30mg 镁剂或者雾化吸入沙丁胺醇,气管插管前 5 分钟内静脉注射利多卡因 1~2mg/kg 以及拔管前 60s 静脉注射丙泊酚 0.5mg/kg 可减轻或预防喉痉挛。

26.3 麻醉相关的心搏骤停

在过去的 20 年里,随着儿科患者治疗实践的进展,患儿发生心搏骤停的病因已经发生了变化。近期小儿围手术期心搏骤停(perioperative cardiac arrest,POCA)登记

处提供了一些新的数据,在 1 089 200 例麻醉患者中,有 150 例心搏骤停被认为与麻醉相关(1.4/10 000),在分析这些数据时,发现有几点是相关的。

首先,心血管原因的发生率增加(32%),这不同于 1993 年儿科非公开索赔研究中只有 13% 的索赔来自心血管原因,这可能是由于使用胸部按压作为 POCA 登记的入项标准所产生的研究偏倚,或是由于在心搏骤停发生前,98% 的患者采用血氧饱和度监测和 86% 的患者采用 CO_2 监测,这对于呼吸事件的预防效果强于心血管事件的预防。大多数的心搏骤停(82%)发生在麻醉诱导期或维持期。心动过缓(54%)、低血压(49%)、SpO_2 异常(46%)或测量不出血压(25%)是最常见的先行事件,21% 的心搏骤停发生于急诊手术中。

其次,婴儿的患病风险增加。小于 1 岁的婴儿占麻醉相关心搏骤停的 55%。几项儿科研究证实,小于 1 岁的婴儿麻醉风险最高,死亡率与年龄成反比,小于 1 个月的年龄组风险最高。值得注意的是这可能与伴有潜在的疾病(尤其是先天性疾病)引起的美国麻醉科医师协会(American Society of Anesthesiologists,ASA)生理状态(physical status,PS)分级较高相关,也可能与吸入麻醉药对心血管的抑制作用相关。在小于 30 天的婴儿中氟烷的 MAC 值是 0.87,而 1~6 个月大的孩子的肺泡最低有效浓度(minimum alveolar concentration,MAC)值是 1.08。对于异氟烷,早产儿(<32 周)的 MAC 值为 1.28,32~37 周为 1.41,足月儿(0~1 个月)为 1.60,1~6 个月是 1.87。对于七氟烷,新生儿和小于 1 个月的婴儿的 MAC 值恒定在 3.2%~3.3%,1~6 个月降至 3%,7 个月~12 岁降至 2.5%~2.8%。

最近的研究表明,和氟烷相比,七氟烷较少引起心肌抑制,在婴儿中产生心动过缓的可能性更小。对于先天性心脏病的儿童来说七氟烷更安全。氟烷麻醉的患儿术中严重低血压的发生率是七氟烷麻醉患儿的 2 倍。相较于七氟烷,氟烷麻醉的患者升压药使用量增加,且低血压会反复出现。与大龄儿童相比,小于 1 个月的小儿低血压发生率高,术前有发绀患儿吸入氟烷后可能发生严重的缺氧。因此,七氟烷相对于氟烷在婴幼儿和先天性心脏病患儿中更具有血流动力学优势。

再次,发生在术前 ASA 为 1 级和 2 级的健康患者中的 33% 的麻醉相关性心搏骤停——大部分是药物相关的错误(64%)。50% 由氟烷所致心血管抑制引起的心搏骤停其激发浓度为 2% 或更低,年龄中位数为 6 个月。控制通气可加速氟烷浓度的增加,同时静脉开放困难会延长暴露时间。4 例心搏骤停发生于血管内注射局部麻醉药后。这些发生于氟烷和骶管联合麻醉时,尽管试验剂量和回抽试验呈阴性,注射 0.25% 丁哌卡因加入 1/200 000 肾上腺素,仍然发生了心搏骤停现象。他们均发生于针筒和管道给药时,所有患者均表现为室性心律失常,但均成功复苏,无损伤。

ASA 3~5 级患者心搏骤停的死亡率为 37%,而 ASA 1~2 级的患者死亡率为 4%。ASA 3~5 级是死亡率的最强预测因子,其次是急诊。总的来说,所有心搏骤停的死亡

率是 26%。

自最初的系列报告发表后，又有 397 例额外的病例被提交到 POCA 登记处，其中 49% 的病例与麻醉有关。在 1998—2004 年的数据中，情况又发生了更改，与药物相关的原因已从总数的 37% 下降到 18%，这可能是由于七氟烷的使用代替了氟烷使得吸入性药物导致的心血管抑制病例的减少。呼吸原因从 20% 上升到 27%，最常见的病因是喉痉挛。心血管原因引起的心搏骤停从 32% 上升到 41%。低血容量（通常由于脊柱融合术或颅骨切开术/开颅术中的出血引起）、大量输血导致的代谢异常（通常是高钾血症）或使用琥珀胆碱引起的高钾血症是这类疾病中最常见的原因。在心血管分类的某些病例中，无法确定确切的心搏骤停原因，这些病例通常是患有先天性心脏病和 ASA 3~5 级的儿童。设备问题（主要是中心静脉导管放置引起的并发症）在儿科患者中一直是一个相当稳定的心脏停搏原因，1994—1997 年为 7%，1998—2004 年为 5%。

自 1998 年以来，人口统计结构也发生了变化，ASA 1 和 2 级人口所占的百分比由 33% 下降到 25%，而小于 1 岁的患儿由 56% 下降到了 38%。这可能是由于因吸入麻醉药而报告的心搏骤停人数减少。这些心搏骤停更可能发生在 ASA 1 或 2 级年龄小于 1 岁的患儿。两个时期的死亡率没有变化，分别为 26% 和 28%。

APRICOT 研究提供了 33 个欧洲国家的儿科麻醉情况，并评估了参与中心的严重危急事件的发生率、性质和结果。过敏反应和神经系统事件很少发生，而心搏骤停的发生率与此前文献报道的相似。然而，呼吸和心脏严重危急事件的总发生率高于之前公布的数据，且在欧洲各参与中心之间差异很大。严重危急事件最重要的危险因素是低龄、病史、合并症和身体状况。因此，3 岁以下儿童和有早产、残疾（代谢性或遗传性疾病或神经功能损害）、打鼾、呼吸道过敏病史以及正在发热或正在接受药物治疗的小儿，发生严重危急事件的风险增高，应该由一位经验丰富并且接受过足够儿科培训且有持续的儿科麻醉经验的麻醉科医师进行麻醉，否则如果可以的话，考虑推迟手术。

最近 *Wake Up Safe* 上关于小儿麻醉质量改善措施的文章强调，儿童围手术期心搏骤停在非工作时段的预后明显不良，且与身体状况或急诊手术无关。此外，尽管 PACU 心搏骤停事件罕见，呼吸相关事件通常可存活，且预后较好，大多数被认为是可以预防的。这强调了术后早期需要进一步警惕，患者在转送到 PACU 期间保持监测，并由麻醉从业人员持续治疗至麻醉苏醒。在比较麻醉不良事件时，校准患者的风险因素很有必要，包括超低龄和术前全身系统疾病较重的患者。此外，Wake Up Safe 数据库中报道，5% 的儿童不良事件与转运有关，并以呼吸道事件为起因，而其中大多数都是可预防的。在波士顿儿童医院，麻醉科医师每年实施儿科麻醉的天数较少，是小儿麻醉相关心搏骤停的一个较高危险因素。

小儿心搏骤停的预防策略：

1. 新型吸入药和先进的监测设备已经起到了一定的作用。

2. 选择毒性较小的局部麻醉药物如罗哌卡因。

3. 区域阻滞技术应注意回抽无血、给予试验剂量、逐步递增给药而非单次注射。

4. 琥珀胆碱慎用于快速气道建立和喉痉挛的治疗。

5. 确保静脉通道通畅，及时补充术中失血。

6. 预防琥珀胆碱或输血所致的高钾血症（警惕库存辐照血）。

7. 喉痉挛的早期治疗应意识到静脉通道的重要性。

8. 采用更安全的 CVP 放置技术—— 例如使用二维超声/多普勒。

9. 把高危儿童交给有经验的人。

（石鑫楠　李荣岩　译，石亚平　校）

参考文献

1. Eckenhoff JE, Kneale DH, Dripps RD. The incidence and etiology of postanesthetic excitement. Anesthesiology 1961; 22: 667-673.

2. Wells LT, Rasch DK. Emergence "delirium" after sevoflurane anesthesia: A paranoid delusion? Anesth Analg 1999; 88: 1308-1310.

3. Veyckemans F. Excitation phenomena during sevoflurane anaesthesia in children. Curr Opin Anaesthesiol 2001; 14: 339-343.

4. Grundmann U, Uth M, Eichner A, et al. Total intravenous anaesthesia with propofol and remifentanil in paediatric patients: A comparison with a desflurane-nitrous oxide inhalation anaesthesia. Acta Anaesthesiol Scand 1998; 42: 845-850.

5. Smessaert A, Schehr CA, Artusio JFJ. Observations in the immediate postanaesthesia period. II. Mode of recovery. Br J Anaesth 1960; 32: 181-185.

6. Lerman J, Davis PJ, Welborn LG, et al. Induction, recovery, and safety characteristics of sevoflurane in children undergoing ambulatory surgery: A comparison with halothane. Anesthesiology 1996; 84: 1332-1340.

7. Welborn LG, Hannallah RS, Norden JM, et al. Comparison of emergence and recovery characteristics of sevoflurane, desflurane, and halothane in pediatric ambulatory patients. Anesth Analg 1996; 83: 917-920.

8. Valley RD, Ramza JT, Calhoun P, et al. Tracheal extubation of deeply anesthetized pediatric patients: A comparison of isoflurane and sevoflurane. Anesth Analg 1999; 88: 742-745.

9. Sury MR, Black A, Hemington L, et al. A comparison of the recovery characteristics of sevoflurane and halothane in children. Anaesthesia 1996; 51: 543-546.

10. Aono J, Ueda W, Mamiya K, et al. Greater incidence of delirium during recovery from sevoflurane anaesthesia in preschool boys. Anesthesiology 1997; 87: 1298-1300.

11. Davis PJ, Greenberg JA, Gendelman M, Fertal K. Recovery characteristics of sevoflurane and halothane in preschool-aged children undergoing bilateral myringotomy and pressure equalization tube insertion. Anesth Analg 1999; 88: 34-38.

12. Cohen IT, Hannallah RS, Hummer KA. The incidence of emergence agitation associated with desflurane anesthesia in children is reduced by fentanyl. Anesth Analg 2001; 93: 88-91.

13. Galinkin JL, Fazi LM, Cuy RM, et al. Use of intranasal fentanyl in children undergoing myringotomy and tube placement during halothane and sevoflurane anesthesia. Anesthesiology 2000; 93: 1378-1383.

14. Cravero JP, Thyr B, Beach M, Whalen K. The effects of intravenous fentanyl on agitation in pediatric patients. Anesthesiology 2001; 95: A1222.

15. Finkel JC, Cohen IT, Hannallah RS, et al. The effect of intranasal fentanyl on the emergence characteristics after sevoflurane anesthesia in children undergoing surgery for bilateral myringotomy tube placement. Anesth Analg 2001; 92: 1164-1168.

16. Cohen IT, Finkel JC, Hannallah RS, et al. The effect of fentanyl on the emergence characteristics after desflurane or sevoflurane anesthesia in children. Anesth Analg 2002; 94: 1178-1181.

17. Beskow A, Westrin P. Sevoflurane causes more postoperative agitation in children than does halothane. Acta Anaesthesiol Scand 1999; 43: 536.

18. Bastron RD, Moyers J. Emergence delirium. JAMA 1967; 200: 179.

19. Cravero J, Surgenor S, Whalen K. Emergence agitation in paediatric patients after sevoflurane anaesthesia and no surgery: A comparison with halothane. Paediatric Anaesthesia 2000; 10: 419-424.

20. Cravero JP, Beach M, Thyr B, Whalen K. Effect of low dose fentanyl on the emergence characteristics of pediatric patients after sevoflurane anesthesia without surgery. Anesth Analg 2003; 97: 364-367.

21. Cohen IT, Hannallah RS, Hummer K. Emergence agitation following sevoflurane vs. propofol anesthesia in young children. Anesth Analg 2000; 90: S354.

22. Uezono S, Goto T, Terui K, et al. Emergence agitation after sevoflurane versus propofol in pediatric patients. Anesth Analg 2000; 91: 563-566.

23. Murray DJ, Cole JW, Shrock CD, et al. Sevoflurane versus halothane: Effect of oxycodone premedication on emergence behaviour in children. Paediatr Anaesth 2002; 12: 308-312.

24. Kulka PJ, Bressem M, Tryba M. Clonidine prevents sevoflurane-induced agitation in children. Anesth Analg 2001; 93: 335-338.

25. Fazi L, Jantzen EC, Rose JB, et al. A comparison of oral clonidine and oral midazolam as preanesthetic medications in the pediatric tonsillectomy patients. Anesth Analg 2001; 92: 56-61.

26. Kain ZN, Mayes LC, Wang SM, et al. Parental presence during induction of anesthesia versus sedative premedication: Which intervention is more effective. Anesthesiology 1998; 89: 1147-1156.

27. Thurston TA, Williams CG, Foshee SL. Reversal of a paradoxical reaction to midazolam with flumazenil. Anesth Analg 1996; 83: 192.

28. Hapfelmeier G, Schneck H, Kochs E. Sevoflurane potentiates and blocks GABA-induced currents through recombinant alpha1beta2gamma2 GABAA receptors: Implications for an enhanced GABAergic transmission. Eur J Anaesthesiol 2001; 18: 377-383.

29. Viitanen H, Tarkkila P, Mennander S, et al. Sevoflurane-maintained anesthesia induced with propofol or sevoflurane in small children: Induction and recovery characteristics. Can J Anaesth 1999; 46: 21-28.

30. Fan KT, Lee TH, Yu KL, et al. Influences of tramadol on emergence characteristics from sevoflurane anesthesia in pediatric ambulatory surgery. Kaohsiung J Med Sci 2000; 16: 255-260.

31. Ben-Ari Y, Tseeb V, Raggozzino D, et al. Gamma-Aminobutyric acid (GABA): A fast excitatory transmitter which may regulate the development of hippocampal neurones in early postnatal life. Prog Brain Res 1994; 102: 261-273.

32. Herlenius E, Lagercrantz H. Neurotransmitters and neuromodulators during early human development. Early Hum Dev 2001; 65: 21-37.

33. Beskow A, Westrin P. Sevoflurane causes more postoperative agitation in children than does halothane. Acta Anaesth Scand 1999; 43: 536-541.

34. Constant I, Dubois MC, Piat V, et al. Electroencephalographic changes during induction of anesthesia with halothane or sevoflurane in children. Anesthesiology 1998; 89: A1254.

35. Voepel-Lewis T, Malviya S, Tait AR. A prospective cohort study of emergence agitation in the pediatric postanesthesia care unit. Anesth Analg 2003; 96: 1625-1630.

36. Voepel-Lewis T, Malviya S, Prochaska G, Tait AR. Sedation failures in children undergoing MRI and CT: Is temperament a factor? Paediatr Anaesth 2000; 10: 319-323.

37. Kain ZN, Mayes LC, O'Connor TZ, Cicchetti DV. Preoperative anxiety in children: predictors and outcomes. Arch Pediatr Adolesc Med 1996; 150: 1238-1245.

38. Khanna P, SainiK, Sinha R, et al. Correlation between

duration of preoperative fasting and emergence delirium in pediatric patients undergoing ophthalmic examination under anesthesia: A prospective observational study. Paediatr Anaesth 2018; 28: 547-551.

39. Sikich N, Lerman J. Development and psychometric evaluation of the Pediatric Anesthesia Emergence Delirium Scale. Anesthesiology 2004; 100: 1138-1145.

40. Hino M, Mihara T, Miyazaki S, et al. Development and validation of a risk scale for emergence agitation after general anesthesia in children: A prospective observational study. Anesth Analg 2017; 125: 550-555.

41. Somaini M, Engelhardt T, Fumagalli R, Ingelmo PM. Emergence delirium or pain after anaesthesia - how to distinguish between the two in young children: a retrospective analysis of observational studies. Br J Anaesth 2016; 116: 377-383.

42. Costi D, Cyna AM, Ahmed S, et al. Effects of sevoflurane versus other general anaesthesia on emergence agitation in children (Review). Cochrane Database of Systematic Reviews 2014, Issue 9. Art. No.: CD007084.

43. van Hoff SP, O'Neill ES, Cohen LC, Collins BA. Does a prophylactic dose of propofol reduce emergence agitation in children receiving anesthesia? A systematic review and meta-analysis. Paediatr Anaesth 2015; 25: 668-676.

44. Tan Y, Shi Y, Ding H, et al. μ-Opioid agonists for preventing emergence agitation under sevoflurane anesthesia in children: a meta-analysis of randomized controlled trials. Paediatr Anaesth 2016; 26: 139-150.

45. Ng KT, Sarode D, Lai YS, et al. The effect of ketamine on emergence agitation in children: A systematic review and meta-analysis. Paediatr Anaesth 2019; 29: 1163-1172.

46. Guler G, Akin A, Tosun Z, et al. Single-dose dexmedetomidine reduces agitation and provides smooth extubation after pediatric adeontonsillectomy. Paediatr Anaesth 2005; 15: 762-766.

47. Ibacache ME, Munoz HR, Brandes V, Morales AL. Single-dose dexmedetomidine reduces agitation after sevoflurane anesthesia in children. Anesth Analg 2004; 98: 60-63.

48. Isik B, Arslan M, Tunga AD, Kurtipek O. Dexmedetomidine decreases emergence agitation in pediatric patients after sevoflurane anesthesia without surgery. Paediatr Anaesth 2006; 16: 748-753.

49. Hauber JA, Davis PJ, Bendel LP, et al. Dexmedetomidine as a rapid bolus for treatment and prophylactic prevention of emergence agitation in anesthetized children. Anesth Analg 2015; 121: 1308-1315.

50. Olsson GL, Hallen B. Laryngospasm during anaesthesia. A computer aided incidence study in 136,929 patients. Acta Anaesthesiol Scand 1984; 28: 567-575.

51. Schreiner MS, O'Hara IO, Markakis DA, Politis GD. Do children who experience laryngospasm have an increased risk of upper respiratory tract infection? Anesthesiology 1996; 85: 475-480.

52. Cohen MM, Cameron CB. Should you cancel the operation when a child has an upper respiratory tract infection? Anesth Analg 1991; 72: 282-288.

53. Tait AR, Pandit UA, Voepel-Lewis T, et al. Use of the laryngeal mask airway in children with upper respiratory tract infections: A comparison with endotracheal intubation. Anesth Analg 1998; 86: 706-711.

54. Ramgolam A, Hall GL, Zhang G, et al. Inhalational versus intravenous induction of anesthesia in children with a high risk of perioperative respiratory adverse events. Anesthesiology 2018; 128: 1065-1074.

55. Lakshmipathy N, Bokesch PM, Cowan DE, et al. Environmental tobacco smoke: A risk factor for pediatric laryngospasm. Anesth Analg 1996; 82: 724-727.

56. Skolnick ET, Vomvolakis MA, Buck KA, et al. Exposure to environmental tobacco smoke and the risk of adverse respiratory events in children receiving general anesthesia. Anesthesiology 1998; 88: 1144-1153.

57. Hamilton TB, Thung A, Tobias JD, et al. Adenotonsillectomy and postoperative respiratory adverse events: A retrospective study. Laryngoscope Investigative Otolaryngology 2020; 5: 168-174.

58. Larson CP. Laryngospasm-the best treatment. Anesthesiology 1998; 89: 1293-1294.

59. Gulhas N, Durmus M, Demirbilek S, et al. The use of magnesium to prevent laryngospasm after tonsillectomy and adenoidectomy: a preliminary study. Paediatr Anaesth 2003; 13: 43-47.

60. von Ungern-Sternberg BS, Sommerfield D, Slevin L, et al. Effect of albuterol premedication vs placebo on the occurrence of respiratory adverse events in children undergoing tonsillectomies: The REACT randomized clinical trial. JAMA Pediatr 2019; 173: 527-533.

61. Mihara T, Uchimoto K, Morita S, Goto T. The efficacy of lidocaine to prevent laryngospasm in children: a systematic review and meta-analysis. Anaesthesia 2014; 69: 1388-1396.

62. Batra YK, Ivanova M, Ali SS, et al. The efficacy of a subhypnotic dose of propofol in preventing laryngospasm following tonsillectomy and adenoidectmy in children. Paediatr Anaesth 2005; 15: 1094-1097.

63. Morray JP, Geiduschek JM, Ramamoorthy C, et al. Anesthesia-related cardiac arrest in children: Initial findings of the pediatric perioperative cardiac arrest (POCA)

registry. Anesthesiology 2000; 93: 6-14.

64. Lerman J, Sikich N, Kleinman S, Yentis S. The pharmacology of sevoflurane in infants and children. Anesthesiology 1994; 80: 814-824.

65. Wodey E, Pladys P, Copin C, et al. Comparative hemodynamic depression of sevoflurane versus halothane in infants: An echocardiographic study. Anesthesiology 1997; 87: 795-800.

66. Russell IA, Hance WCM, Gregory G, et al. The safety and efficacy of sevoflurane anesthesia in infants and children with congenital heart disease. Anes Analg 2001; 92: 1152-1158.

67. Bhananker SM, Ramamoorthy C, Geiduschek JM, et al. Anesthesia-related cardiac arrest in children: Update from the pediatric perioperative cardiac arrest registry. Anesth Analg 2007; 105: 344-350.

68. Habre W, Disma N, Virag K, et al. Incidence of severe critical events in paediatric anaesthesia (APRICOT): a prospective multicenter observational study in 261 hospitals in Europe. Lancet Respir Med 2017; 5: 412-425.

69. Christensen RE, Lee AC, Gowen MS, et al. Pediatric perioperative cardiac arrest, death in the off hours: A report form wake up safe, The Pediatric Quality Improvement Initiative. Anesth Analg 2018; 127: 472-477.

70. Christensen RE, Haydar B, Voepel-Lewis TD. Pediatric cardiopulmonary arrest in the postanesthesia care unit, rare but preventable: Analysis of data from wake up safe, The Pediatric Anesthesia Quality Improvement Initiative. Anesth Analg 2017; 124: 1231-1236.

71. Haydar B, Baetzel A, Stewart M, et al. Complications Associated with the Anesthesia Transport of Pediatric Patients: An Analysis of the Wake Up Safe Database. Anesth Analg 2020; 131: 245-254.

72. Zgleszewski SE, Graham DA, Hickey PR, et al. Anesthesiologist- and system-related risk factors for risk-adjusted pediatric anesthesia-related cardiac arrest. Anesth Analg 2016; 122: 482-489.

先天性心脏病患儿接受非心脏手术的麻醉管理

Chinwe Unegbu

近年来,先天性心脏病(congenital heart disease,CHD)患儿的诊断和治疗方面取得了重大进展。这使得 CHD 患儿预期寿命更长,非心脏手术病例也增加。随着治疗水平的提高,CHD 患儿持续增加,导致麻醉科医师在非心脏手术中会遇到很多治愈或未治愈的 CHD 患者。多项研究表明,此类患者的麻醉并发症风险显著增加。本文主要探讨系统理解先天性心脏病,如何对 CHD 患儿接受非心脏手术时进行风险分级,并总结高危心脏损害的术中管理目标。

27.1 研究背景

全球 CHD 的发病率为 8~10/1 000,超过 90% 的 CHD 患儿能存活到成年期。Greenwood 等发现,25% 的 CHD 患儿会发生除心脏以外的其他脏器病变,其中 40% 的患儿有 1 或 2 个脏器病变,15% 的患儿存在 3 个脏器病变。Sulkowski 等分析了 2004 年至 2012 年间儿科健康信息系统数据库的数据,在出生后第一年接受手术治疗的 CHD 患儿中,有 41% 在 5 岁前也接受了至少一次非心脏外科手术,并且一半以上为普通外科或耳鼻喉科手术。研究者得出结论,CHD 患儿也经常接受非心脏外科手术。最后,Torres 等对美国住院患者的出院数据进行回顾性研究。通过评估了 1988—1997 年 2 岁以下左心发育不全综合征((hypoplastic Left heart syndrome,HLHS)儿童的死亡率数据。结果表明,罹患 HLHS 的儿童中有超过 50% 接受了非心脏手术,即使较小的外科手术也有相当高的死亡率。

27.2 心脏病患儿的风险增加

1994 年,美国成立儿科围手术期心搏骤停(Pediatric Perioperative Cardiac Arrest,POCA)的多机构数据库,以探索麻醉中儿童心搏骤停的原因。在最初的报告中,药物相关(37%)和心血管相关(32%)的心搏骤停占 69%,显示存在显著的药物相关性,但手术中儿童心搏骤停的风险随着麻醉时间的延长而增加。2010 年,POCA 发布一份接受麻醉的儿童心搏骤停发生率的最新报告。该报告强调了患有严重 CHD 儿童的麻醉风险巨大。在 1994—2005 年 373 例与麻醉相关的儿童心搏骤停中,有 127 起(34%)发生在患有 CHD 的儿童,其中有 54% 发生在普通儿科手术室,17% 发生在介入手术室,3% 发生在影像室。非心脏手术期间发生心搏骤停事件儿童最常见的缺陷为单心室病变(占 19%)。此外,在 2010 年 POCA 登记报告的所有死亡病例中,75% 的死亡由以下 3 种原因造成:单心室、心肌病和主动脉狭窄。年龄是一个重要的危险因素,47% 的心搏骤停发生在 6 个月以下的儿童中,70% 发生在 2 岁以内。

在 POCA 2010 年之前的报告中,Baum 等在 2000 年的一项研究为接受非心脏手术的 CHD 儿童不良事件风险的增加提供了一个视角。该研究基于一个大型多中心数据库来确定 CHD 对非心脏手术患儿死亡率的影响。结果证实,接受住院非心脏手术的 CHD 儿童死亡率明显高于接受相同类型手术的非 CHD 儿童。无 CHD 患儿的 30 天死亡率为 3.8%,CHD 患儿死亡率为 6.0%。年龄、手术复杂性和 CHD 病情严重程度,明显影响死亡率。正如预期的那样,患有严重心脏缺陷的儿童比患有不太严重心脏病儿童的死亡率更高。新生儿和婴儿的风险最大,其中 CHD 的存在使非心脏手术死亡率相关风险增加 2 倍。这种风险增加在 1 岁后不再明显。

2013 年,Watkins 等发布对 71 例复杂 CHD 患者进行为期 5 年的研究,这些患者共接受了 252 次外科手术。通过回顾 2006 年 7 月至 2011 年 1 月所有接受心脏手术、随后接受非心脏手术的儿科患者的记录,基于多因素 logistic 回归发现,麻醉诱导不稳定性与姑息的单心室阶段(旁肺分流前)、手术病例复杂性以及在术前使用 ACEI 独立相关。麻醉维持不稳定与病例复杂性,与术前使用地高辛和正性肌力药物独立相关。术前住院时间超过 14 天的患者,需要术后机械通气的风险似乎更高。作者得出结论,那些在 II 期姑息治疗之前接受更大创伤的手术,并接受正性肌力药物、ACEI 或地高辛的患者,似乎有术中血流动力学不稳定的风险。

2018年,Lee等评估了在波士顿儿童医院进行非心脏手术的CHD患儿术中心血管和呼吸事件的发生率。结果表明。心血管事件、呼吸事件的发生率分别为11.5%、4.7%。心血管事件与ASA≥3级、急诊、严重冠心病、单心室、心室功能障碍、整形手术、普外科手术、神经外科手术及肺部手术有关。

鉴于CHD患儿非心脏手术的病残率显著,因此经常讨论危险分层。2016年,Faraoni等评估了接受非心脏手术的重度CHD患儿,旨在识别院内死亡率的预测因素,并制订可用于指导围手术期决策的风险分层评分。作者基于美国外科医师协会国家外科质量改进数据库,包括4 375例患有严重CHD儿童的建模队列和2 869例同样患儿的验证队列。最终模型保留了8个术前死亡率预测因子,包括急诊手术(OR 1.66,$P=0.003$)、严重CHD(OR 1.65,$P=0.007$)、单心室(OR 1.83,$P=0.020$)、30天内的手术(OR 2.01,$P<0.001$)、正性肌力支持(OR 2.05,$P<0.001$)、术前心肺复苏(OR 2.46,$P<0.004$)、急性或慢性肾损伤(OR 4.42,$P<0.001$)和机械通气(OR 7.80,$P<0.001$)。随后创建的一个从0到10分的风险分层评分,在验证队列中显示出非常好的校准和辨别力。评分≤3分与低死亡风险相关(OR 1.54),评分为4~6分与中度风险相关(OR 4.19),评分≥7分与高风险相关(OR 22.15)。虽然没有被广泛采用,但这种评分系统的引入是有希望的,在管理这群具有挑战性的患者时可更客观地分配人力资源。目前,一些中心根据CHD患儿年龄和/或复杂性来确定是否需要先天性心脏病亚专科麻醉医师。其他中心利用儿科麻醉医师治疗CHD患儿的所有非心脏手术病例,无论患者或病例复杂程度如何。没有哪种方法一定是正确的。要注意的是,在紧急情况下,可能无法选择等待亚专科团队进行手术,麻醉科医师必须了解这些患者基线状态的复杂性,并将这些知识应用于围手术期管理中,直至亚专科团队到达。

27.3 先天性心脏病的治疗方法

血液沿着阻力最小的路径流动,几乎总是从左(体循环)向右(肺循环)分流。然而,分流量取决于分流限制程度。在非限制性分流中,血流取决于两侧血管床的相对血管阻力并可致使一定容量的血流进入肺循环系统。这与限制性分流不同。在限制性分流中,一定程度的狭窄将会产生最大阻力并限制可能发生的分流量。FiO_2是肺血管阻力的主要决定因素(表27.1)。

表27.1 先天性心脏病时的相对分流情况及临床表现

Qp:Qs 比值	相对血流	临床表现
<1	右向左分流	发绀
1~1.5	轻度左向右分流	无症状、杂音、正常心电图
1.5~3	中度左向右分流	有或无症状;轻度慢性心力衰竭
3~5	重度左向右分流	慢性心力衰竭伴明显症状;发育停滞

前负荷的管理因先天性心脏缺陷的性质而异。某些先天性病变对禁食非常不耐受。需要仔细监测1期生理学分流患者及s/pBDG和Fontan患者,以避免延长禁食时间。此外,流出道梗阻患者对长时间禁食也相当敏感。另一方面,应谨慎看待容量过大,尤其是那些有失代偿性心力衰竭症状的患者。

27.3.1 术前

任何确诊或疑似CHD的患者,必须进行完整的术前评估。必须回顾既往心脏手术史及影像学资料(超声心动图、心脏介入手术、CTA等)。应特别注意心功能、分流、反流和跨瓣压力梯度的存在。一旦评估这些数据,应确认这些数据是否与患者生命体征和SpO_2相一致。如果出现巨大分歧,应考虑是否有其他原因可以解释?例如,一个在等待第一阶段心脏姑息手术的单心室患者,如果氧饱和度明显低于预期,可能有几种解释,包括其原有肺疾病(肺炎、肺动脉高压)和通过缺损的右向左分流增加。另一方面,如果SpO_2明显高于预期,这可能是肺循环血流增加而减少了体循环,这可能导致低灌注而引起代谢性酸中毒。对于每种情况都必须确定吸氧会产生什么效果(正性或负性),以便管理氧合。

还应审查药物清单,一些患者正在服用抗凝剂。因此,如果预计术中大量失血,术前应回顾是否需要逆转抗凝治疗的效果。ACEI也用于具有特定先天性心脏缺陷的患者。如果可能应暂停用药,因其与血流动力学不稳定、难治性低血压和麻醉下血管麻痹有关。在某些情况下,麻醉诱导或手术本身可能需要开始使用血管活性药物。因此,应立即使用适当浓度的药物,如多巴胺、肾上腺素、去甲肾上腺素、血管升压素等,并在适用的情况下使用呼吸机吸入NO。

如前所述,应考虑到禁食时间延长的影响。高危(单心室、肺动脉高压、LVOT梗阻)患者应在术前开始静脉输液,以防止严重脱水或纠正容量不足。然后可开始输注维持液,在较年轻的年龄组中,维持液应包括适当浓度的葡萄糖。在胃造瘘管患者中,在手术前1~2小时继续使用肠内清液体可能是术前静脉输液的合理替代方案。

许多心脏病患者有其他合并症,如肺部疾病、气道异常、肝肾功能不全和神经系统发育迟缓。应回顾拟施手术和麻醉对患者生理学的影响。在紧急手术情况下,不存在延迟手术和优化患者的选择,麻醉计划应针对监测、治疗并减轻预期的问题。

27.3.2 术中

除标准的ASA监护外,还需根据患者潜在的心脏疾病、功能状态及手术特点进行额外有创监测,如有创动脉或中心静脉监测。在许多短小手术中,如果有一个功能良好的无创血压袖带和精确的脉搏血氧计,则无需额外监护。然而,如果术中或术后需要正性肌力药物的可能性很大,大多数医师会选择预先放置额外监护。在手术开始前,应评估ECMO插管的必要性作为备选方案。如果明确有必要,应将ECMO团队处于待命状态。

使用任何麻醉药,都应该根据潜在心脏疾病和拟施手术来选择药物和麻醉方式。依托咪酯、阿片类药物和氯胺酮等均具有良好的血流动力学特征,使最复杂的先天性心脏病患者也能顺利进行静脉诱导。然后可使用较低 MAC 值(0.5~1MAC)的吸入麻醉药物进行麻醉维持。尽管气管插管与正压通气在第二、三阶段单心室患儿中通常不可取,但许多手术需要术中完全肌松以获得最佳手术条件。该情况限制了吸气峰压和 PEEP,使静脉回流不受阻碍是非常关键的。

腹部手术是该患者群体中最常见的非心脏手术之一,腹腔镜手术是否安全已得到广泛研究。随着腹部充气,全身血管阻力改变以及静脉回流的减少都可能引起血流动力学不稳定,尤其对单心室患者。Gillory 等对先天性心脏病患儿进行了一项为期 10 年的回顾性研究,包括 121 例腹腔镜手术与 50 例开腹手术,表明血流动力学不稳定方面没有区别。其他研究也证实了单心室患者使用腹腔镜的安全性,并指出充气压力应保持在低流量 8~12mmHg。

27.3.3　术后

术后是否拔管取决于多方面因素,包括手术时间长短、液体入量、术中血流动力学稳定性和术后疼痛管理。术后处置也需考虑。根据手术复杂性和患者状况,许多患者由于血流动力学可能不稳定和需要术后机械通气,应在 ICU 内苏醒。存在疑问时应常规在大多数急诊手术后将患者送到 ICU 进行更密切的观察。

27.4　特殊高危心脏病患儿的麻醉管理

27.4.1　单心室

在非心脏手术中,单心室患者是最高危的人群。左心发育不良综合征(HLHS:二尖瓣闭锁/主动脉闭锁)是我们在讨论单心室时的经典病变类型,但其他各种心脏缺陷可导致单心室病变(即三尖瓣闭锁/右心发育不良综合征,右心室双出口,因此无法分隔心脏;AV 管缺陷不平衡或瓣膜装置跨接等)。尽管单心室病变包括一系列解剖缺陷,但在血液流出心脏前,既有体循环血流又有肺循环血流。大多数单心室患者将接受 3 个分阶段的心脏外科手术,每阶段手术都会改变肺循环和体循环血流。因此,每阶段后都会有不同的生理表现和管理原则。

27.4.1.1　第一阶段姑息手术后

I 期姑息治疗将根据潜在心脏缺陷而有所不同。最常见的 I 期姑息治疗发生在患有 HLHS 的新生儿中,涉及构建新主动脉以及建立允许肺血流的全身性肺循环。这是一种分流依赖性手术,在体循环到肺循环间建立通道能满足肺血流。最常见术式为 Sano 分流术(右心室至肺动脉)或改良 BT 分流术(锁骨下动脉或颈动脉至肺动脉)。为保持分流通畅,这些患者常采取某种方式进行抗凝。这被认为是一个脆弱的循环,即使氧气、通气、pH 或温度

的微小变化都可能影响肺部和全身血流的平衡。治疗目标是将 SpO_2 保持在 75%~85%。

管理目标包括维持充足的血管内容量和适当的肺血管阻力。不建议长时间禁食,红细胞增多和低血容量会增加分流血栓形成和闭塞风险。这些患者通常使用抗血小板药物和/或抗凝剂来维持分流的通畅性,在围手术期协调这些药物的管理至关重要。由于第三间隙的液体丢失和失血,应谨慎进行液体管理。用正性肌力药和充足的静脉输液维持适当的体循环阻力是必要的。

对诺伍德手术中进行 Sano 分流术的婴儿(从右心室流出道至肺动脉连接术而非改良的 BlalockTaussig 分流术),通常需较细致地平衡全身和肺血管阻力。麻醉科医师应保持高度警惕。随着时间推移,Sano 分流可能会突发近端梗阻。β 受体阻滞剂可降低这种梗阻的严重程度。也可能发生进行性弥漫性 Sano 分流梗阻,需要进行诊断。对任何表现为血氧饱和度降低的 I 期生理学患者,在确定血氧饱和度降低的原因前,不建议进行择期非心脏手术。

27.4.1.2　双向 Glenn 和 Fontan 术后

对单心室生理患者而言,第二阶段姑息治疗为双向 Glenn(Bidirectional Glenn,BDG)手术。BDG 也称为上腔静脉肺动脉吻合术,即将上腔静脉(SVC)与右心房断开并重新吻合到右肺动脉。因肺动脉是连续的,当血液从 SVC 流入右肺动脉和左肺动脉时双肺都有血液供应,因此称为双向。在 BDG 阶段,来自下腔静脉(IVC)的非饱和血液继续在共同心房中与饱和的肺静脉回流混合,产生大约 85% 的动脉血氧饱和度。静脉回流部分转移到肺循环显著减少了心室的容量负荷,从而改善第一阶段姑息手术后血流动力学状态。

27.4.1.3　Fontan 手术

下腔静脉血流也转移到肺循环,引起更高的肺血流量和更高的氧饱和度(当存在开窗术时可达 85%~92%)。一旦进入 Fontan 手术阶段,全身所有静脉血流都绕过右心房并引导进入肺循环。然后,这种血流通过肺静脉从肺部返回心脏,进入右心室,然后从主动脉泵出。肺循环和体循环现在是分开的。

麻醉管理的主要目标之一是通过禁食后及时扩容,来补充血管内第三间隙液体损失和失血以保持足够的前负荷。另一重要目标是避免使用抑制心功能的药物,最好联合使用低浓度吸入麻醉药与阿片类药物、苯二氮䓬类药物和/或右美托咪定进行麻醉。最后,应避免增加肺血管阻力。低氧血症、高碳酸血症、酸中毒、低体温、镇痛或麻醉不足、气道平均压过高和 PEEP 均可增加肺血管阻力,因此应该避免。在此阶段,通气策略至关重要。肺血流依赖于从 SVC 和 IVC 到肺循环的被动静脉回流,任何阻碍胸内静脉回流的通气策略都会对肺血流产生负面影响,进而影响心排血量。自主呼吸是理想的生理状态,且能增加静脉回流,但许多手术需要肌松和正压通气。如果正压通气,以下通气目标将优化 Fontan 流量和心排血量:正常潮气量、低呼吸频率、缩短吸气时间和降低 PEEP。轻度通气不足($PaCO_2$ 约 40~45mmHg)实际上可改善氧合。通过改善脑血管扩张,从脑血管进入上腔静脉的血液和

最终的肺部血液可更好地进行氧气交换。

许多 Fontan 姑息治疗患者正在使用 ACEI 药物来降低心室后负荷。血管紧张素转化酶抑制剂与麻醉下的血流动力学不稳定、难治性低血压和血管麻痹有关,特别是在成人人群中。抗血小板药物或抗凝剂也常用于 Fontan 姑息治疗患者,因其发生血栓栓塞的风险增加。根据预期的手术过程,抗血小板药物治疗可能在围手术期暂时停止。停药和重新开始治疗的确切时间需心血管专家判定。

27.4.2　肺动脉高压

肺动脉高压(pulmonary hypertension,PH)是一种有害的疾病状态,其围手术期管理非常具有挑战。患者持续 3 个月静息状态下肺动脉平均压力≥25mmHg 即为 PH。患有 PH 的儿科患者在接受非心脏手术时围手术期残病率和死亡率风险增加。与成人 PH 不同,小儿 PH 原因通常是多因素的,包括染色体异常和其他疾病引起的肺部发育问题如先天性心脏病。心脏病变导致肺向全身血流过多的儿童可发展为肺血管疾病。

PH 患者通常存在肺血管收缩和舒张失调。这种不平衡的结果是肺血管收缩、重塑和血栓形成。在 PH 患儿中,很难评估疾病严重程度,对此类患者的风险评估目前还没有真正的共识。某些客观和主观数据表明,儿童可能属于较高风险类别。如超声心动图提示全身性或系统性肺动脉压力过高,或存在右心室高压、功能障碍或扩大伴有左心室受累,则患者将属于围手术期不良事件发生的高风险类别。此外,漂浮导管监测显示右心房压升高 >10mmHg、心脏指数降低 <2.0L/min/m²、肺血管阻力指数升高 >20WU/m²,则与高风险患者相关。诸如晕厥史和功能状态下降等病史,提示该患者为高风险。婴儿功能下降可能表现为生长迟缓或多次缺课/日托。

关于 PH 儿童的术中管理,目标是尽量减少对肺血管收缩的任何刺激,避免心血管抑制。麻醉诱导应该为平衡和多模式,并避免增加肺血管阻力的因素,如高碳酸血症、缺氧、酸中毒和体温过低。可以通过使用阿片类药物或静推利多卡因,来减弱对有害刺激的交感神经反应。应对代谢和/或呼吸性酸中毒进行积极的术中干预,pH 是肺血管张力的有效影响因素。没有一种单一的麻醉技术是理想的,但使用多模式麻醉方法可最大限度减少与单药治疗相关的血流动力学不稳定。从历史上看,不提倡在 PH 儿童中使用氯胺酮,因其对肺血管床的影响不可控。Friesen 等的一项研究表明,在控制通气条件下,氯胺酮与 PH 儿童微小但无临床意义的血流动力学改变相关。在 PH 儿童中使用丙泊酚需要谨慎,因其可降低心脏前负荷、血压和全身血管阻力。阿片类药物和苯二氮䓬类药物在小剂量下引起最小的肺和全身血流动力学效应,是平衡麻醉的重要组成部分,可帮助减轻肺血管对有害刺激的反应。使用其他药物,如右美托咪定和肌松药,在管理 PH 儿童时也有帮助。吸入麻醉药可用于麻醉诱导和维持,但大剂量可能导致剂量依赖性心肌抑制和全身血管阻力降低。

PH 患者在围手术期可能经历 PH 危象。PH 危象的特征是肺血管阻力快速升高,导致右心室衰竭,并累及左心室,导致左心室充盈不足和全身心排血量减少。PH 危象的管理目标包括消除外界刺激、肺血管舒张和保证心排血量。为实现这一目标,纯氧过度通气以诱发呼吸性碱中毒以及纠正代谢性酸中毒至关重要。通常需给予选择性肺血管扩张剂,例如 iNO 或吸入性前列环素类。多巴胺可为右心室和左心室提供正性肌力支持;给予多巴胺时需要谨慎,因心率升高可导致右心室充盈下降和心肌氧供需失衡。肾上腺素是另一为两个心室提供正性肌力支持的药物,但通常用于心搏骤停或围停期,因其导致心动过速和 α 介导的而非血管阻力增加是不利的。除正性肌力药物外,通常还需要升压药来维持全身血管阻力并增加冠状动脉灌注。血管升压素是 PH 危象期间的首选升压药,因其可增强全身血管阻力并降低肺血管阻力。去氧肾上腺素有时在 PH 危象期间使用,因其可增加全身血管阻力,但也可能导致肺血管阻力增加。米力农是一种磷酸二酯酶抑制剂,有助于增强心室正性肌力以及肺血管舒张。其缺点是持续时间久,容易引起低血压,限制了其在急性 PH 危象中的应用,但在非急性情况下可能有用。

27.4.3　心肌病

心肌病(cardiomyopathy,CM)是心肌的异常,根据病因学和生理学将心肌病分为扩张型心肌病(dilated cardiomyopathy,DCM)、限制型心肌病(restrictive cardiomyopathy,RCM)、肥厚型心肌病(hypertrophic cardiomyopathy,HCM)、致心律失常性右心室心肌病(arrhythmogenic right ventricular dysplasia/cardiomyopathy,ARVC)和未分类心肌病。

每个亚型都有其特定的临床表现,绝大多数最终发展为心力衰竭。DCM 最为典型,占儿童心肌病的 60%。HCM 占 25%,然后是心室肌致密化不全(9%)和 RCM(2.5%)。致心律失常性右心室发育不良和未分类组(包括心内膜弹性纤维增生症)不太常见。有症状或无症状心肌病的儿童仍有围手术期心律失常、心搏骤停和死亡的重大风险。在 2010 年 POCA 登记报告中,心肌病患者死亡率为 50%。有症状的心肌病患者预后较差。美国大约 40% 出现症状的心肌病儿童要么接受心脏移植,要么在 2 年内死亡。

DCM 是最常见的心肌病形式,其特征是一个或两个心室扩张且收缩受损。DCM 可能是先天性、特发性或感染、炎症、慢性心律失常、营养不良以及代谢性或内分泌性疾病的结果。

DCM 常见的病理生理学特征包括双心室扩张、收缩和舒张期心肌功能障碍、射血分数降低和心排血量减少。心房充盈压和左心室舒张末压通常升高,可能伴有二尖瓣和/或三尖瓣反流。扩张的心肌可能致心律失常。从广义上讲,管理目标是通过维持患者的基线血流动力学变量(前负荷、心率、收缩力和后负荷)来优化心肌功能。

大多数患有 DCM 和心肌功能障碍的儿童正在接受利尿剂、ACEI 减少后负荷和 β-受体阻滞剂的心力衰竭治疗。应评估血钾水平，纠正低钾血症，因此类患者除利尿剂外可能还接受地高辛治疗。DCM 患者应缩短禁食时间以保持足够的前负荷。麻醉药使静脉扩张会大大降低前负荷。全身麻醉药对严重心室功能不全患者的心肌抑制作用可能耐受性差，因此启动正性肌力药物的阈值较低。避免全身血管阻力的增加也是一种谨慎方法。另一重要的考虑因素是，终末期的纤维化扩张型心肌病患者的心脏，可能无法通过正性肌力药增加心肌收缩力。

HCM 是一种不太常见的心肌病形式，患有 HCM 的儿童有动态性左心室流出道梗阻（left ventricular outflow tract obstruction，LVOTO）和左心室腔几乎闭塞。这些患者也可能有舒张期心肌舒张不良但射血分数正常。HCM 患者的麻醉管理旨在最大限度地减少收缩期 LVOTO 的增加，可通过预防低血容量、避免心肌收缩力增加以及维持正常至轻度升高的全身血管阻力来实现。心率通常保持在正常偏慢的心率，以优化舒张期充盈时间并增加每搏量。正常的窦性心律至关重要，因这些患者依靠心房收缩来填充不顺应的心室。吸入麻醉药应谨慎用于 HCM 患儿。应谨慎使用丙泊酚，因其显著降低全身血管阻力和前负荷。正性肌力药物可能通过缩短舒张充盈时间和抑制 LVOTO 来减少心排血量。如果发生低血压，可能是由血容量不足或继发于动脉舒张压低引起的冠状动脉灌注压低。可通过给予小剂量去氧肾上腺素推注以及 β-肾上腺素能阻滞剂来控制心率和减少收缩腔闭塞来缓解。

RCM 是一种导致心室充盈受损的疾病，其中一个或两个心室的舒张容积正常或减少。RCM 通常由于心肌硬度增加，导致心室内压力急剧上升而心室容积仅稍有增加。儿童 RCM 最常见的病因是特发性。在疾病早期阶段，收缩功能得以维持，但随时间推移，LVEDP 增加，继发纤维化左心室的依从性差，导致每搏量和心排血量减少。一旦确诊，RCM 患儿 2 年生存率为 50%。RCM 一个显著特征是 LVEDP 升高，左心室顺应性下降，前向血流受限而导致肺血管阻力增加，从而导致早期死亡。LVOTO 在 RCM 中很少见，心排血量仍主要取决于心率和前负荷。可导致心动过缓的麻醉药可能致心排血量显著降低。RCM 患者的麻醉目标包括维持前负荷和收缩力，以及避免心动过缓和肺血管阻力升高。在这些患者中，在低心排血量的情况下，肺血管阻力升高可能导致血流动力学迅速恶化。

致心律失常性右心室发育不良/CM（arrhythmogenic right ventricular dysplasia/CM，ARVD/C）是心肌病的一种形式，肌细胞逐渐被脂肪和纤维组织取代。这种心肌浸润被认为是自发性心律失常的部位。患者会经历疾病的四个阶段：隐匿期、心律失常期，然后是孤立的右心衰竭，最后是全心衰竭。初始表现可发生于四个阶段中的任何一个阶段。这些患者心律失常风险很高，心电图结果异常。管理目标是避免使用外源性儿茶酚胺和具有拟交感神经作用的药物（包括肌松拮抗药）。具体而言，应避免局部麻醉药和肾上腺素。建议在麻醉诱导前在这些患者身

上放置体外除颤电极。

左心室心肌过度小梁化（left ventricular hypertrabeculation，LVHT）或致密化不全心肌病被认为代表心肌发育不全。LVHT 时，心肌壁部分显示深部小梁，伴有不同程度的心肌功能障碍。仅通过超声心动图进行诊断并不总能明确，可能需要心脏 MRI。静脉注射正性肌力药物双心室起搏可能有助于改善心脏功能。值得注意的是，80% 的 LVHT 患者有相关的神经肌肉疾病。

27.4.4　威廉姆斯-伯伦综合征

威廉姆斯-伯伦综合征通常被称为威廉姆斯综合征（Williams syndrome，WS），其特征在于继发于弹性蛋白基因缺陷的广泛动脉病变。这导致各种心脏缺陷，包括 45%~75% 的 WS 患者中发生的主动脉瓣上狭窄（supravalvar aortic stenosis，SVAS）以及 80% 的 WS 患者中可见的肺动脉狭窄。SVAS 通常发生在窦管交界处（sinotubular junction，STJ）水平，患者可在 STJ 处形成组织嵴，主动脉瓣小叶可能黏附于嵴上。冠状动脉异常可单独发生或与 SVAS 联合发生（45%）。左冠状动脉开口狭窄可能是由左主动脉瓣小叶粘连到窦管嵴引起。窦管嵴可能增殖并损害冠状动脉血流。冠状动脉开口压力高且狭窄，导致冠状动脉扩张和早期动脉粥样硬化。甚至更进一步，弹性蛋白产生的减少导致血管顺应性下降，舒张期主动脉血流降低，进一步减少了冠状动脉血流量并增加心内膜下缺血的风险。

肺动脉狭窄可以是中枢性或外周性，外周最常见。瓣上 PS 和联合 SVAS 增加麻醉风险。全身性高血压见于 55%~60% 的 WS 患者，可能与肾动脉狭窄有关。胸主动脉瓣狭窄可发生于 30% 的 WS 患者，属于重度动脉病变。左心室肥厚可见于 WS 患者，通常与梗阻性疾病的严重程度相关。14% 的 WS 患者出现 QT 间期延长，心率升高后出现恶化。80% 的 WS 患者患有心血管疾病，其中 40% 的病例需要干预或手术。大多数需要手术的 WS 儿童会在 10 岁前接受手术。被认为风险最高的 WS 患者包括双心室梗阻、SVAS、缺血的心电图体征、心电图 QT 间期延长和影像学检查出冠状动脉疾病患者。尽管 WS 患者在麻醉和镇静期间发生不良事件的风险增加，但经常在一生中接受一些需要麻醉的手术。因此，围手术期管理以维持良好的心肌氧供需关系为前提。心肌氧供需平衡中的任何破坏都可能导致心搏骤停。不建议使用降低全身血管阻力、引起心肌抑制或增加心肌耗氧的麻醉药。麻醉诱导和苏醒是关键时期，因为与交感神经活动增加有关，交感神经活动可以增加心率，从而增加氧耗。

风险最高的 WS 患者需要 ECMO 待命。这些患者也可能在术前使用 β 受体阻滞剂，应持续到手术当天。谨慎做法是避免长时间禁食（如果可能的话，静脉预补液是理想的）。

如果认为有必要建立静脉通路，也可考虑肌内注射氯胺酮（保留收缩力和全身血管阻力）。氯胺酮增加的心率已被证明具有良好的耐受性。所有麻醉管理均应使用 5 导联心电图。氯胺酮、依托咪酯、阿片类药物和右美托

咪定等药物已成功用于麻醉诱导。在麻醉维持阶段，即使低浓度的吸入麻醉药也应谨慎使用。如遇到低血压或提示缺血的 ST-T 变化，去氧肾上腺素和血管升压素是一线药物。避免使用延长 QT 间期的药物也很重要。

（卢凌宇　译，沈怡佳　校）

参考文献

1. Ramamoorthy C, Haberkern CM, Bhananker SM, et al. Anesthesia-related cardiac arrest in children with heart disease: data from the Pediatric Peri-operative Cardiac Arrest (POCA) Registry. Anesth Analg 2010; 110: 1376-1382.

2. Bernier ML, Jacob AI, Collaco JM, McGrath-Morrow SA, Romer LH, Unegbu CC. Perioperative events in children with pulmonary hypertension undergoing non-cardiac procedures. Pulm Circ.2018; 8(1): 2045893217738143. doi: 10.1177/2045893217738143.

3. Baum VC, Barton DM, Gutgesell HP. Influence of congenital heart disease on mortality after noncardiac surgery in hospitalized children. Pediatrics 2000; 105: 332-5.6.

4. Warnes CA, Liberthson R, Danielson GK, et al. Task force 1: the changing profile of congenital heart disease in adult life. J Am Coll Cardiology 2001; 37(5): 1170-5.

5. Greenwood RD, Rosenthal A, Parisi L et al. Extracardiac abnormalities in infants with congenital heart disease. Pediatrics 1975; 55: 485-492.

6. Sulkowski JP, Cooper JN, McConnell PI, et al. Variability in non cardiac surgical procedures in children with congenital heart disease. Journal of Pediatric Surgery 2014; 49: 1564-69.

7. Torres A Jr, DiLiberti J, Pearl RH, Wohrley J, Raff GW, Bysani GK, Bond LM, Geiss DM. Noncardiac surgery in children with hypoplastic left heart syndrome. J Pediatr Surg. 2002 Oct; 37(10): 1399-403. doi: 10.1053/jpsu.2002.35377. PMID: 12378442.

8. Morray JP, Geiduschek JM, Ramamoorthy C, et al. Anesthesia-related cardiac arrest in children: initial findings of the Perioperative Cardiac Arrest (POCA) Registry. Anesthesiology 2000; 93: 6-14.

9. Watkins SC, McNew BS, Donahue BS. Risks of noncardiac operations and other procedures in children with complex congenital heart disease. Ann Thorac Surg. 2013 Jan; 95(1): 204-11. doi: 10.1016/j.athoracsur.2012.09.023. Epub 2012 Nov 28. PMID: 23200239.

10. Lee S, Reddington E, Koutsogiannaki S, Hernandez MR, Odegard KC, DiNardo JA, Yuki K. Incidence and Risk Factors for Perioperative Cardiovascular and Respiratory Adverse Events in Pediatric Patients With Congenital Heart Disease Undergoing Noncardiac Procedures. Anesth Analg. 2018 Sep; 127(3): 724-729.doi: 10.1213/ANE.0000000000003406. PMID: 29734243.

11. Faraoni D, Vo D, Nasr VG, DiNardo JA. Development and Validation of a Risk Stratification Score for Children With Congenital Heart Disease Undergoing Noncardiac Surgery. Anesth Analg. 2016 Oct; 123(4): 824-30. doi: 10.1213/ANE.0000000000001500. PMID: 27529321.

12. Saettele AK, Christensen JL, Chilson KL, Murray DJ. Children with heart disease: risk stratification for noncardiac surgery. J Clin Anesth 2016; 35: 479-84.

13. Ajuba-Iwuji, C. C., Puttreddy, S., Maxwell, B. G., et al. Effect of Preoperative Angiotensin-Converting Enzyme Inhibitor and Angiotensin II Receptor Blocker Use on Hemodynamic Variables in Pediatric Patients Undergoing Cardiopulmonary Bypass. World Journal for Pediatric and Congenital Heart Surgery 2014; 5(4), 515-521.

14. Chu DI, Tan JM, Mattei P, et al. Outcomes of laparoscopic and open surgery in children with and without congenital heart disease. J Pediatr Surg. 2018; 53(10): 1980-1988. doi: 10.1016/j.jpedsurg.2017.10.052.

15. Kim J, Sun Z, Englum BR, et al. Laparoscopy Is Safe in Infants and Neonates with Congenital Heart Disease: A National Study of 3684 Patients. J Laparoendosc Adv Surg Tech A. 2016; 26(10): 836-839.doi: 10.1089/lap.2016.0232.

16. Gillory LA, Megison ML, Harmon CM, et al. Laparoscopic surgery in children with congenital heart disease. J Pediatr Surg 2012; 47: 1084-8.

17. Sano S, Ishino K, Kawada M, Arai S, Kasahara S, Asai T, et al. Right ventricle-pulmonary artery shunt in first-stage palliation of hypoplastic left heart syndrome. J Thorac Cardiovasc Surg. 2003; 126(2): 504-9.

18. Bradley S.M., Simsic J.M., Mulvihill D.M. Hypoventilation improves oxygenation after bidirectional superior cavopulmonary connection. J. Thorac. Cardiovasc. Surg. 2003; 126: 1033-1039.

19. Carmosino MJ, Friesen RH, Doran A, Ivy DD. Perioperative complications in children with pulmonary hypertension undergoing noncardiac surgery or cardiac catheterization. Anesth Analg. 2007; 104(3): 521-7.

20. O'Byrne ML, Kennedy KF, Kanter JP, Berger JT, Glatz AC. Risk Factors for Major Early Adverse Events Related to Cardiac Catheterization in Children and Young Adults With Pulmonary Hypertension: An Analysis of Data From the IMPACT (Improving Adult and Congenital Treatment) Registry. J Am Heart Assoc. 2018; 7(5).

21. Collaco JM, Romer LH, Stuart BD, et al. Frontiers in pulmonary hypertension in infants and children with bronchopulmonary dysplasia Pediatr Pulmonol. 2012; 47[11]: 1045.

22. Friesen RH, Twite MD, Nichols CS, Cardwell KA, Pan Z, Darst JR, Wilson N, Fagan TE, Miyamoto SD, Ivy DD. Hemodynamic response to ketamine in children with pulmonary hypertension. Paediatr Anaesth. 2016; 26(1): 102-8.

23. Ing R, Ames W, Chambers NA. Paediatric cardiomyopathy and anaesthesia. British Journal of Anaesthesia 108 (1): 4-12 (2012) doi: 10.1093/bja/aer408.

24. Rosenthal DN, Hammer GB. Cardiomyopathy and heart failure in children: anesthetic implications. Paediatr Anaesth 2011; 21: 577-584.

25. Nugent AW, Daubeney PE, Chondros P, et al. The epidemiology of childhood cardiomyopathy in Australia, N Engl J Med, 2003, vol. 348 (pg. 1639-46)10.1056/NEJMoa021737.

26. Alexoudis AK, Spyridonidou AG, Vogiatzaki TD, Iatrou CA. Anaesthetic implications of arrhythmogenic right ventricular dysplasia/cardiomyopathy. Anaesthesia 2009; 64: 73-8.

27. Sen-Chowdhry S, Syrris P, Ward D, Asimaki A, Sevdalis E, McKenna WJ. Clinical and genetic characterization of families with arrhythmogenic right ventricular dysplasia/cardiomyopathy provides novel insights into patterns of disease expression. Circulation 2007; 115: 1710-20.

28. Chin TK, Perloff JK, Williams RG, Jue K, Mohrmann R. Isolated noncompaction of left ventricular myocardium. A study of eight cases. Circulation 1990; 82: 507-13.

29. Saito K, Ibuki K, Yoshimura N, et al. Successful cardiac resynchronization therapy in a 3-year-old girl with isolated left ventricular non-compaction and narrow QRS complex: a case report. Circ J 2009; 73: 2173-7.

30. Stollberger C, Finsterer J, Blazek G. Left ventricular hypertrabeculation/noncompaction and association with additional cardiac abnormalities and neuromuscular disorders. Am J Cardiol 2002; 90: 899-902.

31. Matisoff AJ, Olivieri L, Schwartz JM, Deutsch N. Risk assessment and anesthetic management of patients with Williams syndrome: a comprehensive review. Pediatric anesthesia. 2015; 25(12): 1207-1215.doi: 10.1111/pan. 12775.

32. Collins RT, Aziz PF, Swearingen CJ et al. Relation of ventricular ectopic complexes to QTc interval on ambulatory electrocardiograms in Williams syndrome. Am J Cardiol 2012; 109: 1671-1676.

33. Collins RT. Long-term outcomes of patients with cardiovascular abnormalities and Williams syndrome. Am J Cardiol 2010; 105: 874-878.

第28章

儿科创伤的救治进展

Rosalie F. Tassone

28.1 背景

在美国,儿童创伤导致的死亡例数比其他所有原因导致的儿童死亡例数之和还多(如不明原因的婴儿猝死、癌症和传染病等)。据估计,每年每4名儿童中就有1名发生意外受伤,需要医疗服务。由于这些患儿可能需要长期治疗,每年的医疗费用超过500亿元。美国儿科学会指出,"为改善受伤儿童的预后,需要将儿童受伤问题看作是一个重大公共卫生问题。"医院系统在儿童医疗方面的改变或许能满足这一需求。

28.2 创伤救治体系

创伤中心提供必要的人力和物力资源,以合理救治创伤患者。目前,美国外科医师学院(American College of Surgeons,ACS)划分了4个级别的创伤救治中心,以便为受伤患者提供最佳治疗,总结如下。

28.2.1 一级中心

该级中心能够为整个地区提供全面的创伤医疗服务,能够引领创伤医疗领域的教育、科研和系统规划。一级中心能随时提供创伤外科医师、麻醉科医师、内科专家、护士和复苏设备。ACS对创伤中心的定量标准进一步规定,一级中心每年收治1 200例住院患者,或每年收治240例严重创伤患者,或平均每位外科医师治疗35例严重创伤患者。

28.2.2 二级中心

该中心提供全面的创伤治疗,作为大城市一级创伤中心的补充,或者作为人口较少地区的牵头医院。二级中心必须满足与一级中心基本相同的标准,但定量标准不是必需的,可能取决于所服务的地理区域大小。该中心不必在教学和科研方面发挥带头作用。

28.2.3 三级中心

该中心提供迅速的评估、复苏、紧急手术,创伤患者稳定后按指示将其转移到一级或二级中心。三级中心通常服务于不能立即将患者送入一级或二级创伤中心的社区。

28.2.4 四级中心

四级中心提供对受伤患者的初步评估,但大多数患者将需要转移到更高级别的创伤中心。四级中心必须有内科医师或具有中级水平的医师24小时随时待命。专科医师可能需要,但配备训练有素的复苏团队更为重要。

28.3 麻醉科医师为临床协作专家

麻醉服务在创伤患者的治疗中至关重要。ACS进一步肯定了麻醉医疗服务的重要性。麻醉医疗服务对严重创伤患者的管理至关重要,麻醉科医师必须在30分钟内到场以便进行急诊手术和解决气道问题。

在一级和二级创伤中心,必须每日24小时提供麻醉医疗服务。麻醉医疗服务可由麻醉科高年资住院医师或注册麻醉护士(certified registered nurse anesthetist,CRNA)提供,他们能够评估创伤患者的紧急情况并针对症状提供有效治疗,包括开始急诊手术麻醉。麻醉科高年资住院医师或CRNA现场评估时,必须通知值班的麻醉科主治医师,在需要时他们能够在30分钟内到场,手术过程中他们也需要在场。

在三级中心医院,不需要院内值班,但麻醉科医师或CRNA必须能在30分钟内到场。因此,必须制订规程,以确保麻醉提供者在收到通知后30分钟内及时到达患者床边。此外,三级中心必须规定熟练掌握紧急气道管理的医师在院。在三级中心,手术麻醉也可以由CRNA在现场医师的监督下实施。

表 28.1　儿童外科中心分级及医疗服务范畴

特征	一级	二级	三级
患者年龄	不限	不限	>6 个月
ASA 分级	1~5	1~3	1~2
合并症的多学科治疗	多个内科和外科专业；儿科麻醉	单一外科专业；新生儿科；儿科麻醉	无
手术	严重的先天性异常和复杂疾病的手术，包括那些不常见的或需要多学科协作的手术	儿童外科专业治疗的常见先天性异常和疾病，不需多专业协作治疗	通常由单一专科医师实施的常见低风险手术
日间手术	儿科麻醉科医师负责围手术期安全，ASA 1~3 级的足月和早产儿可作为日间手术患者；医疗中心一般要求出生 <4 周的足月儿或矫正胎龄 <50 周的早产儿，术后监测需大于 12h	儿科麻醉科医师负责围手术期安全，ASA 1~3 级的足月和早产儿可作为日间手术患者；医疗中心一般要求出生 <4 周的足月儿或矫正胎龄 <50 周的早产儿，术后监测需大于 12h	其他方面健康的 ASA 1~2 级、年龄 >1 岁的儿童

28.4　儿科系统

同样，在 2014 年，美国外科医师协会发表了一份声明，主张对行儿科患者手术的机构制订分级标准。ACS 与儿童外科护理委员会合作制订了标准，以改善儿童外科患者的手术医疗服务。这些标准得到了美国儿外科协会和儿科麻醉学会的支持，并作为美国儿童外科服务多个领域的专业标准。"儿童外科医疗服务最佳资源配置"标准详细介绍了有关资源配置标准、质量改进和安全流程、数据收集和认证流程的原则。该标准分为 3 个等级，对应儿科医院的医疗服务范畴，见表 28.1。

应注意，一级中心要求医务人员中必须有 2 名或 2 名以上的儿科麻醉科医师，必须有 1 名主要负责所有 2 岁或 2 岁以下儿童的儿科麻醉科医师，应该有 1 名主要负责所有 5 岁或 5 岁以下，或 ASA 3 级或以上儿童的儿科麻醉科医师。儿科麻醉科医师作为手术的主要麻醉服务提供者在手术过程中必须在场。在二级中心，要求至少有 1 名全年 24 小时待命的儿外科医师，有需要时 60 分钟内能提供医疗服务，并能像一级中心一样为 5 岁或 5 岁以下的儿童提供相关医疗服务。三级中心必须具有儿科经验的麻醉科医师全年 24 小时待命，在需要时 60 分钟内到场。其中必须有 1 人主要负责 2 岁或 2 岁以下儿童的麻醉科医师，另外需有 1 人主要负责所有 5 岁或 5 岁以下儿童的麻醉科医师。"儿童外科医疗服务最佳资源配置"标准中对儿科麻醉科医师有特殊定义。该定义中儿科麻醉科医师包括美国麻醉学委员会认证的儿科麻醉科医师以及未取得此认证但具有其他证书的麻醉科医师。

28.5　儿科创伤系统

截至 2012 年，在美国，仅有 35 个一级和 32 个二级儿科创伤中心通过美国外科医师协会的验证。儿科创伤中心，除了满足儿科资源要求外，还必须满足与成人创伤中心相同的资质要求。此外，儿科创伤中心应具有处理严重儿科创伤的容量和能力。一级儿科创伤中心必须每年接纳≥200 例 15 岁以下的创伤儿童。二级儿科创伤中心必须每年接纳≥100 例 15 岁以下的创伤儿童。这些病例包括住院患者或接受 23 小时观察的患者，但应排除因溺水、中毒、异物、窒息就医或到达医院时死亡的患者。

28.6　总结

随着外科创伤患者救治体系及儿童外科医疗体系的改进，儿童创伤患者的救治水平也不断提高。但是，专业化的儿童创伤中心仍然很少，还远远不够。

（韩妍妍　译，倪丽亚　校）

参考文献

1. Hamilton BE et al. Annual summary of vital statistics: 2010-2011. Pediatrics. 2013; 131(3): 548-558.

2. Danseco ER, et al. Incidence and costs of 1987-1994 childhood injuries: demographic breakdowns. Pediatrics. 2000; 105(2).

3. Finklestein EA, et al. Incidence and Economic Burden of Injuries in the United States. Oxford, United Kingdom: Oxford University Press; 2006.

4. American Academy of Pediatrics, Committee on Pediatric Emergency Medicine, Committee on Medical Liability, Task Force on Terrorism. The pediatrician and disaster preparedness. Pediatrics. 2006; 117(2): 560-565. Reaffirmed September 2013.

5. Management of Pediatric Trauma. Committee on Pediatric Emergency Medicine, Council on Injury, Violence, and Poison Prevention, Section on Critical Care, Section on

Orthopaedics, Section on Surgery, Section on Transport Medicine, Pediatric Trauma Society, and Society of Trauma Nurses Pediatric Committee. Pediatrics. Vol 138 (2) August 2016.

6. Resources for the optimal care of the injured patient 2014. Committee on Trauma. American College of surgeons. 2014.

7. Optimal Resources for Children's Surgical Care v.1. American College of Surgeons. 2014.

8. Wesson DE. Pediatric Trauma Centers: Coming of Age. Coselli JS, ed. Texas Heart Institute Journal. 2012; 39(6): 871-873.

第 29 章

婴儿、儿童和青少年区域麻醉的安全性和有效性

Santhanam Suresh

区域麻醉技术在儿科麻醉中持续快速增长,特别是超声引导技术的使用,使越来越多的神经阻滞应用于婴儿、儿童和青少年。与传统体表标志的神经阻滞技术相比,超声引导下神经阻滞技术的安全性更高,使操作者能够尝试更困难的神经阻滞。使用超声引导还可以最大限度地减少局部麻醉药的使用,从而降低药物中毒风险。本文介绍了各种可用于临床的区域麻醉技术,主要包含超声解剖学、技术讨论、临床疗效和相关安全措施等方面。在儿科患者中开展了新的神经阻滞技术,如竖脊肌平面阻滞(erector spinae plane block,ESPB)、腘动脉和交叉韧带浸润等。

随着区域麻醉技术的发展,超声成像技术不断得到改进,用于中枢神经和周围神经阻滞。目前市场上的超声设备能够提供包括超声心动图在内的各种应用,更加强调用户友好性和便携性。儿童常用的超声探头包括高频曲棍球杆探头和25mm高频线阵探头。由于儿童大多数神经血管结构位于体表,因此使用高频探头更容易观察神经结构。通常,曲线凸阵探头的使用仅限于年龄较大儿童和肥胖儿童。文中将简要描述每种神经阻滞的解剖图像。

最近人们越来越关注于区域麻醉中局部麻醉药和辅助用药的使用剂量。一项关于 40 000 多例周围神经阻滞的多中心临床报告表明,外周神经阻滞剂量存在显著变异性,即根据不同阻滞类型,药物剂量变异性达到 5~10 倍。尽管如此,却只有两例患者出现局部麻醉药全身毒性反应,且没有短期或长期后遗症。此后,欧洲区域麻醉学会(European Society of Regional Anesthesia,ESRA)和美国区域麻醉学会(American Society of Regional Anesthesia,ASRA)联合发布了关于局部麻醉药和辅助用药剂量的建议。同样,欧洲儿科麻醉学会(European Society for Paediatric Anaesthesiology,ESPA)也发布了儿童区域麻醉给药指南,作为疼痛管理倡议的一部分。该话题仍存在争议,需要进一步的药代动力学和药效动力学证据。本文也提供了相应神经阻滞的药物推荐剂量。

29.1 中枢神经阻滞

29.1.1 硬膜外镇痛

新生儿和婴儿的脊柱后部大部分为软骨,超声波束穿透性强,从而能够清晰地显示脊柱结构,在某些情况下还可以显示针尖轨迹。新生儿椎管内导管的安全性已得到证实。

29.1.1.1 超声解剖学

使用中高频探头(曲棍球杆探头)能够显示旁正中纵切面。两个棘突之间的"窗口"使操作者能够看到前复合体(前硬脊膜和后纵韧带)、后硬脊膜和黄韧带。我们更倾向于使用旁正中方法来显示中枢神经。在胸椎旁正中纵切面上,椎旁肌肉下方的倾斜高回声线为棘突。棘突和其他椎体后部的背影很明显。高回声的黄韧带和硬脊膜位于交替的"窗口"中,下方的脊髓主要显示为低回声,其外部覆盖明亮的软脊膜和高回声中心线(正中沟)。

29.1.1.2 证据

在第一份关于中枢神经阻滞的超声成像报告中,Chawathe 等对 12 例婴幼儿患者(1 天到 13 个月)进行了一项初步研究。操作者通过直接腰椎路径在硬膜外腔内放置导管后(24 小时内),通过超声评估检测导管并确认位置的可能性。该报告的重点是,能够对静态结构(如导管)进行超声成像(特别是使用中线入路),但也仅限于婴幼儿患者,因为他们脊柱后方大部分骨性结构可能仍是软骨,从而超声光束可以很好穿透。在儿童患者中超声探头对准的最佳角度需要评估,并且观察针头替代标记和导管可能有利于动态技术。Willschke 等在 35 例新生儿中使用实时超声引导下旁正中纵向成像技术放置硬膜外导管。采用针尖穿刺和硬膜外腔内注射局部麻醉药的方法确认硬膜外腔的位置;这些参数可以在所有新生儿中可视化。硬膜外导管只能通过组织运动(即硬脊膜的前移)和注射液体的影像来识别。

29.1.1.3　注意事项

— 应用超声引导技术同样也要连续测试阻力是否消失。
— 这种技术的局限性在于针柄和针尖可能难以通过针（中线）和探头（旁正中纵向）切线关系进行定位。
— 超声引导下置管需要实时成像，因此需要一名助手。对于测试阻力消失，使用生理盐水优化超声成像非常重要。

29.1.2　骶管阻滞

骶管阻滞，包括从骶部硬膜外腔单次注射和从骶部硬膜外腔置入导管到腰椎或胸椎水平（从而避开脊髓），是儿童常用的区域麻醉技术。尽管此技术需要根据体表标志，但失败的可能性并不算小。

29.1.2.1　超声解剖学

进针前使超声探头在横轴和纵轴面对齐中线位置以优化图像，从而更好地明确患者的解剖结构并识别骶尾部韧带、硬脊膜囊和马尾。线阵高频小探头或曲棍球杆探头是合适的选择，但在查看纵轴时可以使用接触面积更大的探头以提供足够的视野。将探头放置在尾骨的横向平面上并向头侧扫描有助于识别解剖标志。该视图可以很好地区分骶骨裂孔；从侧面观察骶角膜（作为"驼峰"），上面的高回声线代表骶尾部膜/韧带，而下面的高回声线代表骶骨骨盆表面（基部）背部，骶骨裂孔则位于两者之间。将探头纵向放在骶角之间将看到骶骨背面、骶骨骨盆表面的背部和骶尾部韧带。骶尾部韧带覆盖骶骨背端以外的顶部。它呈现为一条相对较粗的线性高回声条带，向尾部倾斜。

骶骨裂孔位于骶骨背部和骶骨骨盆表面背侧之间的低回声空间。老年患者的这部分结构可能在中线位置发生骨化，因此可能需要旁正中纵向切面，这样超声波束才能穿透棘突两侧的空间。这种旁正中视图可以观察液体注射时硬脊膜的腹侧运动，但是不能够实时观察穿刺针的移动。

29.1.2.2　技术

在穿刺过程中，横向和纵向超声平面都可用于确认骶管阻滞穿刺针的位置。Roberts 等发表了一项针对 60 例儿童的前瞻性观察研究，其中他们证实了使用盐水负荷测试进行超声成像是否可靠，从而便于确认骶管中硬膜外导管的位置。穿刺前进行横向超声成像扫描有利于椎管内结构可视化（没有提及测量值或皮肤标记）。利用纵向超声成像进行盐水负荷测试（0.2~0.3ml/kg，导管插入部位上方约 1cm）便于显示后方硬脊膜的前移。当针刺入骶尾部韧带时，纵向平面可以看到针的长轴。这种技术可能特别有利于调整穿刺针角度以确保足够的穿刺长度和深度，以避免骨内放置。因为之前的许多操作建议涉及多个角度，所以骶管阻滞期间进针的最佳角度需要超声评估、熟练穿刺操作及大夹角的初始穿刺角度，但这可能会增加骨穿刺的发生率。当硬膜外导管从骶尾部到达腰椎或胸椎水平时，使用与上述类似的技术放置导管，并在导管置入过程中使用超声在骶骨上方的脊柱水平观察导管。

29.1.2.3　注意事项

— 将探头旋转到纵向平面（年龄较大的儿童可能需要旁正中平面）以观察骶尾部膜，这是一条相对较厚的线性高回声带，向尾部倾斜。
— 尽管纵向视图可能是观察针刺过程的最佳角度，但任何视图皆可。在穿刺针置入硬膜外腔后，使用横向视图查看局部麻醉药的扩散（如骶尾部空间的扩张和局部湍流）。

29.2　头颈部神经阻滞

头颈部神经阻滞常用于婴儿和儿童的术后疼痛管理。尽管这些阻滞简单易行，但由于操作者缺乏经验以及需要对外科医生进行培训，故其使用率低于预期。我们常用的 3 种神经阻滞分别是眶下神经阻滞、颈浅丛神经阻滞和颧骨上上颌神经阻滞。

29.2.1　眶下神经阻滞

眶下神经是三叉神经（V_1）的终末支。该神经穿过上颌孔，支配上唇、上颌窦区和部分鼻中隔的感觉神经。目前已经成功地将该神经阻滞用于唇裂修复手术以及鼻窦手术的婴儿。

技术

唇外翻。将 27G 穿刺针置入眶下孔，仔细回抽后注入 0.25% 丁哌卡因 1ml。轻揉以加速局部麻醉药扩散。

29.2.2　颈浅丛神经阻滞

颈浅神经丛源自颈神经根，支配颈部、耳郭和乳突区域的疼痛感觉。颈浅神经丛环绕胸锁乳突肌的腹侧，分为耳大支、枕小支、颈横支和锁骨上支，支配颈前和乳突区域。

技术

消毒铺单后，在环状软骨（C_6）水平找到胸锁乳突肌。沿胸锁乳突肌后缘置入 27G 穿刺针，回抽无血后，注射 0.25% 丁哌卡因 2ml。该技术已用于接受乳突修复手术及人工耳蜗植入术的儿童。

29.2.3　颧骨上上颌神经阻滞

该神经阻滞已被证明在儿童腭裂修复术的疼痛管理中非常有效。从额颧角的颧上入路是进入圆形孔最安全的推荐入路之一，该方法限制了穿刺路径，以避免意外通过眶下裂刺破眶内容物。

技术

为了确保上颌区域的阻滞效果，穿刺针应该通过翼上颌裂进入颅窝。超声引导下使用平面外技术进行穿刺，并使穿刺针可视化。超声显示，翼腭窝以翼板根部、蝶骨大翼的下表面和上颌骨的后表面为界。超声图像表现为一个由这些周围结构围成的漏斗形。大多数患者的上颌内动脉很容易看到，显示为二维波动。通过穿透颞肌确认阻力消失，此时代表适合的穿刺深度。回抽无血后，通过超声可观察到局部麻醉药在翼腭窝中的扩散，该现象

可在 >90% 的病例中清楚地观察到。

29.3 上肢神经阻滞

婴儿和儿童最常见的臂丛神经阻滞路径是腋窝入路和锁骨上入路。随着超声引导技术的出现,肌间沟入路置入导管重新成为一种可行方案。由于导管置入安全性的研究越来越多,其使用率也逐渐提高。

29.3.1 肌间沟入路臂丛神经阻滞

超声解剖学

小型曲棍球杆探头可以很好地识别婴幼儿和儿童在该区域的浅表结构。在环状软骨水平和胸锁乳突肌后外侧的横向斜平面上,位于浅表的胸锁乳突肌呈三角形,覆盖在颈内静脉和颈总动脉上。在婴幼儿中,超声探头接触面积足够宽,可以在同一图像中观察到伴行臂丛神经的大血管。血管的外侧和胸锁乳突肌的深处是前斜角肌,后外侧是中斜角肌和后斜角肌(后两者通常表现为单个团块)。在肌肉周围内侧的高回声(明亮)组织可能是含纤维组织成分的斜角肌鞘。在矢状面上,臂丛神经干和/或根部通常表现为三个(或更多)圆形或椭圆形低回声(灰色或深色)结构,位于前斜角肌和中斜角肌之间。

29.3.2 锁骨上入路臂丛神经阻滞

29.3.2.1 超声解剖学

探头置于锁骨上缘。确认颈总动脉和颈内静脉。探头横向移动,同时寻找搏动的锁骨下动脉。锁骨上臂丛神经位于动脉的外侧,表现为高回声,动脉周围有葡萄样的低回声阴影。

29.3.2.2 技术

使用高频曲棍球杆或线阵探头进行锁骨上阻滞。识别锁骨下动脉,其下方是胸膜顶,其外侧下方是第一肋骨。可以从侧面使用超声平面内方法进行神经阻滞。

29.3.2.3 注意事项

当进行锁骨上路阻滞时,发生气胸的风险更大,因为胸膜顶位于第一肋骨中线,距离神经丛不远,且神经丛与肺的距离在儿童中更短。始终将针在平面内与超声探头对齐,确保针柄和针尖清晰可见。通常单次注射即可到达满意效果,也可以重新调整针头方向进行多点神经阻滞,以确保在神经丛周围有足够的局部麻醉药。然而,应注意避免血管内注射(包括位于神经丛头侧的颈横动脉)。应该在神经阻滞前后以及出院前进行肺部听诊,以排除气胸。判断桡神经、正中神经和尺神经无损伤的简单方法分别是竖起大拇指(桡神经)、弯曲近端指间关节(正中神经)和交叉示指和中指呈"剪刀状"(尺神经)。

— 将线阵探头置于锁骨上方扫描大血管的外侧。
— 注意第一肋骨和锁骨下动脉。
— 锁骨下动脉周围的锁骨上神经丛超声图像表现为"葡萄串"状。
— 使用平面内方法,将针头置于神经丛下方,注射 0.3ml/kg 的局部麻醉药可以产生足够的镇痛效果。

— 由于靠近胸膜,避免从锁骨中线进针。

29.3.3 腋窝入路臂丛神经阻滞

29.3.3.1 超声解剖学

探头垂直置于腋前皱襞,可显示神经血管的短轴图像;外侧可见肱二头肌和喙肱肌;肱三头肌位于肱二头肌的内侧和深处。无回声和环状搏动的腋动脉位于中央,毗邻肱二头肌和喙肱肌,并被神经包围。正中神经通常位于动脉外侧,腋动脉和肱二头肌之间,尺神经通常位于动脉内侧,而桡神经通常位于动脉中线的下方。在该平面,肌皮神经位于肱二头肌和喙肱肌之间。

29.3.3.2 技术

超声探头置于腋窝处,末梢神经显示在短轴平面上。平面内进针,分别刺向正中神经、桡神经和尺神经。局部麻醉药注射到整个神经丛周围,以确保阻滞效果完善。超声引导技术可能会减少局部麻醉药的剂量,但这需要进一步的研究来证明在超声引导下儿童腋窝臂丛神经阻滞的药效动力学。

29.3.3.3 注意事项

通常需要多次注射和调整穿刺方向,以确保局部麻醉药充分包裹每条神经。由于该区域有大量血管,即使超声引导,完全避免血管穿刺也是充满挑战。该区域神经丛位置非常表浅,应谨慎操作。在婴儿和儿童患者,使用小剂量的局部麻醉药即可达到满意麻醉效果。将曲棍球杆探头或小线阵探头尽可能靠近腋窝。

— 使用平面内技术从上到下穿刺。
— 该区域结构很浅表,容易识别。
— 彩色多普勒可以识别血管结构。
— 注射局部麻醉药以包裹神经丛。

29.4 下肢神经阻滞

29.4.1 股神经阻滞

29.4.1.1 超声解剖学

在超声引导下股神经阻滞时,确认股动脉的搏动位置至关重要。将探头平行放置在腹股沟皱褶水平,股神经在大的、圆形无回声的股动脉外侧(彩色多普勒可用于识别股动脉和股静脉)。股神经通常呈三角形,大小不一。阔筋膜(最浅层)和髂筋膜(紧邻神经,实际上将神经与动脉分开)在股神经表面可见,通常表现为明亮的纵向回声信号。

29.4.1.2 技术

将线阵高频超声探头放置在腹股沟皱褶水平,使用平面内入路,从侧面刺向股神经。一旦针头进入髂筋膜间隔,就可以注射局部麻醉药以完全包裹股神经。如果辅助使用神经刺激器,可诱发股四头肌收缩。虽然超声引导不能确定是否神经内注射,但是没有直接穿刺到神经丛中,只是穿刺到髂筋膜间隔,该做法可能更为谨慎。

29.4.1.3 注意事项

— 沿腹股沟皱褶放置线阵探头。

— 平面内进针。
— 注射局部麻醉药以包裹神经。
— 针头必须置于髂筋膜间隔内,并且在神经束周围可以看到局部麻醉药。

29.4.2 股外侧皮神经阻滞

29.4.2.1 超声解剖学

股外侧皮神经位于缝匠肌的外侧和阔筋膜张肌的内侧。神经位于阔筋膜和髂筋膜之间。股外侧皮神经支配大腿的外侧感觉,可用于大腿外侧的手术镇痛,比如大腿外侧肌肉活检术和经皮髋部固定术。

29.4.2.2 技术

通过手指确定阔筋膜张肌和缝匠肌之间的嵴。线阵探头放置在肌腱脊上。股外侧皮神经走行于阔筋膜张肌和缝匠肌之间的筋膜。消毒铺单后,将22G穿刺针穿过阔筋膜,回抽无血后注入5~10ml局部麻醉药。

29.4.3 坐骨神经阻滞

29.4.3.1 超声解剖学

通常在腘窝处扫描坐骨神经,显示股二头肌肌腱。腘静脉位于腘动脉的顶部。紧接上方的是胫神经。再进一步横向扫描,可以定位腓总神经。

29.4.3.2 技术

患者取仰卧或俯卧位,确认腘窝皱褶;将线阵超声探头放置在腘窝处。依次显示腘动脉、腘静脉和深处的胫神经。将探头横向移动以显示腓总神经。将探头向头侧扫描可看到腓总神经和胫神经汇合成坐骨神经。平面内进针。如果使用神经刺激针刺激坐骨神经,则会引起足内翻或外翻。

29.4.3.3 注意事项

— 将线阵探头放置在腘窝皱褶处。
— 确认腘动脉。
— 腘静脉位于腘动脉上方。
— 胫神经通常位于腘动脉附近。
— 腓总神经位于胫神经外侧。
— 线阵探头向头侧扫描,直到两个分支汇合,此时神经与血管更容易辨别。
— 使用平面内方法,将针穿刺到靠近坐骨神经的位置,并注射局部麻醉药以包裹神经。

29.5 前躯干神经阻滞

29.5.1 髂腹股沟/髂腹下神经阻滞

29.5.1.1 超声解剖学

将线阵高频探头置于髂前上棘(anterior superior iliac spine, ASIS)上方的内侧,以观察在腹内斜肌和腹横肌之间的髂腹股沟神经的短轴视图。ASIS表现为低回声(高超声反射性骨膜造成的背侧阴影)和结节状(视图外侧边缘)。腹外斜肌在低回声背景下显示多个高回声点。神经在超声下显示为椭圆形的、高回声膜包裹的低回声团。

29.5.1.2 技术

曲棍球杆探头适用于许多婴儿和年幼的儿童,因为神经位于皮肤下方约8mm和ASIS内侧约7mm的位置。探头的放置方向指向脐部。平面内进针刺向腹内斜肌和腹横肌之间。注射局部麻醉药将上述肌肉分层,进而阻断L_1神经根。我们推荐药物剂量是0.1ml/kg(最多5ml)。

29.5.1.3 注意事项

— 沿ASIS放置线阵探头或曲棍球杆探头,探头朝向脐部。
— 识别3层腹壁肌肉。
— 髂腹股沟神经和髂腹下神经表现为腹内斜肌和腹横肌之间的2个低回声结构。
— 使用平面内方法,将27G穿刺针置入腹内斜肌和腹横肌之间。
— 回抽后,注射0.1ml/kg的局部麻醉药。

29.5.2 腹直肌鞘神经阻滞

29.5.2.1 超声解剖学

腹直肌鞘位于腹直肌和腹直肌后鞘之间。小超声探头适用于观察单侧解剖结构。腹直肌和腹直肌鞘的前后部分在超声下清晰可视化。腹直肌鞘超声表现为具有多个线性层的高回声,并位于腹直肌的前部和后部。

29.5.2.2 技术

将高频线阵探头放置在脐的外侧腹壁上。从侧面腹壁平面内进针,将针刺入腹直肌后部与腹直肌后鞘前部之间。注射局部麻醉药后,腹直肌明显移位。该神经阻滞可用于单侧脐疝修复术以及大多数涉及T_{10}分布的腹部手术镇痛。

29.5.2.3 注意事项

— 将高频线阵探头或曲棍球杆探头置于脐部水平。
— 观察腹直肌与前后腹直肌鞘。
— 使用平面内技术,将27G穿刺针置入腹直肌和腹直肌后鞘之间。
— 0.1ml/kg的局部麻醉药注入腹直肌和腹直肌后鞘之间的潜在间隙。
— 由于空间小并且可能需要精确定位,因此可以使用生理盐水解剖分层来找到确切的平面。

29.5.3 腹横肌平面阻滞

29.5.3.1 超声解剖学

使用超声可以轻易区分腹壁的各层结构。胸腰神经根(T_{10}~L_1)支配腹壁感觉神经。该神经走形于腹内斜肌和腹横肌之间,即腹横肌平面(transversus abdominis plane, TAP)。沿腹部侧面放置的线阵探头可区分腹部各层,包括浅筋膜/脂肪、腹外斜肌、腹内斜肌和腹横肌。该水平的阻滞可为前腹壁手术提供镇痛。这可能适用于有潜在凝血功能障碍、脊柱闭合不全的婴儿和儿童,或用作椎管内阻滞失败后的补救措施。

29.5.3.2 技术

使用高频线阵探头或曲棍球杆探头。识别腹部各层结构,平面内进针,刺入腹内斜肌与腹横肌之间的平面。

注射 0.2ml/kg 局部麻醉药后,腹横肌向下运动表示穿刺针位于 TAP 平面。

29.5.3.3 注意事项
— 高频线阵探头或曲棍球杆探头放置在脐的外侧腹壁。
— 横向移动探头,识别腹壁的三层肌肉(腹外斜肌、腹内斜肌和腹横肌)。
— 在腋中线处,平面内进针,将针置于腹内斜肌和腹横肌之间。
— 当注射局部麻醉药时,可以看到该平面随着腹横肌的向后运动而扩展。

29.5.4 椎旁神经阻滞

29.5.4.1 超声解剖学
患者取侧卧位(单侧)/完全俯卧位(双侧),使用体表标志确定胸椎水平。一般认为肩胛骨下缘为 T_7,而椎骨突起为 C_7。将线阵超声探头横向放置在脊柱中线和所需的节段位置。高回声倒 V 形下面的阴影为棘突。看到棘突后横向移动探头并稍微倾斜旋转,此时可看到横突的尖端与壁胸膜。肋间内膜表现为连接肋间内肌边缘和横突下缘的高回声结构。

29.5.4.2 技术
从超声探头的外缘几厘米处平面内进针,从外侧向内侧穿刺,直到针尖穿过位于壁胸膜和横突之间的肋间内膜。注射几毫升生理盐水下压胸膜来确认椎旁间隙的正确位置,然后回抽确认无血液、脑脊液及空气等。

综上所述,超声引导下外周和中枢神经阻滞正在成为儿童区域麻醉的主要手段。随着设备的改进和成本效益的提高,超声引导可能会成为一种常规技术。因为超声引导技术需要长时间学习,所以可将其纳入麻醉住院/主治医师的常规培训课程中。神经阻滞技术学习轮转计划可以优化区域麻醉在婴儿、儿童和成人中的使用。儿科区域麻醉合作组织、北美儿童医院联盟以及欧洲等正在进行相关前瞻性研究。随着研究的深入,将能够对婴儿、儿童和青少年区域麻醉的不良反应、剂量和药效动力学等提供更有意义的指导建议。

(段盼盼 译,林省伟 范晓华 校)

参考文献

1. Frigon C, Mai R, Valois-Gomez T, Desparmet J. Bowel hematoma following an iliohypogastric-ilioinguinal nerve block. Paediatr Anaesth. 2006; 16(9): 993-996.

2. Tsui BC, Suresh S. Ultrasound imaging for regional anesthesia in infants, children, and adolescents: a review of current literature and its application in the practice of neuraxial blocks. Anesthesiology. 2010; 112(3): 719-728.

3. Guay J, Suresh S, Kopp S. The use of ultrasound guidance for perioperative neuraxial and peripheral nerve blocks in children. The Cochrane database of systematic reviews. 2016; 2(2): Cd011436.

4. Willschke H, Bösenberg A, Marhofer P, et al. Ultras-onographic-guided ilioinguinal/iliohypogastric nerve block in pediatric anesthesia: what is the optimal volume? Anesthesia and analgesia. 2006; 102(6): 1680-1684.

5. Suresh S, De Oliveira GS, Jr. Local anaesthetic dosage of peripheral nerve blocks in children: analysis of 40 121 blocks from the Pediatric Regional Anesthesia Network database. British journal of anaesthesia. 2018; 120(2): 317-322.

6. Suresh S, Ecoffey C, Bosenberg A, et al. The European Society of Regional Anaesthesia and Pain Therapy/American Society of Regional Anesthesia and Pain Medicine Recommendations on Local Anesthetics and Adjuvants Dosage in Pediatric Regional Anesthesia. Regional anesthesia and pain medicine. 2018; 43(2): 211-216.

7. Vittinghoff M, Lönnqvist PA, Mossetti V, et al. Postoperative pain management in children: Guidance from the pain committee of the European Society for Paediatric Anaesthesiology (ESPA Pain Management Ladder Initiative). Paediatr Anaesth. 2018; 28(6): 493-506.

8. Lönnqvist PA, Ecoffey C, Bosenberg A, Suresh S, Ivani G. The European society of regional anesthesia and pain therapy and the American society of regional anesthesia and pain medicine joint committee practice advisory on controversial topics in pediatric regional anesthesia I and II: what do they tell us? Current opinion in anaesthesiology. 2017; 30(5): 613-620.

9. Long JB, Joselyn AS, Bhalla T, Tobias JD, De Oliveira GS, Jr., Suresh S. The Use of Neuraxial Catheters for Postoperative Analgesia in Neonates: A Multicenter Safety Analysis from the Pediatric Regional Anesthesia Network. Anesthesia and analgesia. 2016; 122(6): 1965-1970.

10. Chawathe MS, Jones RM, Gildersleve CD, Harrison SK, Morris SJ, Eickmann C. Detection of epidural catheters with ultrasound in children. Paediatr Anaesth. 2003; 13(8): 681-684.

11. Willschke H, Bosenberg A, Marhofer P, et al. Epidural catheter placement in neonates: sonoanatomy and feasibility of ultrasonographic guidance in term and preterm neonates. Regional anesthesia and pain medicine. 2007; 32(1): 34-40.

12. Roberts SA, Guruswamy V, Galvez I. Caudal injectate can be reliably imaged using portable ultrasound—a preliminary study. Paediatr Anaesth. 2005; 15(11): 948-952.

13. Simion C, Corcoran J, Iyer A, Suresh S. Postoperative pain control for primary cleft lip repair in infants: is there an advantage in performing peripheral nerve blocks? Paediatr Anaesth. 2008; 18(11): 1060-1065.

14. Suresh S, Barcelona SL, Young NM, Seligman I, Heffner

CL, Coté CJ. Postoperative pain relief in children undergoing tympanomastoid surgery: is a regional block better than opioids? Anesthesia and analgesia. 2002; 94(4): 859-862, table of contents.

15. Chiono J, Raux O, Bringuier S, et al. Bilateral suprazygomatic maxillary nerve block for cleft palate repair in children: a prospective, randomized, double-blind study versus placebo. Anesthesiology. 2014; 120(6): 1362-1369.

16. Walker BJ, Long JB, De Oliveira GS, et al. Peripheral nerve catheters in children: an analysis of safety and practice patterns from the pediatric regional anesthesia network (PRAN). British journal of anaesthesia. 2015; 115(3): 457-462.

17. Fredrickson MJ, Ball CM, Dalgleish AJ, Stewart AW, Short TG. A prospective randomized comparison of ultrasound and neurostimulation as needle end points for interscalene catheter placement. Anesthesia and analgesia. 2009; 108(5): 1695-1700.

18. Suresh S, Sarwark JP, Bhalla T, Janicki J. Performing US-guided nerve blocks in the postanesthesia care unit (PACU) for upper extremity fractures: is this feasible in children? Paediatr Anaesth. 2009; 19(12): 1238-1240.

19. Oberndorfer U, Marhofer P, Bosenberg A, et al. Ultrasonographic guidance for sciatic and femoral nerve blocks in children. British journal of anaesthesia. 2007; 98(6): 797-801.

20. Maccani RM, Wedel DJ, Melton A, Gronert GA. Femoral and lateral femoral cutaneous nerve block for muscle biopsies in children. Paediatr Anaesth. 1995; 5(4): 223-227.

21. Willschke H, Marhofer P, Bösenberg A, et al. Ultrasonography for ilioinguinal/iliohypogastric nerve blocks in children. British journal of anaesthesia. 2005; 95(2): 226-230.

22. Jagannathan N, Sohn L, Sawardekar A, et al. Unilateral groin surgery in children: will the addition of an ultrasound-guided ilioinguinal nerve block enhance the duration of analgesia of a single-shot caudal block? Paediatr Anaesth. 2009; 19(9): 892-898.

23. Boretsky K, Visoiu M, Bigeleisen P. Ultrasound-guided approach to the paravertebral space for catheter insertion in infants and children. Paediatr Anaesth. 2013; 23(12): 1193-1198.

24. Polaner DM, Taenzer AH, Walker BJ, et al. Pediatric Regional Anesthesia Network (PRAN): a multi-institutional study of the use and incidence of complications of pediatric regional anesthesia. Anesthesia and analgesia. 2012; 115(6): 1353-1364.

25. Ecoffey C, Lacroix F, Giaufré E, Orliaguet G, Courrèges P. Epidemiology and morbidity of regional anesthesia in children: a follow-up one-year prospective survey of the French-Language Society of Paediatric Anaesthesiologists (ADARPEF). Paediatr Anaesth. 2010; 20(12): 1061-1069.

第七部分

非住院手术麻醉

第 30 章

哪些患者门诊手术的风险更高？

Bobbie Jean Sweitzer

30.1 前言

经过适当的选择和优化治疗，门诊手术对大多数患者是安全的。术前即刻接受评估对许多门诊患者而言也是安全的。而病情较复杂的患者能从术前评估中受益。合理运用美国麻醉科医师协会身体状况分类标准（American Society of Anesthesiologists physical status，ASA-PS），能将患者进行分类。传统观点认为 ASA-PS Ⅰ~Ⅱ级的门诊手术患者很安全。而欧洲的一项多中心研究对 57 709 例 ASA-PS Ⅲ级的手术患者进行调查，发现主要并发症如卒中、心肌梗死（myocardial infarction，MI）、肺栓塞发生率均较低，且没有与手术直接相关死亡病例。

术前评估可对患者筛选、评估及干预治疗，使其达到理想状态，从而降低并发症发生率和死亡率，同时也能预测围手术期预后。术前评估包括明确患者是否适合门诊手术。风险评估可能导致手术地点、治疗方案的变化，手术方案和麻醉方案的更改，并且有利于制订合理的医疗方案。术前评估和优化治疗不充分与围手术期死亡率相关，可增加并发症发生率和医疗成本，导致手术推迟或取消。

根据患者并存疾病和风险因素，低风险 ASA-PS Ⅰ 和 Ⅱ级患者较容易被筛选出来。ASA-PS Ⅲ 和Ⅳ的患者则能从术前进一步的评估和优化治疗中受益。严重系统疾病或高风险的患者（如身体虚弱、功能状况差、之前未得到充分的内科治疗）需要进一步检查、监护及额外的时间进行治疗干预。术前健康调查主要是筛选那些需要术前进一步当面评估的合并病，对于较健康的患者可以进行电话调查或在手术当日完成调查。最好是在手术计划制订时就完成患者健康调查。

无论何时进行术前评估，麻醉科医师的主要任务是评估患者身体状况，决定患者是否适合门诊手术，以及决定手术地点（例如独立的门诊手术中心或是挂靠医院的门诊手术中心）。合并心脏或神经系统疾病（缺血性心肌

病、心力衰竭、未确诊的瓣膜杂音、瓣膜疾病、卒中或神经肌肉接头疾病），高血压或糖尿病的患者较为常见，该类患者具有较大风险。老年患者术后并发症发病率及再次入院率都较高。针对病情较复杂的患者（如心脏植入电子设备的患者，透析患者或慢性疼痛患者）进行适当的医护协调，能明显提高围手术期疗效。减少不必要的围手术期检查能简化治疗，降低医疗成本。本章主要分析了门诊手术患者术前评估带来的挑战。

30.2 常见内科疾病和患者群

30.2.1 缺血性心脏疾病

心脏疾病的风险评估和优化治疗是术前评估的必要项目。2014 年美国心脏病学会/美国心脏协会（American College of Cardiology/American Heart Association，ACC/AHA）关于非心脏手术患者围手术期心血管评估指南包括针对高危或冠心病（coronary artery disease，CAD）患者的逐步决策方法。该决策方法第三步中结合患者和手术因素来评估严重心脏不良事件（major adverse cardiac events，MACE）的风险。各种风险评估工具包括：心肌梗死或心脏停搏（myocardial infarction or cardiac arrest，MICA）、国家手术质量改善项目（National Surgical Quality Improvement Project，NSQIP）数据库风险模型以及修订的心脏风险指数（revised cardiac risk index，RCRI）。对于风险较低的手术，不同的评估工具在预测心脏并发症时差异很大。采用不同风险评估工具可能导致手术决策不同。评估工具为讨论手术的可行性提供帮助，并可指导下一步的检查项目。当心脏检查的结果可能影响到手术决策时，术前需进行心脏检查。但额外检查会增加医疗成本，且进一步的检查也可能给患者带来伤害。无症状的低 MACE 风险患者一般不需要术前干预治疗。白内障和整形小手术一般被认为风险较低，术前不需要进行心脏检查。采用 NSQIP 计算法则是确定手术风险的最佳方法。

MI 患者由于 MACE 发生率较高建议推迟 60 天进行手术。需要术前停用血小板"双抗"治疗（dual-antiplatelet therapy，DAPT）的手术在金属裸支架置入后至少应推迟 1 个月，或药物洗脱支架（drug-eluting stent，DES）置入后推迟 6 个月。因急性冠脉综合征（acute coronary syndrome，ACS）行 DES 的患者则需在 DES 置入 12 月后才能停用 DAPT，再进行手术。当手术延迟风险 > 支架血栓形成风险时，DES 患者可在 3~6 个月后停用 DAPT 进行急诊手术。以上高危患者不适于门诊手术。指南导向药物治疗（guideline-directed medical therapy，GDMT），包括他汀类药物、阿司匹林以及在某些情况下 β 受体阻滞剂的使用，都可降低围手术期风险。

30.2.2　心力衰竭

心力衰竭（heart failure，HF）是术后预后不良的独立风险因素，并增加 CAD 患者术后死亡率。收缩型 HF、射血分数降低、失代偿型 HF 都会增加手术风险。失代偿型 HF 是 MACE 的主要风险因素。射血分数严重降低的患者或失代偿型 HF 正接受心内科治疗的患者择期手术应推迟。HF 患者呼吸困难加重或临床症状变化时，需进行经胸超声心动图（transthoracic echocardiography，TTE）评估（推荐 Ⅱa 级），在近一年内未重新评估的 HF 患者也建议行 TTE 评估（推荐 Ⅱb 级）。B 型利钠肽（B-type natriuretic peptide，BNP）或 N 末端脑利钠肽前体（N-terminal pro-brain natriuretic peptide，NT-proBNP）可用于评估 HF 或可疑的 HF。BNP 是由心肌细胞在心室充盈压力和心脏室壁张力刺激下生成的血浆生物标志物。心脏或非心脏的合并疾病（如 HF、ACS、心脏瓣膜疾病、房颤、高龄、肺动脉高压）都能导致 BNP 升高，但是低 BNP 能有效地排除严重的心脏病。HF 患者 BNP 基线水平较高，连续监测可指导评估及决定手术时机。建议推迟手术到 BNP 达到基线水平。

30.2.3　未确诊的杂音

收缩期杂音的鉴别诊断主要包括主动脉狭窄或硬化、二尖瓣或三尖瓣反流、肺动脉狭窄、室间隔缺损、肥厚型心肌病和高动力状态。二尖瓣狭窄引起的舒张期杂音具有重要的临床意义。术前进行 TTE 检查以确定是否有新的杂音。当患者出现新的病理杂音后，应立即安排心内科医师进行持续处理。

30.2.4　心脏瓣膜疾病

心脏瓣膜疾病（valvular heart disease，VHD）患者必须坚持随访，麻醉科医师在评估时需了解患者近期检查结果以及瓣膜介入治疗的适应证。无症状的患者或症状轻微的患者不需要进一步术前评估或治疗。有症状的患者或症状严重的患者在行非心脏手术前可在心内科医师联合会诊后确定是否适宜于进行瓣膜置换或成形。随着 VHD 疾病的进展，定期 TTE 监测非常必要。出现呼吸困难、晕厥、运动受限、心绞痛等症状时表明病情加重。一些严重主动脉瓣狭窄（aortic stenosis，AS）患者的运动量

可能不足以诱发症状。严重 AS 患者（瓣膜面积 ≤1.0cm²，V_{max} >4m/s 或平均压力梯度 >40mmHg）如无症状且心室功能正常适合完成小手术。ACC/AHA 推荐了瓣膜置换术的适应证。二尖瓣狭窄（mitral stenosis，MS）较 AS 少见。重度 MS 患者通常二尖瓣面积 <1.5cm² 且肺动脉收缩压升高超过 30mmHg。风湿性心脏瓣膜病伴严重狭窄的患者可在术前行经皮球囊瓣膜成形术。确定 VHD 患者严重程度能指导有创监测、手术地点的选择以及是否适合出院。是否中断抗凝治疗或实施桥接治疗需与具体负责医师协调。

30.2.5　原发性高血压

血压（blood pressure，BP）升高较难控制。目前不能进行手术的高血压值还不明确。BP<140/90mmHg 可降低如 HF、卒中、慢性肾脏疾病等慢性疾病的发病率。2017 年 ACC/AHA 成人高血压管理组建议（Ⅱb 级）：收缩压（systolic blood pressure，SBP）≥180mmHg 或舒张压（diastolic blood pressure，DBP）≥110mmHg 的患者应考虑推迟择期大手术，而对于低风险手术则无相关建议。麻醉诱导前 SBP>200mmHg 是术后心肌损伤或院内死亡的独立危险因素。当决定推迟手术时应考虑患者基础血压和诱导前血压的差异。焦虑通常会导致血压升高。最佳的血压测量条件包括放松的环境，患者坐位伸臂 1 分钟，心律不规则时重复测量，动态 BP 监测及手工测量的方法，但日间手术时很难满足这些条件。如动态监测患者血压或在初级医疗机构血压已控制，术前单次血压升高不需要推迟手术。

大不列颠和爱尔兰麻醉科医师协会和英国高血压学会联合发布指南提供了有实际意义的建议。为提高资源利用率以及避免因高血压引起日间手术不必要的取消，联合协会建议在初级医疗机构完成筛查，近 1 年内血压控制在 SBP<160mmHg 及 DBP<100mmHg 内的患者可行择期手术。指南建议患者手术前应充分控制高血压。鉴于术前高血压通常控制不理想，对于缺乏血压记录的患者，不配合治疗的患者或在合理治疗管理下血压控制仍不理想的患者，如术前血压低于 180/100mmHg 可考虑完成手术。降低心血管并发症风险所需时间远较血压控制在理想范围内的时间长。

因调整血压水平而推迟手术时，临床医师需在患者高血压明确诊断后开始积极治疗，并与初级医疗机构医师协调治疗 6~8 周以使血管弹性恢复正常。围手术期低血压风险大于高血压，尤其是对慢性高血压患者。抗高血压治疗须避免发生围手术期低血压。血管紧张素转化酶抑制剂（angiotensin-converting enzyme inhibitors，ACEI）和血管紧张素 Ⅱ 受体阻滞剂（angiotensin Ⅱ receptor blockers，ARB）会导致术中出现难以控制的低血压。因而麻醉科医师通常不采用这两种药物来控制患者麻醉诱导前的高血压。一项随机临床试验表明，门诊手术当天停用 ACEI 和 ARB 不会明显增加术前血压或导致手术取消。其他药物控制血压在理想水平的高血压患者推荐日间手术时继续维持降压治疗。为避免术中发生低血压，不建议术前

使用β受体阻滞剂。

30.2.6　糖尿病

糖尿病(diabetes mellitus,DM)可引起胃瘫、肾功能不全、CAD及神经系统疾病。慢性高血糖会导致代谢改变、氧化应激以及白细胞功能损伤,进而导致伤口愈合延迟,手术部位感染,围手术期死亡率增加。这类患者术前评估主要包括血糖控制状况,复查糖化血红蛋白水平(glycosylated hemoglobin,HbA1C),药物治疗情况及低血糖和高血糖发生情况。对于HbA1C控制在什么水平才能实施手术的争议一直存在。HbA1C>8%与术后伤口延迟愈合明显相关。英国糖尿病联合协会共识指南推荐术前控制HbA1C<8.5%。门诊麻醉学会(Society for Ambulatory Anesthesia,SAMBA)推荐只有在出现严重脱水、酮症酸中毒或高渗性非酮症糖尿病时才推迟手术,而不是根据特定的血糖水平。术前应避免低血糖,维持水电解质平衡,防止血糖明显升高和酮症酸中毒。间断使用的短效胰岛素应继续维持治疗,超长时效的胰岛素也按照治疗方案继续应用。胰岛素泵通常调整至最低夜间泵注速率,中时效胰岛素或混合型胰岛素可减至原剂量的1/3~1/2。2018年法国糖尿病专家一致建议日间手术当日持续口服降糖药物,包括二甲双胍。无肝肾功能衰竭时,二甲双胍导致的乳酸中毒极为罕见。使用造影剂后,如果肾功能未恢复到基线水平,应避免重新应用二甲双胍。日间手术患者通常继续口服降糖药,这类患者不应推迟手术。

30.2.7　白内障手术

白内障手术是美国最常见手术。白内障手术术后并发症发生率低,对生理功能影响小,无血液丢失或体液转移,不需要中断常规药物治疗。虽然大多数白内障手术患者为合并多种疾病的老年患者,但常规术前检查或筛查并不能改善手术安全性。只有当患者合并严重疾病,即使不进行手术也需要对合并疾病进行医学评估时,才需要进行术前检查。当患者能保持平躺,正常沟通并能执行简单指令,麻醉方式主要以局部或区域麻醉为主时,白内障手术很少被取消。推迟白内障手术前,必须考虑到因视力下降导致跌倒率增加和髋部骨折,以及生活质量下降等风险。白内障术前评估需要一个过程,因为这类手术操作通常在高危老年患者群中进行。但是,只要患者能配合,且能保持平躺30~60分钟,患者就能在最小剂量镇静药物或无镇静情况下完成手术。白内障手术后并发症风险极低。大多数术前检查和干预治疗比白内障手术本身的风险更大。

30.2.8　老年患者

2017年,美国65岁以上成年人占总人口数的15.2%,其中大部分人都接受过手术。老年患者术后并发症(肺部、心血管、感染等)风险较高。有研究报道,70岁以上患者门诊手术术后30天内住院率较高,风险比为1.54(1.29~1.84)。老年患者中合并肾功能衰竭、慢性阻塞性肺疾病(chronic obstructive pulmonary diseases,COPD)、癌症治疗、DM以及接受截肢或血管重建手术者术后非计划住院风险明显增加。确保这类患者出院回家后能得到医疗帮助,包括伤口治疗、离院后的药物治疗、并发症监测以及能够适应日常功能受限。

美国外科医师学会(American College of Surgeons,ASC)和美国老年医学会(American Geriatrics Society,AGS)联合发布了老年患者最佳手术医疗指南。大部分指南适用于门诊手术,包括确定预后目标、确定手术备用方案、尽可能限制围手术期液体入量、限制禁食、确保服用适当药物。该指南特别针对老年人特有的并存疾病情况给出指导意见。体弱、认知功能障碍、生理功能下降、跌倒史、营养状态不良都与术后并发症发生和死亡相关。

30.2.9　心脏植入式电子装置

对于携带心脏植入式电子装置(cardiac implantable electronic devices,CIED)的患者,制订合理的设备管理计划能安全地完成门诊手术。CIED患者心脏的病理生理改变明显,通常依赖植入设备来维持心脏功能。心脏节律协会和ASA联合发布了CIED患者围手术期安全管理共识。单极电刀、射频消融、电休克疗法(electroconvulsive therapy,ECT)、磁共振成像(magnetic resonance imaging,MRI)、脊髓刺激疗法或术中监护仪等带来的电磁干扰(electromagnetic interference,EMI)都会影响CIED功能,从而导致不良预后。起搏器对EMI的过度感知会导致设备不能正常起搏,从而导致心动过缓和血流动力学波动。植入型心律转复除颤器(implantable cardiac defibrillator,ICD)对EMI的过度感知会导致不适当的心脏复律,从而引起患者术中体动或室性心律失常。单极电刀是EMI的最常见来源。一些措施的使用可降低EMI对CIED的影响。当回路电极片位于下肢时,脐下手术基本不会影响CIED。电灼烧控制在4~5秒内可最大程度降低EMI的影响。回路电极位置必须能够防止电流环路通过CIED发生器或引线所在部位。只有某些特定的患者才需要将CIED设备重新编程。大部分患者都可在不调整设备、或采用磁铁暂时影响设备功能的情况下安全完成手术。术前评估医生需要获得ICD 6个月内或起搏器12个月内的检测信息。此外,非常重要的一点是术前评估医生应了解CIED的类型、植入指征(如病态窦房结综合征、房室传导阻滞、晕厥、预防心搏骤停等)、心脏自身的心率和节律、电池寿命是否3个月以上、程序化的心率响应、起搏模式或是否具备ICD治疗模式、植入设备的磁反应(如起搏频率的变化)。在本文中"起搏器依赖者"指在无起搏器时自主心率极低或无自主心率的患者。即使非"起搏器依赖者"也可能难以耐受起搏设备功能被抑制。

起搏器上放置磁铁会暂时导致非同步起搏,各种设备的非同步起搏频率由生产商设定。ICD上放置磁铁,其心动过速治疗会被关闭,但这不会影响ICD的起搏功能。如果术中EMI预计不会发生(如手术部位在脐以下使用单极电刀或仅使用双极电刀),此时不需要对起搏器重新程控或使用磁铁。当预计EMI会发生,ICD患者同时是"起搏器依赖者"，此时 ICD 设备需要重新程控。当 EMI 可能发生，限于条件（如俯卧位）设备又易被评估时，起搏器也需要被重新程控。CIED 的重新设置必须在患者监护的情况下完成。当 EMI 可能发生或设备已被更改，体外除颤设备必须保持在位。心脏设备方面专家负责对设备的重新程控。在未将设备功能恢复至术前时患者不宜出院。ICD 患者往往患有心肌疾病、缺血性心脏病或严重致命性心律失常，这部分患者门诊手术不安全。

30.2.10　依赖透析治疗的患者

依赖透析治疗的患者感染、肺部和血管并发症风险增高，择期门诊矫形手术后非计划入院率较高。这类患者通常都有严重的并存疾病（如贫血、DM、高血压、HF、CAD、电解质异常、体液超负荷及透析管道部位并发症）。术前 1 天透析有助于确保患者较好的容量状态，电解质和酸碱平衡状态。透析后 24 小时内安排择期手术有助于提高手术室工作效率以及避免高钾血症的发生。

透析管道部位并发症是依赖透析治疗的患者进行手术的最常见原因。这类患者通常存在高钾血症，尤其是因为透析通路阻塞而需要手术的患者。在门诊血液透析患者中，14% 的患者存在中度（5.7~6.3mmol/L）至重度（>6.3mmol/L）高钾血症，建议轻度高钾血症（<5.7mmol/L）时进行手术，中度至重度高钾血症患者建议保守治疗。有研究发现在 1 350 例建立透析通路手术的患者中，3.3% 的患者血钾 >6.0mmol/L。在另一项研究中，17 例服用聚苯乙烯钠或接受透析前治疗的患者中，7 例复查血钾水平正常，8 例血钾在 6.1~8.0mmol/L 范围内接受了手术。接受规律透析、无酸中毒、术后可接受透析治疗的患者，血钾轻度升高时可接受门诊手术。

30.2.11　慢性疼痛患者

长期使用阿片类药物的慢性疼痛患者常常因为疼痛控制不足、过度镇静或呼吸抑制而延迟出院。阿片依赖或滥用患者常因阿片类药物过量或急性疼痛再次入院。长期应用阿片类药物的患者群中，25% 存在中枢性睡眠呼吸暂停，尤其是每天服用剂量相当于 200mg 吗啡以上镇痛药物的患者，这会增加此类患者术后呼吸抑制的风险。美沙酮通常用于治疗慢性疼痛及阿片类药物依赖。美沙酮半衰期较长（8~59 小时），围手术期应继续使用以防止戒断反应。美沙酮可延长 QT 间期，当与其他延长 QT 间期的药物联合应用时会导致心律失常（如尖端扭转型室速）。预计术后疼痛控制困难的患者可在术前制订镇痛方案，包括区域/椎管内麻醉、多模式镇痛以及应用阿片替代药物的治疗。建议患者术前适当使用非甾体抗炎药、塞来昔布、对乙酰氨基酚、加巴喷丁或普瑞巴林等药物。周围神经置管能明显控制出院后疼痛。

服用阿片受体激动-拮抗剂患者需要特殊管理。丁丙诺啡是一类半合成阿片药物，是 μ-阿片受体部分激动剂，发挥镇痛作用，同时它也是 κ-受体拮抗剂，具有抗焦虑作用。服用丁丙诺啡的患者需要大剂量阿片类药物来镇痛，往往需要持续到停药数天后。停用丁丙诺啡后药物成瘾复发的风险需与术后疼痛管理难度相权衡。通过疼痛或药物成瘾治疗专家会诊，丁丙诺啡至少应用到术前 3 天，在术后疼痛消失时开始使用。有药物滥用复发风险的患者术前可改用美沙酮替代治疗。预计术后轻度至中度疼痛，并可使用辅助镇痛药物或局部镇痛时，可继续使用丁丙诺啡。围手术期可舌下含服丁丙诺啡，但由于天花板效应，疗效有限。

阿片类药物依赖或酒精滥用患者可能使用了纳曲酮缓释注射悬液。纳曲酮可阻滞阿片受体长达 30 天，在此期间除非使用极高剂量阿片类药物，否则镇痛无效。手术可安排在疗程的第 4 周，此时纳曲酮作用减弱，阿片类药物可拮抗阿片受体阻滞剂的作用。美国食品药品管理局建议使用阿片类药物 7~10 天内不要给予纳曲酮，以避免诱发戒断症状，因此这类患者术后康复中何时开始服用纳曲酮需要外科医师和药物成瘾医师的协商处理。

30.2.12　术前检查（非心脏）

门诊手术前血液学、胸片、心电图（electrocardiography, ECG）的常规检查或筛查临床价值极低，增加医疗成本并可能导致不必要的手术推迟。ASA-PS Ⅰ 和 Ⅱ 级患者门诊手术前或任何病情稳定的患者在白内障手术前取消常规检查并不会增加不良事件的发生率。患者处于疾病状态或临床风险较高时需要进行术前检查，其结果可能会影响手术是否进行，决定合适的手术地点以及手术和麻醉管理的方案。

30.3　总结

美国每年要完成数百万例的门诊手术。绝大多数患者在术前即刻评估是安全的。无论是在日间手术当天或在术前门诊对患者进行安全评估，麻醉科医师都需要鉴别和处理影响患者安全的临床情况。特别是在独立的手术中心进行门诊手术时，选择合适的患者和协作治疗才能保证围手术期安全，切实使患者受益。

（刘坤　谢滔　译，刘毅　校）

参考文献

1. Majholm B, Engbaek J, Bartholdy J, et al. Is day surgery safe? A Danish multicenter study of morbidity after 57,709 day surgery procedures. Acta Anaesethesiol Scand 2012; 56; 323-31.

2. American Society of Anesthesiology Task Force on Preanesthesia Evaluation. Practice advisory for preanesthesia evaluation. Anesthesiology 2012; 116: 522-38.

3. Blitz JD, Kendale SM, Jain SK, et al. Preoperative evaluation clinic visit is associated with decreased risk of in-hospital postoperative mortality. Anesthesiology 2016;

125: 280-94.

4. Sessler DI, Sigl JC, Manberg PJ, et al. Broadly applicable risk stratification system for predicting duration of hospitalization and mortality. Anesthesiology 2010; 113: 1026-37.

5. Ferschl MB, Tung A, Sweitzer B, et al. Preoperative clinic visits reduce operating room cancellations and delays. Anesthesiology 2005; 103: 855-9.

6. Fleisher LA, Fleischmann KE, Auerbach AD, et.al. 2014 ACC/AHA guideline on perioperative cardiovascular evaluation and management of patients undergoing noncardiac surgery: a report of the ACC/AHA Task Force on practice guidelines. J Am Coll Cardiol 2014; 64: e77-137.

7. Gupta PK, Gupta H, Sundaram A, et al. Development and validation of a risk calculator for prediction of cardiac risk after surgery. Circulation 2011; 124: 381-7.

8. Bilimoria KY, Liu Y, Paruch JL, et al. Development and evaluation of the universal ACS NSQIP surgical risk calculator: a decision aid and informed consent tool for patients and surgeons. J Am Coll Surg 2013; 217: 833-42.

9. Lee TH, Marcantonio ER, Mangione CM, et al. Derivation and prospective validation of a simple index for prediction of cardiac risk of major noncardiac surgery. Circulation 1999; 100: 1043-9.

10. Glance LG, Faden E, Dutton RP, et al. Impact of the choice of risk model for identifying low-risk patients using the 2014 American College of Cardiology/ American Heart Association Perioperative Guidelines. Anesthesiology 2018 Jul 12; [Epub ahead of print] doi: 10.1097/ALN.0000000000002341.

11. Schiefermueller J, Myerson S, Handa A. Preoperative assessment and perioperative management of cardiovascular risk. Angiology 2013; 64: 146-50.

12. Levine GN, Bates ER, Bittl JA, et al. 2016 ACC/AHA Guideline focused update on duration of dual antiplatelet therapy in patients with coronary artery disease: A Report of the American College of Cardiology/American Heart Association Task Force on Clinical Practice Guidelines. J Am Coll Cardiol 2016; 68: 1082-115.

13. Hernandez AF, Whellan DJ, Stroud S, et al. Outcomes in heart failure patients after major noncardiac surgery. J Am Coll Cardiol 2004; 44: 1446-53.

14. Yancy CW, Jessup M, Bozkurt B, et al. 2017 ACC/ AHA/HFSA Focused update of the 2013 accf/aha guideline for the management of heart failure: A report of the American College of Cardiology/American Heart Association Task Force on Clinical Practice Guidelines and the Heart Failure Society of America. J Am Coll Cardiol 2017; 70: 776-803.

15. Hennis PJ, Meale PM, Grocott MP. Cardiopulmonary exercise testing for the evaluation of perioperative risk in non-cardiopulmonary surgery. Postgrad Med J 2011; 87: 550-7.

16. Nishimura RA, Otto CM, Bonow RO, et al. 2014 AHA/ ACC guideline for the management of patients with valvular heart disease. J Am Coll Cardiol 2014; 63: e57-e185.

17. Whelton PK, Carey RM, Aronow WS, et al. 2017 ACC/ AHA/AAPA/ABC/ACPM/AGS/APhA/ASH/ ASPC/ NMA/PCNA guideline for the prevention, detection, evaluation, and management of high blood pressure in adults: A report of the American College of Cardiology/ American Heart Association Task Force on Clinical Practice Guidelines, J Am Coll Cardiol 2018; 71: e127-e248.

18. Wax DB, Porter SB, Lin HM, Hossain S, Reich DL. Association of preanesthesia hypertension with adverse outcomes. J Cardiothorac Vasc Anesth 2010; 24: 927-30.

19. Hartle A, McCormack T, Carlisle J, et al. The measurement of adult blood pressure and management of hypertension before elective surgery Joint Guidelines from the Association of Anaesthetists of Great Britain and Ireland and the British Hypertension Society. Anaesthesia 2016; 71: 326-37.

20. Bijker JB, van Klei WA, Vergouwe Y, et al. Intraoperative hypotension and 1-year mortality after noncardiac surgery. Anesthesiology 2009; 111: 1217-26.

21. Bijker JB, Persoon S, Peelen LM, et al. Intraoperative hypotension and perioperative ischemic stroke after general surgery: a nested case-control study. Anesthesiology 2012; 116: 658-64.

22. Twersky RS, Goel V, Narayan P, Weedon J. The risk of hypertension after preoperative discontinuation of angiotensin-converting enzyme inhibitors or angiotensin receptor antagonists in ambulatory and same-day admission patients. Anesth Analg 2014; 118: 938-44.

23. POISE Study Group, Devereaux PJ, Yang H et al. Effects of extended-release metoprolol succinate in patients undergoing non-cardiac surgery (POISE trial): a randomized controlled trial. Lancet 2008; 371: 1839-47.

24. Akhtar S, Barash PG, Inzucchi SE. Scientific principles and clinical implications of perioperative glucose regulation and control. Anesth Analg 2010; 110: 478-97.

25. Richards JE, Kauffmann RM, Zuckerman SL, et al. Relationship of hyperglycemia and surgical-site infection in orthopaedic surgery. J Bone Joint Surg Am 2012; 94: 1181-6.

26. Christman AL, Selvin E, Margolis DJ, et al. Hemoglobin A1c predicts healing rate in diabetic wounds. J Invest Dermatol 2011; 131: 2121-7.

27. Dhatariya K, Levy N, Kilvert A. NHS Diabetes guideline for the perioperative management of the adult patient with diabetes. Diabet Med 2012; 29: 420-33.

28. Joshi GP, Chung F, Vann MA, et al. Society for Ambulatory Anesthesia consensus statement on perioperative blood glucose management in diabetic patients undergoing ambulatory surgery. Anesth Analg 2010; 111: 1378-87.

29. Cosson E, Catargi B, Cheisson G, et al. Practical management of diabetes patients before, during and after surgery: A joint French diabetology and anaesthesiology position statement. Diabetes Metab 2018; 44: 200-16.

30. Salpeter SR, Greyber E, Pasternak GA, Salpeter EE. Risk of fatal and nonfatal lactic acidosis with metformin use in type 2 diabetes mellitus. Cochrane Database Syst Rev 2010; Issue 4: CD002967.

31. Schein OD, Katz J, Bass EB, et al. The value of routine preoperative medical testing before cataract surgery. Study of Medical Testing for Cataract Surgery. N Engl J Med 2000; 342: 168-75.

32. Keay L, Lindsley K, Tielsch J, et al. Routine preoperative medical testing for cataract surgery. Cochrane Database Syst Rev. 2012; 3: CD007293.

33. MacPherson R. Structured assessment tool to evaluate patient suitability for cataract surgery under local anaesthesia. Br J Anaesth 2004; 93: 521-4.

34. Hodge W, Horsley T, Albiani D. The consequences of waiting for cataract surgery: a systematic review. CMAJ 2007; 176: 1285-90.

35. United States Census Bureau. The nation's older population is still growing, Census Bureau Reports. www.census.gov/newsroom/press-releases/2017/cb17-100.html Accessed May 31st, 2018.

36. Oresanya LB, Lyons WL, Finlayson E. Preoperative assessment of the older patient: a narrative review. JAMA 2014; 311: 2110-20.

37. De Oliveira GS, Holl JL, Lindquist LA, et al. Older adults and unanticipated hospital admission within 30 days of ambulatory surgery: An analysis of 53,667 ambulatory surgical procedures. J Am Geriatr Soc 2015; 63: 1679-85.

38. Chow WB, Rosenthal RA, Merkow RP, et al. Optimal preoperative assessment of the geriatric surgical patient: a best practices guideline from the American College of Surgeons National Surgical Quality Improvement Program and the American Geriatrics Society. J Am Coll Surg 2012; 215: 453-66.

39. Mohanty S, Rosenthal RA, Russell MM, et al. Optimal perioperative management of the geriatric patient: A best practices guideline from the American College of Surgeons National Surgical Quality Improvement Program and the American Geriatrics Society. J Am Coll Surg 2016; 222: 930-47.

40. Crossley GH, Poole JE, Rozner MA, et al. The Heart Rhythm Society (HRS)/American Society of Anesthesiologists (ASA) expert consensus statement on the perioperative management of patients with implantable defibrillators, pacemakers and arrhythmia monitors: facilities and patient management. Heart Rhythm 2011; 8: 1114-54.

41. Tam SF, Au JT, Chung PJ, et al. Is it time to rethink our management of dialysis patients undergoing elective ventral hernia repair? Analysis of the ACS NSQIP database. Hernia 2015; 19: 827-33.

42. Noureldin M, Habermann EB, Ubl DS, Kakar S. Unplanned readmissions following outpatient hand and elbow surgery. J Bone Joint Surg Am 2017; 99: 541-9.

43. Siracuse JJ, Shah NK, Peacock MR, et al. Thirty-day and 90-day hospital readmission after outpatient upper extremity hemodialysis access creation. J Vasc Surg 2017; 65: 1376-82.

44. Renew JR, Pai SL. A simple protocol to improve safety and reduce cost in hemodialysis patients undergoing elective surgery. Middle East J Anaesthesiol 2014; 22: 487-92.

45. Ross J, DeatherageHand D. Evaluation of potassium levels before hemodialysis access procedures. Semin Dial 2015; 28: 90-3.

46. Olson RP, Schow AJ, McCann R, et al. Absence of adverse outcomes in hyperkalemic patients undergoing vascular access surgery. Can J Anesth 2003; 50: 553-7.

47. Gupta A, Nizamuddin J, Elmofty D, et al. Opioid abuse or dependence increases 30-day readmission rates after major operating room procedures: A National Readmissions Database Study. Anesthesiology 2018; 128: 880-90.

48. Correa D, Farney RJ, Chung F, et al. Chronic opioid use and central sleep apnea: a review of the prevalence, mechanisms, and perioperative considerations. Anesth Analg 2015; 120: 1273-85.

49. Vadivelu N, Mitra S, Kaye AD, Urman RD. Perioperative analgesia and challenges in the drug-addicted and drug-dependent patient. Best Pract Res Clin Anaesthesiol 2014; 28: 91-101.

50. Chou R, Gordon DB, de Leon-Casasola OA, et al. Management of postoperative pain: A clinical practice guideline from the American Pain Society, the American Society of Regional Anesthesia and Pain Medicine, and the American Society of Anesthesiologists' Committee on Regional Anesthesia, Executive Committee, and Ad-

ministrative Council. J Pain 2016; 17: 131-57.

51. Vadivelu N, Chang D, Lumermann L, et al. Management of patients on abuse-deterrent opioids in the ambulatory surgery setting. Curr Pain Headache Rep 2017; 21: 1-7.

52. Curatolo C, Trinh M. Challenges in the perioperative management of the patient receiving extended-release naltrexone. A A Case Rep 2014; 3: 142-4.

53. Chung F, Yuan H, Yin L, et al. Elimination of preoperative testing in ambulatory surgery. Anesth Analg 2009; 108: 467-75.

第 31 章

复杂内镜操作的麻醉

Basavana Goudra

到目前位置,超声内镜(endoscopic ultrasound,EUS)和内镜逆行性胰胆管造影术(endoscopic retrograde cholangiopancreatography,ERCP)仍然是复杂内镜操作的主要类型。尽管如此,但在过去十年中,由于技术和设备的进步,许多其他的手术出现了惊人的增长。诸如病态肥胖症、贲门失弛缓症和胃肠道浅表癌和非癌性黏膜病变等疾病须接受内镜治疗。其中包括内镜黏膜切除/剥离术、内镜下袖状胃成形术和经口内镜下肌切开术。这些先进的手术给麻醉科医师带来了独特的挑战,低氧血症和肺吸入性疾病考验着麻醉科医师的技能和设备,静脉空气栓塞、纵隔气肿、气胸、皮下气肿、危及生命的出血和内脏穿孔等并发症也带来了额外的问题。我们需要在内镜检查室中提供全身麻醉,并准备好在几乎没有专家帮助的情况下应对体温过低、高碳酸血症等问题。简而言之,复杂内镜操作的麻醉值得充分考虑和全面评估。

31.1 一般注意事项

一般来说,气道相关并发症仍然是主要关注的问题。并发症的发生率和严重程度各不相同,取决于患者因素和手术过程。虽然 ERCP 适应证更加广泛,但它仍然是最常见的复杂操作。这些内镜操作的时间是多变的,内镜医师的经验在其中起着至关重要的作用。在这里我们主要关注 ERCP 和 EUS 以外的手术。

31.2 内镜减重

部分患者首次选择内镜下减重手术,而另一部分患者由于减肥手术无效或在最初减肥后体重反弹,选择了内镜减重手术。尽管那些准备修正手术的患者已经减轻了一些重量,但在某些方面,他们的风险是相似的。更重要的是后面这种情况的患者可能会出现手术引起的长期并发症,如严重的胃酸反流。显然,麻醉科医师应该意识到所有与肥胖相关的病理生理变化,这些变化会影响药物的剂量和临床效果。

首选的手术有腔内原发性肥胖手术(primary obesity surgery endoluminal,POSE)、内镜下袖状胃成形术(endoscopic sleeve gastroplasty,ESG)、置入胃内水球、胃泵机装置和胃注射减肥。减肥手术包括内镜折叠装置,例如经口出口缩小、改良肥胖腔镜手术(ROSE 手术)、内镜下暗缝装置和内镜下胃空肠吻合术。还有其他技术,例如硬化疗法、黏膜消融和氩等离子凝固术。

腔内原发性肥胖手术(primary obesity surgery endoluminal,POSE)使用无切口手术操作平台在胃底制造全层褶皱以减少胃腔容量,从而限制一个人在特定时间的进食量。该手术引起胃窦运动障碍,从而诱发更早和更长时间的胃饱胀感。

在 ESG 中,内镜医师通过缝合胃壁全层来重塑胃大弯。与 POSE 类似,会导致胃容量减少和胃排空延迟。最初 ESG 是采用抽吸型的浅表缝合装置进行的,由于早期缝合线易裂开,成功率有限。目前采用全层缝合术,这些手术均耗时长,需要在气管插管全身麻醉下进行。此外,ESG 除了具有与所有内镜手术相关的一般风险(如低氧血症和误吸)外,还有特定风险,如术中和术后出血。术后疼痛可能很严重,导致术后住院时间延长,偶尔还需住院治疗。术后应用 CPAP 会增加缝合线脱落的风险。肺顺应性会因二氧化碳泄漏引起腹胀和胃胀而降低,呼气末 CO_2 和肺阻力都会升高。虽然 etCO$_2$ 的增加可以通过增加每分钟通气量来解决,但在治疗气腹时,有时可能需要行腹腔穿刺以释放过多的 CO_2。

置入胃内水球通常在丙泊酚深度镇静(通常称为 MAC 麻醉)下进行,这些水球通过诱导胃轻瘫来减轻体重。然而移除水球时需要刺破球囊排出球腔内生理盐水,而且有时这些球囊会移位到小肠并造成梗阻,因此移除球囊必须在气管插管全身麻醉(general endotracheal anesthesia,GETA)下进行。

AspireAssist 设备(Aspire Bariatrics,King of Prussia,PA,USA)的工作原理类似于经皮内镜胃造瘘术(percutaneous endoscopic gastrostomy,PEG)的管道,主要用于从胃中吸取部分摄入的食物。它是一种基于胃造瘘术的设备,可以吸入最近摄入的部分食物,已获得 FDA 批准用于 BMI 介于 35 至 55kg/m² 之间的患者,这些装置的置入和移除均需在深度镇静下进行。

胃注射减肥疗法是将肉毒杆菌注射到胃底平滑肌中以制造胃轻瘫和早期饱腹感,这是一种结合饮食和运动的有效减肥疗法。该手术需在深度镇静下进行。

改良内镜减重手术(ROSE 手术)为在 Roux-en-Y 胃旁路术患者中采用通过经口内镜缝合(Apollo 平台)缩小胃空肠吻合口,通常在 GETA 下进行,患者通常需要入院接受监护,并处理其疼痛和恶心的问题。ROSE 手术包括将扩张的胃空肠吻合口恢复到原来的术后大小,与在 GETA 下进行的经口输出口缩窄术有相似的问题,术后恶心、呕吐发生率较高。

氩等离子体凝固术包含将氩激光凝固应用于吻合口,需要深度镇静,但需要反复多次,每次大约 15 分钟。

31.3　经口内镜下肌切开术

经口内镜下肌切开术(peroral endoscopic myotomy,POEM)可用于治疗贲门失弛缓症,这是一种运动障碍的疾病,最初常被误诊为胃食管反流病(gastroesophageal reflux disease,GERD)。它的特点是贲门括约肌松弛反应减弱,尽管受影响的食管段松弛反应减弱并不是绝对的。经典外科术式采用纵向切开食管外肌纤维,这仍然是治疗贲门失弛缓症的标准手术方法。目前通过腹腔镜或胸腔镜进行手术,而不是开腹。更新的手术方法包括腹腔镜单孔手术、机器人辅助肌切开术和 POEM 术等。

对 POEM 患者的术前评估应特别关注误吸风险的增加。临床表现取决于贲门失弛缓症的分型。公认的有 3 种类型:Ⅰ型(经典型),食管松弛障碍;Ⅱ型,伴有间歇性食管加压;Ⅲ型(痉挛型),食管远端过早或痉挛性收缩。贲门失弛缓症经常被误诊为 GERD,其典型表现是进行性固体和液体吞咽困难。严重反流及反流病史、肺炎和体重减轻是术前/术中发生误吸的高危因素。部分患者可出现肺部吸入综合征,包括吸入性肺部炎症(急性和慢性)、弥漫性吸入性细支气管炎、孤立性支气管痉挛和吸入性肺炎等。长期反复吸入可能导致慢性间质纤维化。

在麻醉管理方面,GETA 是一种通用、安全且推荐的选择。通常需要延长禁食时间(甚至长达 48 小时,具体取决于症状的严重程度、食管胃十二指肠镜检查结果和个体研究)以最大限度地降低误吸风险。快速顺序诱导插管,采取轻微抬头后仰的体位时发生误吸的可能性最小。极少数情况可能出现突发性气道梗阻,这是由于食管显著扩张引起的长期压迫导致气管后软骨缺血性损伤,从而造成压力相关性气管软化。塌陷的发生发展是动态的变化过程,间歇正压通气(intermittent positive pressure ventilation,IPPV)会缓解这种情况。内镜检查过程中,最好使用带套囊的加强型气管导管,以避免气管插管扭折或阻塞。除了标准监测外,神经肌肉监测以保证适度的松弛也是必不可少的。内镜治疗过程中会使用 CO_2,部分气体可能会被吸收而导致 $etCO_2$ 增加。内镜医师的操作

需要绝对的制动。舒更葡萄糖的问世让麻醉科医师宁可采用深度肌松而避免阻滞不全。POEM 手术步骤包括:内镜下于食管中段做一黏膜切口,内镜进入食管黏膜下层,并通过内镜黏膜剥离刀制作一个黏膜下隧道一直到胃底贲门的胃黏膜下层,以黏膜剥离刀切开食管下段、贲门括约肌及胃体上部固有肌层。

术中并发症包括气胸、心包积气、纵隔气肿、皮下气肿和气腹;术后并发症包括迟发性出血、胸腔积液、轻微炎症或肺节段性肺不张、膈下游离气体或气腹。

无症状气胸极为常见,发生率约 25%,这在 GETA 中更为常见,与正压通气有关。原因是切开食管胸段环形肌时撕裂了纵隔胸膜导致气体泄漏。尽管使用空气作为充气气体可以提供更开阔的视野和操作空间,但这是不明智的。

心包填塞罕见,但是会导致心搏骤停。脉搏突然消失和血压下降是心包填塞的表现。应马上退出内镜,同时还需要进行心肺复苏;经胸超声心动图无法显示心脏,此时必须中止手术,任何黏膜切开处的闭合都可能加剧心包填塞。

皮下气肿是另一种已知的并发症,表现为捻发音、高碳酸血症(监测呼吸末二氧化碳)酸中毒、肺顺应性改变、窦性心动过速、其他心律失常、高血压和术中呼吸末 CO_2 分压升高 >50mmHg。经皮腹部穿刺减压术是指使用 14 号或者 16 号留置针经超声引导下穿刺右上腹,通常在胸腔下方至少 5cm 处进行穿刺。

有症状或有临床意义的纵隔气肿很少见,通常可伴有皮下气肿。出现 $EtCO_2$ 升高、SpO_2 下降,即使采用积极的手控通气仍无法达到适当的潮气量时应考虑纵隔气肿,应退出内镜并对患者进行评估。恶性高热是很容易排除的鉴别诊断,可以根据不能通气和没有高热的特点排除。尽管给予 100% 的氧气通气,但动脉血气仍会出现酸中毒;可能出现血流动力学障碍,包括心律失常或低血压;胸片会显示不同程度的纵隔气肿和皮下气肿。需要在另一个位置进行经腹壁穿刺以便排气,必要时,在适当的呼吸机设置下继续正压通气。

上述许多并发症可以在术后才首次表现出来。

31.4　内镜黏膜下剥离术

内镜黏膜下剥离术(endoscopic submucosal dissection,ESD)被认为是早期胃癌(early gastric cancer,EGC)治疗的金标准。这些手术是针对没有转移风险的肿瘤病变设计的。与快速简单的内镜黏膜切除术不同,ESD 旨在治疗面积较大的 EGC,与传统 EMR 相比,具有更高的整体切除率和切缘阴性率。但 ESD 的穿孔、腹膜炎和延迟出血并发症发生率更高。

内镜医师的期望是让患者保持相对静止和镇静,这些手术通常在丙泊酚深度镇静下进行。有时这些手术可能需要 2~3 小时,而芬太尼等短效阿片类药物需要经常增量使用,可能会延长恢复时间和术后住院时间。

但是 ESD 治疗早期食管癌时,由于食管壁薄和管腔

较窄,GETA 可以提供更加稳定的内镜治疗视野,因此可以保证食管 ESD 顺利开展,同时降低并发症的发生。据报道,在调整了包括内镜医师经验在内的几个临床因素后,与在清醒镇静下相比,GETA 下 ESD 病例的根治性切除率更高,穿孔率更低,从而改善了浅表性食管鳞状细胞癌患者的肿瘤预后。

31.5 内镜引导下逆行性胰胆管造影

内镜引导下逆行性胰胆管造影(ERCP)目前是在许多医院和独立内镜检查场所进行的一项常规手术,但气道管理问题仍未完全解决。可以说这在很大程度上取决于机构和麻醉科医师个人,很多评论广泛讨论了这个话题的相关问题。

已经有许多 ERCP 并发致命和非致命性空气栓塞的病例报道。其他内镜手术,如食管胃十二指肠镜检查、超声内镜检查、乙状结肠镜检查也会并发空气栓塞,需要积极治疗。使用心前区多普勒超声和经食管超声心动图对诊断空气栓塞非常有用。除了传统的支持治疗措施外,对于疑似脑空气栓塞病例,应考虑高压氧治疗以改善神经系统预后。空气栓塞也可能在手术后出现,曾有文章报道了术后恢复室发生的室颤,经长时间心肺复苏后仍无法存活,因此使用 CO_2 进行 ERCP 等复杂手术至关重要。

胰腺坏死切除术和胰腺假性囊肿引流术是比较少见的手术,前者需要住院开展,而后者通常是门诊手术。胰腺包裹性坏死(walled-off necrosis,WON)是一种边界清楚的坏死组织包裹,可以行内镜下坏死组织清除术(direct endoscopic necrosectomy,DEN)。DEN 始终在 GETA 下执行,与手术切除坏死组织相比,DEN 的并发症,如出血、穿刺损伤邻近脏器、继发感染和引流时间延长导致胰瘘的并发症少,并可减少多器官衰竭并降低主要并发症的发生率。

如果胰腺假性囊肿小,发生胰-胃瘘而导致肺误吸的风险可以忽略不计,可以在深度镇静下对胰腺假性囊肿进行超声引导引流。假性囊肿没有上皮层,因此此不被认为是真正的囊肿。但是如果胰腺假性囊肿大、有肺误吸的可能则建议实施气管插管进行全身麻醉。

31.6 结论

总之,复杂内镜操作的不断发展给麻醉科医师带来了许多新的挑战。在开展这些内镜手术的早期阶段,内镜医师也同样处于学习阶段,麻醉科医师和内镜医师之间的交流合作对于识别风险、预防和及时处理相关并发症而言至关重要。

(朱姿羽 译,李晓菲 校)

参考文献

1. Goh YM, James NE, Goh EL, Khanna A. The use of endoluminal techniques in the revision of primary bariatric surgery procedures: a systematic review. Surg Endosc. 2020; 34(6): 2410-28.

2. Tawadros A, Makar M, Kahaleh M, Sarkar A. Overview of bariatric and metabolic endoscopy interventions. Ther Adv Gastrointest Endosc. 2020 Jan 1; 13: 2631774520935239.

3. de Moura DTH, de Moura EGH, Thompson CC. Endoscopic sleeve gastroplasty: From whence we came and where we are going. World J Gastrointest Endosc. 2019 May 16; 11(5): 322-8.

4. Jain D, Bhandari BS, Arora A, Singhal S. Endoscopic Sleeve Gastroplasty - A New Tool to Manage Obesity. Clin Endosc. 2017 Nov; 50(6): 552-61.

5. Fox M, Hebbard G, Janiak P, Brasseur JG, Ghosh S, Thumshirn M, et al. High-resolution manometry predicts the success of oesophageal bolus transport and identifies clinically important abnormalities not detected by conventional manometry. Neurogastroenterol Motil Off J Eur Gastrointest Motil Soc. 2004 Oct; 16(5): 533-42.

6. Torres-Villalobos G, Martin-del-Campo LA. Surgical Treatment for Achalasia of the Esophagus: Laparoscopic Heller Myotomy. Gastroenterol Res Pract [Internet]. 2013 [cited 2019 Nov 17]; 2013. Available from: https://www.ncbi.nlm.nih.gov/pmc/articles/PMC3852767/

7. Goudra BG, Green MS. Anaesthesia for Uncommon and Emerging Procedures. Springer; 2021 Apr 9.

8. Patel DA, Lappas BM, Vaezi MF. An Overview of Achalasia and Its Subtypes. Gastroenterol Hepatol. 2017 Jul; 13(7): 411-21.

9. Ali HA, Murali G, Mukhtar B. Respiratory failure due to achalasia cardia. Respir Med CME. 2009 Jan 1; 2(1): 40-3.

10. Goudra B, Singh PM, Gouda G, Sinha AC. Peroral endoscopic myotomy-initial experience with anesthetic management of 24 procedures and systematic review. Anesth Essays Res. 2016 Aug; 10(2): 297-300.

11. Pandolfino JE, Kahrilas PJ. Presentation, Diagnosis, and Management of Achalasia. Clin Gastroenterol Hepatol. 2013 Aug 1; 11(8): 887-97.

12. Ren Z, Zhong Y, Zhou P, Xu M, Cai M, Li L, et al. Perioperative management and treatment for complications during and after peroral endoscopic myotomy (POEM) for esophageal achalasia (EA) (data from 119 cases). Surg Endosc. 2012 Nov; 26(11): 3267-72.

13. Bang Y-S, Park C. Anesthetic Consideration for Peroral Endoscopic Myotomy. Clin Endosc. 2019 Jul 10.

14. Okada T, Izuta S, Mizobuchi S. A case of ventilatory impairment during per-oral endoscopic myotomy under general anesthesia. JA Clin Rep. 2018 Feb 26; 4(1): 23.

15. Kiriyama S, Naitoh H, Kuwano H. Propofol sedation during endoscopic treatment for early gastric cancer

compared to midazolam. World J Gastroenterol WJG. 2014 Sep 14; 20(34): 11985-90.

16. Song BG, Min YW, Cha RR, Lee H, Min B-H, Lee JH, et al. Endoscopic submucosal dissection under general anesthesia for superficial esophageal squamous cell carcinoma is associated with better clinical outcomes. BMC Gastroenterol. 2018 Jun 7; 18: 80.

17. Goudra B, Singh PM. ERCP: The Unresolved Question of Endotracheal Intubation. Dig Dis Sci. 2013 Nov 13;

18. Goudra BG, Duggan M, Chidambaran V, Venkata HPK, Duggan E, Powell M, et al. A nesthesiology: A Practical Approach. Springer; 2018. 862 p.

19. Hauser G, Milosevic M, Zelic M, Stimac D. Sudden Death After Endoscopic Retrograde Cholangiopancreatography (ERCP)—Case Report and Literature Review. Medicine (Baltimore). 2014 Dec; 93(27): e235.

20. Wanderer JP, Nathan N. Bubble Trouble: Venous Air Embolism in Endoscopic Retrograde Cholangiopancreatography. Anesth Analg. 2018 Aug; 127(2): 324.

21. Marchesi M, Battistini A, Pellegrinelli M, Gentile G, Zoja R. Fatal air embolism during endoscopic retrograde cholangiopancreatography (ERCP): An 'impossible' diagnosis for the forensic pathologist. Med Sci Law. 2016 Jan 1; 56(1): 70-3.

22. Mathew J, Parker C, Wang J. Pulseless electrical activity arrest due to air embolism during endoscopic retrograde cholangiopancreatography: a case report and review of the literature. BMJ Open Gastroenterol. 2015; 2(1): e000046.

23. Wills-Sanin B, Cárdenas YR, Polanco L, Rivero O, Suarez S, Buitrago AF. Air Embolism after Endoscopic Retrograde Cholangiopancreatography in a Patient with Budd Chiari Syndrome. Case Rep Crit Care. 2014; 2014: 205081.

24. Lanke G, Adler DG. Gas embolism during endoscopic retrograde cholangiopancreatography: diagnosis and management. Ann Gastroenterol. 2019; 32(2): 156-67.

25. Fang Y, Wu J, Wang F, Cheng L, Lu Y, Cao X. Air Embolism during Upper Endoscopy: A Case Report. Clin Endosc. 2019 Jul; 52(4): 365-8.

26. Donepudi S, Chavalitdhamrong D, Pu L, Draganov PV. Air embolism complicating gastrointestinal endoscopy: A systematic review. World J Gastrointest Endosc. 2013 Aug 16; 5(8): 359-65.

27. Thompson CC, Kumar N, Slattery J, Clancy TE, Ryan MB, Ryou M, et al. A Standardized Method for Endoscopic Necrosectomy Improves Complication and Mortality Rates. Pancreatol Off J Int Assoc Pancreatol IAP Al.2016; 16(1): 66-72.

第 32 章

如何倡导建设安全高效的非手术室麻醉服务系统?

Basem Abdelmalak

32.1 引言

目前,越来越多的麻醉需求来自传统手术室以外,这衍生出一项独特的麻醉服务,称为非手术室麻醉(non-operating room anesthesia,NORA)。非手术室麻醉数量稳定增长(表 32.1),与标准手术室中进行的麻醉数量形成了鲜明的对比。这大多归因于操作技术的进步——许多手术不需要功能齐全的手术室(如内镜手术)或需要复杂且不可移动的设备(如介入放射)。在这些情况下,往常由术者在操作过程中仅实施镇静处理已经不能满足需要。本文将讨论 NORA 的部分挑战及相应解决方案,患者安全事项,NORA 的领导与效益,以及 COVID-19 对 NORA 的影响。

表 32.1　非手术室麻醉(NORA)服务的场地

胃肠内镜室	MRI(诊断和外科操作)
支气管镜室	核医学
心导管检查室	PACU(电休克治疗)
电生理实验室	疼痛治疗室

32.2 非手术室麻醉的挑战

除了更先进、更复杂医疗操作的开展,科技的进步也为传统创伤性手术难以处置的高危患者提供了新的治疗选择。由于新的医疗操作技术较为复杂,术者需要更多关注操作本身而非担心患者的镇静效果不佳,此类情况下实施麻醉是必然选择,这可能需要在空间紧张的房间内增加人员和设备。既有的内镜室和手术区(如介入放射)主要根据手术操作者的需求布置,在这些不甚理想的环境(空间狭小且通常比较昏暗)中进行麻醉时,麻醉团队往往需要缩减设备,这可能影响到麻醉的质量。难以给患者提供进一步复杂的医疗措施,而且传统手术室中常备的药品、物资和救生设备也不易获取。此外,麻醉科医师可能成为"陌生环境中的陌生人",这也是非手术室麻醉与传统手术室麻醉的区别。在陌生环境中工作会影响到团队合作,并可能对患者的治疗造成负面影响。另一个挑战来自术前评估,与手术室相比,非手术室术前评估可能不够彻底或完整;患者通常会被转诊到只了解病历而不熟悉患者本人的术者。最后,操作医师的期望值过高(或许不切实际):患者静止不动,周转瞬间完成。

确实有时麻醉科医师并不愿意在这些场地提供麻醉。许多团队决定将这项"高压负担"平均分配给所有人,试图避免职业性心身耗竭。但情况并非只能如此。用于治疗患者的先进技术被引入临床后,麻醉科医师应义不容辞地参与到这些场地的规划中,参与最初的讨论,探索新建、扩建和/或重建既有功能区,从而保证患者和麻醉科医师的需求得到满足。参与其中不仅可以帮助加强团队建设,使团队在临床工作中协调一致,还可以促进沟通、建立规章,设置期望和关键要素,帮助发展服务并提供最优质的医疗。表 32.2 列举了一些挑战和解决方案建议。

表 32.2　导致 NORA 复杂性的原因和推荐的解决方案

挑战	问题	解决方案
空间	事后才想到需要麻醉,用于放置麻醉机或者麻醉耗材的空间不足	在设计之初就参与其中,确保这些场地设置了麻醉专用空间
设备	设备不足和/或陈旧	确保设备标准与主流手术室相同。参与初始计划以启动资金预算
人员	术者及其团队不熟悉与麻醉团队的合作	有效沟通、团队建设、设置明确的期望

续表

挑战	问题	解决方案
患者	需要治疗高危患者	建立和优化术前评估,维持监测标准,建立正式的呼救系统,指定训练有素的复苏团队和复苏场地
手术	新颖,复杂,更多有创操作和更高风险的手术	有效的沟通,术前暂停并核对,包括:手术方式、麻醉关注点、潜在并发症和相应的处理方案,患者苏醒地点以及出室计划

以上是常见挑战的总结,每个特定的 NORA 场地有其独特的挑战和临床问题,例如胃肠镜室和支气管镜室,详情请分别参阅参考文献。

32.3　在 NORA 场地进行安全麻醉的最低需求

美国麻醉科医师协会(American Society of Anesthesiologists,ASA)为协助其麻醉科医师应对这一挑战、设计建造一个能为患者提供高质量安全医疗的环境,在与术者、医院建筑师和管理人员讨论后,发布了一道声明,就空间、设备和人员方面列举了对这些场地的最低需求:

- 具备可靠的氧气源和灌满氧气的备用氧气罐
- 具备吸力足够的吸引器
- 具备回收使用吸入麻醉药后产生的废气装置
- 具备自充气呼吸球囊
- 维持手术所需的充足的麻醉药物、齐全的监测设备与耗材
- 充足的光源与电源插座
- 具备麻醉科医师及其他必要人员所需的空间以及通向患者、麻醉设备与急救物品的无障碍通道
- 具备除颤仪和急救药物的抢救车
- 遵守所有适用的建筑法规和设施标准
- 具备训练有素的能为麻醉科医师提供即时协助的人员,同时具备可靠的双向沟通机制以获得额外的协助
- 提供充分的麻醉后监测,包括训练有素的人员和相应设备

32.4　患者监测

需要强调的是,在 NORA 场地监测患者时,也应采用与传统手术室相同的监测标准。ASA 的声明已强调了麻醉中患者监测的重要性。请参阅下列专用监测设备(表 32.3)。

表 32.3　麻醉期间常用的监测设备

心电图仪
血压计(手动、自动、动脉置管)
脉搏氧饱和度仪
二氧化碳描记图
氧分析仪
麻醉药物浓度分析仪

续表

体温计(必要时)
气流量/肺量计(麻醉机部件)
气道压监测仪(麻醉机部件)
气道管路断开报警设备(麻醉机部件)
周围神经刺激仪(使用非去极化肌松药时)
尿比重计(适当时测量尿量)
催眠深度监测仪(可选择项,TIVA 中更优)

32.5　监护麻醉后的苏醒和出院标准

在 NORA 使用的麻醉药应该使患者能够快速苏醒,因为他们通常是来做微创手术的门诊患者。应特别注意管理术后疼痛,避免、预防和处理术后恶心呕吐。同时,每个区域应当制订适合其特定患者和手术的苏醒和出院方案。苏醒和出院标准应当与主流麻醉后监测治疗室(post-anesthesia care unit,PACU)一致。医疗法规要求医师记录客观证据,证明患者符合出院标准,提供出院医嘱并记录在医疗文件中。应充分告知患者,可以回家不代表能够驾驶汽车或立即返回工作。

32.6　NORA 中的监护麻醉

监护麻醉(monitored anesthesia care,MAC)是 NORA 中提供的常见麻醉服务之一,包括不同程度的镇静,需要时可以转换为全身麻醉。提供镇静的过程可能较为复杂,由于患者很容易进入比预期更深的镇静状态,因此需要时刻保持警惕。上述问题引起了人们对 NORA 期间患者安全的担忧。ASA 已结案的索赔数据库显示了一些有趣的信息:回顾 MAC 病例,由绝对或相对过量的镇静剂引起的呼吸抑制占 MAC 相关索赔的 21%,而通过更完善的监测,可以预防一半以上的此类不良事件。与手术室索赔相比,NORA 相关索赔通常与患者死亡、通气问题和更高的支出相关。此外,对 2010—2012 年间 ASA 已结案索赔数据的最新分析也证实了一些调查结果。例如,NORA 中与死亡相关的索赔是与手术室中的 2 倍,而呼吸相关索赔的发生率是手术室的两倍以上。作者们进一步了解到,NORA 中误吸相关的索赔比手术室中要多得多。美国国家麻醉临床结局登记中心(National Anesthesia Clinical Outcomes Registry,NACOR)还通过并发症发生率的数据

来提供 NORA 的安全性信息。手术室患者的总体死亡率比 NORA 患者高，分别为 0.4% 和 0.2%，但心脏病放射介入区域的 NORA 患者死亡率为 0.5%，显著高于手术室。NORA 患者的血流动力学不稳定与呼吸相关并发症的发生率分别为 0.1% 和 0.09%，均低于手术室患者。这些结果在最新的分析中得到了验证。

以上信息表明 NORA 患者的呼吸功能不全是个重大问题。通气不足、呼吸暂停和低氧血症是镇静相关的主要并发症。中度镇静的情况下，这些风险不太明显，但若发展到深度镇静，呼吸功能损害的可能性将增加。此外，亚催眠剂量的镇静药物就可能导致明显的咽功能障碍。当患者从清醒状态进入无意识状态时，肌电图显示其颏舌神经的活动明显下降，可能导致气道阻塞。对通气功能不足的监测非常重要，可以使我们采取干预措施来预防镇静相关的并发症。因此，通气监测是确保镇静患者获得安全医疗的重要组成部分。通过临床观察通气情况来评估呼吸状态并不可靠，所以建议采取常规观察和脉搏氧饱和度以外的监测方法，包括二氧化碳描记图，胸壁阻抗监测技术和声学信号监测。

脉搏氧饱和度仪不能充分地监测通气功能。它可以检测动脉氧饱和度下降（通气不足的结果），但不能灵敏地反映肺泡的通气情况。在额外供氧的情况下出现呼吸抑制时，脉搏氧饱和度检测肺泡通气不足存在延迟。因此一些临床医师不进行额外供氧，这样氧饱和度的下降便预示着通气不足。不吸氧可能有助于及早发现通气不足，但这样做可能有害而且相当危险。低氧血症合并通气不足比单纯的通气不足危害更大。

与脉搏氧饱和度监测相比，在接受镇静的患者中，使用二氧化碳描记图可以更早地发现通气抑制，若技术允许应尽可能使用。此外，与基于脉搏氧饱和度仪的监护相比，基于二氧化碳描记图的干预可以减少低氧血症和呼吸暂停的发生。一项 meta 分析显示，与常规监测相比，使用二氧化碳描记图可以显著提高发现通气抑制的可能性（17.6 倍）。2011 年，ASA 修订了其麻醉基础监测标准，建议在中度和深度镇静期间监测呼气末二氧化碳。但并非所有研究都显示使用二氧化碳描记图有益。无论是否使用二氧化碳描记图，接受妇产科小手术但未吸氧的患者，其低氧血症的发生率没有差异。一项小型研究显示，在不使用额外供氧的情况下，由消化科医师为结肠镜检查实施中度镇静时，无论是否使用二氧化碳描记，患者低氧血症的发生率没有差异。因此，一些非麻醉科医师同事为其患者进行中度镇静时，并不相信二氧化碳描记图的作用。

喉部监测到的呼吸音或可用于分析：可使用低技术设备，如将心前区听诊器置于胸骨切迹处，也有一种已问世的商用声学监测仪：the rainbow Acoustic Monitor™（Masimo Inc.，美国）。另一种方法是监测通气期间胸壁的阻抗变化，可使用呼吸容量监测仪 Respiratory Volume Monitor（RVM，Respiratory Motion Inc.，美国）之类的设备。最后，仍需要更多的研究来确定最佳的监测方法，以确保 NORA 镇静期间充分通气。

32.7　经济效益与法规遵从

NORA 会对资源利用产生重大影响，尤其是人力资源。在麻醉科医师仅进行执业活动时，可将 NORA 与其他任何地方一样进行人员分配，但进行麻醉医疗团队工作或督导住院医师时，计费和资格认证规定会使人员分配变得更加复杂。由于医疗导向的计费规则，NORA 所在地分散而偏远会导致经济效益低下。例如，在医院内镜室中有一个房间适合麻醉科医师单独提供医疗，但如果以麻醉医疗团队模式执业（辅以麻醉护士或麻醉助理医师，为简单起见，都将其称为麻醉助理），麻醉科医师必须同时指导至少 3 个地点，经济上才合算。1 名主治麻醉科医师可以通过住院医师和麻醉助理（达到住院医师认证标准）的组合在医学上指导最多 2 个地点，或者最多 4 名麻醉助理（或麻醉助理与住院医师的组合），如果他们同时位于 1 个手术室（符合计费标准）。介入放射室的设置通常比较单一，而其中进行的手术很复杂，但对应的麻醉团队通常只由 1 名医师及 1 名麻醉助理或住院医师组成，因此效率低下。这些房间通常离手术室很远，位于单独的楼层或侧翼，因此很难满足医疗指导中"立即可用"这一标准。如果介入放射室有多个手术室，可以由放射科、神经科和心脏内科等多科室共享，让麻醉科医师指导介入室中同时进行的手术可以使麻醉服务得到更高效的利用。对于规模较小的机构，设计多功能的房间可能会提高其整体利用率，而对于大型四级转诊中心，每个专科可以拥有专用的房间，因为他们可能有足够多的病例，也有能力同时进行多台手术。鼓励某个机构建设可以被多个专科使用的房间，可以提高术者和该机构的运营及经济效率。将视野扩展到更多可同时进行麻醉的地点，尽管看起来能够令术者满意，但按每年每个地点的手术量来衡量，则可能使麻醉生产力明显下降，同时给麻醉科增加了额外雇用医师的负担。这可能导致麻醉团队向该设施要求分享从手术中获得的部分利润，以支持经济效益低下（从麻醉服务的角度出发）的麻醉服务。

32.8　麻醉服务的时间安排

如果手术量足够大，安排专用时间（成块时间）可以提高利用率，确保利用好未分配的时间（开放时间）可以提高经济效益。安排整天（无论是 8、10 还是 12 小时），而不是一天中的部分时间段，可以提高效率；若手术量较少，可能意味着每隔一周有一个漫长的工作日，而不是每周的工作时段都较短。经济目标之一是减少过度利用的时间，这比未充分利用的时间要昂贵得多（需要支付加班费且积极性降低）。如果手术量大需要更长的时间，最好安排 10 或 12 小时的整天工作，并且希望透明化，而不是安排 8 小时麻醉工作却常规加班，这会让麻醉人员感到不满。将需要麻醉服务的患者安排在手术室外通常很麻烦（不包括在院内需要术者进行轻度或中度镇静以接受治疗的患者）。应将调度程序集成到手术室电子系统中，以确保分配合理,并且全院范围内的调度对于术者和患者而言更加方便,可以改善预约和指令的协调性。

32.9　麻醉者的问题

人力资源还有其他方面需要考虑。指派到 NORA 的人员在这些环境中工作愉快吗?如果不愉快,并且将 NORA 视为一项烦琐的工作,那么由此造成的工作满意度下降可能会导致人员流动增加,同时招聘和培训的成本也很高。

据估计,招聘和培训成本平均是训练有素的员工年薪的 1.5 倍,因此,人员流动的增加不仅影响对患者的医疗,甚至严重打击了经济效益。非技术性能力(任务处理、团队合作、态势感知和决策能力)虽然对所有麻醉科医师都很重要,但对 NORA 及其工作人员的选择和评估更为关键,因为这些能力是可以实现的。

32.10　NORA 与 COVID-19

与日常生活一样,COVID-19 也对 NORA 的实践造成了影响。在 ASA 网站和门诊麻醉学会(Society for Ambulatory Anesthesia,SAMBA)网站上都能找到有用的资源。疫情高峰期间,可能会推迟择期手术,只进行急诊或非常紧急的手术,并且要全面穿戴个人防护装备(personal protective equipment,PPE)。截至撰稿之时,所有州都恢复了择期手术,但仍必须在安全条件下进行,以保护患者、医疗工作者和社区。例如,关于术前筛查和检测 COVID-19 的需要,SAMBA 的声明为门诊和 NORA 患者提供了一些相应指导;SAMBA 对恢复择期手术的额外指南中也涉及了这方面。考虑到这一点,随着 COVID-19 病例和住院人数持续减少,许多卫生系统已经放松了对术前检测的要求,理由是其社区患病率非常低,只会对存在症状或接受特定手术的患者进行术前检测。大流行期间吸取的许多教训已改变了我们对感染控制的认识和做法。其中一些做法很可能被保留。有研究报道,使用鼻导管或 NORA 中其他呼吸设备进行氧疗时可产生气溶胶,例如使用鼻导管吸氧,呼出气体的播散距离与氧流量相关,5L/min 时可达 100cm。使用全脸 CPAP 面罩时的播散距离也相当远。在麻醉科医师为特定的 NORA 手术确定最佳和最安全的麻醉技术时,这些因素应该被考虑在内。

32.11　NORA 的领导

沟通问题是造成医疗伤害的最大原因之一。NORA 中的沟通问题主要在于 3 个方面:麻醉医疗团队和手术间工作人员之间;麻醉医疗团队和术者之间;麻醉医疗团队和其他麻醉者之间。麻醉团队与 NORA 所在地的手术间团队的沟通至关重要。NORA 场景下有许多因素会阻碍信息的有效传递,包括高敏感度的环境和跨专业的信息共享。

在 NORA 中,患者的选择和特殊问题的术前讨论十分关键。患者因素可能会影响是否应在没有标准手术室提供支持的情况下在 NORA 下进行手术。如果必须进行 NORA 手术(如介入神经科需要装有专业软件包的特定成像设备),则事先进行细致的计划可避免在 NORA 环境中工作的许多风险。

最后,在规划 NORA 方案或场所时,麻醉科医师负责人应制订援助方案。在传统手术室中,通常有一个寻呼系统,该系统可以呼叫"任何麻醉科医师"来协助并可以期望那些不亲自提供麻醉医疗的人也会做出反应。但在 NORA 地区,小到需要更多药物标签,大到严重事件,麻醉团队该如何寻求帮助?启动"紧急呼救"也许可以找到帮助,但这个"急救团队"不一定熟悉麻醉下患者的需求和问题。再比如更具体的内容,发生意外插管困难需要帮助怎么办?拥有无线电、移动电话或其他系统,并指导非手术室人员如何激活援助系统,可以挽救患者的生命,并且无疑会减轻麻醉科医师的压力和困难。预先设置如何寻求帮助以及谁将做出响应是一项重要的领导职能。

客户满意度始终是重要的问题。作为提供 NORA 服务的麻醉科医师,确定客户是关键。患者是作者们的首要且最重要的客户,确保安全、有效和及时的麻醉是作者们的主要目标。合理的术前评估以及解决患者/患者代理人和家人的顾虑,对该类客户的满意大有帮助。另一类客户是手术医师。尽管手术医师有许多驱动因素,如竞争职责、咨询、门诊患者就诊等,但最终,医治患者是共同的目标。与其他医师进行交流不仅有助于改善医疗,还可以达成很高的满意度。第三类客户是医院管理部门。他们希望医疗服务及时而高效,从而改善患者的预后。麻醉科医师应领导 NORA 的流程设计,以帮助满足各类客户的需求。

NORA 的另一主要领导内容涉及麻醉科医师的监视工作,其内容为 CMS 授权术者进行的手术镇静。麻醉科医师在 NORA 的存在将促进此类服务,并加强他们与手术镇静团队的关系,以提高患者的安全性和结局。此外,在 NORA 执业的麻醉科医师需要充分利用其经验,负责或至少主导 NORA 服务政策和流程的制订,以使手术室中的患者安全、标准执行、手术效率达到最优化。

32.12　NORA 与美国医疗保健系统的变化

一个迫在眉睫的问题是,作为麻醉科医师如何适应 NORA 朝着基于价值的医疗保健和人群健康的消费方向迈进。公开报道的包括成本指标在内的绩效评估日趋频繁,拥有高免赔额医疗保险的患者越来越多,自付费用有可能成为患者在哪里接受医疗服务的重要推动力。根据当前的服务收费系统,NORA 病例可能无法减少医院的收费,因为它们依赖于诊断相关协议(Diagnosis Related Codes,DRG)和非住院手术协议(Ambulatory Procedure Codes,APC)进行计费,但是,NORA 数量的增加可能会增加总病例数,并缩短住院时间,从而帮助医疗保健系统实现三重目标,即通过更快的服务来改善患者的健康状况,提高患者接受治疗时的体验和结局以及降低医疗总费用。由于某些手术(牙科、内镜手术)不需要手术室的无菌环境,医疗机构能够在建造和维护成本较低的设施中提供这些服务。医院的空余状况如何(通过减少住院时间和住院需求)体现了卫生保健系统在实现三重目标方面的成功程度。在人群普遍健康的状况下,手术医师将成为医疗机构的成本中心而非收入中心。也就是说,医疗机构不再将手术医师看作是带来美元的人,而是把医疗保险费上额外的钱、本应流入医疗机构底线的钱花掉的人。麻醉科医师需要在如何实现医疗保健三重目标方面处于领导地位。

32.13　总结

NORA 的未来是光明的,随着越来越多的微创手术取代常规手术,手术室外对麻醉科医师的需求将不断扩大。因此,麻醉科医师必须离开手术室的熟悉环境,探索陌生的医院政策和手术领域,以确保非手术室患者获得与手术室相同的高质量医疗。成功而安全地提供 NORA 需要深思熟虑的计划和组织(表 32.4)。NORA 领域的患者安全至关重要,如果想通过更好的培训、更好地利用技术和药理学来最大限度地提高安全性,就必须付出更多努力。从新的研究结果中补充知识将提高麻醉工作者在这个领域的效能,并适应越来越多需要麻醉工作者服务的患者和专科医师。麻醉科医师必须继续提供安全医疗、开发循证药物,以体现价值并改进医疗实践。

表 32.4　成功实施 NORA 的 8 个有效习惯

1	领导的确定和正式化(麻醉科医师,手术医师,护士)
2	充足的麻醉设备和可靠的支持
3	改进工作时间安排
4	改进术前评估
5	改进 NORA 的 PACU
6	提高麻醉服务的收费
7	使麻醉参与到手术(中度)镇静中督导
8	建立临床结局数据库

(黄捷　译,张伟时　校)

参考文献

1. Chang B, Kaye AD, Diaz JH, Westlake B, Dutton RP, Urman RD: Complications of Non-Operating Room Procedures: Outcomes From the National Anesthesia Clinical Outcomes Registry. J Patient Saf 2015.

2. Nagrebetsky A, Gabriel RA, Dutton RP, Urman RD: Growth of Nonoperating Room Anesthesia Care in the United States: A Contemporary Trends Analysis. Anesth Analg 2017; 124: 1261-1267.

3. Manser T: Teamwork and patient safety in dynamic domains of healthcare: a review of the literature. Acta Anaesthesiol Scand 2009; 53: 143-51.

4. Bhavani SS, Abdelmalak B: Nonoperating Room Anesthesia: Anesthesia in the Gastrointestinal Suite. Anesthesiol Clin 2019; 37: 301-316.

5. Abdelmalak B, Gildea T, Doyle J: Anesthesia For Bronchoscopy. Current Pharamceutical Design 2012: In Press.

6. American Society of Anesthesiologists (ASA): Statement on Nonoperating Room Anesthetizing Locations, Reaffirmed by the ASA House of Delegates: October 17, 2018 (original approval: October 19, 1994).

7. American Society of Anesthesiologists (ASA): Standards for Basic Anesthetic Monitoring. last ammended by the ASA House of Delegates on October 28, 2015 (original approval: October 21, 1986); Committee of Origin: Standards and Practice Parameters.

8. Apfelbaum JL, Silverstein JH, Chung FF, Connis RT, Fillmore RB, Hunt SE, Nickinovich DG, Schreiner MS, Silverstein JH, Apfelbaum JL, Barlow JC, Chung FF, Connis RT, Fillmore RB, Hunt SE, Joas TA, Nickinovich DG, Schreiner MS, American Society of Anesthesiologists Task Force on Postanesthetic C: Practice guidelines for postanesthetic care: an updated report by the American Society of Anesthesiologists Task Force on Postanesthetic Care. Anesthesiology 2013; 118: 291-307.

9. Chang B, Kaye AD, Diaz JH, Westlake B, Dutton RP, Urman RD: Interventional Procedures Outside of the Operating Room: Results From the National Anesthesia Clinical Outcomes Registry. J Patient Saf 2018; 14: 9-16.

10. Bhananker SM, Posner KL, Cheney FW, Caplan RA, Lee LA, Domino KB: Injury and liability associated with monitored anesthesia care: a closed claims analysis. Anesthesiology 2006; 104: 228-34.

11. Metzner J, Posner KL, Domino KB: The risk and safety of anesthesia at remote locations: the US closed claims analysis. Curr Opin Anaesthesiol 2009; 22: 502-8.

12. Woodward ZG, Urman RD, Domino KB: Safety of Non-Operating Room Anesthesia: A Closed Claims Update. Anesthesiol Clin 2017; 35: 569-581.

13. Gerstenberger PD: Capnography and patient safety for endoscopy. Clin Gastroenterol Hepatol 2010; 8: 423-5.

14. Sundman E, Witt H, Sandin R, Kuylenstierna R, Boden K, Ekberg O, Eriksson LI: Pharyngeal function and airway protection during subhypnotic concentrations of propofol, isoflurane, and sevoflurane: volunteers examined by pharyngeal videoradiography and simultaneous manometry. Anesthesiology 2001; 95: 1125-32.

15. Hillman DR, Walsh JH, Maddison KJ, Platt PR, Kirkness JP, Noffsinger WJ, Eastwood PR: Evolution of changes in upper airway collapsibility during slow induction of anesthesia with propofol. Anesthesiology

2009; 111: 63-71.

16. Vargo JJ, Zuccaro G, Jr., Dumot JA, Conwell DL, Morrow JB, Shay SS: Automated graphic assessment of respiratory activity is superior to pulse oximetry and visual assessment for the detection of early respiratory depression during therapeutic upper endoscopy. Gastrointest Endosc 2002; 55: 826-31.

17. Abdelmalak B, Wang J, Mehta A: Capnography monitoring in procedural sedation for bronchoscopy. J Bronchology Interv Pulmonol 2014; 21: 188-91.

18. Fu ES, Downs JB, Schweiger JW, Miguel RV, Smith RA: Supplemental oxygen impairs detection of hypoventilation by pulse oximetry. Chest 2004; 126: 1552-8.

19. Arakawa H, Kaise M, Sumiyama K, Saito S, Suzuki T, Tajiri H: Does pulse oximetry accurately monitor a patient's ventilation during sedated endoscopy under oxygen supplementation? Singapore Med J 2013; 54: 212-5.

20. Cacho G, Perez-Calle JL, Barbado A, Lledo JL, Ojea R, Fernandez-Rodriguez CM: Capnography is superior to pulse oximetry for the detection of respiratory depression during colonoscopy. Rev Esp Enferm Dig 2010; 102: 86-9.

21. Qadeer MA, Vargo JJ, Dumot JA, Lopez R, Trolli PA, Stevens T, Parsi MA, Sanaka MR, Zuccaro G: Capnographic monitoring of respiratory activity improves safety of sedation for endoscopic cholangiopancreatography and ultrasonography. Gastroenterology 2009; 136: 1568-76; quiz 1819-20.

22. Waugh JB, Epps CA, Khodneva YA: Capnography enhances surveillance of respiratory events during procedural sedation: a meta-analysis. J Clin Anesth 2011; 23: 189-96.

23. van Loon K, van Rheineck Leyssius AT, van Zaane B, Denteneer M, Kalkman CJ: Capnography during deep sedation with propofol by nonanesthesiologists: a randomized controlled trial. Anesth Analg 2014; 119: 49-55.

24. Mehta PP, Kochhar G, Albeldawi M, Kirsh B, Rizk M, Putka B, John B, Wang Y, Breslaw N, Lopez R, Vargo JJ: Capnographic Monitoring in Routine EGD and Colonoscopy With Moderate Sedation: A Prospective, Randomized, Controlled Trial. Am J Gastroenterol 2016; 111: 395-404.

25. Goudra BG P, LC, Speck RM, Sinha, AC. : Comparison of acoustic respiration rate, impedance pneumography and capnometry monitors for respiration rate accuracy and apnea detection during GI endoscopy anesthesia. OJAnes 2013; 3: 74-9.

26. Voscopoulos C, Brayanov J, Ladd D, Lalli M, Panasyuk A, Freeman J: Special article: evaluation of a novel noninvasive respiration monitor providing continuous measurement of minute ventilation in ambulatory subjects in a variety of clinical scenarios. Anesth Analg 2013; 117: 91-100.

27. Ebert TJ, Middleton AH, Makhija N: Ventilation monitoring during moderate sedation in GI patients. J Clin Monit Comput 2015.

28. Abouleish A, Evenson TB. The fallacy of the field of dreams business plan: a downward trend in anesthesiology productivity. *ASA Newsl.* 2007; 71(12): 30-31. Google Scholar.

29. Dexter F, Wachtel RE: Scheduling for anesthesia at geographic locations remote from the operating room. Curr Opin Anaesthesiol 2014; 27: 426-30.

30. Strum DP, Vargas LG, May JH: Surgical subspecialty block utilization and capacity planning: a minimal cost analysis model. Anesthesiology 1999; 90: 1176-85.

31. Dexter F, Xiao Y, Dow AJ, Strader MM, Ho D, Wachtel RE: Coordination of appointments for anesthesia care outside of operating rooms using an enterprise-wide scheduling system. Anesth Analg 2007; 105: 1701-10, table of contents.

32. Waldman D KF, Aurora S, Smith H,: The Shocking Cost of Turnover in, Health Care Health Care Management Review, January/February/March 2004. issue 1, pp 2-7.

33. Williams ES, Skinner AC: Outcomes of physician job satisfaction: a narrative review, implications, and directions for future research. Health Care Manage Rev 2003; 28: 119-39.

34. Fletcher G, Flin R, McGeorge P, Glavin R, Maran N, Patey R: Anaesthetists' Non-Technical Skills (ANTS): evaluation of a behavioural marker system. Br J Anaesth 2003; 90: 580-8.

35. The American Society of Anesthesiologists (ASA) COVID-19 Resources Page https: //www.asahq.org/in-the-spotlight/coronavirus-covid-19-information/caesar, accessed 7/30/2020.

36. The Society for Ambulatory Anesthesia (SAMBA) COVID-19 Resources Page https: //sambahq.org/covid-19-resources-2/ , Accessed 7/30/2020.

37. Society for Ambulatory Anesthesia (SAMBA) Checklist for COVID-Safe Ambulatory Surgical Facilities. https: // sambahq.org/wp-content/uploads/2020/05/SAMBA-COVID-SAFE-ASC-Checklist-5-15-2020.FINAL_.pdf. Accessed 7/30/2020.

38. Society for Ambulatory Anesthesia (SAMBA) Statement on COVID-19 testing before ambulatory surgery. https: // sambahq.org/wp-content/uploads/2020/05/SAMBA-Statement-on-COVID-19-Testing-Before-Ambulatory-Anesthesia-4-30-20.pdf. Accessed 5/2/20.

39. Society For Ambulatory Anesthesia (SAMBA) statement

on Resuming Ambulatory Anesthesia Care. https: // sambahq.org/wp-content/uploads/2020/04/SAMBA-Statement-on-Resuming-Ambulatory-Anestehsia-Care-as-the-Nation-Recovers-From-COVID-19-4-18-2020. pdf Accessed 7/30/2020.

40. Ferioli M, Cisternino C, Leo V, Pisani L, Palange P, Nava S: Protecting healthcare workers from SARS-CoV-2 infection: practical indications. European Respiratory Review 2020; 29(155).

41. Starmer AJ, Spector ND, Srivastava R, West DC, Rosenbluth G, Allen AD, Noble EL, Tse LL, Dalal AK, Keohane CA, Lipsitz SR, Rothschild JM, Wien MF, Yoon CS, Zigmont KR, Wilson KM, O'Toole JK, Solan LG, Aylor M, Bismilla Z, Coffey M, Mahant S, Blankenburg RL, Destino LA, Everhart JL, Patel SJ, Bale JF, Jr., Spackman JB, Stevenson AT, Calaman S, Cole FS, Balmer DF, Hepps JH, Lopreiato JO, Yu CE, Sectish TC, Landrigan CP, Group IPS: Changes in medical errors after implementation of a handoff program. N Engl J Med 2014; 371: 1803-12.

42. Weller J, Boyd M, Cumin D: Teams, tribes and patient safety: overcoming barriers to effective teamwork in healthcare. Postgrad Med J 2014; 90: 149-54.

43. Berwick DM, Nolan TW, Whittington J: The triple aim: care, health, and cost. Health Aff (Millwood) 2008; 27: 759-69.

44. Campbell K, Torres L, Stayer S: Anesthesia and sedation outside the operating room. Anesthesiol Clin 2014; 32: 25-43.

第八部分

特殊患者麻醉

第33章

成人患者儿科疾病的管理

Elizabeth B. Malinzak

33.1 引言

随着医疗水平的不断提高,先天性和后天性的儿科疾病患者现在很容易存活至成年。这些患者通常具有较长的病史,将要面临在成人医疗机构中接受手术和麻醉。从小儿到成人系统的转变,以及发生这种转变的年龄尚未标准化。"成人"麻醉科医师将会更频繁地遇到这些患者,因此,应熟悉常见的儿科疾病。遗憾的是,指导这类患者的围手术期护理和麻醉管理的文献很少。在这里,我们将回顾3种儿科非心脏疾病及其相关的麻醉问题:唐氏综合征、囊性纤维化和早产儿。

33.2 唐氏综合征(21 三体综合征)

唐氏综合征的全球总体患病率是每1 000个活产儿中就会有1个患有唐氏综合征。外科技术和先心病治疗的进步,已使死亡的中位年龄从20世纪70年代的不到10岁增加到20世纪80年代的35岁,直至今日的60岁。目前,痴呆占唐氏综合征死亡人数的1/3。因此,唐氏综合征不再被视为儿科疾病。

表33.1总结了唐氏综合征患者的常见儿科疾病和年龄相关性合并症。重要的是麻醉科医师应知道哪些儿科

表 33.1　唐氏综合征的合并症

系统	小儿合并症	生存到成年?	长期合并症
心血管系统	先天性心脏病	是	心脏瓣膜病
五官	阻塞性睡眠呼吸暂停	是	呼吸系统疾病
	气管狭窄	是	(肺炎、流感)
	牙齿病变	是	
消化系统	先天性巨结肠	否	胃食管反流
			吞咽困难
			乳糜泻
内分泌系统	甲状腺功能障碍	是	肥胖
	糖尿病	是	骨质疏松
血液/肿瘤,免疫	白血病	否	感染增加
神经系统	寰枢椎不稳	是	痴呆或阿尔茨海默病
	听力损失	是	颈椎退行性病变
	视力问题	是	癫痫
行为	自闭症	是	抑郁或焦虑
			强迫症
肌肉骨骼			骨关节炎

表现会持续到成年。唐氏综合征患者仅有儿科相关指南，缺乏对此类患者成年后慢性疾病诊治的循证依据，因此，筛查建议或治疗共识尚未建立。麻醉科医师在为此类患者制订术前评估和围手术期管理计划时应做好这方面准备。

在唐氏综合征成人患者中，心血管和呼吸系统疾病占发病率和死亡率的大部分。先天性心脏病（congenital heart disease，CHD）占该患者人群的 40%~50%。随着先天性心脏病的治疗或进展，患者会发展为肺动脉高压、艾森门格综合征、左心室流出道梗阻和心律不齐。那些没有冠心病的患者成年后会发展成瓣膜疾病，尤其是反流性病变和心力衰竭。对于从小没有做过超声心动图的患者，或出现了新的杂音、心力衰竭迹象的患者，应当检查超声心动图。与一般人群相比，唐氏综合征患者的冠状动脉疾病和高血压的发病率降低，但缺血性心脏病、外周血管疾病和脑血管疾病的死亡率增加。此外，久坐不动的生活方式导致肥胖和功能状态低下的发生率高达 31%~47%，这会使患者围手术期并发症发生的风险更高。与一般人群相比，这些患者的糖尿病患病率也更高。

唐氏综合征患者由于其特征性面容而易患阻塞性睡眠呼吸暂停，其特征性面容包括面部中部发育不全、巨舌症、小颌畸形、高腭穹、牙列差和上呼吸道短小。成年患者常见胃食管反流（Gastroesophageal reflux，GERD）和吞咽困难，有误吸的风险。已知唐氏综合征患者儿童时期存在寰枢椎不稳的现象，这种现象会一直持续到成年。唐氏综合征成年后发展成退行性颈椎病。所有这些因素提示潜在困难气道并可能给诱导期和苏醒期带来挑战。此外，由于细胞和体液免疫功能低下，呼吸道解剖结构缺陷、阻塞性睡眠呼吸暂停、吞咽困难和胃食管反流，使得这类患者的呼吸道感染率较高。这也是术后需要特别考虑的，因为这些患者更容易发生感染相关性并发症，包括肺炎、吸入性肺炎和尿路感染，导致住院时间更长，随年龄的增长，与感染相关的死亡率也会增加。

如前所述，痴呆（包括阿尔茨海默病）是唐氏综合征中常见的年龄相关性疾病。对于这类患者而言，诊断变得更加困难，因为它通常以人格和行为的改变作为首发症状，而不是普通人群中常见的短期记忆和语言缺陷。大多数简易精神状态检查并未考虑到智力障碍，因此并不可靠。针对该人群有经过验证的测量办法，例如唐氏综合征的痴呆量表。此外，癫痫发作也可能与痴呆发生有关。

成年唐氏综合征患者可能需要进行几类手术。先天性心脏病可能需要行瓣膜置换或其他手术。骨质疏松症、骨关节炎和韧带松弛的患病趋势导致矫形外科手术的需求，如关节置换、脊柱手术和骨折或脱位修复。患有唐氏综合征的成年人患实体瘤的风险较低，例如子宫颈癌、乳腺癌、肺癌或前列腺癌，但患卵巢和睾丸肿瘤的风险较高，可能需要手术治疗。与普通人群相比，甲状腺疾病的高发可能需要行甲状腺切除术。视力和听力的丧失以及牙齿病损发生率均较高，需要眼科、耳鼻喉科和口腔科手术。另外，唐氏综合征患者中痴呆或其他行为障碍（例如自闭症）的出现，可能需要在麻醉状态下进行检查。唐氏综合征男性患者不育，唐氏综合征女性患者可行妇产科筛查。尽管这些女性的生育率确实比一般人群低，但仍有 50% 的可能性生下唐氏综合征的孩子，值得警惕。

当麻醉科医师负责成年唐氏综合征患者治疗时，应根据此处讨论的事项和表 33.1 中列出的事项进行详细的病史和体格检查。但是，由于患者的视听障碍和心智状态可能会导致患者交流或知情同意的能力较弱。因此，可能需要签署委托书，寻求律师、监护人和/或看护人的协助。由于此类合并多种疾病的唐氏综合征患者有机会生存至成年，因此在制订这些患者的围手术期计划时需要有几点考虑。表 33.2 概述了这些决策。

表 33.2 成人唐氏综合征患者管理的围手术期注意事项

时间段	决策	要考虑的合并症
术前	使用抗焦虑药	精神状态或行为问题
	使用抽吸预防措施	GERD、吞咽困难
	潜在的挑战性血管通路	多次手术/检查、肥胖
	区域麻醉 vs 全身麻醉	精神状态/痴呆和气道病史
诱导期	清醒 vs 睡眠插管	精神状态/痴呆和气道病史
	吸入 vs 静脉 vs 快速序列诱导	精神状态/痴呆、GERD、吞咽困难
	通气和/或插管困难	阻塞性睡眠呼吸暂停、气道检查、肥胖
	采取颈椎保护措施	颈椎退行性变、寰枢椎不稳
	使用较小的气管导管	气道病史
术中	潜在的挑战性体位	肥胖、骨质疏松
	血流动力学控制和液体管理	心脏疾病
	预防性抗生素的使用	先天性心脏病
	麻醉与非麻醉性镇痛药	阻塞性睡眠呼吸暂停

续表

时间段	决策	要考虑的合并症
术中	无菌技术	高感染风险
	药物相互作用的可能性	治疗痴呆的药物
术后	术后监测	阻塞性睡眠呼吸暂停
	疼痛控制:PCA vs 计划 vs 区域阻滞	阻塞性睡眠呼吸暂停、精神状态
	术后认知功能障碍的风险	痴呆

33.3　囊性纤维化

1990 年,囊性纤维化(cystic fibrosis,CF)患者中只有 30% 超过 18 岁。2014 年,超过 50% 的 CF 患者活至成年,目前存活的中位年龄为 41 岁。这些患者中有许多一生中接受了 2 次或 3 次肺移植,生存期得以延长。该病最初常见于白种人,随着患病率的升高,在西班牙裔和非裔美国人中也很常见。

囊性纤维化跨膜传导调节因子(CF transmembrane regulator,CFTR)是外分泌腺上皮细胞顶端的一个氯离子通道,其中 F508del 突变,导致气道、胃肠道、汗腺和泌尿生殖系统发生病理变化。CF 患者的临床严重程度差异很大。肺部疾病占发病率和死亡率的 90% 以上。CFTR 缺陷会导致杯状细胞肥大、黏液分泌,以及肺部黏液-纤毛清除率降低,从而导致慢性炎症、低氧血症和高碳酸血症,以及多种细菌和病毒感染。鼻息肉在 CF 患者主诉多见,常引起慢性鼻窦炎。随着患者年龄的增长,慢性炎症和低氧血症导致肺血管阻力增加和肺心病的发生。老年晚期肺部疾病患者中,肺出血和气胸多见,死亡率分别为 6.3%~14.3% 和 5.8%~16.1%。

胰腺外分泌疾病在 90% 以上的 CF 患者中有表现,并且随着年龄的增长,这些患者极有可能发展为糖尿病和胰腺炎。胰腺导管上皮细胞中 CFTR 的缺失会触发级联反应,导致胰腺自身消化、β 细胞破坏和纤维化。在老年 CF 患者中,糖尿病的微血管并发症(包括视网膜病变、肾病和神经病变)比大血管并发症(如动脉粥样硬化和冠状动脉疾病)更多见。除糖尿病外,胰腺由于自身消化,影响了蛋白质和脂肪的吸收,从而导致脂溶性维生素缺乏和营养不良。维生素 K 缺乏会使患者面临凝血障碍的风险,而维生素 D 吸收不良和营养状况不佳会导致骨密度低。随着这些患者年龄的增长,他们更容易发生骨折,尤其是肋骨和椎骨压缩性骨折,并且脊柱侧凸和后凸畸形的患病率更高,这会进一步使他们的肺部状况恶化。胰腺纤维化也可引起胆总管狭窄,大约 10% 的患者会发展为胆石症。CF 的其他胃肠道影响包括肝胆疾病和远端肠梗阻综合征。1/3 的 CF 患者肝功能检查异常,可能会发展为脂肪肝或肝硬化、门静脉高压。肝硬化是继呼吸衰竭后 CF 患者第二大常见的死亡原因。远端肠梗阻综合征包括结肠和回肠末端反复发作的肠梗阻,并且几乎

仅发生在胰腺功能不全的成人 CF 患者中。最后,CF 患者的结肠癌风险提高 5~10 倍,通常发生在 40 岁左右,比非 CF 患者大约早 20~30 年。

由于 CF 会随着患者年龄的增长而呈现多系统表现,麻醉科医师将有可能接触到此类患者的鼻窦手术、胸外科手术、眼科手术、肝胆外科手术(包括移植)、结直肠外科和整形外科手术,或者在手术室以外的地方提供介入治疗或胃肠道检查的麻醉。大多数 CF 患者对自己的病情十分了解,并与他们的医疗团队有长期的联系,而麻醉科医师通常只在患者病重时才会见到其本人,了解 CF 的广泛变异性和波动性,从患者对自身健康的角度与患者合作,可以获得患者的信任。正在向成人系统过渡的年轻 CF 患者可能在独立做出更复杂的决定和应对健康恶化方面存在困难,因此获得社会心理支持可能会有所帮助。对于晚期肺病患者,在手术前应与患者讨论预先指示和生命终止问题。

在术前评估中,通过询问患者咳嗽、黏液分泌、感染、气道反应性、近期住院病史和运动耐量来充分评估患者的呼吸状况是十分重要的。胸部 X 线检查有助于观察是否存在肺部过度膨胀和脊柱后凸侧弯。肺功能检测显示,随着肺部病的发展,FEV_1 和 FEV_1/FVC 下降,而 TLC、RV 升高。血气分析基础值和肝功能检查可能会有所帮助。参考呼吸科医师和内分泌科医师的建议确保患者的治疗方案得到优化,建议包括胸部物理治疗、抗生素治疗,以及使用重组人脱氧核糖核酸酶、高渗盐水雾化液和沙丁胺醇等。

男性由于先天性输精管缺如和无精子症而导致不育,女性的生育能力下降,但是随着成年 CF 患者的患病率增加,预计会有更多的妊娠 CF 患者出现。受孕对 CF 患者的肺功能有严重的生理影响。她们可能无法满足自身每分钟通气量和氧合增加的需求。血容量和心排血量的增加会加重右心衰竭或导致肺心病的发展。轻度至中度肺部疾病的患者在受孕期间往往免于疾病进展,可以较好地耐受椎管内麻醉。产科 CF 患者预后不良的预测因素包括妊娠期体重增加较少、FVC<50%、肺部感染频繁、糖尿病或胰腺功能不全。

术中和术后时期,CF 患者的主要治疗目标是使通气抑制降至最低。表 33.3 概述了实现此目标的建议,以及 CF 患者术中处理的挑战。

表 33.3　成人囊性纤维化患者的术中面临的挑战和建议

考虑因素	挑战	建议
诱导	• 避免由于鼻息肉引起的鼻咽气道狭窄 • 鼻窦炎可能引起支气管痉挛 • 肌肉松弛药使用带来的通气困难的风险,肌肉松弛状态下,气道失去支撑	• 使用区域麻醉可避免气道问题并降低术后肺部并发症的风险 • 尽早使用口咽通气道,以免气道阻塞 • 挥发性支气管扩张剂耐受性好
通气和氧合	• 为了避免缺氧和高碳血症,可能需要较高的气道压力,但这会增加肺损伤的风险 • 通气不匹配很常见,并可能发展为肺心病	• 经常使用吸痰管或支气管镜经气管插管(endotracheal tube,ETT)吸引分泌物,必要时灌洗 • 保持气体湿润和温暖,避免分泌物增加 • 使用支气管扩张剂治疗反应性气道 • 考虑进行胸部物理治疗和肺复张促进分泌物排出并避免肺不张 • 恢复自主呼吸时应计划尽早拔管,因为长时间机械通气会增加肺部感染概率 • 考虑在麻醉复苏室用 Bipap 模式来纠正 CO_2 潴留
镇痛	• 谨慎使用阿片类药物以免呼吸抑制 • 椎管内麻醉可能由于呼吸对辅助呼吸肌的依赖而耐受性差	• 考虑使用区域麻醉和辅助用药以避免疼痛对呼吸机械学的不利影响
其他	• 肝病可导致药物代谢改变和凝血异常 • 由于长期治疗,静脉通道建立可能会很困难	• 每小时监测血糖 • 必要时夜间监测

33.4　早产儿

自从 20 世纪 60 年代新生儿重症监护病房(neonatal intensive care unit,NICU)建立,早产儿的存活率得以提高,这意味接受现代新生儿管理的这一批人现在已经四五十岁。每 10 个婴儿中大约有 1 个是早产,95% 的早产儿可以存活至成年,22~28 周之间出生的婴儿存活率为 76%。这意味着,目前美国约有 9.5% 的成年人出生在 37 周之前,医师将会越来越多地遇到早产儿出生的成年患者。尽管存活率有所提高,这些患者在早期病程中发生呼吸、心血管、肾脏、代谢和神经精神疾病的高风险持续存在。在一项对早产的年轻人的队列研究中,这一人群与足月出生的成年人相比死亡率增加了 40%,而这一差异并未能通过社会人口统计学差异或先天异常来解释。早产儿的存在可能会以未来的健康和社会风险为代价,增加医疗负担,因此"早产"应被视为成年人多种长期疾病的危险因素。

子宫内特定的发育时期发生的事件是如何重新程序化细胞、组织、器官的发育,从而导致功能改变,这被称为"健康与疾病的发育起源"理论,早产是最常见的例子。这些变化不一定在出生时就能明显观察到,但却可能导致慢性病的风险增加。疾病的风险程度通常与早产的程度成正比,肺和脑是最容易受到早产影响的器官。

在足月出生的患者中,肺功能通常在成年早期达到高峰。早产儿出身的成年人患有特殊的呼吸系统疾病,包括无嗜酸性粒细胞增多的气流受限、肺发育异常和肺实质损害。此外,新生儿干预措施如反复插管或长时间机械通气,可能会导致声门下狭窄、气管软化或支气管软化,从而进一步影响肺功能。早产儿出生的成年人中,可能会存在肺功能峰值低,达到峰值后下降迅速,并且还可能由于污染、感染和吸烟等外部环境因素而恶化。慢性肺病的患病率与出生时的胎龄有关,尽管早产产前糖皮质激素的使用使得 1999 年以后出生的患儿的预后得到了改善,在患有支气管肺发育不良(bronchopulmonary dysplasia,BPD)的早产儿中,肺部疾病更加严重。之前为早产儿的患者肺功能检查显示 FEV_1 降低、呼吸道阻力增加,以及一氧化碳弥散量降低。与围手术期评估有关,这可能表现为运动耐量下降、呼吸道症状增加(例如咳嗽和气喘),以及被诊断哮喘、慢性阻塞性肺疾病(chronic obstructive pulmonary disease,COPD)和阻塞性睡眠呼吸暂停的可能性增加。哮喘确实与早产患者的慢性肺部疾病有共同的临床特征,但在这些患者群体中,反复发作的支气管阻塞是肺生长发育异常的结果,而不是嗜酸性粒细胞介导的炎症和特异反应。少数成年患者可能在童年时期或成年后没有任何症状,但是由于气流受限一直存在,一旦麻醉,他们可能会显示出气道阻塞的迹象。随着患者年龄的增长,新生儿临床经验的累积发展和越来越多低胎龄儿的存在可能会对肺部疾病的性质有新的理解。由于没有针对这类患者的循证指南,因此有必要确定肺部疾病的病理并进行相应治疗,而不能单纯认为是哮喘或 COPD。

许多早产儿终身存在神经发育缺陷,从临床疾病如脑瘫(cerebral palsy,CP)或癫痫到行为和精神病学表现不等。与肺部疾病一样,低胎龄的患者更容易产生神经功能障碍。尽管 CP 是较常见的残疾之一,但患病率由于新

表 36.2　心源性休克的定义——血流动力学、临床和生化标准

试验名称/指南	心源性休克的定义
SHOCK (1999)	1. 收缩压 <90mmHg,持续 30min 及以上或需要干预才能维持收缩压≥90mmHg 2. 终末器官灌注不足:尿量 <30ml/h 或四肢湿冷,心率 >60 次/min 3. 血流动力学参数:CI≤2.2L/(min·m²) 和 PCWP≥15mmHg
CULPRIT-SHOCK (2017)	1. 收缩压 <90mmHg,持续 30min 及以上或需要儿茶酚胺类药物才能维持收缩压 >90mmHg 2. 临床性肺淤血 3. 终末器官灌注不足,至少符合下列标准之一: a) 精神状态改变 b) 皮肤和四肢湿冷 c) 尿量 <30ml/h d) 乳酸 >2.0mmol/L
欧洲心脏病学会心力衰竭指南 (2016)	1. 容量充足的情况下收缩压 <90mmHg,伴有临床或实验室低灌注表现 2. 临床灌注不足:四肢湿冷、少尿、精神异常、头晕、脉压减小 3. 实验室低灌注:代谢性酸中毒,乳酸、肌酐升高

CI,心脏指数;PCWP,肺毛细血管楔压。

表 36.3　心源性休克进展的阶段

阶段	定义特征	生化标志物和血流动力学参数
风险期	患者有发生心源性休克的"风险",但目前没有出现心源性休克的体征/症状	乳酸正常 血压正常 (SBP≥100) C1≥2.5,CVP<10,MVO₂ sat≥65%
开始期	患者临床表现为无灌注不足的相对低血压或心动过速。这类患者正处于心源性休克的"开始期"	乳酸正常,BNP 升高 SBP<90 或 MAP<60,PR≥100 CI≥2.2,MVO₂ sat≥65%
典型期	患者表现为"典型"的心源性休克:低血压和低灌注。为恢复灌注,除强心药和升压药外,还需机械循环支持(不包括体外膜氧合)	乳酸≥2,血清 Cr 翻倍 肝功能检查指标升高,BNP 升高 收缩压 <90 或 MAP<60 需要用药物来维持血压 CI<2.2,PCWP>15,RAP/PCWP 比值≥0.8,PAPI<1.85,CPO≤0.6
恶化期	心源性休克表现为恶化:心源性休克对治疗无效,患者病情迅速恶化。考虑开始体外膜氧合支持	满足典型期指标并且出现恶化。需要多种血管加压药/正性肌力药或需要 MCS 装置以维持足够的组织灌注
终末期	终末期患者包括正在进行心肺复苏和/或体外膜氧合的心搏骤停患者	不进行复苏便无 SBP/MAP PEA 或难治性室性心动过速/心室颤动 尽管给予最大强度支持,但仍表现为持续低血压

BNP:脑利钠肽,CI:心脏指数[L/(min·m²)],CPO:心输出功率(瓦特),CVP:中心静脉压(mmHg),Cr:肌酐,MVO₂ sat:混合静脉血氧饱和度,MAP:平均动脉压(mmHg),PCWP:肺毛细血管楔压(mmHg),PR:脉搏率(次/min),PAPI:肺动脉搏动指数,RAP:右心房压(mmHg)

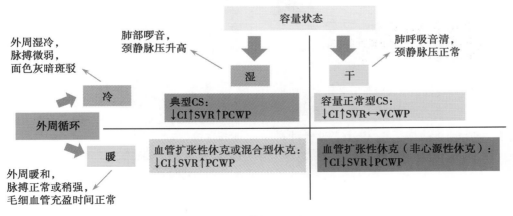

图 36.1　心源性休克的表型

末器官灌注不足。右心室衰竭型 CS 出现右心室衰竭,除低血压和低灌注外,通常表现为右心房压(RAP)或中心静脉压(CVP)升高和肺毛细血管楔压(PCWP)相对正常。RAP/PCWP 比值应≥0.8。

在所有的血流动力学参数中,心输出率与心肌梗死导致心源性休克的死亡率相关性最强。心输出率(CPO)的计算公式为:MAP×CO/451,代表了心脏的泵功能。对血流动力学稳定体型正常的成人,CPO 通常是 1W(瓦特),运动时可上升到 6W。在慢性心力衰竭患者中,恢复心脏泵送功能的能力降低(相对增加 CPO),并可预测死亡率。

另一项新获临床认可的血流动力学参数是肺动脉搏动指数(PAPi)。其计算公式为:肺动脉压/右心房压,是右心室心力衰竭、肺动脉高压加重和住院死亡率升高的敏感指标。此外,它还被用于评估终末期心力衰竭患者植入左心室辅助装置(LVAD)后是否还需要右心 MCS。CPO 和 PAPi 这两个指标已被纳入评估指标以帮助管理决策,包括心源性休克患者 MCS 的建立和撤机。

36.2 心源性休克的病理生理学

心源性休克时心排血量减少和全身低灌注导致多种不良反应,这些反应由缺血、炎症、血管收缩和容量超负荷引发。收缩功能受损和舒张功能障碍导致左心室舒张末压(LVEDP)升高,心肌收缩力、冠状动脉灌注和每搏量降低。这种改变除降低全身灌注外,还会导致肺充血和水肿,引起肺血管收缩和肺泡氧合交换受损。随之而来的低血压、缺氧和组织灌注不足,导致缺血和炎症。

交感神经系统、肾素-血管紧张素-醛固酮系统和肾小管-肾小球反馈,对这些变化的反应导致容量超负荷和后负荷增加。这进一步使每搏量下降,左心室舒张末压增加。这会形成恶性循环,阻碍心肌功能的恢复,并可能导致多器官衰竭和死亡(图 36.2)。

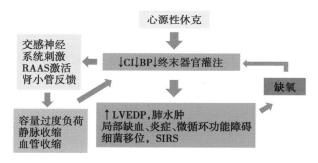

图 36.2　心源性休克的病理生理学

36.3 机械循环支持(MCS)治疗心源性休克:时机及原因

心源性休克时,常需使用血管活性药物纠正全身低灌注和低血压,如去甲肾上腺素、肾上腺素和血管升压素。虽然药物支持有助于暂时恢复心排血量和血压,但会增加心肌氧耗,从而加重缺血,增加心肌做功,增加恶性心律失常的发生风险。相反,MCS 在提供全身和冠状动脉足够灌注的同时,可降低左心室每搏功和心肌氧耗。生理上,使用 MCS 通常能让平均动脉压和心脏指数增加,同时肺毛细血管楔压、左心室舒张末压和左心室舒张末容积下降。因此,理想的 MCS 装置可通过增加心排血量、优化前负荷和后负荷以及促进衰竭心室的恢复,来阻断心源性休克的恶性循环。生化上,休克状态的缓解表现为血清乳酸水平的降低和混合静脉血氧饱和度的升高。

除了植入方法(经皮植入与外科植入),MCS 设备还可根据预计的维持时间(短期:几天到几周。长期:几个月到几年)以及所支持的心室进行分类(左心室、右心室、双心室)。短期 MCS 设备旨在提供"恢复的桥梁",即暂时使用这些设备直到心肌恢复。因此,短期 MCS 设备最常用于明确或预期的急性心源性休克。这些情况包括心脏切开术后休克、急性心肌梗死、高危的经皮冠状动脉介入治疗、难治性室颤/室动过速消融术、暴发性心肌炎、心脏移植后急性心功能障碍和心搏骤停后维持。

相比之下,长期 MCS 设备如 Hleartmate Ⅲ LVAD 被用来提供"移植的桥梁"和"最终治疗"服务。这些设备用于等待心脏移植的终末期或晚期心力衰竭患者,或不符合心脏移植条件但需要长期机械循环支持(最终治疗)的患者。

非长期或短期 MCS 设备有助于稳定急性心源性休克患者,从而决定是否需要长期 MCS 或心脏移植。目前,有 4 种建立短期 MCS 的常用方法,可根据所辅助的心室进行大致分类(表 36.4 和表 36.5):

(1)左心室辅助:IABP(主动脉内球囊泵)、Impella(2.5、CP、5 和 5.5)、Tandem Heart(TH)。

(2)右心室辅助:Impella RP、串联 TH 右心房-肺动脉(TH RA-PA)和经皮右心室辅助装置(pRVAD)。

(3)双室辅助:VA ECMO(静脉-动脉体外膜氧合)、LV-RV Impella 装置组合、LV Impella 与 TH RA-PA 或 pRVAD 装置组合。

需要注意的是,在心搏骤停 20 分钟内建立体外心肺复苏(ECPR),包括静脉-动脉体外膜氧合。虽然其他 MCS 设备也可用于心源性休克,但不适用于无法恢复自主循环的心搏骤停患者。

使用 MCS 设备相关的并发症包括溶血、出血、感染、血小板减少和建立股动脉或腋动脉通路时远端肢体缺血。此外,IABP 和 Impella 左心室设备增加了从左心室到主动脉的顺行血流,但 VA ECMO 依靠非生理逆行灌注技术提供循环支持。这导致左心室后负荷和 LVEDP 增加。因此,可能会出现左心室扩张和肺淤血,需要使用左心室排出口进行减压。左心室排出口可通过放置 Impella、IABP 或手术来实现。

表 36.4　左心室短期机械循环装置的特点

	IABP	IMPELLA				TandemHeart
		2.5	CP	5.0	5.5 或 LD	
机制	反搏	无脉动连续血流轴流泵				离心泵
COAug（L/min）	0.5~1	2.5	2.5~3.7	5	6.2	5
支持类型	舒张期增加冠状动脉灌注，减少左心室后负荷	左心室压力和容量无负荷：通过左心房置入左心室，将血液从左心室抽送至升主动脉				左心室容量无负荷：从左心房抽出血液，排到股动脉
植入最长时间（周）	几周	1	1	2	2	2
需要 AC 和 ACT 的目标	建议 <1∶1 160~180 秒	根据需要，置入时 ACT>250 秒，随后维持在 160~180 秒				根据需要，目标 ACT 在置入时 >400 秒，维护期间降到 200 秒
置入位置	通过股动脉放置，位于左侧锁骨下动脉开口的下方	泵 2.5，CP 通常通过股动脉经皮置入泵 5.0，LD 通常需要手术切开，首选通过腋动脉放置				经股静脉放置，经房间隔穿刺，设备放置在左心房吸进离心泵，排入股动脉

IABP，主动脉内球囊泵；COAug，心排血量增加；LA，左心房；LV，左心室；Max DI，植入最长时间；AC，抗凝；ACT，激活凝血时间。

表 36.5　右心室和双心室短期机械循环支持装置的特点

	Impella RP：右经皮穿刺	pRVAD（Protek Duo）	VA ECMO
机制	无脉动连续血流轴流泵	离心泵	离心泵
COAug（L/min）	2~4	2~5	2~6
支持类型	RV 容量和压力无负荷：从 IVC 抽出血液，排到 PA	RV 容量无负荷：血液从 RA 进入离心泵，排出到 PA，能够增加氧合。	双心室容量和压力卸载：来自静脉系统的血液（股静脉或颈内静脉）排入离心泵和排出到动脉系统（股动脉、腋或主动脉）
Max DI（周）	2	2	2~4
需要 AC	需要	需要	需要
置入位置	股静脉、经皮	颈内静脉、经皮	经皮或手术置入

COAug，心排血量增加；Max DI，植入最长时间；AC，抗凝；ACT，活化凝血时间；RV，右心室；RVAD，右心室辅助装置；PA，肺动脉；VA ECMO，静脉动脉体外膜氧合。

36.4　心源性休克患者行非心脏手术的围手术期管理

与心力衰竭或休克多学科团队沟通，以明确心源性休克的病因、分期和临床表型。重要的是，要确定 MCS 类型（如果有的话），所提供的支持水平以及是否存在任何设备相关的并发症。

监测和血管通路：除标准的 ASA 监测外，建议进行有创动脉血压监测。在 VA ECMO 患者中，建议选用右上肢动脉通路。先天性肺损伤/肺淤血可导致进入左心室的血液氧合受损。正在恢复的左心室将氧合不全的血液泵入主动脉弓，与来自体外膜氧合泵中充分氧合的血液混合。这可能导致大脑和右上肢氧合受损，表现为上肢和头部发绀。因此，在进行 VA ECMO 治疗的患者中，经常使用脑血氧饱和度监测与右下肢动脉血气相结合的方法

来识别和避免这种并发症。肺动脉导管有助于评估混合静脉血氧饱和度和 MCS 充分性。此外，肺动脉压力可替代 LVEDP 以明确左心室是否负荷过重。虽然在 MCS 上进行热稀释心排血量测量可能不准确，但它经常在设备撤机时用于评估心脏恢复的充分性。重要的是，中心静脉通路有利于血管活性药物的使用。

血流动力学目标：虽然心源性休克时理想的 MAP 水平尚不清楚，但将 MAP 保持在 65~80mmHg 范围内是合理的。灌注充分性可通过连续测量血清乳酸水平和混合静脉血氧饱和度来评估。

生化指标：心源性休克常导致多系统改变，包括缺血性肝炎和急性肾损伤，肝功能、血清肌酐和血清电解质的一系列评估是有益的。尽管中性粒细胞增多在感染时更为常见，全血细胞减少也可在并发脓毒症时发生。

血液学指标：与肝素抗凝和 MCS 诱导的溶血、血小板减少相关的出血，可能需要输注红细胞。血栓弹力图检

查有助于确定是否需要输注血小板、冷沉淀和新鲜冷冻血浆。此外,需警惕肝素引起的血小板减少症。

使用 MCS 时,血流动力学不稳定可能由急性右心室衰竭、MCS 设备故障、心包填塞、合并脓毒症、严重 ARDS、气胸和/或持续出血引起。有必要行超声心动图和肺超声评估以明确原因。此外,在确定和对因治疗前,可能需要使用正性肌力药物和血管升压药物。由于这些患者发生恶性心律失常的风险高,因此最好准备好除颤仪器,以防需要紧急复律或除颤。

机械通气:肺保护性通气最常见于围手术期。然而,很少有证据支持心源性休克患者使用某种特定的通气模式或策略。虽然缺氧是有害的,但高氧对这些患者也没有效果。

麻醉诱导和维持经常需要减少麻醉药物剂量。静脉注射药物可能需要更长的时间才能起效。全凭静脉麻醉和吸入麻醉均可诱发与血管舒张和心肌抑制相关的低血压。BIS 监测有助于维持麻醉深度。目前,还没有研究结果支持使用某种麻醉方法。继续使用已有的血管活性药物和肺血管扩张药物很重要。椎管内麻醉经常因为肝素抗凝而禁用。

维持正常体温对避免凝血病很重要。发热可能是此类患者感染或输血反应的早期临床症状。重要的是,在接受 VA ECMO 支持和持续肾脏替代治疗的患者中,发热可能会被掩盖。

关注由患者或委托书作出的高级指示和临终决定很重要。在进行需要麻醉的手术或操作干预前,应明确这些问题。

(张广玲　译,范晓华　校)

参考文献

1. Virani SS, Alonso A, Aparicio HJ et al; American Heart Association Council on Epidemiology and Prevention Statistics Committee and Stroke Statistics Subcommittee. Heart Disease and Stroke Statistics-2021 Update: A Report from the American Heart Association. Circulation. 2021 Feb 23; 143(8): e254-e7432.

2. Thiele H, Ohman EM, de Waha-Thiele S, et al. Management of cardiogenic shock complicating myocardial infarction: an update 2019, European Heart Journal, 2019; 40(32): 2671-26833.

3. Hajjar LA, Teboul JL. Mechanical Circulatory Support Devices for Cardiogenic Shock: State of the Art. Crit Care. 2019; 23(1):76.

4. van Diepen S, Katz JN, Albert NM, et al. Contemporary management of cardiogenic shock: a scientific statement from the American Heart Association. Circulation. 2017; 136: e232-e268.

5. Hochman JS, Sleeper LA, Webb JG et al. Early revascularization in acute myocardial infarction complicated by cardiogenic shock. SHOCK Investigators. Should we emergently revascularize occluded coronaries for cardiogenic shock? N Engl J Med 1999; 341: 625-634.

6. Thiele H, Akin I, Sandri M et al; CULPRIT-SHOCK Investigators. PCI Strategies in Patients with Acute Myocardial Infarction and Cardiogenic Shock. N Engl J Med. 2017 Dec 21; 377(25):2419-2432.

7. Ponikowski P, Voors AA, Anker SD et al. 2016 ESC Guidelines for the diagnosis and treatment of acute and chronic heart failure. Eur Heart J 2016; 37: 2129-2200.

8. Baran, DA, Grines, CL, Bailey, S, et al. SCAI clinical expert consensus statement on the classification of cardiogenic shock. Catheter Cardiovasc Interv. 2019; 94: 29-37.

9. Peura JL, Colvin-Adams M, Francis GS, et al; American Heart Association Heart Failure and Transplantation Committee of the Council on Clinical Cardiology; Council on Cardiopulmonary, Critical Care, Perioperative and Resuscitation; Council on Cardiovascular Disease in the Young; Council on Cardiovascular Nursing; Council on Cardiovascular Radiology and Intervention, and Council on Cardiovascular Surgery and Anesthesia.Recommendations for the use of mechanical circulatory support: device strategies and patient selection: a scientific statement from the American Heart Association. Circulation. 2012 Nov 27; 126(22): 2648-67.

10. Kapur NK, Esposito ML, Bader Y et al. Mechanical Circulatory Support Devices for Acute Right Ventricular Failure. Circulation. 2017 Jul 18; 136(3): 314-326.

第37章

肺动脉高压患者非心脏手术围手术期管理

Archer Kilbourne Martin

37.1 概述

　　肺高血压（pulmonary hypertension，PH）是指静息时平均肺动脉压（mPAP）≥20mmHg，包括导致肺血管压力升高的各种情况。大约1%的成年人有PH，病因多样。老年人的PH患病率增加，据报道65岁以上的患者患病率高达10%。PH患者行非心脏手术的发病率和死亡率均较高，围手术期的发病率24%~42%，特别是伴有吸衰竭、充血性心力衰竭、心律不齐、血流动力学不稳定和急性肾损伤等脏器功能障碍的患者。有报道显示非心脏手术的死亡率为3.5%~8%，48小时内死亡率最高。对这些患者进行围手术期管理的建议由包括麻醉科医师、外科医师、呼吸科医师、重症医师和心脏病专家组成多学科团队制订计划。全面理解非心脏手术PH患者的病理生理学、用药情况和围手术期注意事项对麻醉科医师管理患者至关重要。此知识更新将涉及围手术期管理的各个方面。

37.2 肺高血压病理生理学

　　PH分为5个亚型。1型，也称为肺动脉高压（PAH），是指毛细血管前PH，mPAP>20mmHg且肺动脉楔压（PAW）<15mmHg。PAH的特征是血管中平滑肌细胞收缩为主，并伴有血管内皮舒张功能障碍。这些内在的失衡是由于内皮素-1和血栓烷A2等收缩血管的物质过度生成，一氧化氮（NO）和前列环素等血管舒张物质产生不足。2型是继发于左心系统疾病的PH。左心系统疾病包括收缩功能不全，舒张功能不全或瓣膜功能不全，从而导致肺静脉高压并影响肺动脉血管系统。继发于慢性肺部疾病的3型PH由低氧性血管收缩、炎症、肺内机械应力以及类似于1型的内皮功能障碍等多种病理生理病因引起。4型PH继发于栓塞导致的肺内血流阻断。5型是特发性PH。每种PH亚型的治疗都有其特殊性，药物治疗仅针对1型PH，对PH的其他亚型主要通过治疗潜在疾病。

37.3 肺高血压药物治疗

　　由于缺少针对1型PH基础病因的治疗方法，建议对这类患者进行药物治疗。确定合适的药物治疗的第一步是通过右心导管测试血管反应性，在监测mPAP的同时给予血管扩张药，mPAP降低>10mmHg即为试验阳性。1型PH患者中仅有10%患者反应呈阳性，试验阳性患者开始治疗药物可以是硝苯地平或地尔硫草等长效钙通道阻滞药。对钙通道阻滞剂反应呈阴性甚至症状逐渐恶化的患者，考虑其他药物治疗，可选择的药物有以下3种类别：前列环素途径激动剂、内皮素受体拮抗剂或NO-环鸟苷单磷酸（cGMP）增强剂。

　　前列环素对肺血管具有多种作用，包括血管舒张，细胞保护和抗增殖。前列环素途径激动剂的给药途径可以通过静脉、皮下或吸入。有研究已注意到静脉注射前列环素可改善患者的血流动力学、功能状态、mPAP和生存率。尽管静脉给予前列环素是临床应用和研究中最主要给药形式，拟前列环素药或前列环素受体激动剂等其他给药方式仍具有多种益处，包括延长半衰期，易于使用。

　　内皮素-1（ET-1）是一种使血管收缩和平滑肌增生的蛋白，其在PH患者中上调。ET-1受体拮抗剂可口服给药，ET-1受体拮抗剂包括选择性作用于A受体和非选择性作用于A或B受体。研究表明与安慰剂相比，ET-1受体拮抗剂可使运动能力、肺血流动力学和功能等级均得到改善。

　　NO-cGMP增强剂包括磷酸二酯酶5（PDE5）抑制剂和鸟苷酸环化酶激动剂。PDE5可降解NO-鸟苷酸环化酶途径产生的cGMP。PDE5抑制剂可延长cGMP介导的血管舒张。研究表明PDE5可改善运动耐力、肺血流动力学和功能等级。通过增强NO对鸟苷酸环化酶的激动作用或者直接刺激酶自身均可活化鸟苷酸环化酶，改善1型和4型PH患者症状。

37.4　术前检查和优化

对 PH 患者的术前评估需要专业的多学科医师团队。在评估非心脏手术 PH 患者时,应考虑以下几个因素:手术风险、近期病程、PH 病因和心肺合并症。与并发症相关的手术风险因素包括急诊手术、中高风险手术以及手术时间 >3 小时。评估患者的功能水平和心肺症状可以让医师在术前了解患者疾病的病程和稳定性。根据患者的 PH 分型,应着力优化导致 PH 的基础疾病或肺血管活性治疗药物使用。如果患者有已知的心脏功能不全病史,尤其是长期压力超负荷导致的右心室功能障碍,则应评估右心衰病史和身体状态。

长期药物治疗且症状稳定的 PH 患者,围手术期应继续服用药物。应详细记录使用的肺血管活性药物,预先计划住院期间这些药物的使用和维持。除了掌握详细的病史/体格检查资料和药物治疗信息外,评估 PH 严重程度的检查还包括胸部 X 线检查、ECG、超声心动图和右心导管检查。术前超声心动图是评估 PH 对右心室影响的最佳无创诊断方法,尤其是对心室大小和功能评估方面。最后,围手术期处理应考虑是否存在阻塞性睡眠呼吸暂停(OSA)。

37.5　术中管理

PH 患者术中管理不当会导致严重的心肺并发症和死亡。降低这些风险的关键策略包括恰当的术中监测、管理右心室功能紊乱、机械通气策略和减轻手术对 PH 恶化的影响。

除了使用标准的 ASA 基本监测项目外,强烈建议使用有创监测实时评估血流动力学和血管内容量。为了监测实时血压,建议在诱导前放置动脉管路,并尽量减少或不使用静脉镇静药。当右心室压力超负荷时,心室内高压与右心室肥厚可增加右心室缺血的风险,特别是当低血压使冠状动脉灌注压降低时。麻醉诱导药物的选择应该以优化右心室管理为基础,这将在稍后讨论。使用中心静脉导管可监测右心房压力、作为放置肺动脉导管的导引鞘管以及给予血管活性药物的通路。据报道,右心房压力 >7mmHg 与 1 型 PH 患者并发症发生率和死亡率增加相关。虽然建议使用肺动脉导管监测肺动脉压,但其在评估心肌缺血和容量评估中的实用性有限。建议术中使用经食管超声心动图定性评估双室功能和充盈状态。

右心室心排血量受前负荷、后负荷、心肌收缩力、心率和节律 5 个独立因素的影响。了解患者术前右心室的心排血量是规划和实施一台成功的术中麻醉管理的关键。正常生理条件下,右心室的室壁薄,高容量,压力低,具有一定顺应性。

右心功能不全患者的前负荷管理是一项挑战。在 PH 情况下,右心室增大会导致右心功能降低,随着右心室增大,三尖瓣环扩张,三尖瓣关闭不全继而导致进一步的容量超负荷。在非手术期这种慢性前负荷升高一般通过利尿药治疗,等到手术时,长期利尿治疗加上 NPO 可能导致前负荷降低。而衰竭的心脏不能耐受快速补充液体,因此通过监测调整最佳的右心室前负荷至关重要。最好通过经食管超声心动图评估术中右心室的最佳前负荷。

右心室后负荷主要是肺血管压力,为适应后负荷的慢性升高,右心室将出现扩张和心室肥大。继续使用慢性 PH 血管活性药物非常关键,但是也不应忽视术中对可能增加右心室后负荷的因素进行管理,缺氧、高碳酸血症、酸中毒、体温过低、高 PEEP、交感神经放电和增加缩血管药剂量均可增加右心室后负荷。术中处理应首先纠正任何引起肺血管阻力(PVR)升高的可逆性潜在因素,并立即使用可降低 PVR 或提高全身血管阻力(SVR)的血管活性药物来维持右心室灌注。

虽然室间隔是右心室主要的收缩机制,游离壁和右心室流入道对心输出量也有贡献。前负荷升高和慢性后负荷升高导致室间隔移位会进一步恶化心室收缩功能。在右心室衰竭时推荐术中使用强心药物维持收缩力。需要注意的是在右心室肥厚和前负荷降低的情况下使用强心药物可能会导致右心室流出道梗阻。

对 PH 患者必须将心脏节律和心率的管理视为术中策略的一部分。PH 患者容易出现心律不齐,维持窦性心律对于适当的右心室前负荷至关重要。前负荷增加可能是由于心动过缓导致的射血减少,而前负荷下降可能是心动过速引起舒张时间缩短所致。

机械通气目的是提供足够的通气和氧合,同时避免不恰当的肺扩张。避免缺氧和高碳酸血症有助于 PVR 管理,但是较高的吸气压力和 PEEP 可能会导致前负荷降低和后负荷增加。避免苏醒期和恢复室中出现肺不张和通气不足对避免 PVR 突然增加也至关重要。

PH 患者的个体化麻醉应评估非心脏外科手术的特定影响。腹腔镜手术的风险包括手术时间延长,患者体位以及气腹对心肺的影响,包括高碳酸血症、缺氧和前负荷降低。术后镇痛有利有弊。硬膜外或脊髓镇痛可能会出现低血压和心动过缓,而静脉镇痛药可能会因通气不足导致 PVR 升高。胸外科手术、肺叶切除术时的单肺通气对 PH 的管理提出了非常大的挑战。应积极治疗与外科手术相关的肺栓塞导致的 PVR 突然升高,以避免 PH 患者右心室功能衰竭。

37.6　结论

对 PH 患者行非心脏手术具有一定挑战性。建议多学科团队治疗,并尽可能于术前评估和优化病情。全面掌握 PH 病理生理、用药情况以及患者的个体化病因对成功实施麻醉方案至关重要。术中管理须考虑到监测,与 PH 相关的心肺并发症的处理以及对手术的考虑。

（游嘉　译,万小健　校）

参考文献

1. Hoeper MM, Humbert M. The new haemodynamic

definition of pulmonary hypertension: evidence prevails, finally! Eur Respir J. 2019 Mar 28; 53(3): 1900038.

2. Hoeper MM, Ghofrani HA, Grunig E, et al. Pulmonary Hypertension. Dtsch Arztebl Int. 2017 Feb; 114(5): 73-84.

3. Steppan J, Diaz-Rodriguez N, Bardoka V, et al. Focused Review of Perioperative Care of Patients with Pulmonary Hypertension and Proposal of a Perioperative Pathway. Cureus. 2018 Jan; 10(1): e2072.

4. Gille J, Seyfarth HJ, Geralch S, et al. Perioperative Anesthesiological Management of Patients with Pulmonary Hypertension. Anesthesiol Res Pract. 2012; 2012: 356982.

5. Grignola JC. Hemodynamic Assessment of Pulmonary Hypertension. World J Cardiol. 2011 Jan 26; 3(1): 10-17.

6. Sarkar MS, Desai PM. Pulmonary Hypertension and Cardiac Anesthesia: Anesthesiologist's Perspective. Ann Card Anaesth. 2018 Apr-June; 21(2): 116-122.

7. Patel R, Aronow WS, Patel L, et al. Treatment of Pulmonary Hypertension. Med Sci Monit. 2012; 18(4): RA31-RA39.

8. Hopkins W, Rubin LJ. Treatment of Pulmonary Hypertension in Adults. UpToDate, Accessed online June 2019.

9. Ramakrishna G, Sprung J, Ravi BS, et al. Impact of Pulmonary Hypertension on the Outcomes of Noncardiac Surgery. J Am Coll Cardiol. 2005 May 17; 45(10): 1691-9.

10. Zafirova Z, Rubin LJ. Anesthesia for Patients with Pulmonary Hypertension or Right Heart Failure. UpToDate. Accessed online June 2019.

11. Yang El. Perioperative Management of Patients with Pulmonary Hypertension for Non-Cardiac Surgery. Curr Rheumatol Rep. 2015 Mar; 17(3): 15.

12. Sanz J, Sanchez-Quintana D, Bossone E, et al. Anatomy, Function, and Dysfunction of the Right Ventricle: JACC State-of-the-Art Review. J Am Coll Cardiol. 2019 Apr 2; 73(12): 1463-1482.

13. Hosseinian L. Pulmonary Hypertension and Noncardiac Surgery: Implications for the Anesthesiologist. J Cardiothorac Vasc Anesth. 2014 Aug; 28(4): 1064-74.

14. Bossone E, D'Andrea A, D'Alto M, et al. Echocardiography in Pulmonary Arterial Hypertension: From Diagnosis to Prognosis. J Am Soc Echocardiogr. 2013 Jan; 26(1): 1-14.

15. Antoniucci ME, Colizzi C, Arlotta G, et al. Dynamic Right Ventricular Outflow Obstruction: A Rare Cause of Hypotension During Anesthesia Induction. Int J Surg Case Rep. 2017; 41: 30-32.

第 38 章

药物辅助治疗患者的围手术期管理：
美沙酮、丁丙诺啡和纳曲酮

Alopi Patel

38.1 引言

大多数针对阿片类药物使用障碍(opioid use disorder,OUD)患者的药物辅助治疗(medication-assisted treatment,MAT)项目包括丁丙诺啡、纳曲酮或美沙酮。在美国丁丙诺啡自 20 世纪 70 年代就已上市,但自从 2000 年《药物成瘾治疗法案》通过后,丁丙诺啡舌下含服用于门诊患者的阿片类药物戒断、成瘾管理和慢性疼痛管理。

38.2 丁丙诺啡

丁丙诺啡是一种 μ 阿片受体部分激动剂,以高亲和力与 μ 受体结合。它也是一种弱的 κ 和 δ 受体拮抗剂。作为部分 μ 受体激动剂的丁丙诺啡可与 μ 受体紧密结合,但不能发挥完全 μ 受体激动剂的全部作用。即使在最大的受体结合率下,它也只会产生部分 μ 受体激动作用。由于这种部分激动作用,随着丁丙诺啡剂量的增加,对呼吸的影响达到平台期,使其成为阿片类药物滥用者的理想药物。

丁丙诺啡有几种不同的剂型,包括复合或不复合纳洛酮。Suboxone® 是丁丙诺啡-纳洛酮以 4:1 的比例组合。由于纳洛酮对 μ 受体具有纯阿片拮抗作用,因此在该制剂中加入纳洛酮。纳洛酮对 μ 受体有很高的亲和力,但口服时生物利用度较差。然而注射时,纳洛酮表现出完全的 μ 拮抗作用,可以消除任何 μ 受体的激动作用。不联合纳洛酮的丁丙诺啡也可用于 MAT。丁丙诺啡的其他剂型包括片剂(Subutex®)和贴剂(Butrans®)。

丁丙诺啡的不良反应与全 μ 受体激动剂相似,如恶心、呕吐、嗜睡、认知改变、尿潴留等。单独使用丁丙诺啡可引起呼吸抑制,尤其是在同时使用苯二氮䓬类药物、酒精或其他镇静剂的患者中。由于天花板效应,呼吸抑制在丁丙诺啡-纳洛酮联合用药中并不常见。丁丙诺啡-纳洛酮制剂中的纳洛酮可诱导阿片类药物成瘾患者出现戒断症状。

无论是否含有纳洛酮,重要的是考虑药物与丁丙诺啡的相互作用。丁丙诺啡的镇静作用与其他镇静药物(如阿片类药物、苯二氮䓬类药物、抗组胺药和抗精神病药)具有协同作用,会增加呼吸抑制的风险。酮康唑等 CYP3A4 抑制剂可增加丁丙诺啡的血药浓度。CYP3A4 诱导剂可降低丁丙诺啡血药浓度。丁丙诺啡与含 5 -羟色胺的药物合用可能会引起 5 -羟色胺综合征。长期使用阿片类药物可能会影响下丘脑-垂体-性腺轴,导致雄激素缺乏,表现为性欲低下、阳痿、勃起功能障碍、闭经或不孕症。

丁丙诺啡舌下含服或通过口服途径给药时比纳洛酮具有更高的生物利用度。纳洛酮在舌下含服制剂中基本没有生物利用度,除非它被滥用和静脉注射。丁丙诺啡通过尿液和粪便被代谢和排出体外。纳洛酮也以类似的方式进行代谢。丁丙诺啡的平均消除半衰期为 24~42 小时。纳洛酮的平均消除半衰期为 2~12 小时。μ 受体的高受体结合亲和力、长半衰期和部分激动作用可能会抑制阿片类药物的镇痛效力,导致术后不受控制的疼痛。

对于服用丁丙诺啡制剂的患者而言,目前还没有共识或高水平的证据,指导如何处理该类患者的急性疼痛。然而,需要注意的是,突然停用丁丙诺啡可能导致 OUD 患者滥用复发。其他术中问题包括阿片类药物的戒断和丁丙诺啡的突然停药。

传统意义上,大多数专家共识建议在择期手术前 3~5 天停用丁丙诺啡,否则手术后会出现剧烈疼痛。人们越来越担心 OUD 患者由于停用丁丙诺啡而在围手术期有相当大的用药需求和潜在滥用复发的风险。为了解决这一日益严重的问题,由精神科医生和成瘾医学专家组成的多学科团队为使用丁丙诺啡诊断 OUD 的患者提出了新的建议。越来越多的证据表明,围手术期可以继续使用低剂量丁丙诺啡,同时使用全 μ 受体激动剂,而不会对疼痛控制产生不利影响。此外,低剂量丁丙诺啡对围手术期协同镇痛可能有好处。

越来越多的证据表明,继续或停止丁丙诺啡的决定似乎是多因素的,需要与患者、外科医生、麻醉科医师和主要处方医生一起做出决定。在停止使用丁丙诺啡后的头 4 周内，由于滥用复发，无论停止使用丁丙诺啡的原因是什么，死亡率都有显著增加。伴有抑郁、焦虑或药物滥用病史的患者风险最高。停用丁丙诺啡，无论是否在围手术期，都可能导致 50% 的患者复发。

建议可以根据丁丙诺啡的剂量和术后疼痛的严重程度进行分级处理。麻省总医院最近发布了围手术期丁丙诺啡管理的应用指南，他们建议在围手术期对所有可能造成轻度疼痛以及中度至重度疼痛的手术（如果丁丙诺啡剂量低于每天 16mg）继续使用丁丙诺啡。如果丁丙诺啡剂量大于 16mg，那么建议在手术前一天滴定至每天 16mg，随后在手术当天以及术后急性期滴定至 8mg。一旦手术疼痛消退，所有全 μ 受体激动剂可以逐渐减少，患者可以恢复家用丁丙诺啡剂量。

此外，建议围手术期团队与丁丙诺啡提供者密切沟通，以达成管理共识。如果有成瘾咨询服务，那么他们应该可以为患者提供术后支持。出院后，患者应与丁丙诺啡提供者讨论，并制订出院后计划。所有非阿片类多模式药物在术后和出院后都应根据需要继续使用。

对于使用丁丙诺啡制剂且未减少或停药达到足够时间的患者术中麻醉管理，应实施最大程度的多模式疼痛控制策略。甚至在进入手术室之前，如果可行，应谨慎地咨询急性疼痛服务。应根据患者的合并症，在术前和术后最大限度地使用非阿片类镇痛药，如氯胺酮、加巴喷丁、非甾体抗炎药、COX-2 抑制剂、α-2 激动剂和对乙酰氨基酚。如果与硬膜外导管或周围神经导管等手术兼容，也应考虑使用连续区域神经阻滞技术。术中也可考虑输注氯胺酮和/或利多卡因控制疼痛。如果可以选择延迟手术，则应与手术团队讨论延迟手术对患者优化的好处。

应密切关注术后急性疼痛治疗。如果需要持续注射芬太尼或其他短效阿片类药物以控制疼痛并避免阿片类药物戒断，则建议在 ICU 或二级病房对患者进行监测。如果丁丙诺啡突然停药，这段时间很关键，持续使用阿片类药物的患者（即芬太尼输注）和丁丙诺啡水平下降之间会存在不稳定的平衡。如果阿片类药物没有逐渐减量，随着丁丙诺啡水平的下降，患者将面临阿片类药物过量的风险。由于对丁丙诺啡水平下降的不可预测的反应，还建议避免使用长效阿片类药物。继续使用多模式药物和具有高亲和力的短效全 μ 受体激动剂阿片类药物（如氢吗啡酮 PCA 或芬太尼 IV 或 PCA 输注）控制疼痛是明智的。目前还没有一致的指南或高水平的证据研究对比静脉 PCA 与静脉输液的效果。应由急性疼痛服务部门与主要团队一起做出认为适合患者的决定。

慢性丁丙诺啡使用者的疼痛管理可能因阿片诱导的痛觉过敏（Opioid induced hyperalgesia，OIH）现象而进一步复杂化。OIH 是接受慢性阿片类药物治疗的患者由于长期接触阿片类药物而对疼痛和非疼痛刺激的敏感性增加的一种现象。患者阿片类药物耐受通常可以通过更高剂量的阿片类药物来克服，但是 OIH 患者的阿片类药物用量增加通常会加重疼痛。在急性临床环境中很难诊断阿片类药物耐受与 OIH，尤其是在接受丁丙诺啡治疗的患者中。

除了 MAT 患者的疼痛管理困难外，重要的是要考虑到他们有很高的滥用复发风险。在可能的情况下，对于有低至中度预期疼痛的择期手术，谨慎的做法是继续慢性丁丙诺啡治疗，以避免复发。然而，无论在什么时候要停止丁丙诺啡的使用，必须要在多学科的帮助下，尽快提供足够的镇痛和恢复丁丙诺啡治疗。

38.3　纳曲酮

除丁丙诺啡外，纳曲酮还可用于多种类型成瘾的治疗，包括阿片类药物和酒精成瘾。其作用机制是可逆地阻断阿片受体并减弱阿片类药物的作用。虽然治疗其他类型成瘾的作用机制尚不完全清楚，但可能是由于调节多巴胺能奖励途径发挥作用。它用于减少对阿片类药物的渴求和使用，因此即使患者使用阿片类药物也能降低过量服用的风险。纳曲酮通常每月一次肌内注射（IM），与许多其他口服方案相比，MAT 的依从性要好得多。其他给药途径包括口服片剂和皮下植入。

围手术期疼痛管理可能具有挑战性，这取决于最后一次注射纳曲酮的时间。如果纳曲酮在注射后不久达到峰值水平，那么应该预料到对阿片类镇痛药有一定程度的耐药性，应使用更高剂量的阿片类药物以及最大程度的多模式药物进行治疗。如果患者出现在最后一次注射后的下半月，纳曲酮水平有可能下降，因此患者可能存在对阿片类药物敏感的风险。如果已有的植入物已经到位，那么最好不要移除它，并进行最大程度的多模式药物治疗以控制疼痛。纳曲酮植入患者可能需要更高剂量的阿片类药物来控制疼痛，但不建议移除，否则会引起纳曲酮水平波动。

38.4　美沙酮

美沙酮是一种具有显著镇痛作用的完全性 μ 受体激动剂，应在围手术期继续使用。突然停用美沙酮会导致阿片类药物戒断并使患者面临滥用复发的风险。使用美沙酮患者的最佳围手术期疼痛控制包括短效阿片类激动剂、多模式镇痛辅助剂、区域神经阻滞、椎管内麻醉和其他非阿片类药物干预措施，包括补充疗法。

38.5　结论

围手术期疼痛管理对接受药物辅助治疗的患者具有挑战性。对于理想的围手术期疼痛管理方法，尚无共识指南或高水平证据研究。继续低剂量丁丙诺啡治疗或完全停止丁丙诺啡以准备择期手术仍存在争议。药物滥用和心理健康服务管理局（The Substance Abuse and Mental Health Services Administration，SAMHSA）建议，预期有中度至重度术后疼痛的情况下，当考虑继续或停止使用丁丙诺啡时，每个处方者应对每位患者进行单独评估。

（孙青宇　译，李黛　校）

参考文献

1. Acampora GA, Nisavic M, Zhang Y. Perioperative buprenorphine continuous maintenance and administration simultaneous with full opioid agonist: patient priority at the interface between medical disciplines. J Clin Psychiatry. 2020; 81(1): 19com12810.

2. Anderson, T. Anthony, et al. "To Stop or Not, That Is the Question." Anesthesiology, vol. 126, no. 6, June 2017, pp. 1180-1186., doi: 10.1097/aln.0000000000001633.

3. Fudala, PJ, Bridge, TP, Herbert, S, Williford, WO, Chiang, CN, Jones, K, Collins, J, Raisch, D, Casadonte, P, Goldsmith, RJ, Ling, W, Malkerneker, U, McNicholas, L, Renner, J, Stine, S, Tusel, D ; Buprenorphine/Naloxone Collaborative Study Group: Office-based treatment of opiate addiction with a sublingual-tablet formulation of buprenorphine and naloxone. N Engl J Med 2003; 349: 949-58.

4. Johnson, RE, Fudala, PJ, Payne, R . Buprenorphine: considerations for pain management. J Pain Symptom Manage 2005; 29: 297-326.

5. Chen, KY, Chen, L, Mao, J . Buprenorphine-naloxone therapy in pain management. Anesthesiology 2014; 120: 1262-74.

6. Kornfeld, H, Manfredi, L . Effectiveness of full agonist opioids in patients stabilized on buprenorphine undergoing major surgery: A case series. Am J Ther 2010; 17: 523-8.

7. Macintyre, PE, Russell, RA, Usher, KA, Gaughwin, M, Huxtable, CA . Pain relief and opioid requirements in the first 24 hours after surgery in patients taking buprenorphine and methadone opioid substitution therapy. Anaesth Intensive Care 2013; 41: 222-30.

8. Chou, R, Gordon, DB, de Leon-Casasola, OA, Rosenberg, JM, Bickler, S, Brennan, T, Carter, T, Cassidy, CL, Chittenden, EH, Degenhardt, E, Griffith, S, Manworren, R, McCarberg, B, Montgomery, R, Murphy, J, Perkal, MF, Suresh, S, Sluka, K, Strassels, S, Thirlby, R, Viscusi, E, Walco, GA, Warner, L, Weisman, SJ, Wu, CL . Management of postoperative pain: A clinical practice guideline from the American Pain Society, the American Society of Regional Anesthesia and Pain Medicine, and the American Society of Anesthesiologists' Committee on Regional Anesthesia, Executive Committee, and Administrative Council. J Pain 2016; 17: 131-57.

9. Goyal, Rohit, et al. "Anesthesia for Opioid Addict: Challenges for Perioperative Physician." Journal of Anaesthesiology Clinical Pharmacology, vol. 29, no. 3, 27 Aug. 2013, p. 394., doi: 10.4103/0970-9185.117113.

10. Jonan, Adrian B., et al. "Buprenorphine Formulations: Clinical Best Practice Strategies Recommendations for Perioperative Management of Patients Undergoing Surgical or Interventional Pain Procedures A." Pain Physician, 2018, pp. E1-E12.

11. Bryson EO. The perioperative management of patients maintained on medications used to manage opioid addiction. Curr Opin Anaesthesiol 2014; 27: 359-364.

12. Perioperative Management of Buprenorphine (Buprenorphine/Naloxone/Subutex): www.bwhpikenotes.org/policies/Pharmacy/Drug_Administration/DAG/BuprenorphineGuide.pdf.

13. Alford DP, Compton P, Samet JH. Acute pain management for patients receiving maintenance methadone or buprenorphine therapy. Ann Intern Med 2006; 144: 127-134.

14. Lembke A, Ottestad E, Schmiesing C. Patients maintained on buprenorphine for opioid use disorder should continue buprenorphine through the perioperative period. Pain Med. 2019; 20(3): 425-428.

15. Goel, A., Azargive, S., Weissman, J. S., Shanthanna, H., Ladha, K. S., Lamba, W.,... Clarke, H. (2019). Perioperative Pain and Addiction Interdisciplinary Network (PAIN): protocol of a practice advisory for the perioperative management of buprenorphine using a modified Delphi process. BMJ Open, 9(5). doi: 10.1136/bmjopen-2018-027374.

16. Quaye, A. N.-A., & Zhang, Y. (2018). Perioperative Management of Buprenorphine: Solving the Conundrum. Pain Medicine, 20(7), 1395-1408. doi: 10.1093/pm/pny217.

17. Cornett EM, Kline RJ, Robichaux SL, et al. Comprehensive perioperative management considerations in patients taking methadone. Curr Pain Headache Rep. 2019; 23(7): 49. doi: 10.1007/s11916-019-0783-z.

第 39 章

吸电子烟者和吸烟者

David O. Warner

麻醉科医师在日常生活中就可以看到患者因吸烟而产生的后果。吸烟者患肺部并发症、心肌缺血和伤口感染等围手术期并发症的风险更大，而且大多需外科手术治疗的疾病和吸烟息息相关。然而，大多数麻醉科医师认为他们在帮助患者戒烟方面无能为力，也不认为这是他们作为一名医生的责任。很少有麻醉科医师有额外的时间接受如何帮助人们戒烟的培训。好的方面是现在有很多可获得的资讯可以帮助那些面临手术的患者戒烟。麻醉科医师可以快速、轻松地将这些资讯告知患者，并因此获得认可。

最近流行的电子烟又增加了这个问题的复杂性。虽然这些设备不包含烟草燃烧产生的有害物质，可以作为一种吸入尼古丁的替代手段，帮助吸烟者戒烟，但它们也可出现或使尼古丁成瘾持久化，并对自身产生有害影响。

本章将分别讨论吸烟和电子烟如何影响手术患者，以及麻醉科医师如何帮助使用这些烟草产品的患者。

39.1 吸烟

39.1.1 我为什么要关心我的患者是否吸烟？

麻醉科医师应该帮助患者戒烟有两个很好的理由。

围手术期戒烟可改善预后。第一个原因是吸烟者在围手术期发生呼吸、心脏和伤口相关并发症的风险增加，而戒烟可能会降低并发症的风险。虽然与吸烟有关的疾病风险增加，即使考虑到这些疾病的风险，但是作为当前吸烟者本身也会增加风险。吸烟者在术后平均增加了5 000美元的医疗费用，导致美国每年产生约100亿美元的额外费用。吸烟的风险不仅限于吸烟者，还包括那些接触二手烟的人；接受手术的儿童和成人在术前接触二手烟会增加呼吸系统并发症的风险。大多数吸烟者意识到吸烟对他们的健康有害，但大多数人并没有直接地意识到围手术期并发症的风险增加。

幸运的是，手术患者可以成功地接受戒烟治疗。如果患者能保持戒烟，就能降低其手术风险。最近对随机试验的系统回顾得出结论，无论是强化治疗（定义为至少在手术前4周开始的多次面对面咨询）还是短期的干预治疗，都可实现术前戒烟［强化治疗和短暂治疗的合并风险比（RR）分别为10.8（95% CI 4.5~25.5）和1.3（95% CI 1.2~1.5）］。强化干预降低了并发症的发生率［RR 0.42（95% CI 0.27~0.65）］和伤口相关并发症的发生率［RR 0.31（95% CI 0.16~0.62）］，短期干预没有起到作用。随后的研究发现，至少在手术前3周开始的术前干预也有类似的作用，包括术前由训练有素的院前护士进行的简短（<5分钟）咨询，提供戒烟手册、电话咨询服务（"戒烟热线"），免费提供6周的尼古丁贴片。这种相对简单的干预增加了短期（30天）和长期（1年）的戒烟率（RR分别为4.0（95% CI 1.2~13.7）和3.0（95% CI 1.2~7.8）］。因此，虽然只是简短的戒烟建议也有一定的好处，但最好是把吸烟者转诊到治疗专家那里，以得到他们所需要的支持治疗。

术前最大限度地减少围手术期并发症所需的戒烟时间尚不清楚，并且这可能取决于并发症的类型。几种烟雾成分，如尼古丁和一氧化碳的药理学作用表明，即使是术前短暂的戒烟也可能对某些结果有益。最近的一项观察性研究发现，手术当天早上吸烟与术后手术部位感染的增加显著相关［OR 1.8（95% CI 1.1~2.8）］，这表明即使只在早上戒烟也可能是有益的。急性戒断引起的一氧化碳水平降低也可降低术中心肌缺血的风险。即使患者术前没有戒烟，术后保持一段时间戒烟状态也可以降低风险。手术前短时间戒烟会增加风险的荒谬说法现在被揭穿了——手术前短时间戒烟不会增加术后肺部并发症的风险，而且在手术前后的任何时间，都是吸烟者戒烟的好时机。

外科手术是戒烟的"教学时刻"。第二个原因是围手术期是吸烟者戒烟的好时机。一些麻醉科医师担心，如果我们讨论他们吸烟的问题，吸烟者会被冒犯，但约75%的吸烟者想要戒烟，而且大多数人已经多次尝试戒烟。研究表明，如果你和吸烟者交谈，他们不会感到被冒犯，事实上他们想知道可以帮助他们在手术期间降低风险的信息。对面临手术的吸烟者进行访视表明，他们了解吸烟对健康的常见危害,但大多数人不知道但又确切地想知道吸烟会如何影响他们的手术。对许多吸烟者来说,手术是戒烟的"教学时刻",为戒烟提供了强大动力。接受一次大的外科手术至少会使戒烟成功的概率增加1倍,如果患者戒烟,吸烟者的平均寿命会延长8年。在美国老年人中,大约每12例成功戒烟的人中,就有1例与外科手术有关,这代表着对公共健康的重大贡献。许多吸烟者担心手术后戒烟会出现尼古丁戒断症状。然而,最近的研究表明,在手术期间戒烟并不会增加应激水平,而且很少会出现尼古丁戒断症状。

39.1.2 如何对待烟草使用?

尽管大多数吸烟者认为戒烟很困难,但大多数吸烟的美国人最终还是成功做到了。他们中的大多数人是在没有帮助的情况下戒烟,但戒烟治疗可以使戒烟成功的概率增加1倍多。最佳治疗方法包括两部分——药物治疗和咨询。

药物治疗:有几种药物能提高戒烟率。尼古丁替代疗法旨在为血液提供足够的尼古丁水平,以避免尼古丁戒断症状。有多种给药装置可供选择,包括口香糖、吸入剂、含片、鼻喷雾剂和贴片。最近批准的药物伐伦克林是烟碱型乙酰胆碱受体的部分激动剂,这可能是现有选择中最有效的。也可以联合用药,例如根据需要选用口香糖联合尼古丁贴片。所有的这些药物都有潜在的不良反应,但总体上具有良好的安全性。特别是,多项研究表明尼古丁替代疗法对心血管疾病患者是安全的。

外科医师已经对尼古丁替代疗法对手术伤口愈合的潜在影响表示担忧。的确,在动物实验中高剂量的尼古丁(高于临床用于戒烟治疗使用的尼古丁)会损害伤口的愈合。然而,没有证据表明手术患者的风险增加;事实上,研究表明使用尼古丁替代疗法可以显著降低伤口相关并发症的风险。因此,不应该阻止在手术患者中使用尼古丁替代疗法。

咨询:即使是临床医师关于戒烟的简短建议也会小幅提高戒烟率,但咨询的效果会随着咨询时间的延长和频率的提高而增加。大多数咨询方法都是基于认知行为疗法(针对准备戒烟的患者)或动机性访谈(探索个人为什么吸烟以激发戒烟尝试)。最好的方法是在尝试戒烟前就开始咨询,并在之后持续几周内提供支持。

咨询可以当面进行,也可以通过电话咨询("戒烟热线")等方式进行。后一种服务在美国可以通过免费电话获得。治疗可以由各种不同的人提供。烟草治疗专家是专门接受过咨询和药物治疗管理方面培训的卫生医疗专业人员。

药物治疗和咨询相结合的治疗方法通常会使戒烟成功率比单独尝试戒烟的成功率高出一倍。这意味着,即使经过治疗,也大约有80%的戒烟尝试者戒烟失败——但大多数吸烟者最终会在多次尝试后成功戒烟。因此,烟草使用在这方面类似于往往不能通过单一治疗来"治愈"的慢性疾病,临床医生和患者都应认识到可能需要多种方法治疗。

39.1.3 我应该做些什么来帮助我的患者戒烟?

很少有麻醉科医师有时间或经过培训来治疗烟草使用。然而,他们可以非常有效地提供患者获得成功所需的帮助。只要多花几分钟,麻醉科医师就能产生影响:只需**询问**、**建议**和**转诊**。完成这3个步骤只需一分钟或更少的时间。

第一,**询问**所有的患者他们是否吸烟,即使你已知道答案,向他们告知吸烟的危害。

第二,**建议**所有吸烟的患者戒烟。他们能戒烟的时间越长越好。

即使患者能避免在手术的早晨吸烟,或者他们能在手术后的短时间内戒烟,这也是有益的。许多不愿意永远戒烟的患者可能愿意"稍微戒一点烟"(例如,从手术的早晨到手术后1周)。你可以建议他们,就像他们在手术的早晨禁食一样,他们也应该"禁吸"香烟。

第三,把吸烟的患者**转诊**给可以帮助他们戒烟的专业人士。在你的诊所周边可能会有戒烟治疗相关资源,例如烟草治疗中心。如果没有,每个美国人都可以免费拨打"戒烟热线"。戒烟热线由训练有素的专家提供长期的、保密的咨询服务,在某些情况下,还会通过邮件提供免费的尼古丁替代疗法。

术前诊所是一个很好的咨询、建议和转诊的地方,也有证据表明它是有效的。

麻醉科医师,或者护士或医师助理,可能会设计出符合他们常规临床实践的创造性的方法,来提供这些信息。但即使麻醉科医师只是在术前才见到患者,他们仍然可以咨询、建议和转诊,因为许多患者对术后戒烟有兴趣。请记住,由于医院的禁烟政策,所有的吸烟者都会在手术前戒烟一段时间——唯一的问题是戒烟能持续多久。对于那些还没有做好戒烟准备的患者,从术晨开始鼓励他们"戒烟一段时间"直到手术后1周。这不仅可以降低患者发生围手术期并发症的风险,而且可能是迈向更长时间戒烟的第一步。

39.2 电子烟

39.2.1 什么是"电子烟"?

越来越多的人使用电子烟(也被称为模仿卷烟的电子产品或者其他称呼)作为他们服用尼古丁的首选方法,尽管其他物质,如大麻素也能被"吸入"。这些设备已被作为尼古丁替代疗法销售,以帮助吸烟者减少或消除暴露在烟草烟雾中。然而,电子烟使用的快速增长,特别是在年轻人中,引发了人们对其潜在健康影响的广泛关注。尽管人们普遍认为主要制造商生产的电子烟比可燃香烟更安全,但越来越多的证据表明,这些设备的长期影响尚不清楚,而且在世界上许多地方(包括美国),这些设备的监管很松或不严格。2019年,美国因使用电子烟而突然出现的急性肺损伤,引起了人们的高度关注。

39.2.2　吸电子烟的潜在围手术期风险

电子烟蒸汽可能会对外科手术患者产生有害影响，这一点刚刚开始为人所知。虽然尼古丁是一种重要的活性成分，但现在很明显，气化过程也产生了其他几种可能具有药理活性的化合物。考虑到气化液体的成分包括各种防腐剂、溶解剂和香料，它们的特性和潜在的影响难以量化。然而，已知电子烟的蒸汽中含有甲醛、乙醛和丙烯醛等化合物，这可能是有害的。

心血管的影响：电子烟会激活交感神经，增加循环中的儿茶酚胺。暴露于电子烟蒸汽会导致血管氧化应激，炎症和血栓形成，所有这些都可能对心血管产生有害影响。

肺的影响：电子烟蒸汽对肺细胞有直接的细胞毒性作用。蒸汽可引起急性肺损伤，但其发病机制尚不清楚。大多数病例似乎与吸食四氢大麻酚（THC）有关。

伤口愈合的影响：一项小样本动物研究检测了暴露于电子烟蒸汽对皮瓣活力的影响。将大鼠连续 30 天暴露在香烟烟雾、电子烟蒸汽或未暴露于其中（对照组）。取大鼠皮瓣，术后观察皮瓣坏死情况。暴露于烟草烟雾、电子烟蒸汽或无暴露的坏死率分别为 69%（95% CI 64%~73%）、66%（95% CI 60%~72%）和 51%（95% CI 46%~56%）。作者认为，电子烟蒸汽增加坏死率的程度与烟草烟雾类似，而且就伤口相关并发症的风险而言，不能假定电子烟是比香烟更安全的替代品。目前尚不清楚在电子烟蒸汽中暴露的大鼠观察到的升高率是否由尼古丁还是其他蒸汽成分引起。在人体中，尼古丁替代疗法提供的尼古丁剂量不会增加伤口感染的风险。

因此，尽管目前的证据非常有限，但我们有理由担心电子烟蒸汽在围手术期的潜在有害影响。

39.2.3　电子烟可以帮助你维持围手术期的戒断

由于电子烟的目的是用来输送尼古丁而不产生有害的燃烧产物，如果吸烟的手术患者改用电子烟，可能会降低围手术期的风险。从概念上讲，电子烟可以作为围手术期尼古丁替代品的一种形式。有三项研究对该问题进行了探讨。在最近的一项研究中，在择期手术的吸烟者中，有很大比例的患者已经尝试过电子烟，大多数人都赞成用电子烟来戒烟。约 2/3 的患者表示有兴趣使用电子烟来保持围手术期的戒断。另一组研究人员向计划进行择期手术的吸烟者分发电子烟，并鼓励他们在围手术期用电子烟代替香烟。没有采用治疗烟草使用的干预措施。10 例患者中有 9 例使用了电子烟，一半的患者在术后 30 天研究结束后继续使用电子烟。自我报告的香烟消耗量从每天 16 支减少到 8 支，但 83% 的患者报告在研究结束时两者都用。作者认为，围手术期使用电子烟能被吸烟者普遍接受，也是可行的，但还需要进一步研究，以确定消除围手术期香烟烟雾暴露是否有效。另一项小型研究对术前手术患者进行随机分组，让其接受 6 周的尼古丁贴片或电子烟。所有患者也接受了简短的干预和电话咨询。在戒烟或使用结果中都没有显著差异，尽管该研究

还没有足够的能力来检测较小的差异。作者认为，使用电子烟来支持围手术期戒断是可行的，但还需要进行更大规模的研究，以确定这种方法是否优于经批准的尼古丁替代疗法。因此，目前没有足够的证据来支持临床医生使用电子烟来帮助手术患者在围手术期戒烟。

39.2.4　对使用电子烟的外科手术患者的治疗方法

那么临床医生如何利用有限的、可用的证据来指导使用电子烟的手术患者的治疗呢？除了询问所有手术患者是否使用烟草外，还应询问患者是否使用电子烟或蒸汽烟。尽管含尼古丁的电子烟被归为烟草制品，但许多患者并没有意识到这一点。尽管有许多不同的名称用来描述这些设备，但大多数患者会知道"电子香烟"或"蒸汽烟"这些名称，这应该被明确询问。询问青少年手术患者使用这些设备的情况也很重要，因为在 2019 年，28% 的高中生报告目前使用电子烟。那些表示使用电子烟或蒸汽烟的患者应该被具体问及吸何种电子烟。有令人眼花缭乱、不断变化的各种产品，包括用户可以"自己混合"的液体电子烟。询问他们是否在吸食尼古丁或其他东西可能更简单。区分这些情况很重要，因为基于有限的证据，那些吸入尼古丁以外的物质（如 THC）的患者似乎更有可能发生围手术期肺损伤，特别是那些本身可能与增加肺部风险相关的手术，如肺切除术。

由于缺乏关于电子烟烟雾对围手术期影响的证据，临床医生应该给那些使用电子烟的患者提供什么样的建议，这在一定程度上造成了一个两难的局面，而且无法给出基于循证医学的建议。鉴于目前的情况，可以使用以下方法。应告知患者其对围手术期并发症的影响尚不清楚，但有理由担心。因此，可以建议患者，对于传统香烟，应该在手术前后尽可能长时间地远离。这可以强烈推荐给那些使用不含尼古丁的蒸汽烟的患者。然而，有一些患者利用电子烟来帮助他们维持对传统香烟的戒断。考虑到在围手术期继续使用电子烟和恢复吸烟之间的选择，就围手术期风险而言，继续使用电子烟可能更好，但最好的选择是两者都不吸。尽管通过电子烟或维持尼古丁依赖的治疗尚处于起步阶段，但是如果使用电子烟的患者渴望戒烟，可以接受烟草替代治疗。电子烟可能对围手术期管理产生影响，不建议对围手术期治疗计划进行具体更改。然而，鉴于有关电子烟蒸汽潜在有害影响的新证据，临床中这类患者是围手术期心血管或肺损伤的高危人群。

（李路路　译，杨宇光　范晓华　校）

参考文献

1. Moller A, Villebro N. Interventions for preoperative smoking cessation. Cochrane Database of Systematic Reviews (Online) 2005(3): CD002294.

2. Thomsen T, Villebro N, Moller AM. Interventions for

preoperative smoking cessation. The Cochrane Database of Systematic Reviews 2014; 3: CD002294. doi: 10.1002/14651858.CD002294.pub4 [published Online First: 2014/03/29].

3. Nolan MB, Martin DP, Thompson R, et al. Association Between Smoking Status, Preoperative Exhaled Carbon Monoxide Levels, and Postoperative Surgical Site Infection in Patients Undergoing Elective Surgery. JAMA Surg 2017 doi: 10.1001/jamasurg.2016.5704.

4. Warner DO. Perioperative abstinence from cigarettes: physiological and clinical consequences. Anesthesiology 2006; 104(2): 356-67.

5. Gronkjaer M, Eliasen M, Skov-Ettrup LS, et al. Preoperative smoking status and postoperative complications: a systematic review and meta-analysis. Annals of Surgery 2014; 259(1): 52-71. doi: 10.1097/SLA.0b013e3182911913.

6. Warner DO, Borah BJ, Moriarty J, et al. Smoking status and health care costs in the perioperative period: a population-based study. JAMA Surg 2014; 149(3): 259-66. doi: 10.1001/jamasurg.2013.5009.

7. Mills E, Eyawo O, Lockhart I, et al. Smoking cessation reduces postoperative complications: a systematic review and meta-analysis. Am J Med 2011; 124(2): 144-54 e8.

8. Lee SM, Landry J, Jones PM, et al. The effectiveness of a perioperative smoking cessation program: a randomized clinical trial. Anesthesia and Analgesia 2013; 117(3): 605-13. doi: 10.1213/ANE.0b013e318298a6b0.

9. Woehlck HJ, Connolly LA, Cinquegrani MP, et al. Acute smoking increases ST depression in humans during general anesthesia. *Anesth Analg* 1999; 89: 856-60.

10. Myers K, Hajek P, Hinds C, et al. Stopping Smoking Shortly Before Surgery and Postoperative Complications: A Systematic Review and Meta-analysis. Archives of Internal Medicine 2011; 171(11): 983-9.

11. Warner DO, Klesges RC, Dale LC, et al. Clinician-delivered intervention to faciliate tobacco quitline use by surgical patients. Anesthesiology 2011; 114: 847-55.

12. Nolan MB, Warner DO. Safety and Efficacy of Nicotine Replacement Therapy in the Perioperative Period: A Narrative Review. Mayo Clinic Proceedings 2015 doi: 10.1016/j.mayocp.2015.08.003.

13. Warner DO, Patten CA, Ames SC, et al. Effect of nicotine replacement therapy on stress and smoking behavior in surgical patients. Anesthesiology 2005; 102: 1138-46.

14. Warner DO, LeBlanc A, Kadimpati S, et al. Decision Aid for Cigarette Smokers Scheduled for Elective Surgery. Anesthesiology 2015; 123(1): 18-28. doi: 10.1097/ALN.0000000000000704.

15. Cropley M, Theadom A, Pravettoni G, et al. The effectiveness of smoking cessation interventions prior to

surgery: A systematic review. Nicotine Tob Res 2008; 10(3): 407-12.

16. Dai H, Leventhal AM: Prevalence of e-Cigarette Use Among Adults in the United States, 2014-2018. JAMA 2019.

17. Chapman S: E-cigarettes: the best and the worst case scenarios for public health-an essay by Simon Chapman. BMJ 2014; 349: g5512.

18. Wang TW, Gentzke AS, Creamer MR, Cullen KA, Holder-Hayes E, Sawdey MD, Anic GM, Portnoy DB, Hu S, Homa DM, Jamal A, Neff LJ: Tobacco Product Use and Associated Factors Among Middle and High School Students -United States, 2019. MMWR Surveill Summ 2019; 68: 1-22.

19. Chatham-Stephens K, Roguski K, Jang Y, Cho P, Jatlaoui TC, Kabbani S, Glidden E, Ussery EN, Trivers KF, Evans ME, King BA, Rose DA, Jones CM, Baldwin G, Delaney LJ, Briss P, Ritchey MD, Lung Injury Response Epidemiology/Surveillance Task F, Lung Injury Response Clinical Task F: Characteristics of Hospitalized and Nonhospitalized Patients in a Nationwide Outbreak of E-cigarette, or Vaping, Product Use-Associated Lung Injury -United States, November 2019. MMWR Morb Mortal Wkly Rep 2019; 68: 1076-1080.

20. Goniewicz ML, Knysak J, Gawron M, Kosmider L, Sobczak A, Kurek J, Prokopowicz A, Jablonska-Czapla M, Rosik-Dulewska C, Havel C, Jacob P, 3rd, Benowitz N: Levels of selected carcinogens and toxicants in vapour from electronic cigarettes. Tob Control 2014; 23: 133-9.

21. Boas Z, Gupta P, Moheimani RS, Bhetraratana M, Yin F, Peters KM, Gornbein J, Araujo JA, Czernin J, Middlekauff HR: Activation of the "Splenocardiac Axis" by electronic and tobacco cigarettes in otherwise healthy young adults. Physiol Rep 2017; 5.

22. Buchanan ND, Grimmer JA, Tanwar V, Schwieterman N, Mohler PJ, Wold LE: Cardiovascular risk of electronic cigarettes: a review of preclinical and clinical studies. Cardiovasc Res 2019.

23. Behar RZ, Wang Y, Talbot P: Comparing the cytotoxicity of electronic cigarette fluids, aerosols and solvents. Tob Control 2018; 27: 325-333.

24. Troiano C, Jaleel Z, Spiegel JH: Association of Electronic Cigarette Vaping and Cigarette Smoking With Decreased Random Flap Viability in Rats. JAMA Facial Plast Surg 2018.

25. Sorensen LT, Karlsmark T, Gottrup F: Abstinence from smoking reduces incisional wound infection: a randomized controlled trial. Ann Surg 2003; 238: 1-5.

26. Sorensen LT, Toft BG, Rygaard J, Ladelund S, Paddon M, James T, Taylor R, Gottrup F: Effect of smoking,

smoking cessation, and nicotine patch on wound dimension, vitamin C, and systemic markers of collagen metabolism. Surgery 2010; 148: 982-90.

27. Kadimpati S, Nolan M, Warner DO: Attitudes, beliefs, and practices regarding electronic nicotine delivery systems in patients scheduled for elective surgery. Mayo Clinic Proceedings 2015; 90: 71-6.

28. Nolan M, Leischow S, Croghan I, Kadimpati S, Hanson A, Schroeder D, Warner DO: Feasibility of Electronic Nicotine Delivery Systems in Surgical Patients. Nicotine Tob Res 2018 18: 1757-62.

29. Lee SM, Tenney R, Wallace AW, Arjomandi, M: E-cigarettes versus nicotine patches for perioperative smoking cessation: a pilot randomized trial. 2018 PeerJ 6: e5609.

30. Troiano C, Jaleel Z, Spiegel JH: Association of Electronic Cigarette Vaping and Cigarette Smoking With Decreased Random Flap Viability in Rats. JAMA Facial Plast Surg 2019, 21: 5-10.

第九部分

麻醉并发症

第40章

围手术期超敏反应和过敏反应

Jonathan Kay

40.1 围手术期超敏反应的发生率和病理生理学更新

过敏反应（anaphylaxis）被定义为一种急性、潜在致命的多系统综合征，几乎均由肥大细胞和嗜碱性粒细胞产生的介质突然释放进入循环而导致。围手术期过敏反应的发生率从 1/1 250 至 1/20 000 不等。即使在首次接触过敏原时也可能发生变态反应，尤其是当患者已被交叉反应物质致敏时。一个重要的例子是首次接触神经肌肉阻断剂（neuromuscular blocking agents，NMBA），由于 NMBA 与牙膏、洗发水、洗涤剂和止咳糖浆（福尔可定）等常见物质存在交叉致敏，因此可导致过敏反应。NMBA 是麻醉中过敏反应最常见的原因，在绝大多数美国病例报告中占 50%~70%。

最新的进展包括发现了新的受体，如 Mas 相关的 G 蛋白偶联受体 X2（MGPRX2），以及认识到肥大细胞和嗜碱性粒细胞还释放其他介质（前列腺素 D2、白三烯、血栓素 A2、血小板活化因子和细胞因子）。认识到这些介质会导致最终的共同途径、相似的临床现象和相似的治疗措施（见治疗部分的讨论），从而导致放弃了"类过敏反应（anaphylactoid）"这一术语。完全独立于免疫机制的非变态反应性过敏反应（non-allergic anaphylaxis）也会发生，在这类反应中，免疫球蛋白 E（IgE）可能参与其中，也可能不参与。

Sole 描述了目前对围手术期超敏（perioperative hypersensitivity，POH）反应的病理生理学的理解，总结如下：

（1）经典免疫途径：IgE 依赖性。先前的暴露或交叉反应会加剧特定物质诱导 IgE 的释放。当暴露于该物质或其表位时，肥大细胞和嗜碱性粒细胞分泌出大量导致 POH 反应的介质。

（2）非经典免疫途径：IgE 非依赖性。IgG 药物复合物与补体受体结合，形成补体片段，进而形成刺激肥大细胞和嗜碱性粒细胞释放介质的基团。

（3）非免疫途径直接刺激途径：目前已知越来越多的

物质可直接与肥大细胞上的 MRGPX2 受体相互作用，从而直接刺激肥大细胞，导致介质释放。

3 种途径的最终结果相同：免疫反应和直接刺激途径均导致相同的有效介质释放。因此，治疗措施相同，与导致介质释放的途径无关。同样值得注意的是，NMBA 和放射造影剂这样的激发剂可触发多种途径。

40.2 分级

过敏反应的诊断可根据严重程度分为 5 级：

Ⅰ级：　仅皮肤症状
Ⅱ级：　轻度但多系统受累，不危及生命
Ⅲ级：　危及生命的症状
Ⅳ级：　心搏骤停和/或呼吸停止
Ⅴ级：　死亡

Ⅲ级反应的主要表现是突然出现危及生命的低血压，通常伴有心动过速，但也可因严重低血容量而引发 Bejold-Jarisch 反射从而导致心动过缓。支气管痉挛多见于既往存在反应性疾病、COPD 或肥胖的患者。由于患者被手术铺巾完全覆盖或皮肤组织灌注不良，可能导致皮肤表现识别的延误。最后两个更严重的级别（Ⅳ和Ⅴ）更可能与 IgE 介导的反应相关。

霍普金斯大学最近根据国际专家的共识提出了 POH 反应可能性的评分系统。该评分系统按以下类别评定反应的严重程度：心血管、呼吸、皮肤和反应时间。基于这些因素的加权量表，可用来评估 POH 反应的可能性。其关注重点包含每一个可能受到影响的系统。由于该系统的新颖性，仍需临床验证。

40.3 诊断

在麻醉、手术和其他操作中，由于患者的皮肤被铺巾遮盖，患者可能无法主诉瘙痒或气短，且可能无法看到气道，因此过敏反应可能难以诊断。由于麻醉状态下可能存在导致类似的体征和症状的其他因素，因此过敏反应的诊断可能经常被延误。

　　Mertes 提出了将鉴别因素分成三个层次的有效方法:

　　机械原因:心肌梗死、心脏压塞、严重哮喘、麻醉回路问题(例如,呼气管路端阻塞或湿化器错位、肺栓塞、张力性气胸、静脉空气栓塞)

　　代谢原因:神经肌肉接头损伤引起的高钾血症(如琥珀胆碱、肌强直、卒中、烧伤、恶性高热)

　　其他原因:麻醉药物过量或相互作用、C1 酯酶缺乏、肥大细胞增多、肺水肿、严重左心室功能不全、出血、脓毒症。

　　关于类胰蛋白酶未升高的病因讨论详见 Garvey 的参考文献。

40.3.1　常见的可疑药物

　　如前所述,NMBA 是麻醉下过敏反应的最常见原因,在除美国之外的大多数病例报告中占 50%~70%,而在美国,抗生素则是最常见的原因。在某些国家琥珀酰胆碱更为常见,而另一些国家罗库溴铵则更为常见。由于与牙膏、洗发水、洗涤剂和止咳糖浆(欧洲使用的福尔可定)等常见物质存在交叉致敏,NMBA 在首次接触时即可导致过敏反应。琥珀酰胆碱更常表现于为支气管痉挛,而阿曲库铵则更常出现低血压。

　　NMBA 之间也存在交叉致敏性,如:泮库溴铵和维库溴铵、琥珀酰胆碱和加拉明、顺式阿曲库铵和阿曲库铵。尽管 NMBA 是病例报告中最常见的原因(54%),但其他重要的原因还包括抗生素、乳胶、皮肤消毒液和胶体。

40.3.1.1　舒更葡糖

　　Min 的一项研究表明,使用舒更葡糖逆转 NMBA 在日本人群中的过敏反应发生率较高(1/300)。然而,Burbridge 在一项最新的纳入 19 821 名患者的大型单机构队列中报告的过敏反应发生率(1/9 000)则低得多。巨大的差异可能是由于遗传差异,或者是饮食中常见环糊精暴露的差异(高达 4g/d)。

　　此外,Takise 得出结论,由罗库溴铵引起的 POH 反应中,极早期给予舒更葡糖可能会有效减轻过敏反应。然而,在肥大细胞和嗜碱性粒细胞完全激活后,用舒更葡糖进行补救可能效果较差。

40.3.1.2　青霉素问题

　　在病历或电子病历系统中记录有青霉素(PCN)过敏史几乎每天都会给此类患者带来极大的烦恼。高达 12% 的患者病历记录中有可怕的"对 PCN 过敏"警告。青霉素和头孢菌素之间交叉反应问题已有讨论。据 Picard 报道,交叉反应的发生率与两个分子的侧链相关。在其一项纳入 1 269 例患者的 meta 分析中显示,当 R1 侧链相同时,交叉反应风险为 16.45%,当侧链相似性较低时,交叉反应风险为 2.11%。此外,随着时间的推移,许多 IgE 介导的反应并未显现。事实上,出现严重 IgE 介导反应的患者有 80% 在 10 年后对青霉素有耐受性。

　　Vorobeichik 和 Kuruvillac 对指导麻醉科医师遇到病历记录中带有青霉素过敏标签患者的具体方法进行了讨论。Savic 对"去标签"问题进行了回顾。

　　尽管文献表明头孢菌素是安全的,并不会造成交叉反应诱发反应的风险,但许多麻醉科医师会默认外科医师的要求,使用非头孢菌素的抗生素替代品提供预防性抗生素覆盖,这可能是出于医疗法律问题的考虑。

　　此外,使用万古霉素或克林霉素替代并非良好选择。万古霉素和克林霉素可增加手术部位感染的发生率。万古霉素有潜在的肾毒性,克林霉素可能导致难辨梭状杆菌感染的增加。这些药物的革兰氏阴性菌覆盖率不如一线的头孢菌素。与头孢唑林相比,万古霉素对甲氧西林敏感的金黄色葡萄球菌的疗效也较差。

　　Vorobeichik 开发了一种有用的算法,用于对有 PCN 过敏史的患者进行综合评估和治疗。如上所述,仔细询问病史以确定反应发生的准确时间至关重要,因为有 PCN 过敏史的患者中有 80% 在 10 年后将不再对 PCN 有反应。有 PCN 过敏史的患者发生严重过敏反应的风险取决于最初反应的严重程度。Kuruvilla 提供了一份指导意见,用于获取发生何种类型 PCN 反应的详细历史记录,具体而言,包括反应严重程度、表现形式以及器官系统是否受累的情况。基于此病史,他提供了一种建议如何推进的算法。如果反应是远端的、未知的或非特异性良性皮疹,应使用头孢唑林和头孢呋辛用于预防。相反,如果反应为重度、迟发型超敏反应涉及皮肤或黏膜起水疱、药物热、血清病、器官受累和(或)药物性贫血,则应避免使用 PCN、头孢菌素和其他 β-内酰胺类药物。

40.3.1.3　其他不太常见的原因

　　围手术期过敏反应不太常见的原因包括催眠药、阿片类药物、异硫蓝染料(用于乳腺手术)和局部麻醉药。在一个法国病例系列报告研究中,丙泊酚过敏反应占所有过敏反应的比例低于 2.5%。在使用丙泊酚时,真正的反应更可能继发于丙泊酚上的两个异丙基,而非丙泊酚溶剂(大豆油、卵磷脂或甘油)。具有相似异丙基的皮肤用品可引起与丙泊酚的交叉致敏,这是首次接触丙泊酚时产生过敏反应的原因。最近的研究表明,对鸡蛋、大豆或花生过敏的儿童和成人而言,丙泊酚均是安全的。

　　尽管清洁剂作为 POH 反应的病因不如 NMBA 或抗生素常见,但由于其无处不在,尤其是氯己定,其引起过敏反应的临床影响越来越大。氯己定的过敏反应更常发生于行泌尿外科手术的男性患者中,并可能稍有延迟(发生在手术后 20~40 分钟)。中心静脉导管、消毒棒和用于固定血管通路的黏合剂上的凝胶是氯己定暴露的潜在来源。然而,静脉内接触诱导剂的过敏反应比经皮接触的过敏反应要快得多。经皮或黏膜反应需要 30 分钟或更长时间才能表现出来。

　　最近发现的一种交叉反应发生于肉类过敏患者(暴露于携带 α-gal IgE 的蜱)和一些动物源性医疗产品之间。这些产品包括明胶来源的胶体、西妥昔单抗(化疗药物)、一些蛇类抗蛇毒血清以及一些动物来源的心脏瓣膜和猪贴片材料。在流行地区,患病率高达 20%。这些患者在摄入红肉时会出现身体不适、肠胃不适,甚至出现过敏反应。

40.3.1.4　对多种药物过敏的患者

　　Patil 最近的综述概述了自述有多种药物过敏的患者

的治疗方法。多重药物过敏综合征 (multiple drug allergy syndrome, MDAS) 的定义是对两种或以上不同药物类别的超敏反应。该综合征最常表现为荨麻疹和 (或) 血管性水肿。病理生理学为与 IgE 抗体识别变应原上相似表位的交叉反应。能够产生这种交叉反应的药物包括一些食物、碘造影剂、NMBA 和抗生素。Patil 的优秀综述提供了各种药物交叉反应的数据，并概述了过敏性疾病患者的特定的重要治疗策略，包括对过敏试验的全面解释。

40.3.2 过敏试验

通过过敏试验确认可继发严重血流动力学损害的过敏反应极为重要，因为这样可以在后续麻醉中避免使用具有触发作用的麻醉药物。抽取血样用于确定过敏机制的两个最常用指标为组胺和类胰蛋白酶水平。组胺的半衰期很短，只有 20 分钟，限制了该试验的临床应用。血清类胰蛋白酶可持续升高长达 4 小时 (峰值 15~120 分钟)，是过敏反应的敏感性和特异性标志物。Mertes 报告类胰蛋白酶测定对诊断的敏感性为 64%，特异性为 89.3%，阳性预测值为 92.6%，阴性预测值为 54.2%。然而，类胰蛋白酶水平正常不一定排除过敏反应，且已经证明，其从非常低的水平相对升高与反应的严重程度相关。应在过敏反应后 24 小时重复测定类胰蛋白酶水平。如果该水平持续升高 2+ (反应时测量水平的 1.2 倍)，则可能发生过敏反应。出于其他原因获得的冷冻血浆样本最长可在一年内进行胰蛋白酶水平检测。在过敏反应发生后进行类胰蛋白酶随访可排除潜在的肥大细胞疾病。体内的血清类胰蛋白酶和组胺水平大约需要一周的时间来处理。

转诊给过敏专家进行测试是至关重要的，但必须附有所有使用过药物的详细说明以及在过敏反应发生后 2 小时内与患者接触的设备。过敏测试会诊包括：

(1) 通过仔细询问病史确定可能的过敏原。

(2) 通过皮肤试验或体外试验证明过敏原特异性 IgE。

(3) 确定接触可疑过敏原可导致的症状 (病史或激发试验)。

进行皮肤点刺试验，初始稀释度为 1:100 000，然后逐渐增加浓度至 1:100~1:10。放射性过敏原吸附剂 (radioallergosorbent, RAST) 和皮内试验也可用于特定病例。RAST 试验是一种体外试验，利用患者血清评估对特定过敏原的反应。皮试常遇到困难，包括非特异性刺激反应和无法识别非 IgE 反应。测试指南可参见最近的 Volcheck 综述。

过敏症专家建议在过敏发作后等待 4 至 6 周，以使肥大细胞和嗜碱性粒细胞耗竭的介质恢复，从而减少假阴性试验的可能。

然而，在紧急情况下，如果在早期试验中发现特定的刺激剂，则早期皮试可能具有价值，因此可在随后的麻醉和 (或) 其他干预措施中加以避免。

40.3.3 特异性 IgE

特异性 IgE 利用患者血清来确定其是否与可能引起反应的特定药物发生反应。在过敏反应发生时可获取血

液样品进行特异性 IgE 检测。目前可用于此类检测的药物包括 NMBA、乳胶、青霉素 G 和氯己定。如果患者需要在正式过敏测试前进行紧急手术，则此评估至关重要，因其可能有助于确定过敏原。大多数实验室会长期冷冻样本。针对 NMBA、乳胶、青霉素 G 和氯己定的特异性 IgE 检测已可商购。当手术室中极为常见和普遍存在的物质 (如氯己定和乳胶) 暴露情况在病史中无描述时，特异性 IgE 检测尤其重要。除氯己定的特异性 IgE 灵敏度和特异性较高外，其他过敏原的灵敏度和特异性差异很大。特异性 IgE 随着时间的推移而降低，在某些情况下仅持续四个月。因此，特异性 IgE 阴性不能排除过敏原，必须辅以皮试、其他体外试验或药物激发试验。

Garvey 最近的讨论呼吁在美国采取与欧洲类似的更正规的测试策略，并警告称，有必要极为仔细地记录经常被忽视的过敏原，如凝胶、骨水泥、局部用药等。对这些药物的测试提高了识别过敏原的可能性，从而使后续手术更加安全。

40.4 治疗

由于麻醉下所有其他因素均可产生与 POH 反应类似的症状和体征 (见诊断部分)，从而可能延误 POH 反应的识别，继而延误治疗。

表 40.1 为 Garvey 修订的治疗方法推荐。

表 40.1 POH 反应的紧急处理

Ⅰ级：仅皮肤症状：抗组胺药

Ⅱ级过敏反应：中度低血压或支气管痉挛

    肾上腺素 20μg iv

    如果对 20μg 无反应，则 2min 后肾上腺素 50μg iv

    如果无静脉通路或认为存在不通畅可能，则给予肾上腺素 300μg 肌内注射

    快速输注晶体 500ml，并可根据需要重复

    如果上述方案治疗无效，则使用支气管扩张剂

Ⅲ级过敏反应：(危及生命的低血压或支气管痉挛)

    肾上腺素 50μg iv

    如果对 50μg 肾上腺素无反应，则肾上腺素 100μg iv

    如果对上述药物无反应，2min 后给予肾上腺素 200μg

    快速输注晶体 1 000ml，根据需要重复

    如果对上述治疗仍无反应，则加用支气管扩张剂

Ⅳ级过敏反应：(心脏或呼吸停止)

    遵循高级生命支持指南，包括静脉注射 1mg 肾上腺素

续表

当有证据表明心排血量不足时,开始心脏按压

收缩压 <50mmHg 时开始心脏按压

如果呼气末 CO_2<20mmHg,考虑开始心脏按压。

顽固性过敏反应治疗

如果治疗效果不佳持续 10min

增加肾上腺素剂量(剂量加倍)

开始外周输注肾上腺素 [0.05~0.1μg/(kg·min)]

如果静注肾上腺素超过 3 次,则开始输注肾上腺素

在准备输注肾上腺素过程中,可考虑肾上腺素 500μg 肌内注射

增加输液量至 20~30ml/kg

如果持续低血压超过 10min

加用去甲肾上腺素 [0.05~0.5μg/(kg·min)]、去氧肾上腺素输注

加用血管升压素 1~2 IU 推注,伴或不伴输注(2IU/h)

如果患者使用 β 受体阻滞剂,加用胰高血糖素(1~2mg)iv

考虑使用体外生命支持

舒更葡糖在疑似过敏反应的复苏中没有直接作用

如果持续支气管痉挛/气道高压超过 10min

给予吸入支气管扩张剂、挥发性麻醉剂

考虑静脉注射支气管扩张剂(氯胺酮、沙丁胺醇)

留观

在监护区域观察患者 6~12h 或直到病情稳定、症状消退

类胰蛋白酶检测

第一次取样时间为 1h

第二次采样 2~4h

基线样品 24h 或更晚进行比较

过敏反应的治疗包括立即停用任何可疑药物、吸氧和大量补液。应滴定肾上腺素至起效,初始静脉推注量为 5~10μg,血管收缩功能衰竭时递增至 100~500μg,输注速率为 1μg/min。

肾上腺素激活 β1 和 β2 受体。β1 受体激活可逆转外周血管舒张,β2 受体激活可降低肥大细胞和嗜碱性粒细胞介体的影响,从而有助于促进支气管舒张。

其他治疗包括静脉注射 H1(苯海拉明,25~50mg)和 H2(法莫替丁,20mg)受体拮抗剂。如果患者出现呼吸道症状和体征,吸入和(或)雾化沙丁胺醇可能有益。由于起效迅速,首选的静脉注射糖皮质激素为氢化可的松(1~5mg/kg)。

大多数作者建议,当患者的血流动力学在容量复苏和肾上腺素作用下仍然不稳定时,应使用血管升压素、去甲肾上腺素和胰高血糖素(在正在使用 β-受体阻滞剂的患者中)。早期识别和容量管理是成功治疗严重过敏反应的关键。

40.5　严重 POH 反应后的观察时间

观察时间和治疗时间取决于患者对治疗的反应和过敏反应的严重程度。双相过敏反应定义为经过合理治疗后,在未接触过敏原的情况下病情复发。不幸的是,这种事件在治疗初期缓解后并不少见。2019 年,Kim 报告了对 2 890 名患者的 meta 分析,其中 143 名患者出现双相反应。在双相反应患者中,再次出现血流动力学不稳定的可能性在 6 小时内为 5%,在 12 小时内为 2%。在一项包括 145 名患者的病例研究中,Lee 指出双相和长期过敏反应的发生率分别为 10.3% 和 4.1%。

40.6　复发和预处理

2014 年,Lee 报告了一例使用抗 IgE 血清成功治疗 7 次特发性过敏反应的患者。虽然在旧文献中,高达 50% 的病例无法确定确切的触发因素,但 Miller 和 Guyer 最近报告称,过敏测试的新进展可在更高比例的病例(70%~80%)中发现致敏原。避免这些已被发现的致敏原会使后续的麻醉更为安全。此外,Miller 报告,发生过敏反应的患者再次接受全身麻醉,过敏反应复发率为 1%~4%。他还报告了在气管插管全身麻醉下与过敏反应相关的长期神经系统并发症发生率为 2%,死亡率为 3%~6%。Banerji 最近的文章观察了 123 名因 POH 反应而转诊到 MGH 过敏诊所的患者,以评估是否适合进行进一步的麻醉,并进行了详尽的测试。在 85 名接受后续麻醉且结果已知的患者中,91% 没有 POH 反应。5 例类胰蛋白酶升高的患者中有 2 例不能耐受后续麻醉。

(钱爽　译,孟岩　校)

参考文献

1. Savic LC, Garvey LH. Perioperative anaphylaxis: diagnostic challenges and management. Curr Opin Anaesthesiol. 2020; 33(3): 448-53.

2. Garvey LH, Dewachter P, Hepner D L, et al, Management of suspected immediate perioperative allergic reactions: an international overview and consensus recommendations. Br J Anaesth 2019; 123(1) e50-64. [The entire 2019 Br J Anaesth 123(1) is devoted to the subject of POH reactions.]

3. Van Cuilenborg, Hermanides J, Bos EME, et al. Perioperative approach to allergic patients. Best Practice & Research Clinical Anaesthesiology 2021; 35: 11-25.

4. Baldo BA, McDonnell NJ, Pham NH. Drug-specific cyclodextrins with emphasis on sugammadex, the neuromuscular blocker rocuronium and perioperative anaphylaxis: implications for drug allergy. Clin Exp Allergy. Dec 2011; 41(12): 1663-78.

5. Banerji A, Bhattacharya G, Huebner E, et al. Perioperative Allergic Reactions: Allergy Assessment and Subsequent Anesthesia. J Allergy Clin Immunol Pract. May 2021; 9(5): 1980-1991.

6. Bernstein IL, Li JT, Bernstein DI, et al. Allergy diagnostic testing: an updated practice parameter. Ann Allergy Asthma Immunol. Mar 2008; 100(3 Suppl 3): S1-148.

7. Borer-Reinhold M, Haeberli G, Bitzenhofer M, et al. An increase in serum tryptase even below 11.4 ng/mL may indicate a mast cell-mediated hypersensitivity reaction: a prospective study in Hymenoptera venom allergic patients. Clin Exp Allergy. Dec 2011; 41(12): 1777-83.

8. Bull AL, Worth LJ, Richards MJ. Impact of vancomycin surgical antibiotic prophylaxis on the development of methicillin-sensitive staphylococcus aureus surgical site infections: report from Australian Surveillance Data (VICNISS). Ann Surg. Dec 2012; 256(6): 1089-92.

9. Burbridge MA. Incidence of Anaphylaxis to Sugammadex in a Single-Center Cohort of 19,821 Patients. Anesth Analg. Jan 2021; 132(1): 93-97.

10. Chen JR, Tarver SA, Alvarez KS, Tran T, Khan DA. A Proactive Approach to Penicillin Allergy Testing in Hospitalized Patients. J Allergy Clin Immunol Pract. May-Jun 2017; 5(3): 686-693.

11. Cook TM, Harper NJN, Farmer L, et al. Anaesthesia, surgery, and life-threatening allergic reactions: protocol and methods of the 6th National Audit Project (NAP6) of the Royal College of Anaesthetists. Br J Anaesth. Jul 2018; 121(1): 124-133.

12. Crawford T, Rodvold KA, Solomkin JS. Vancomycin for surgical prophylaxis? Clin Infect Dis. May 2012; 54(10): 1474-9.

13. Deresinski S. Counterpoint: Vancomycin and Staphylococcus aureus--an antibiotic enters obsolescence. Clin Infect Dis. Jun 15 2007; 44(12): 1543-8.

14. Finkelstein R, Rabino G, Mashiah T, et al. Vancomycin versus cefazolin prophylaxis for cardiac surgery in the setting of a high prevalence of methicillin-resistant staphylococcal infections. J Thorac Cardiovasc Surg. Feb 2002; 123(2): 326-32.

15. Forbes SS, McLean RF. Review article: the anesthesiologist's role in the prevention of surgical site infections. Can J Anaesth. Feb 2013; 60(2): 176-83.

16. Garvey LH, Dewachter P, Hepner DL, et al. Management of suspected immediate perioperative allergic reactions: an international overview and consensus recommendations. Br J Anaesth. Jul 2019; 123(1): e50-e64.

17. Garvey LH, Ebo DG. Perioperative Hypersensitivity Reactions: Time for Collaboration. J Allergy Clin Immunol Pract. May 2021; 9(5): 1992-1993.

18. Garvey LH, Kroigaard M, Poulsen LK, et al. IgE-mediated allergy to chlorhexidine. J Allergy Clin Immunol. Aug 2007; 120(2): 409-15.

19. Garvey LH, Roed-Petersen J, Husum B. Anaphylactic reactions in anaesthetised patients - four cases of chlorhexidine allergy. Acta Anaesthesiol Scand. Nov 2001; 45(10): 1290-4.

20. Guyer AC, Saff RR, Conroy M, et al. Comprehensive allergy evaluation is useful in the subsequent care of patients with drug hypersensitivity reactions during anesthesia. J Allergy Clin Immunol Pract. Jan-Feb 2015; 3(1): 94-100.

21. Harboe T, Guttormsen AB, Irgens A, Dybendal T, Florvaag E. Anaphylaxis during anesthesia in Norway: a 6-year single-center follow-up study. Anesthesiology. May 2005; 102(5): 897-903.

22. Harper NJN, Cook TM, Garcez T, et al. Anaesthesia, surgery, and life-threatening allergic reactions: epidemiology and clinical features of perioperative anaphylaxis in the 6th National Audit Project (NAP6). Br J Anaesth. Jul 2018; 121(1): 159-171.

23. Hopkins PM, Cooke PJ, Clarke RC, et al. Consensus clinical scoring for suspected perioperative immediate hypersensitivity reactions. Br J Anaesth. Jul 2019; 123(1): e29-e37.

24. Jain V, Joshi N, Sidhu M, Kalicinsky C, Pun T. Penicillin allergies: referral and management practices of anesthesiologists. Allergy, Asthma & Clinical Immunology. 2014/12/18 2014; 10(2): 1710-S2-A20.

25. Jayathillake A, Mason DF, Broome K. Allergy to chlorhexidine gluconate in urethral gel: report of four cases and review of the literature. Urology. Apr 2003; 61(4): 837.

26. Jeffres MN, Hall-Lipsy EA, King ST, Cleary JD. Systematic review of professional liability when prescribing β-lactams for patients with a known penicillin allergy. Ann Allergy Asthma Immunol. Nov 2018; 121(5): 530-536.

27. Kemp HI, Cook TM, Thomas M, Harper NJN. UK anaesthetists' perspectives and experiences of severe perioperative anaphylaxis: NAP6 baseline survey. Br J Anaesth. Jul 1 2017; 119(1): 132-139.

28. Kim TH, Yoon SH, Hong H, Kang HR, Cho SH, Lee SY. Duration of Observation for Detecting a Biphasic

Reaction in Anaphylaxis: A Meta-Analysis. Int Arch Allergy Immunol. 2019; 179(1): 31-36.

29. Kollef MH. Limitations of vancomycin in the management of resistant staphylococcal infections. Clin Infect Dis. Sep 15 2007; 45 Suppl 3: S191-5.

30. Krishna MT, York M, Chin T, et al. Multi-centre retrospective analysis of anaphylaxis during general anaesthesia in the United Kingdom: aetiology and diagnostic performance of acute serum tryptase. Clin Exp Immunol. Nov 2014; 178(2): 399-404.

31. Kuravi KV, Sorrells LT, Nellis JR, et al. Allergic response to medical products in patients with alpha-gal syndrome. J Thorac Cardiovasc Surg. Apr 9 2021.

32. Kuruvilla M, Sexton M, Wiley Z, Langfitt T, Lynde GC, Wolf F. A Streamlined Approach to Optimize Perioperative Antibiotic Prophylaxis in the Setting of Penicillin Allergy Labels. J Allergy Clin Immunol Pract. Apr 2020; 8(4): 1316-1322.

33. Laroche D, Gomis P, Gallimidi E, Malinovsky JM, Mertes PM. Diagnostic value of histamine and tryptase concentrations in severe anaphylaxis with shock or cardiac arrest during anesthesia. Anesthesiology. Aug 2014; 121(2): 272-9.

34. Laxenaire MC, Mata-Bermejo E, Moneret-Vautrin DA, Gueant JL. Life-threatening anaphylactoid reactions to propofol (Diprivan). Anesthesiology. Aug 1992; 77(2): 275-80.

35. Laxenaire MC, Mertes PM. Anaphylaxis during anaesthesia. Results of a two-year survey in France. Br J Anaesth. Oct 2001; 87(4): 549-58.

36. Lee J. Successful prevention of recurrent anaphylactic events with anti-immunoglobulin E therapy. Asia Pac Allergy. Apr 2014; 4(2): 126-8.

37. Lee S, Sadosty AT, Campbell RL. Update on biphasic anaphylaxis. Curr Opin Allergy Clin Immunol. Aug 2016; 16(4): 346-51.

38. Lieberman P. Mechanisms of anaphylaxis beyond classically mediated antigen- and IgE-induced events. Ann Allergy Asthma Immunol. Mar 2017; 118(3): 246-248.

39. Melchiors BLB, Garvey LH. Investigation of perioperative hypersensitivity reactions: an update. Curr Opin Allergy Clin Immunol. Aug 2020; 20(4): 338-345.

40. Mertes PM, Tajima K, Regnier-Kimmoun MA, et al. Perioperative anaphylaxis. With Clin North Am . Jul 2010; 94 (4): 761-89.

41. Mertes PM, Volcheck GW, Garvey LH, et al. Epidemiology of perioperative anaphylaxis. Presse Med. Sep 2016; 45(9): 758-67.

42. Michalska-Krzanowska G. Tryptase in diagnosing adverse suspected anaphylactic reaction. Adv Clin Exp Med. May-Jun 2012; 21(3): 403-8.

43. Miller J, Clough SB, Pollard RC, Misbah SA. Outcome of repeat anaesthesia after investigation for perioperative anaphylaxis. Br J Anaesth. Jun 2018; 120(6): 1195-1201.

44. Min KC, Woo T, Assaid C, et al. Incidence of hypersensitivity and anaphylaxis with sugammadex. J Clin Anesth. Jun 2018; 47: 67-73.

45. Mitchell RM, Mendez E, Schmitt NC, Bhrany AD, Futran ND. Antibiotic Prophylaxis in Patients Undergoing Head and Neck Free Flap Reconstruction. JAMA Otolaryngol Head Neck Surg. Dec 2015; 141(12): 1096-103.

46. Murphy A, Campbell DE, Baines D, Mehr S. Allergic reactions to propofol in egg-allergic children. Anesth Analg. Jul 2011; 113(1): 140-4.

47. Murphy J, Isaiah A, Dyalram D, Lubek JE. Surgical Site Infections in Patients Receiving Osteomyocutaneous Free Flaps to the Head and Neck. Does Choice of Antibiotic Prophylaxis Matter? J Oral Maxillofac Surg. Oct 2017; 75(10): 2223-2229.

48. Opstrup MS, Malling HJ, Kroigaard M, et al. Standardized testing with chlorhexidine in perioperative allergy–a large single-centre evaluation. Allergy. Oct 2014; 69(10): 1390-6.

49. Patil SS, Sun L, Fox CJ, et al. Multiple drug allergies: Recommendations for perioperative management. Best Pract Res Clin Anaesthesiol. Jun 2020; 34(2): 325-344.

50. Picard M, Robitaille G, Karam F, et al. Cross-Reactivity to Cephalosporins and Carbapenems in Penicillin-Allergic Patients: Two Systematic Reviews and Meta-Analyses. J Allergy Clin Immunol Pract. Nov-Dec 2019; 7(8): 2722-2738.

51. Pittaway A, Ford S. Allergy to chlorhexidine-coated central venous catheters revisited. Br J Anaesth. Feb 2002; 88(2): 304-5; author reply 305.

52. Ponce B, Raines BT, Reed RD, Vick C, Richman J, Hawn M. Surgical Site Infection After Arthroplasty: Comparative Effectiveness of Prophylactic Antibiotics: Do Surgical Care Improvement Project Guidelines Need to Be Updated? J Bone Joint Surg Am. Jun 18 2014; 96(12): 970-977.

53. Pool C, Kass J, Spivack J, et al. Increased Surgical Site Infection Rates following Clindamycin Use in Head and Neck Free Tissue Transfer. Otolaryngol Head Neck Surg. Feb 2016; 154(2): 272-8.

54. Rutkowski K, Wagner A, Rutkowski R, Sowa P, Pancewicz S, Moniuszko-Malinowska A. Alpha-gal syndrome: An emerging cause of food and drug allergy. Clin Exp Allergy. Aug 2020; 50(8): 894-903.

55. Sampson HA, Muñoz-Furlong A, Bock SA, et al.

Symposium on the definition and management of anaphylaxis: summary report. J Allergy Clin Immunol. Mar 2005; 115(3): 584-91.

56. Savic L, Gurr L, Kaura V, et al. Penicillin allergy de-labelling ahead of elective surgery: feasibility and barriers. Br J Anaesth. Jul 2019; 123(1): e110-e116.

57. Savic LC, Garvey LH. Perioperative anaphylaxis: diagnostic challenges and management. Curr Opin Anaesthesiol. Jun 2020; 33(3): 448-453.

58. Savic LC, Kaura V, Yusaf M, et al. Incidence of suspected perioperative anaphylaxis: A multicenter snapshot study. J Allergy Clin Immunol Pract. May-Jun 2015; 3(3): 454-5.

59. Sharp G, Green S, Rose M. Chlorhexidine-induced anaphylaxis in surgical patients: a review of the literature. ANZ J Surg. Apr 2016; 86(4): 237-43.

60. Shenoy ES, Macy E, Rowe T, Blumenthal KG. Evaluation and Management of Penicillin Allergy: A Review. Jama. Jan 15 2019; 321(2): 188-199.

61. Soetens F, Rose M, Fisher M. Timing of skin testing after a suspected anaphylactic reaction during anaesthesia. Acta Anaesthesiol Scand. Sep 2012; 56(8): 1042-6.

62. Solé D, Spindola MAC, Aun MV, et al. Update on perioperative hypersensitivity reactions: joint document from the Brazilian Society of Anesthesiology (SBA) and Brazilian Association of Allergy and Immunology (ASBAI) - Part II: etiology and diagnosis. Brazilian Journal of Anesthesiology (English Edition). 2020/11/01/ 2020; 70(6): 642-661.

63. Tacquard C, Collange O, Gomis P, et al. Anaesthetic hypersensitivity reactions in France between 2011 and 2012: the 10th GERAP epidemiologic survey. Acta Anaesthesiol Scand. Mar 2017; 61(3): 290-299.

64. Takise Y, Kato J, Suhara T, et al. Life-threatening rocuronium-induced anaphylactic shock without cutaneous manifestations successfully reversed with sugammadex: a case report. JA Clin Rep. Dec 7 2020; 6(1): 95.

65. Trubiano JA, Adkinson NF, Phillips EJ. Penicillin Allergy Is Not Necessarily Forever. Jama. Jul 4 2017; 318(1): 82-83.

66. Uppal S, Harris J, Al-Niaimi A, et al. Prophylactic Antibiotic Choice and Risk of Surgical Site Infection After Hysterectomy. Obstet Gynecol. Feb 2016; 127(2): 321-9.

67. van Cuilenborg VR, Hermanides J, Bos EMED, et al. Perioperative approach of allergic patients. Best Pract Res Clin Anaesthesiol. May 2021; 35(1): 11-25.

68. Vitte J, Amadei L, Gouitaa M, et al. Paired acute-baseline serum tryptase levels in perioperative anaphylaxis: An observational study. Allergy. Jun 2019; 74(6): 1157-1165.

69. Volcheck GW, Hepner DL. Identification and Management of Perioperative Anaphylaxis. J Allergy Clin Immunol Pract. Sep - Oct 2019; 7(7): 2134-2142.

70. Vorobeichik L, Weber EA, Tarshis J. Misconceptions Surrounding Penicillin Allergy: Implications for Anesthesiologists. Anesth Analg. Sep 2018; 127(3): 642-649.

71. You AH, Kim JE, Kwon T, Hwang TJ, Choi JH. Early Skin Test after Anaphylaxis during Induction of Anesthesia: A Case Report. Medicina (Kaunas). Aug 7 2020; 56 (8).

第41章

2020年术后恶心呕吐管理共识性指南

Tong J. Gan

41.1 引言

恶心呕吐是术后最常见的不良事件之一,据估计在一般外科手术患者中发生率为30%,在高危患者中高达80%。这是一种非常痛苦的经历,并且明显降低患者满意度。此外,术后恶心呕吐(postoperative nausea and vomiting,PONV)的发生也与麻醉后恢复室(postanesthesia care unit,PACU)的停留时间显著延长、非计划再次入院、医疗费用增加有关。许多止吐药具有不同的药代动力学特点、疗效和副作用,因此,止吐药的选择取决于临床实际情况。预防PONV的益处还需要与不良反应的风险以及成本效益、药物可用性和药物处方决策相平衡。

41.2 识别患者风险

PONV风险评分已被证明可在机构层面降低PONV发生率,并可帮助了解和指导治疗。接受麻醉的住院患者常用的风险评分是Koivuranta评分和Apfel评分。Apfel简化风险评分基于四个预测因素:女性、PONV和/或晕动病史、不吸烟和术后使用阿片类药物。存在0、1、2、3和4个危险因素的PONV发病率分别约为10%、20%、40%、60%和80%。作者进一步将具有为0~1、2和3个及以上危险因素的患者分别分为"低""中"和"高"风险类别。一些专家和有限的论文建议对所有患者使用一到两种止吐药,因为风险评分不能完全预测PDNV。风险评分代表了预测PONV或出院后恶心呕吐(postdischarge nausea and vomiting,PDNV)发病率的客观方法,其敏感性和特异性在65%和70%之间,应作为预防措施的一个参考因素。如果呕吐造成重大医疗风险,如颅内压升高,则应更加重视。

儿童POV/PONV的危险因素不同于成人。当儿童年龄超过3岁,接受扁桃体切除术和眼科手术,或者是青春期后女性,他们患PONV/POV的风险更高。正如Eberhart等先前提出的,儿童POV风险可以根据四个标准进行预测:手术时间>30分钟;年龄>3岁;自己或直系亲属有POV/PONV史;斜视手术。

41.3 降低基线风险

建议降低PONV基线风险的策略包括:①优先使用区域麻醉;②优先使用丙泊酚输注作为主要麻醉剂;③避免使用挥发性麻醉剂;④尽量减少围手术期阿片类药物使用量;⑤手术当天充足补液。

41.4 在有PONV风险的成年人中使用2种干预措施进行PONV预防

在PONV指南的更新中,一个主要的变化是我们现在建议对有一个或多个危险因素的患者使用多模式预防。这一决定是由于对预防措施不足以及止吐药安全数据可用性的考虑。以下是各种止吐药的总结。

41.4.1 5-HT$_3$受体拮抗剂

41.4.1.1 昂丹司琼

昂丹司琼是最常被研究和使用的5-HT$_3$受体拮抗剂,被认为是PONV管理的"金标准"(证据A1)。作为单独或联合用药用于预防或治疗恶心呕吐时,静脉注射剂量为4mg或口服药剂量为8mg,其生物利用率为50%,预防呕吐的需治数(number needed to treat,NNT)为6,预防恶心的NNT为7。不良反应方面,造成头痛的伤害所需数量(number needed to harm,NNH)为36,转氨酶升高的NNH为31,便秘的NNH为23。昂丹司琼与4~8mg地塞米松和氟哌啶醇具有相似的疗效。昂丹司琼的疗效低于0.075mg帕洛司琼、80mg阿瑞匹坦口服、福沙匹坦150mg静脉注射。但是昂丹司琼比10mg甲氧氯普胺静脉注射和右美托咪定更有效。

41.4.1.2 帕洛诺司琼

作为第二代5-HT$_3$受体拮抗剂,帕洛诺司琼具有40

小时半衰期、变构结合、协同作用、受体内化和 5-HT₃/NK1 受体抑制作用等特点。在几项预防 PONV 的 meta 分析研究中，帕洛诺司琼 0.075mg 比昂丹司琼 4mg 和 8mg、地塞米松 5mg 和 8mg 更有效（证据 A1）。帕洛诺司琼与口服 40mg 阿瑞匹坦具有相似的有效性。

41.4.2 NK1 受体拮抗剂：阿瑞匹坦

阿瑞匹坦是一种 NK1 受体拮抗剂，半衰期为 40 小时，可采用口服和肠外（福沙匹坦）的途径给药。所有剂量（40mg、80mg 和 125mg）都被证明在减少术后呕吐的发生率方面比恶心更有效。口服 40mg 阿瑞匹坦与静脉注射 0.075mg 帕洛诺司琼具有相同的 PONV 预防效果。口服 40mg 和 80mg 阿瑞匹坦比昂丹司琼更有效。在一项 meta 分析研究中，将阿瑞匹坦与其他各种止吐药和安慰剂进行比较，阿瑞匹坦可降低术后第一天和第二天的呕吐发生率，但证据质量受到结果显著异质性的限制。此外，Weibel 等的 Cochrane meta 分析表明，NK1 拮抗剂单一疗法与几种联合疗法具有相似的疗效。在胃部和神经外科等高度忌讳术后呕吐的手术而言，NK1 受体拮抗剂是有效的预防性止吐药。

41.4.3 糖皮质激素：地塞米松

多年来围手术期糖皮质激素已被用于降低 PONV 的发生率。目前，地塞米松的推荐剂量在 4mg 至 10mg 之间。评估使用 8mg（0.01mg/kg）地塞米松或更高剂量并获得阳性结果的研究数量有所增加（证据 A1）。一般来说，使用高于 8mg 剂量的试验数据有限。使用地塞米松预防 PONV 的 meta 分析发现 4mg~5mg 与 8mg~10mg 的地塞米松之间的止吐疗效没有差异。此外，关于给药时间，数据支持在病例开始时而不是快结束时给地塞米松以预防 PONV。地塞米松预防导致 PONV 的发生率与 5-HT₃ 拮抗剂（主要是昂丹司琼）相当。地塞米松和 5-HT₃ 拮抗剂之间等效的一个例外可能是帕洛诺司琼，它在 75μg 的剂量下预防 24 小时内 PONV 的效果优于 8mg 地塞米松。此外，作为相对于 5-HT₃ 拮抗剂的一个额外优势在于地塞米松在许多研究中减少了镇痛药的需要，包括椎管内麻醉的病例。地塞米松，尤其是单剂量给药时，几乎没有不良反应。Cochrane 数据库最近对 37 项试验的分析得出结论，地塞米松几乎不会增加术后感染的风险，但具有较宽的置信区间。对 56 项试验的另一项评价表明，糖皮质激素（主要是地塞米松）不会增加伤口感染率、吻合口瘘、伤口愈合、出血或临床显著的高血糖。地塞米松只引起患者轻度血糖升高。即使在糖尿病患者中，也很少有证据显示地塞米松引起具有临床意义的血糖水平升高。与高剂量相比，4mg 地塞米松引起的血糖升高更少见。

41.4.4 抗多巴胺能药

41.4.4.1 阿米舒必利

阿米舒必利是多巴胺 D₂、D₃ 受体拮抗剂和口服抗精神病药（剂量为 50mg~1200mg/d）。最近它的静脉制剂被开发出来用于治疗 PONV。阿米舒必利 5mg 在达到完全

缓解和减轻恶心严重程度方面比安慰剂组更有效（证据 A2），而 1mg 和 20mg 的剂量无效（证据 A3）。当用于治疗已确定的 PONV 时，对先前未接受预防治疗的患者，阿米舒必利 5mg 和 10mg 比安慰剂更有效（证据 A3）。然而，在先前使用非抗多巴胺能药物预防 PONV 的患者中，阿米舒必利 10mg（而非 5mg）比安慰剂更有效地治疗已确定的 PONV（证据 A3）。服用阿米舒必利可引起催乳素水平轻度升高，其临床意义尚不清楚。研究表明，阿米舒必利的止吐剂量与镇静、锥体外系副作用或 QT 间期延长无关。

41.4.4.2 氟哌利多

氟哌利多的剂量为 0.625mg~1.25mg，对预防 PONV 有效（证据 A1）。建议在手术结束时服用，以优化其术后止吐效果（证据 A1）。尽管氟哌利多被用作 PONV 预防的一线药物，但在 2001 年 FDA 发出黑匣子警告限制氟哌利多的使用后，氟哌利多在许多国家的使用量显著下降。然而，一些研究表明，氟哌利多的止吐剂量是安全的，并且与昂丹司琼相当，其仅与 QT 间期的短暂延长相关。昂丹司琼和氟哌利多联合用药引起的 QT 间期延长与单独用药引起的 QT 间期延长并无差异。

41.4.4.3 氟哌啶醇

氟哌啶醇作为止吐药的使用未经 FDA 的批准，但在 FDA 对氟哌利多发出黑匣子警告后，人们对其在 PONV 中的使用兴趣增加了。低剂量（0.5mg~2mg）对 PONV 预防有效，其疗效和包括 QT 间期延长在内的副作用与 5-HT₃ 受体拮抗剂没有区别（证据 A1）。麻醉诱导后给药时，氟哌啶醇 1mg 疗效和副作用与氟哌利多 0.625mg 也没有差异，两组都没有锥体外副作用的报道。

41.4.5 抗组胺药

将苯海拉明和安慰剂进行比较试验的 meta 分析表明，术后早期和晚期预防 PONV 的 NNT 分别为 8 和 5（证据 A1）。然而，用于 PONV 治疗的最佳剂量、时间和副作用曲线尚不清楚。最近的一项研究调查了两种剂量的苯海拉明（25mg 和 50mg）对门诊腹腔镜妇科手术后恢复质量的影响。与安慰剂组相比，只有 50mg 剂量可降低 PONV 的风险，但苯海拉明组和安慰剂组的恢复质量没有差异（证据 A3）。检查异丙嗪用于 PONV 预防的数据有限。在麻醉诱导时给予异丙嗪（25mg 或 12.5mg）联合昂丹司琼 2mg，可有效降低中耳手术后 24 小时的 PONV（证据 A2）。异丙嗪对已确定的 PONV 也有效，低至 6.25mg 的剂量与高剂量同样有效，且镇静作用较弱（证据 A2）。2009 年，FDA 发布了关于注射异丙嗪的黑匣子警告。该警告表明，在静脉注射期间，药物可能从静脉中渗出，并对周围组织造成严重损害。此外，在动脉或皮下注射异丙嗪会导致严重的组织损伤，包括坏疽。由于这些风险，FDA 表示深部肌内注射是首选的给药途径。

41.4.6 抗胆碱能药

透皮东莨菪碱对 PACU 的 PONV 预防有效，术后 24 小时的 NNT 为 6。起效时间为 2~4 小时，可术前或前一

天晚上应用。不良事件通常较轻微,最常见的是视觉障碍、口干和头晕(证据 A1)。

41.4.7　其他

咪达唑仑:meta 分析显示,诱导期给咪达唑仑后 PON、POV 和 PONV 相对于对照组有所降低(证据 A1)。手术结束前 30 分钟给予咪达唑仑和昂丹司琼的 PONV 无显著差异。但是,由于可能出现镇静相关的不良事件,因此不建议这样做。

麻黄碱:术后 3 小时内,在靠近手术部位肌内注射麻黄碱 0.5mg/kg 可显著降低 PONV。门诊手术恢复期间的镇静作用明显少于安慰剂。平均动脉血压和心率的变化与安慰剂无显著差异;对有冠状动脉缺血风险的患者应注意(证据 A2)。

刺激腕部穴位 PC6:最新的 Cochrane 综述,包括 59 项 7667 名受试者的试验报告,与安慰剂相比,PC6 穴位刺激可显著降低恶心呕吐的风险和对补救止吐药的需求(证据 A1)。该综述还包括将 PC6 穴位刺激与 6 种不同类型的止吐药(甲氧氯普胺、环昔嗪、丙氯拉嗪、氟哌利多、昂丹司琼和地塞米松)进行比较,发现 PC6 穴位刺激与药物预防在恶心、呕吐或补救性止吐方面没有差异。试验序贯分析表明,进一步开展与安慰剂或止吐药对比的随机对照试验改变这一结论的可能性不大。在减少呕吐和补救性止吐药需求方面,联合穴位刺激和用药比单独使用止吐药更有效,但不包括恶心反应。无论是在麻醉诱导之前还是之后开始刺激,穴位刺激都能有效降低 PONV。术中通过刺激正中神经监测神经肌肉功能也可有效降低早期 PONV 的发生率。

41.4.8　联合疗法

专家组继续推荐对 PONV 高危患者进行联合止吐治疗。大多数研究显示,关于两种或两种以上止吐药联合应用预防 PONV 优于单一药物(证据 A1)。在目前的麻醉实践中,使用联合疗法预防成人 PONV 的做法已被牢固确立。

41.4.9　成本效益

随着医疗成本的上升,在确定 PONV 预防的适当性时,应考虑治疗的成本效益。适当的药物经济学分析还可以评估使用一种特定药物或药物组合相对于另一种药物的价值,同时考虑药物和患者的医疗成本。许多研究评估了不同 PONV 预防治疗的成本效益。然而,其中大多数研究都受到方法学差异、小样本量和历史上高药物成本的限制,因为这些研究都是在它们成为通用性止吐药之前进行的。在成本效益分析中要考虑的一点是,对于每一项止吐干预措施,绝对风险的降低(absolute risk reduction,ARR)和 NNT 取决于相对风险的降低(relative risk reduction,RRR,代表着干预的有效性),以及对照组的事件发生率(control event rate,CER,代表着 PONV 的发病率)。因此,PONV 的基线发病率越高,任何干预止吐的 NNT 越低。从这一点而言,使用风险分层系统来优化

PONV 预防的成本效益是合理的。

致吐性高的手术与 PACU 停留时间延长和成本增加相关。据估计,每次呕吐都会延迟 PACU 出室约 20 分钟。虽然从患者的角度来看,它可能显得很重要,但从医疗成本角度来看,其影响是不确定的。Parra Sanchez 等对接受门诊手术的患者进行了 PONV 的时间动态经济分析。作者前瞻性地跟踪了 100 名门诊手术患者,从手术时间到术后第三天早上。作者发现,在门诊手术后出现 PONV 的患者中,60% 在出院后出现症状。平均而言,PONV 患者在 PACU 的时间延长了一个小时,需要更多的医疗时间,并且产生了更大的总成本。PONV 相关联的校正后总成本增加了 74 美元。在减肥手术患者中,PONV 是计划外再入院的最常见原因之一。PONV 的发展也与术后生活质量显著降低相关,而高危患者对 PONV 预防表现出更高的满意度。

41.4.10　实施 PONV 策略的临床 PONV 方案和算法

我们建议 PONV 管理方案或算法应明确评估个体的 PONV 风险,以确定可能需要额外预防的高危患者。除了患者的 PONV 风险水平外,PONV 管理策略还应考虑患者的选择、机构治疗的成本效益以及患者的既往病史(如 QT 间期延长、帕金森病和闭角型青光眼的风险)。这将最大限度地降低与止吐药相关的风险,同时确保对高危患者进行适当管理,这可能是最具成本效益的策略。

41.4.11　在加速康复途径中使用多模式预防性止吐药

加速康复是一个不断发展的围手术期医疗概念。2016 年,美国加速康复协会(American Society for Enhanced Recovery,ASER)发布了一份专家意见声明,结论是"所有患者都应在围手术期接受 PONV 预防;用于治疗和预防的药物数量取决于可改变和不可改变的危险因素;应联合使用不同作用机制的药物来达到多模式的目的"。

各种类型手术的加速康复途径均包含了 PONV 的具体管理建议,包括采取降低基线致吐危险因素的干预措施,如使用丙泊酚全凭静脉麻醉、术前禁食时间最短化、补充碳水化合物、充分补液以及使用阿片节俭策略的多模式镇痛。与我们的总体建议相似,我们建议所有加速康复途径患者至少接受两种 PONV 预防药物,高危患者应额外服用止吐药。对于已发生的 PONV 治疗应及时且积极。对于每种手术类型,都应考虑手术的致吐性、有效区域麻醉技术的可用性和预期的术后恢复过程,以优化 PONV 的管理。

结直肠手术加速康复途径与多模式 PONV 预防的引入显著降低了 PONV 的发生率,并可能降低再入院的风险。若干加速康复共识指南建议在接受胃肠手术的患者中实施通用性多模式预防和降低基线风险因素的措施以预防 PONV。结直肠手术患者的加速康复途径同样适用于胰腺手术。

41.5 总结

更新后的 PONV 共识指南旨在为成人和儿童 PONV 的管理提供全面的循证临床建议。预防 PONV 应被视为麻醉的一个组成部分，通过风险评估、基线风险控制以及药物预防来实现。本指南的一个主要变化是，在成年人中，专家组的共识是在有一或两个风险因素的患者中实施多模式 PONV 预防，以减少预防不足的风险。然而，临床医生应谨慎评估基于患者和手术因素的多模式预防的益处和风险。联合治疗应由不同类别的药物组成，使用最低有效剂量，药物的选择将取决于患者因素以及医院政策和药物可用性。在儿童中，我们仍然建议在中度或高度危险人群中使用多模式 PONV 预防措施；建议使用 5-HT$_3$ 拮抗剂加地塞米松，并将阿片类药物和挥发性麻醉剂节俭策略作为一线干预措施。

对于已发生 PONV 的患者，应评估先前的预防性用药，补救性治疗应包括与预防性用药不同类别的药物。服用短效止吐药（如昂丹司琼或氟哌利多）超过 6 小时后，如果没有其他选择，可考虑重复服用。与 PONV 预防不同，无论是单药治疗还是联合治疗，PONV 补救治疗效果的证据是有限的。然而，更多的数据可用于治疗已发生的 PONV（例如阿米舒必利）。在医院层面，PONV 管理方案的设计和实施需要考虑治疗的成本效益和药物的可用性。由于个别患者可能对某些类别的止吐药没有反应，我们建议医疗机构应至少提供 4 种类别的止吐药。在繁忙的临床环境中，建议使用至少两种药物进行更自由的多模式预防，并在高危患者中增加止吐药，以及持续的依从性监测，以优化 PONV 管理。

（成雨彤 译，严姝姝 校）

参考文献

1. Apfel CC, et al. Anesthesiology. 1999; 91: 693-700.
2. Eberhart LH, et al. Anaesthesia. 2002; 57: 1022-7.
3. Myles PS, et al. Br J Anaesth. 2000; 84: 6-10.
4. Habib AS, et al. Curr Med Res Opin. 2006; 22: 1093-9.
5. Fortier J, et al. Can J Anaesth. 1998; 45: 612-9.
6. Hill RP, et al. Anesthesiology. 2000; 92: 958-67.
7. Pierre S, et al. Canadian journal of anaesthesia=Journal canadien d'anesthesie. 2002; 49: 237-42.
8. Pierre S, et al. Canadian journal of anaesthesia=Journal canadien d'anesthesie. 2004; 51: 320-5.
9. Apfel CC, et al. N Engl J Med. 2004; 350: 2441-51.
10. Koivuranta M, et al. Anaesthesia. 1997; 52: 443-9.
11. Gan TJ, et al. Anesthesia & Analgesia. 2014; 118: 85-113.
12. Skledar SJ, et al. ScientificWorldJournal. 2007; 7: 959-77.
13. Eberhart LH, et al. Anesthesia and analgesia. 2004; 99: 1630-7, table of contents.
14. Thomas M, et al. Paediatr Anaesth. 2007; 17: 61-3.
15. Lee J, et al. Paediatric Anaesthesia. 2016; 26: 644-8.
16. Rowley MP, et al. Anaesth Intensive Care. 1982; 10: 309-13.
17. Schraag S, et al. BMC Anesthesiol. 2018; 18: 162.
18. Schaefer MS, et al. Eur J Anaesthesiol. 2016; 33: 750-60.
19. Tricco AC, et al. BMC medicine. 2015; 13: 136.
20. Apfel CC, et al. 2003.
21. Tramer MR, et al. 1997.
22. Wang XX, et al. BMC Anesthesiology. 2015; 15: 118.
23. Yazbeck-Karam VG, et al. Anesthesia & Analgesia. 2017; 124: 438-44.
24. Kim SH, et al. Korean Journal of Anesthesiology. 2013; 64: 517-23.
25. Moon YE, et al. British Journal of Anaesthesia. 2012; 108: 417-22.
26. Park SK, et al. Journal of International Medical Research. 2011; 39: 399-407.
27. Alonso-Damian ER, et al. Revista mexicana de anestesiologia. 2012; 35: 8-14.
28. Tsutsumi YM, et al. BioMed Research International. 2014; 2014: 307025.
29. Wu SJ, et al. Hepato-Gastroenterology. 2012; 59: 2064-74.
30. Kamali A, et al. Open Access Macedonian Journal of Medical Sciences. 2018; 6: 1659-63.
31. Rojas C, et al. Anesthesia and analgesia. 2008; 107: 469-78.
32. Rojas C, et al. European journal of pharmacology. 2014; 722: 26-37.
33. Singh PM, et al. Journal of Clinical Anesthesia. 2016; 34: 459-82.
34. Xiong C, et al. Canadian Journal of Anaesthesia. 2015; 62: 1268-78.
35. Li Y, et al. Journal of PeriAnesthesia Nursing. 2015; 30: 398-405.
36. Moon HY, et al. BMC Anesthesiology. 2014; 14: 68.
37. Diemunsch P, et al. British Journal of Anaesthesia. 2007; 99: 202-11.
38. Bhakta P, et al. Acta Anaesthesiol Taiwan. 2016; 54: 108-13.
39. Weibel S, et al. Cochrane Database Syst Rev 2017, Issue 11 Art No: CD012859. 2017.
40. Yamanaga S, et al. Journal of transplantation. 2017; 2017: 3518103.
41. Yue C, et al. J Orthop Surg Res. 2017; 12: 100.
42. Mihara T, et al. PLoS One. 2016; 11: e0162961.
43. De Oliveira GS, Jr., et al. Anesthesia & Analgesia. 2013; 116: 58-74.
44. Zou Z, et al. PLoS ONE [Electronic Resource]. 2014; 9:

e109582.

45. Paul AA, et al. Journal of Clinical & Diagnostic Research. 2018; 12.

46. Chatterjee A SS, Paul M, Singh T, Singh S, Mishra P. Indian J Anaesth. 2017; 61: 978-84.

47. Singh PM, et al. European Journal of Clinical Pharmacology. 2018; 74: 1201-14.

48. Liu X, et al. Medicine (United States). 2017; 96 (35)

49. Parthasarathy P, et al. Albang Maqalat Wa Abhat Fi Altahdir Waalinas. 2018; 12: 313-7.

50. Toner AJ, et al. Anesthesiology. 2017; 126: 234-48.

51. Tien M, et al. Anaesthesia. 2016; 71: 1037-43.

52. Polderman JA, et al. Cochrane Database of Systematic Reviews. 2018; 8: CD011940.

53. Low Y, et al. Journal of Clinical Anesthesia. 2015; 27: 589-94.

54. Godshaw BM, et al. Journal of Arthroplasty. 2018; 18: 18.

55. Kranke P, et al. British Journal of Anaesthesia. 2013; 111: 938-45.

56. Gan TJ, et al. Anesthesiology. 2017; 126: 268-75.

57. Candiotti KA, et al. Anesthesia and analgesia. 2019; 128: 1098-105.

58. Habib AS, et al. Anesthesiology. 2019; 130: 203-12.

59. Kranke P, et al. Anesthesiology. 2018; 128: 1099-106.

60. Taubel J, et al. British Journal of Clinical Pharmacology. 2017; 83: 339-48.

61. Fortney JT, et al. Anesthesia & Analgesia. 1998; 86: 731-8.

62. Henzi I, et al. Canadian Journal of Anaesthesia. 2000; 47: 537-51.

63. Habib AS, et al. Anesthesia & Analgesia. 2003; 96: 1377-9.

64. Tracz K, et al. British Journal of Clinical Pharmacology. 2015; 79: 669-76.

65. Agamez Medina GL, et al. Revista Espanola de Anestesiologia y Reanimacion. 2015; 62: 495-501.

66. Chan MTV, et al. Anesthesia & Analgesia. 2006; 103: 1155-62.

67. Habib AS, et al. Anesthesia and analgesia. 2008; 106: 1343-5.

68. Buttner M, et al. Anesthesiology 2004; 101: 1454-63.

69. Singh PM, et al. Journal of Clinical Pharmacology. 2018; 58: 131-43.

70. Wang TF, et al. Acta Anaesthesiol Scand. 2008; 52: 280-4.

71. Kranke P, et al. Acta Anaesthesiol Scand. 2002; 46: 238-44.

72. De Oliveira GS, Jr., et al. Journal of Clinical Anesthesia. 2016; 34: 46-52.

73. Khalil S, et al. Journal of Clinical Anesthesia. 1999; 11: 596-600.

74. Deitrick CL, et al. Journal of PeriAnesthesia Nursing. 2015; 30: 5-13.

75. Habib AS, et al. Anesthesia & Analgesia. 2007; 104: 548-51.

76. Kranke P, et al. Anesthesia & Analgesia. 2002; 95: 133-43, table of contents.

77. Apfel CC, et al. Clinical Therapeutics. 2010; 32: 1987-2002.

78. Ahn EJ, et al. Anesthesia & Analgesia. 2016; 122: 664-76.

79. Rothenberg DM, et al. Anesthesia and analgesia. 1991; 72: 58-61.

80. Hagemann E, et al. Acta Anaesthesiol Scand 2000; 44: 107-11.

81. Lee A, et al. Cochrane Database of Systematic Reviews. 2015: CD003281.

82. Frey UH, et al. British Journal of Anaesthesia. 2009; 102: 620-5.

83. Arnberger M, et al. Anesthesiology. 2007; 107: 903-8.

84. Kim YH, et al. Anesthesia & Analgesia. 2011; 112: 819-23.

85. Ahsan K, et al. J Pak Med Assoc. 2014; 64: 242-6.

86. Aghadavoudi O, et al. Journal of Isfahan Medical School. 2019: 281.

87. Bala I, et al. Minerva Anestesiol. 2014; 80: 779-84.

88. Benevides ML, et al. Obes Surg. 2013; 23: 1389-96.

89. Cho E, et al. Int J Med Sci. 2018; 15: 961-8.

90. Cho JS, et al. Minerva Anestesiol. 2016; 82: 649-56.

91. Desai S, et al. Saudi J Anaesth. 2013; 7: 254-8.

92. Gupta R, et al. Anesth Essays Res. 2018; 12: 396-401.

93. Bhattarai B, et al. J Emerg Trauma Shock. 2011; 4: 168-72.

94. Honarmand A, et al. J Res Pharm Pract. 2016; 5: 16-21.

95. Honarmand A, et al. Saudi J Anaesth. 2012; 6: 145-51.

96. Imeh A, et al. Afr Health Sci. 2014; 14: 453-9.

97. Joo J, et al. BMC Anesthesiol. 2015; 15: 99.

98. Kawano H, et al. Minerva Anestesiol. 2015; 81: 362-8.

99. Kim KM, et al. BMC Anesthesiol. 2017; 17: 65.

100. Kim WJ, et al. J Int Med Res. 2013; 41: 1203-13.

101. Kiran A, et al. Journal of Chemical & Pharmaceutical Research. 2013; 5: 1126-30.

102. Kumar A, et al. Journal International Medical Sciences Academy. 2013; 26: 217-8.

103. Lee MJ, et al. Korean J Pain. 2015; 28: 39-44.

104. Lee SJ, et al. Korean J Anesthesiol. 2012; 63: 221-6.

105. Lim CS, et al. Korean J Anesthesiol. 2013; 64: 212-7.

106. Mansour E. Egyptian Journal of Anaesthesia. 2013; 29: 117-23.

107. Matsota P, et al. Arch Med Sci. 2015; 11: 362-70.

108. Misra S, et al. J Neurosurg Anesthesiol. 2013; 25: 386-91.

109. Mukhopadhyay S, et al. J Anaesthesiol Clin Pharmacol. 2013; 29: 205-10.

110. Narayanappa AB, et al. Indian J Anaesth. 2017; 61: 144-9.

111. Park EY, et al. J Int Med Res. 2013; 41: 654-63.

112. Vallejo MC, et al. Plast Reconstr Surg. 2012; 129: 519-26.

113. Wang PK, et al. World J Surg. 2012; 36: 775-81.

114. Yu Q, et al. Minerva Anestesiol. 2013; 79: 130-6.

115. Ryoo SH, et al. Korean J Anesthesiol. 2015; 68: 267-73.

116. Som A, et al. Anesthesia and analgesia. 2016; 123: 1418-26.

117. Zhou H, et al. World J Surg. 2012; 36: 1217-24.

118. Papadima A, et al. Saudi J Anaesth. 2013; 7: 68-74.

119. Kovac AL. Drugs. 2013; 73: 1525-47.

120. Sirajuddin M, et al. Medical Channel. 2014; 20: 39-42.

121. Ana Sofia del Castillo S, et al. Revista Mexicana de Anestesiologia. 2011; 34: 67-78.

122. D'Souza N, et al. Int J Gynaecol Obstet. 2011; 113: 124-7.

123. Dzwonczyk R, et al. American Journal of Therapeutics. 2012; 19: 11-5.

124. Gupta D, et al. Middle East Journal of Anesthesiology. 2014; 22: 493-502.

125. Parra-Sanchez I, et al. Canadian Journal of Anaesthesia. 2012; 59: 366-75.

126. Watcha MF, et al. J Clin Anesth. 1994; 6: 370-7.

127. Tramer MR, et al. Anaesthesia. 1999; 54: 226-34.

128. American Society of Anesthesiologists Task Force on Acute Pain M. Anesthesiology. 2012; 116: 248-73.

129. Kranke P, et al. Eur J Anaesthesiol. 2007; 24: 856-67.

130. Carroll NV, et al. J Clin Anesth. 1994; 6: 364-9.

131. Berger ER, et al. Ann Surg. 2018; 267: 122-31.

132. Scuderi PE, et al. Anesthesiology. 1999; 90: 360-71.

133. Gan TJ, et al. Anesthesia and analgesia. 2007; 105: 1615-28.

134. Verma R, et al. Anaesthesia. 2011; 66: 417-34.

135. Hoffmann H, et al. Eur Surg Res. 2012; 49: 24-34.

136. Gupta R, et al. Perioper Med (Lond). 2016; 5: 4.

137. Gustafsson UO, et al. World J Surg. 2019; 43: 659-95.

138. Tan M, et al. Can J Anaesth. 2015; 62: 203-18.

139. Nygren J, et al. Clin Nutr. 2012; 31: 801-16.

140. Sarin A, et al. BMC Anesthesiol. 2016; 16: 55.

141. Dickinson KJ, et al. Eur J Cardiothorac Surg. 2016; 50: 124-9.

142. Feldheiser A, et al. Acta Anaesthesiol Scand. 2016; 60: 289-334.

143. Hedrick TL, et al. 2018.

144. Lassen K, et al. Clin Nutr. 2012; 31: 817-30.

145. Pecorelli N, et al. World J Gastroenterol. 2016; 22: 6456-68.

第42章

麻醉与围手术期缺血性脑卒中

Phillip E. Vlisides

42.1　引言

脑卒中是一种围手术期的严重并发症,有高发病率、高死亡率的特点。在高危人群中,非心脏手术患者的脑卒中风险接近 3%,而 65 岁及以上患者的发生率为 7%。近年来,围手术期脑卒中的发病率呈上升趋势,其原因尚不明确。脑卒中患者出院后死亡或残疾的比例约为 70%~80%,且常在出院后仍需康复护理。因此,围手术期脑卒中是一个重大的公共卫生问题,迫切需要制订有效的预防措施。

42.2　当前的挑战

42.2.1　病理生理学

疾病的预防通常建立在对其病理生理改变有全面认识的基础上。然而,围手术期缺血性脑卒中的病因仍不确定,目前大多队列研究中,病例常被归入病因不明或隐匿性卒中。另外,即使是病因明确的脑梗,如心源性栓塞、大动脉粥样硬化、脑分水岭梗死等,它们的病理生理改变和防治策略也有细微差别。现阶段我们对围手术期脑卒中的病理生理改变理解不足,极大地限制了有效预防策略的制订。

42.2.2　识别与诊断

严重心脏不良事件可使用血清生物标志物和心电图等评估方法来进行实时分析和诊断。而诊断脑血管事件的血清和神经生理学标志物尚在研发和探索阶段,因此,体格检查和神经影像学检查仍然是围手术期检测脑血管事件的主要手段。然而,术后早期的体检可能会受到麻醉残留、疼痛、中枢作用药物(如阿片类药物)和术后谵妄等因素干扰,而神经影像学检查虽然诊断灵敏度较高,但也存在操作烦琐、价格高昂和无法在床边开展等因素限制。因此,术后脑卒中极容易漏诊,大多数术后并发脑卒

中的患者,由于没有接受神经影像学检查,而错过了静脉溶栓的最佳时间窗。因此,临床上迫切需要可以准确识别、诊断围手术期脑血管意外的检查方法。

42.3　预防

尽管上述情况限制了我们对围手术期脑卒中的诊治,但目前仍有大量循证策略可供麻醉科医师参考,以降低其发生的风险,这些策略可以分为两大类:手术时机和药物优化。

42.3.1　手术时机

对于高危患者,如已知有脑血管病史的患者,选择最佳手术时机非常重要。脑卒中风险评估和预测应在术前进行。大规模流行病学数据表明,既往有卒中病史的患者,卒中后 9 个月内手术的患者,术后再发卒中的风险较高。这可能是由于严重脑卒中患者的脑血管自动调节功能受损所致。此外,卒中后 9 个月内严重心脏不良事件的发生风险也会增加。虽然这些发现都是基于观察性研究,但指南仍建议将择期手术推迟到至少卒中 9 个月之后。

42.3.2　药物

42.3.2.1　β 受体阻滞剂

2008 年发表的 POISE 试验显示,接受大剂量缓释美托洛尔治疗的患者,在非心脏手术后脑卒中风险增加。这一发现提示我们,围手术期使用 β 受体阻滞剂可能与术后脑卒中相关。假如未曾服用过 β 受体阻滞剂的患者突然给予一个相对大剂量的美托洛尔治疗,那么脑卒中发生的风险可能与缺乏合理滴定药物剂量的时间有关。事实上,一篇系统性综述显示术前一天内突然给予 β 受体阻滞剂会增加术后脑卒中的风险。然而,美托洛尔和其他一些特定的 β 受体阻滞剂也可能存在药物特异性作用。动物实验研究表明,在出血和血液稀释的情况下,美托洛尔可以通过降低心排血量和扩张脑血管来明显降低脑血流灌注。但是关于这一结论临床回顾性研究结果仍

存在争议。虽然长期服用美托洛尔与术后卒中发生率并不一致，但持续出血和血红蛋白减少会明显增加术后脑卒中风险。

　　总之，目前建议术前避免临时使用 β 受体阻滞剂。对于接受长期 β 受体阻滞剂治疗的患者，为减少严重心脏不良事件，建议围手术期不停用。然而，这些患者可能需要更高的输血阈值（如 Hgb 9g/dl）。

42.3.2.2　抗凝药物

　　美国外科医师协会和美国心脏病学会等机构发布了最新抗凝指南，指导血栓性事件高风险患者的围手术期抗凝优化策略。对于服用维生素 K 拮抗剂（如华法林）的患者，肝素桥接治疗一般只适用于存在高凝风险的患者，如有心脏机械瓣膜、近期血栓病史，以及在抗凝治疗期间发生血栓栓塞的患者。对于风险较低的患者，肝素桥接治疗一般不会降低术后脑卒中发生率，反而可能增加围手术期大出血的风险。最后，对于口服抗凝剂，通常不需要肝素替代治疗，这些药物可根据手术出血风险在术前 1~3 天内停用。

42.4　管理

　　当怀疑患者脑卒中时，应立即通知脑血管科。一些医院提供"脑卒中传呼"服务，临床医生可以在怀疑脑卒中时发送呼叫，启动神经介入干预方案。急诊神经影像学检查应在神经病学医师指导下进行。检查手段一般包括头部 CT 平扫、头颈部 CT 血管成像，以及在怀疑有缺血性脑卒中时行 CT（或 MRI）灌注成像进行缺血性半暗带分析。这些影像检查可以指导后续的治疗方案，包括静脉溶栓和血管腔内治疗等。

42.5　结论

　　围手术期脑卒中是一个重大的公共卫生问题。对其有限的病理生理学认知和诊断手段的缺乏严重阻碍了临床上对围手术期脑卒中和相关脑血管事件风险的预防。因此，临床上仍需多学科联合参与来推进相关研究，并改善这一灾难性并发症高危人群的临床治疗。

（孟笑岩　译，王恒　校）

参考文献

1. Mashour GA, Shanks AM, Kheterpal S: Perioperative stroke and associated mortality after noncardiac, nonneurologic surgery. Anesthesiology 2011; 114: 1289-96.

2. Kamel H, Johnston SC, Kirkham JC, Turner CG, Kizer JR, Devereux RB, Iadecola C: Association between major perioperative hemorrhage and stroke or Q-wave myocardial infarction. Circulation 2012; 126: 207-12.

3. Perioperative covert stroke in patients undergoing non-cardiac surgery (NeuroVISION): a prospective cohort study. Lancet 2019; 394; 1022-9.

4. Smilowitz NR, Gupta N, Ramakrishna H, Guo Y, Berger JS, Bangalore S: Perioperative major adverse cardiovascular and cerebrovascular events associated with noncardiac surgery. JAMA Cardiol 2017; 2: 181-187.

5. Saltman AP, Silver FL, Fang J, Stamplecoski M, Kapral MK: Care and outcomes of patients with in-hospital stroke. JAMA Neurol 2015; 72: 749-55.

6. Vlisides PE, Mashour GA, Didier TJ, Shanks AM, Weightman A, Gelb AW, Moore LE: Recognition and management of perioperative stroke in hospitalized patients. A A Case Rep 2016; 7: 55-6.

7. Grau AJ, Eicke M, Burmeister C, Hardt R, Schmitt E, Dienlin S: Risk of ischemic stroke and transient ischemic attack is increased up to 90 days after non-carotid and non-cardiac surgery. Cerebrovasc Dis 2017; 43: 242-249.

8. Vasivej T, Sathirapanya P, Kongkamol C: Incidence and risk factors of perioperative stroke in noncardiac, and nonaortic and its major branches surgery. J Stroke Cerebrovasc Dis 2016; 25: 1172-1176.

9. Vlisides PE, Kunkler B, Thompson A, Zierau M, Lobo R, Strasser MO, Cantley MJ, McKinney A, Everett AD, Mashour GA, Picton P: Cerebrovascular disease and perioperative neurologic vulnerability: a prospective cohort study. Front Neurol 2019; 10: 560.

10. Jorgensen ME, Torp-Pedersen C, Gislason GH, Jensen PF, Berger SM, Christiansen CB, Overgaard C, Schmiegelow MD, Andersson C: Time elapsed after ischemic stroke and risk of adverse cardiovascular events and mortality following elective noncardiac surgery. JAMA 2014; 312: 269-77.

11. Aries MJ, Elting JW, De Keyser J, Kremer BP, Vroomen PC: Cerebral autoregulation in stroke: a review of transcranial doppler studies. Stroke 2010; 41: 2697-704.

12. Christiansen MN, Andersson C, Gislason GH, Torp-Pedersen C, Sanders RD, Føge Jensen P, Jørgensen ME: Risks of cardiovascular adverse events and death in patients with previous stroke undergoing emergency noncardiac, nonintracranial surgery: The importance of operative timing. Anesthesiology 2017; 127: 9-19.

13. Vlisides PE, Moore LE, Whalin MK, Robicsek SA, Gelb AW, Lele AV, Mashour GA: Perioperative care of patients at high risk for stroke during or after non-cardiac, non-neurological surgery: 2020 guidelines from the Society for Neuroscience in Anesthesiology and Critical Care. J Neurosurg Anesthesiol 2020; 32: 210-226.

14. Devereaux PJ, Yang H, Yusuf S, Guyatt G, Leslie K, Villar JC, Xavier D, Chrolavicius S, Greenspan L, Pogue J, Pais P, Liu L, Xu S, Malaga G, Avezum A, Chan M, Montori VM, Jacka M, Choi P: Effects of extended-release metoprolol succinate in patients undergoing non-

cardiac surgery (POISE Trial): a randomised controlled trial. Lancet 2008; 371: 1839-47.

15. Wijeysundera DN, Duncan D, Nkonde-Price C, Virani SS, Washam JB, Fleischmann KE, Fleisher LA: Perioperative beta blockade in noncardiac surgery: a systematic review for the 2014 ACC/AHA guideline on perioperative cardiovascular evaluation and management of patients undergoing noncardiac surgery: a report of the American College of Cardiology/American Heart Association task force on practice guidelines. Circulation 2014; 130: 2246-64.

16. Ragoonanan TE, Beattie WS, Mazer CD, Tsui AK, Leong-Poi H, Wilson DF, Tait G, Yu J, Liu E, Noronha M, Dattani ND, Mitsakakis N, Hare GM: Metoprolol reduces cerebral tissue oxygen tension after acute hemodilution in rats. Anesthesiology 2009; 111: 988-1000.

17. Mashour GA, Sharifpour M, Freundlich RE, Tremper KK, Shanks A, Nallamothu BK, Vlisides PE, Weightman A, Matlen L, Merte J, Kheterpal S: Perioperative metoprolol and risk of stroke after noncardiac surgery. Anesthesiology 2013; 119: 1340-1346.

18. Jorgensen ME, Sanders RD, Kober L, Mehta K, Torp-Pedersen C, Hlatky MA, Pallisgaard JL, Shaw RE, Gislason GH, Jensen PF, Andersson C: Beta-blocker subtype and risks of perioperative adverse events following non-cardiac surgery: a nationwide cohort study. Eur Heart J 2017; 38: 2421-2428.

19. Ashes C, Judelman S, Wijeysundera DN, Tait G, Mazer CD, Hare GM, Beattie WS: Selective beta1-antagonism with bisoprolol is associated with fewer postoperative strokes than atenolol or metoprolol: a single-center cohort study of 44,092 consecutive patients. Anesthesiology 2013; 119: 777-87.

20. Hornor MA, Duane TM, Ehlers AP, Jensen EH, Brown PS, Jr., Pohl D, da Costa PM, Ko CY, Laronga C: American College of Surgeons' guidelines for the perioperative management of antithrombotic medication. J Am Coll Surg 2018; 227: 521-536.e1.

21. Doherty JU, Gluckman TJ, Hucker WJ, Januzzi JL, Jr., Ortel TL, Saxonhouse SJ, Spinler SA: 2017 ACC expert consensus decision pathway for periprocedural management of anticoagulation in patients with nonvalvular atrial fibrillation: a report of the American College of Cardiology clinical expert consensus document task force. J Am Coll Cardiol 2017; 69: 871-898.

第 43 章

非心脏手术后心肌损伤

Daniel I. Sessler

最近几十年来,虽然我们医疗服务的许多患者病情更重、年龄更高,但是术中死亡率却降低了 10 倍。可预防的与麻醉相关的术中死亡罕见,难以量化。而与此相反的是术后死亡率仍居高不下。在美国,非心脏手术后 30 天的总体死亡率约为 1%,住院患者约为 2%(门诊患者很少死亡)。从死亡率的角度来看,如果将术后阶段视为一种疾病,那么此疾病将是美国的第三大死亡原因。

手术出血和心肌梗死是导致术后死亡的主要原因,占所有死亡的 1/4,远远超过大出血(14%)和脓毒症(9%)。年龄在 45 岁以上的手术住院患者约有 4% 会发生符合美国心脏协会第 4 次全球定义的心肌梗死,其中 4% 的患者在 1 个月内死亡。术后 30 天内的心肌梗死 90% 以上发生在术后 2 天内。

43.1 检测心肌损伤

全球年龄 >45 岁的住院手术患者中,有 8% 是由于缺血原因导致以肌钙蛋白升高为特点的术后心肌损伤,而其中只有 42% 的病例符合全球定义的心肌梗死诊断标准。围手术期发生心肌梗死的患者仅有 14% 出现胸痛,而 65% 的患者临床上完全没有症状,这意味着他们不会常规行肌钙蛋白筛查。

大多数术后心肌梗死无临床症状,只有在行常规肌钙蛋白筛查时才被确诊。超过 90% 的明显由心脏缺血引起的肌钙蛋白升高的患者没有任何症状,并且大部分患者也没有心肌缺血的心电图或超声心动图的证据,因此不符合第 4 次全球定义的心肌梗死诊断标准。虽然很容易将无症状的肌钙蛋白升高当作"肌钙蛋白炎",但是术后肌钙蛋白升高的患者无论有无症状两者死亡率一样高,这表示应该高度重视肌钙蛋白升高。无论有无症状,肌钙蛋白升高都有着相似的预后意义,因此被称为非心脏手术后心肌损伤(myocardial injury after non-cardiac surgery,MINS)。

MINS 定义为术后肌钙蛋白升高,而这种肌钙蛋白显然是来源于心脏。MINS 诊断阈值取决于肌钙蛋白类型。

例如第四代肌钙蛋白 T 术后浓度 ≥0.03ng/ml 可诊断为 MINS。第五代(高敏)肌钙蛋白 T 诊断标准为:①术后浓度 ≥20ng/L 伴从基础值升高至少 5ng/L;②术后浓度 ≥65ng/L。术后 2 天监测肌钙蛋白浓度可鉴别诊断出 90% 的 MINS,因此通常监测该时间段即可。与肌钙蛋白 T 作为全球统一通用的品牌产物不同,肌钙蛋白 I 无品牌,且有多种产品,每种产品有其对应的诊断阈值。如雅培高灵敏度检测阈值为 60ng/L,而西门子高灵敏度检测的阈值为 75ng/L(数据尚未发表)。

肌钙蛋白筛查适用于大多数年龄 ≥45 岁的手术住院患者,当然适用于只有单个心血管风险因素的患者。患者住院期间术后 1 天和 2 天早晨常规抽血应包括肌钙蛋白检测。对于第五代高敏肌钙蛋白,应检测其前水平。由于约 94% 的术后心肌梗死发生在术后 48 小时内,因此该时间后没必要筛查。也就是说,任何患者一旦出现心血管症状如胸痛或呼吸急促,应立即送血进行肌钙蛋白分析。肌钙蛋白升高的非缺血性病因有终末期肾病、脓毒症和肺栓塞,而术前血浆肌钙蛋白测定有助于临床医师解释后续数值的升高。

全球范围内肌钙蛋白检测价廉且应用广泛。与大量低价值围手术期检查相比,30 天死亡率为 4% 的条件下,肌钙蛋白的需要检测数值(number-needed-to-test,NTT)小于 25。因此费用合理显而易见。相反,许多常用于术前风险评估的检查如应激性超声心动图检查昂贵,且几无预测价值。

非手术心肌梗死主要是由于冠状动脉斑块破裂。术后心肌梗死的病因尚不清楚,但是心肌氧供需失衡和冠状动脉血栓形成似乎是重要原因,而这些因素导致非手术心肌梗死罕见。与非手术心肌梗死一样,大多数术后心肌梗死不会出现 ST 段抬高。

发生 MINS 的患者应该请心内科医师会诊。需要考虑的问题包括:①告知患者有心肌损伤以及未来心脏病发作的风险;②开始服用阿司匹林;③考虑他汀类和/或血管紧张素转换酶抑制剂治疗;④必要时改善高血压控制;⑤通过宣教来鼓励生活方式的改变,包括戒烟、合理饮食及加强锻炼。考虑使用一些特殊的治疗。MANAGE 试验随机选取 1 700 多例患者,使用达比加群或安慰剂进行抗凝治疗,手术后 5~35 天开始用药,持续时间长达 2 年。抗凝治疗可显著降低主要血管性并发症(大多数为再梗死)风险 28%,需治数(number-needed-to-treat,NNT)为 24 例。

43.2　预防心肌损伤

由于心肌梗死是术后死亡的主要原因之一,多国已作出大量努力来测试各种预防措施。第一个主要的双盲随机试验是 POISE 研究,该研究比较了美托洛尔缓释剂和安慰剂在 8 000 多例心血管高风险的手术住院患者中的应用。术前给予美托洛尔 100mg 或安慰剂,之后服用 200mg/d 或安慰剂 30 天。β 受体阻滞剂使心肌损伤的发生率降低了 30%,具有显著统计学差异,当然具有重要临床意义。然而,使用 β 受体阻滞剂也会导致严重的低血压和脑卒中,从而增加总体死亡率。因此,美托洛尔的急性治疗并不能安全地预防术后心肌梗死。当然,较低剂量或者不同 β 受体阻断剂可能更有效,但只是推测。

第二个主要的随机试验是 ENIGMA-2,该研究检测了避免使用 N_2O 可降低心血管并发症风险的假设。该学说的基础是 N_2O 可损害维生素 B_{12} 和叶酸代谢,进而导致血浆同型半胱氨酸浓度升高以及内皮功能受损。该评估者盲法试验随机选取了 7 000 例高危手术住院患者,随机分为 70%N_2O 组或 70%N_2 组。无论在整体人群中还是在任何预先定义的亚群中,N_2O 对影响心血管并发症的主要指标都没有任何影响。除了严重恶心与呕吐发生率少许增加外,没有观察到 N_2O 的任何毒性。因此,N_2O 似乎对任何重要结果并无积极或消极的影响。

预防心肌梗死的最后一个主要试验是 POISE-2,这是一项阿司匹林和可乐定的双盲析因试验。应用阿司匹林是因为其抗血小板活性可减少冠状动脉血栓形成,并且其预防再梗死方面的作用毋庸置疑(阿司匹林对心肌梗死的一级预防是否有效仍存在争议)。应用可乐定是由于以往许多研究表明中枢 α 受体激动剂可控制心率,而且不会引起 β 受体阻滞剂所致的严重低血压。该研究入选了多个国家 10 010 例心血管高风险的非心脏手术住院患者。结果发现阿司匹林不仅不会降低心肌梗死风险和 30 天内死亡率,反而能增加大出血风险。可乐定也不能降低心肌梗死或死亡风险,但可诱发临床明显的低血压和心动过缓。

β 受体阻断剂、避免使用 N_2O、阿司匹林以及可乐定均不能降低术后心肌梗死的风险,且 4 种药物中有 3 种可引起严重并发症。因此,目前研究表明尚无安全预防术后心肌梗死的方法。

43.3　术中低血压

全身麻醉大约有 170 年的历史,而维持手术过程中血流动力学稳定是麻醉科医师的主要任务。因此,人们可能会认为,早已确立了控制血压的最佳方法,但事实并非如此。此外,虽然大脑对低血压的敏感性可能不如心脏和肾脏,但以往的许多研究都集中在脑灌注方面。一个困难是临床医师一直缺乏敏感的心肌损伤生物标志物,直到心肌肌钙蛋白有了相对较新的发展。另一个困难是,精准评估低血压程度和各种相对罕见的预后之间的关系需要精确的实施细节,而这些细节直到电子麻醉记录成为常规时才能从成千上万的病例中获得。血压与预后之间的关系显然取决于血压的特征。然而,简化血压特性如平均值和时间加权平均值,可能不如在发生明显损害的极端情况下量化压力持续时间与严重程度的方法有用。

术中低血压与死亡率有关。当最低平均动脉压低于 70mmHg 持续超过 10 分钟时,死亡风险大大增加。同样地,低血压与心肌损伤及肾损伤密切相关。心肌损伤的平均动脉压阈值约为 65mmHg。在较低压力时如 55mmHg,即使仅仅数分钟也会增加心肌损伤的风险。肾损伤的平均动脉压阈值似乎较高,可能接近 75mmHg。当平均动脉压以临床基线压力的百分比表示时,低血压与心肌和肾脏损伤之间也存在关联。但是基线血压的变化并不比 65mmHg 的绝对阈值更具有预测性,而 65mmHg 在临床上更容易使用。收缩压以及平均动脉压对于心肌和肾脏损害预测性较为准确,而舒张压预测性较差。

在克利夫兰诊所进行的一项成年人非心脏手术的分析中,定义为平均动脉压 <65mmHg 的低血压有 1/3 的发生在麻醉诱导与手术切皮之间。此外,切皮前与切皮后低血压持续的分钟时长与心肌和肾脏损伤有显著的可比相关性。除了偶尔有患者体位的影响外,切皮前低血压完全是由麻醉药所致。这种低血压在很大程度上也是可以预防的,或许应该加以预防。一种减轻术中低血压的方法是手术当日停用血管紧张素转换酶抑制剂和血管紧张素受体阻滞剂。相反,心动过速与心肌损伤无关,或仅与心率超过 100 次/min 有关。

观察性分析常规需要调整已知的混杂因素。但是,总是存在未知或量化不足的残留混杂因素,使得很难估计这些混杂因素对明显关联的影响程度。重要的是区分这些混杂因素,因为混淆因素所产生的关联是不受干预的影响。术中低血压很可能既是潜在疾病的表现,也是导致器官损伤的因素。区分每种机制相对作用的唯一可靠方法是进行干预性试验。幸运的是,现在至少有一些这方面的随机研究结果。

Futier 团队比较研究了术中严格血压控制与最低血压控制(n=298)的影响。高危患者被随机分配到最低血压控制组(当收缩压 <80mmHg 或低于基础值 40% 时使用麻黄碱)与严格控制血压组(输注去甲肾上腺素以维持手术期间和术后 4 小时收缩压波动在基线水平的 10% 以内)。主要指标是全身炎症反应综合征和/或至少一个器官衰竭,结果严格控制血压组 56/147 例,最低血压控制组 75/145 例患者,相对风险为 0.73(95%CI 0.56~0.94)。研究者还报道严格控制血压组脓毒症发生较少以及住院时间较短。

现有资料提示,即使术中出现短暂性轻度低血压也是有害的。这种有害作用似乎从平均动脉压接近65mmHg时开始出现。心肌与肾脏损伤的程度取决于低血压的持续时间和严重程度;一旦平均动脉压达到55mmHg,只需数分钟就会出现这种损害作用。当然,低血压引起的有害作用并非随机出现在手术患者当中,而是更倾向于发生在已有危险因素的患者,尤其心血管疾病的患者。

43.4　病房及监护室低血压

术中低血压通常严重,但是由于麻醉科医师干预,这种低血压持续时间短。相反,病房低血压虽然通常不太严重,但是往往持续数小时,因为病房很少测量生命体征。克利夫兰诊所外科病房的一项有关低血压的最新分析发现了这个问题的严重性。记录术后患者持续无创动脉压;持续记录的数据对依赖常规管理生命体征的临床团队单盲。结果15%的患者平均动脉压 <70mmHg持续至少30分钟,10%的患者平均动脉压 <65mmHg持续至少15分钟。而这些低血压的患者中有70%的患者其护理记录根本没有发现低血压。

POISE-2试验的一项亚分析研究评估了术中低血压、术后当日低血压和随后数日低血压的独立影响。结果显示,每个时段的低血压与心肌梗死和30天内死亡的综合结局显著相关。例如,术后当日低血压每持续10分钟增加3%的风险(95%CI 1%~5%,$P<0.001$)。虽然每十分钟增加3%似乎可能不重要,但是术后低血压常常持续数小时,可造成相当大的累积损害。其他类似研究报道了病房低血压与心肌与肾脏损害之间的联系,但与术中低血压无关。

有研究报道了混合人群中低血压与死亡率的相关性,但没有特别评估心肌损害的风险。Dunser 等研究结果认为,274 例脓毒症患者,当平均动脉压 <60mmHg 时,其死亡风险增加了 2 倍。Varpula 及其同事在类似的、但人数较少的脓毒症患者队列中发现,平均压力 <65mmhg 与 30 天内死亡率有关联。

大多数 ICU 脓毒症患者的治疗通常遵循拯救脓毒症指南。基于中等质量的证据,强烈建议在脓毒性休克复苏期间使用血管活性药维持平均动脉压至 65mmHg 作为初始目标。支持这些指南的最大试验是一项将 776 例血管扩张性脓毒症休克的患者随机分为高平均动脉压组(80~85mmHg)和低平均动脉压组(65~70mmHg)的研究。研究者难以获取最佳的目标平均动脉压,但是确实维持了良好的组间血压分离(85~90mmHg vs 70~75mmHg)。另一个局限是仅观察到 9 例临床心肌梗死,这就排除了将该重要结果作为可靠的评估指标。房颤更常见于高平均动脉压组患者,可能与应用较大量的儿茶酚胺有关。肾损伤总体上没有显著差异,但在一项预先计划的亚组分析中,分配至低平均动脉压组的慢性高血压患者更易发生肾损伤,更常需要肾脏替代疗法。其他较小规模的随机试验也曾报道,与较低血压目标组相比较,较高血压目标组心律失常发生率较高、使用血管升压素较多,但在乳酸水平、局部血流量和死亡率方面相近。

现有数据提示,为防止低血压性器官损伤,危重症患者包括脓毒症患者的平均动脉压需要远远高于 65mmHg,甚至可能高达 90mmHg。相比之下,术中血压达到 65mmHg 或稍高似乎就能满足需求,最可能的原因是全身麻醉降低了约 30% 的代谢率,从而降低了对灌注的需求。此外,重症监护患者同时出现各种损害包括极度的交感神经兴奋、液体转移以及常伴有已经存在并随后加重的器官系统损伤。外科病房给患者带来损害作用的血压阈值为 70mmHg。

43.5　小结

术后心肌损伤是术后死亡的主要原因,但相关症状罕见,这意味着如果不进行肌钙蛋白筛查,将会漏诊 90% 以上的病例。术后心肌损伤患者 30 天死亡率是 4%,这表明心肌损伤是患者术后短期死亡的主要原因,无论有无症状,其死亡率相似。因此,无症状肌钙蛋白升高具有很高的预测价值且费用低廉。第四代肌钙蛋白 T 浓度 ≥0.03ng/ml 应当请心内科会诊并干预;干预措施可能包括阿司匹林、血管紧张素转换酶抑制剂和他汀类药物;控制血压和心率;改善生活方式包括戒烟、运动和健康饮食。如何安全地预防围手术期心肌损伤尚不明确,但是似乎宜谨慎避免术中低血压(即平均动脉压 <65mmHg),同样地应避免术后低血压。

（徐业好　译,查燕萍　范晓华　校）

参考文献

1. Lienhart A, Auroy Y, Pequignot F, Benhamou D, Warszawski J, Bovet M, Jougla E: Survey of anesthesia-related mortality in France. Anesthesiology 2006; 105: 1087-97.

2. Li G, Warner M, Lang BH, Huang L, Sun LS: Epidemiology of anesthesia-related mortality in the United States, 1999-2005. Anesthesiology 2009; 110: 759-65.

3. Henderson WG, Khuri SF, Mosca C, Fink AS, Hutter MM, Neumayer LA: Comparison of risk-adjusted 30-day postoperative mortality and morbidity in Department of Veterans Affairs hospitals and selected university medical centers: general surgical operations in men. J Am Coll Surg 2007; 204: 1103-14.

4. Semel ME, Lipsitz SR, Funk LM, Bader AM, Weiser TG, Gawande AA: Rates and patterns of death after surgery in the United States, 1996 and 2006. Surgery 2012; 151: 171-82.

5. Bartels K, Karhausen J, Clambey ET, Grenz A, Eltzschig HK: Perioperative organ injury. Anesthesiology 2013; 119: 1474-89.

6. Writing Committee for the Vision Study Investigators,

Devereaux PJ, Biccard BM, Sigamani A, Xavier D, Chan MTV, Srinathan SK, Walsh M, Abraham V, Pearse R, Wang CY, Sessler DI, Kurz A, Szczeklik W, Berwanger O, Villar JC, Malaga G, Garg AX, Chow CK, Ackland G, Patel A, Borges FK, Belley-Cote EP, Duceppe E, Spence J, Tandon V, Williams C, Sapsford RJ, Polanczyk CA, Tiboni M, Alonso-Coello P, Faruqui A, Heels-Ansdell D, Lamy A, Whitlock R, LeManach Y, Roshanov PS, McGillion M, Kavsak P, McQueen MJ, Thabane L, Rodseth RN, Buse GAL, Bhandari M, Garutti I, Jacka MJ, Schunemann HJ, Cortes OL, Coriat P, Dvirnik N, Botto F, Pettit S, Jaffe AS, Guyatt GH: Association of postoperative high-sensitivity troponin levels with myocardial injury and 30-day mortality among patients undergoing noncardiac surgery. JAMA 2017; 317: 1642-51.

7. Thygesen K, Alpert JS, Jaffe AS, Simoons ML, Chaitman BR, White HD: Third Universal Definition of Myocardial Infarction. Circulation 2012; 126: 2020-35.

8. Devereaux PJ, Sessler DI: Cardiac complications in patients undergoing major noncardiac surgery. N Engl J Med 2015; 373: 2258-69.

9. Devereaux PJ, Goldman L, Yusuf S, Gilbert K, Leslie K, Guyatt GH: Surveillance and prevention of major perioperative ischemic cardiac events in patients undergoing noncardiac surgery: a review. CMAJ 2005; 173: 779-88.

10. Devereaux PJ, Xavier D, Pogue J, Guyatt G, Sigamani A, Garutti I, Leslie K, Rao-Melacini P, Chrolavicius S, Yang H, Macdonald C, Avezum A, Lanthier L, Hu W, Yusuf S: Characteristics and short-term prognosis of perioperative myocardial infarction in patients undergoing noncardiac surgery: a cohort study. Ann Intern Med 2011; 154: 523-8.

11. The Vascular events In noncardiac Surgery patIents cOhort evaluatioN (VISION) Investigators: Myocardial injury after noncardiac surgery: A large, international, prospective cohort study establishing diagnostic criteria, characteristics, predictors, and 30-day outcomes. Anesthesiology 2014; 120: 564-78.

12. Duceppe E, Borges FK, Tiboni M, Pearse R, Chan MTV, Srinathan S, Kavsak P, Szalay D, Garg A, Sessler D, Sapsford R, Pettit S, Vasquez J, Devereaux PJ: Association between high-sensitivity troponin I and major cardiovascular events after non-cardiac surgery (abstract). Journal of the American College of Cardiology 2020; 75.

13. Shi Y, Warner D: Surgery as a teachable moment for smoking cessation. Anesthesiology 2010; 112: 102-7.

14. Devereaux PJ, Duceppe E, Guyatt G, Tandon V, Rodseth R, Biccard BM, Xavier D, Szczeklik W, Meyhoff CS, Vincent J, Franzosi MG, Srinathan SK, Erb J, Magloire P, Neary J, Rao M, Rahate PV, Chaudhry NK, Mayosi B, de Nadal M, Iglesias PP, Berwanger O, Villar JC, Botto F, Eikelboom JW, Sessler DI, Kearon C, Pettit S, Sharma M, Connolly SJ, Bangdiwala SI, Rao-Melacini P, Hoeft A, Yusuf S, Investigators M: Dabigatran in patients with myocardial injury after non-cardiac surgery (MANAGE): an international, randomised, placebo-controlled trial. Lancet 2018; 391: 2325-34.

15. Devereaux PJ, Yang H, Yusuf S, Guyatt G, Leslie K, Villar JC, Xavier D, Chrolavicius S, Greenspan L, Pogue J, Pais P, Liu L, Xu S, Malaga G, Avezum A, Chan M, Montori VM, Jacka M, Choi P: Effects of extended-release metoprolol succinate in patients undergoing non-cardiac surgery (POISE trial): a randomised controlled trial. Lancet 2008; 371: 1839-47.

16. Devereaux PJ on behalf of the POISE-2 Investigators: Rationale and design of the PeriOperative ISchemic Evaluation-2 (POISE-2) trial: an international 2 x 2 factorial randomized controlled trial of acetyl-salicylic acid vs. placebo and clonidine vs. placebo in patients undergoing noncardiac surgery. Am Heart J 2014; 167: 804-9.

17. Devereaux PJ, Mrkobrada M, Sessler DI, Leslie K, Alonso-Coello P, Kurz A, Villar JC, Sigamani A, Biccard BM, Meyhoff CS, Parlow JL, Guyatt G, Robinson A, Garg AX, Rodseth RN, Botto F, Lurati Buse G, Xavier D, Chan MT, Tiboni M, Cook D, Kumar PA, Forget P, Malaga G, Fleischmann E, Amir M, Eikelboom J, Mizera R, Torres D, Wang CY, VanHelder T, Paniagua P, Berwanger O, Srinathan S, Graham M, Pasin L, Le Manach Y, Gao P, Pogue J, Whitlock R, Lamy A, Kearon C, Baigent C, Chow C, Pettit S, Chrolavicius S, Yusuf S, Poise-2 Investigators: Aspirin in patients undergoing noncardiac surgery. N Engl J Med 2014; 370: 1494-503.

18. Devereaux PJ, Sessler DI, Leslie K, Kurz A, Mrkobrada M, Alonso-Coello P, Villar JC, Sigamani A, Biccard BM, Meyhoff CS, Parlow JL, Guyatt G, Robinson A, Garg AX, Rodseth RN, Botto F, Lurati Buse G, Xavier D, Chan MT, Tiboni M, Cook D, Kumar PA, Forget P, Malaga G, Fleischmann E, Amir M, Eikelboom J, Mizera R, Torres D, Wang CY, Vanhelder T, Paniagua P, Berwanger O, Srinathan S, Graham M, Pasin L, Le Manach Y, Gao P, Pogue J, Whitlock R, Lamy A, Kearon C, Chow C, Pettit S, Chrolavicius S, Yusuf S, Poise-2 Investigators: Clonidine in patients undergoing noncardiac surgery. N Engl J Med 2014; 370: 1504-13.

19. Monk TG, Bronsert MR, Henderson WG, Mangione MP, Sum-Ping ST, Bentt DR, Nguyen JD, Richman JS, Meguid RA, Hammermeister KE: Association between intraoperative hypotension and hypertension and 30-day postoperative mortality in noncardiac surgery.

Anesthesiology 2015; 123: 307-19.

20. Mascha EJ, Yang D, Weiss S, Sessler DI: Intraoperative mean arterial pressure variability and 30-day mortality in patients having noncardiac surgery. Anesthesiology 2015; 123: 79-91.

21. Salmasi V, Maheshwari K, Yang D, Mascha EJ, Singh A, Sessler DI, Kurz A: Relationship between intraoperative hypotension, defined by either reduction from baseline or absolute thresholds, and acute kidney and myocardial injury after noncardiac surgery: A retrospective cohort analysis. Anesthesiology 2017; 126: 47-65.

22. Ahuja S, Mascha EJ, Yang D, Maheshwari K, Cohen B, Khanna AK, Ruetzler K, Turan A, Sessler DI: Associations of intraoperative radial arterial systolic, diastolic, mean, and pulse pressures with myocardial and acute kidney injury after noncardiac surgery. Anesthesiology 2020; 132: 291-306.

23. Maheshwari K, Turan A, Mao G, Yang D, Niazi AK, Agarwal D, Sessler DI, Kurz A: The association of hypotension during non-cardiac surgery, before and after skin incision, with postoperative acute kidney injury: a retrospective cohort analysis. Anaesthesia 2018; 73: 1223-8.

24. Roshanov PS, Rochwerg B, Patel A, Salehian O, Duceppe E, Belley-Cote EP, Guyatt GH, Sessler DI, Le Manach Y, Borges FK, Tandon V, Worster A, Thompson A, Koshy M, Devereaux B, Spencer FA, Sanders RD, Sloan EN, Morley EE, Paul J, Raymer KE, Punthakee Z, Devereaux PJ: Withholding versus continuing angiotensin-converting enzyme inhibitors or angiotensin II receptor blockers before noncardiac surgery: An analysis of the vascular events in noncardiac surgery patients cohort evaluation prospective cohort. Anesthesiology 2017; 126: 16-27.

25. Ruetzler K, Yilmaz HO, Turan A, Zimmerman NM, Mao G, Hung MH, Kurz A, Sessler DI: Intra-operative tachycardia is not associated with a composite of myocardial injury and mortality after noncardiac surgery: A retrospective cohort analysis. Eur J Anaesthesiol 2019; 36: 105-13.

26. Futier E, Lefrant JY, Guinot PG, Godet T, Lorne E, Cuvillon P, Bertran S, Leone M, Pastene B, Piriou V, Molliex S, Albanese J, Julia JM, Tavernier B, Imhoff E, Bazin JE, Constantin JM, Pereira B, Jaber S: Effect of individualized vs standard blood pressure management strategies on postoperative organ dysfunction among high-risk patients undergoing major surgery: A randomized clinical trial. JAMA 2017; 318: 1346-57.

27. Walsh M, Devereaux PJ, Garg AX, Kurz A, Turan A, Rodseth RN, Cywinski J, Thabane L, Sessler DI: Relationship between intraoperative mean arterial pressure and clinical outcomes after noncardiac surgery: Toward an empirical definition of hypotension. Anesthesiology 2013; 119: 507-15.

28. Turan A, Chang C, Cohen B, Saasouh W, Essber H, Yang D, Ma C, Hovsepyan K, Khanna AK, Vitale J, Shah A, Ruetzler K, Maheshwari K, Sessler DI: Incidence, severity, and detection of blood pressure perturbations after abdominal surgery: A prospective blinded observational study. Anesthesiology 2019; 130: 550-9.

29. Sessler DI, Meyhoff CS, Zimmerman NM, Mao G, Leslie K, Vasquez SM, Balaji P, Alvarez-Garcia J, Cavalcanti AB, Parlow JL, Rahate PV, Seeberger MD, Gossetti B, Walker SA, Premchand RK, Dahl RM, Duceppe E, Rodseth R, Botto F, Devereaux PJ: Period-dependent associations between hypotension during and for four days after noncardiac surgery and a composite of myocardial infarction and death: A substudy of the POISE-2 trial. Anesthesiology 2018; 128: 317-27.

30. Liem VGB, Hoeks SE, Mol K, Potters JW, Grune F, Stolker RJ, van Lier F: Postoperative hypotension after noncardiac surgery and the association with myocardial injury. Anesthesiology 2020; 133: 510-22.

31. Dunser MW, Takala J, Ulmer H, Mayr VD, Luckner G, Jochberger S, Daudel F, Lepper P, Hasibeder WR, Jakob SM: Arterial blood pressure during early sepsis and outcome. Intensive Care Med 2009; 35: 1225-33.

32. Varpula M, Tallgren M, Saukkonen K, Voipio-Pulkki LM, Pettila V: Hemodynamic variables related to outcome in septic shock. Intensive Care Med 2005; 31: 1066-71.

33. Rhodes A, Evans LE, Alhazzani W, Levy MM, Antonelli M, Ferrer R, Kumar A, Sevransky JE, Sprung CL, Nunnally ME, Rochwerg B, Rubenfeld GD, Angus DC, Annane D, Beale RJ, Bellinghan GJ, Bernard GR, Chiche JD, Coopersmith C, De Backer DP, French CJ, Fujishima S, Gerlach H, Hidalgo JL, Hollenberg SM, Jones AE, Karnad DR, Kleinpell RM, Koh Y, Lisboa TC, Machado FR, Marini JJ, Marshall JC, Mazuski JE, McIntyre LA, McLean AS, Mehta S, Moreno RP, Myburgh J, Navalesi P, Nishida O, Osborn TM, Perner A, Plunkett CM, Ranieri M, Schorr CA, Seckel MA, Seymour CW, Shieh L, Shukri KA, Simpson SQ, Singer M, Thompson BT, Townsend SR, Van der Poll T, Vincent JL, Wiersinga WJ, Zimmerman JL, Dellinger RP: Surviving Sepsis Campaign: International Guidelines for Management of Sepsis and Septic Shock: 2016. Intensive Care Med 2017; 43: 304-77.

34. Asfar P, Meziani F, Hamel JF, Grelon F, Megarbane B, Anguel N, Mira JP, Dequin PF, Gergaud S, Weiss N,

Legay F, Le Tulzo Y, Conrad M, Robert R, Gonzalez F, Guitton C, Tamion F, Tonnelier JM, Guezennec P, Van Der Linden T, Vieillard-Baron A, Mariotte E, Pradel G, Lesieur O, Ricard JD, Herve F, du Cheyron D, Guerin C, Mercat A, Teboul JL, Radermacher P, Investigators S: High versus low blood-pressure target in patients with septic shock. N Engl J Med 2014; 370: 1583-93.

35. Bourgoin A, Leone M, Delmas A, Garnier F, Albanese J, Martin C: Increasing mean arterial pressure in patients with septic shock: effects on oxygen variables and renal function. Crit Care Med 2005; 33: 780-6.

36. Thooft A, Favory R, Salgado DR, Taccone FS, Donadello K, De Backer D, Creteur J, Vincent JL: Effects of changes in arterial pressure on organ perfusion during septic shock. Crit Care 2011; 15: R222.

37. Lamontagne F, Meade MO, Hebert PC, Asfar P, Lauzier F, Seely AJE, Day AG, Mehta S, Muscedere J, Bagshaw SM, Ferguson ND, Cook DJ, Kanji S, Turgeon AF, Herridge MS, Subramanian S, Lacroix J, Adhikari NKJ, Scales DC, Fox-Robichaud A, Skrobik Y, Whitlock RP, Green RS, Koo KKY, Tanguay T, Magder S, Heyland DK: Higher versus lower blood pressure targets for vasopressor therapy in shock: a multicentre pilot randomized controlled trial. Intensive Care Med 2016; 42: 542-50.

38. LeDoux D, Astiz ME, Carpati CM, Rackow EC: Effects of perfusion pressure on tissue perfusion in septic shock. Crit Care Med 2000; 28: 2729-32.

39. Mascha EJ, Yang D, Weiss S, Sessler DI: Intraoperative Mean Arterial Pressure Variability and 30-day Mortality in Patients Having Noncardiac Surgery. Anesthesiology 2015; 123: 79-91.

40. Matsukawa T, Sessler DI, Sessler AM, Schroeder M, Ozaki M, Kurz A, Cheng C: Heat flow and distribution during induction of general anesthesia. Anesthesiology 1995; 82: 662-73.

第十部分

疼痛医学

第44章

急性疼痛治疗：不遗漏任何一例患者

Eugene Viscusi

急性疼痛治疗仍具挑战性。大多数患者术后某些时间点的剧烈疼痛仍未得到有效的治疗。镇痛间隙期（爆发痛发作期间）对大多数患者来说仍是问题。对阿片类药物滥用，甚至包括因为急性疼痛短期应用阿片药物的情况都得到了空前的关注。术前无阿片应用史而仅在围手术期短暂应用镇痛的患者与以后长期使用阿片类药物相关。减少术中、术后以及出院后阿片类药物用量一直以来都是急性疼痛治疗的目标。尽管对术后疼痛管理给予了关注并投入了资源，但仍有许多特殊患者被遗漏。

最新研究表明，6%~10% 术中应用阿片类药物的患者会持续性使用阿片药物。这项研究中最令人担忧的结果是，手术的严重程度并不是阿片类药物长期用药的危险因素，这表明阿片类药物长期用药的危险因素是阿片类药物本身而不是疼痛程度。CDC 最新数据表明，阿片类药物应用超过 5 天，阿片类药物长期用药的风险增加。

多模式镇痛技术现在已成为减少阿片类药物相关副作用的标准。阿片类药物相关的呼吸抑制和睡眠呼吸暂停是目前术后关注的重要问题。当存在阿片耐受或长期应用阿片的情况时，术后疼痛治疗也是一种挑战。术后慢性疼痛是一个新的课题。2016 年出版的术后疼痛治疗的多协会联合指南继续关注急性疼痛的非阿片类药物多模式应用及非药物方法镇痛。

围手术期之家（PSH）是我们专业的一项重要进展。在众多专科医师中，麻醉科医师有可能成为围手术期医学的指导者和领导者，但这仍存在争议与竞争。急性疼痛治疗以及相关预后是 PSH 中不可或缺的一部分。急性疼痛治疗从来就是 PSH 努力的一部分，同样也是创建术后增强快速康复（ERAS）路径的一部分。急性疼痛的治疗，旨在改善长期预后，这将是 PSH 和 ERAS 的重要组成部分，对麻醉学的未来起着至关重要的作用，使我们不再局限于手术室。即使目前关注的是节约成本，但相对于简单的技术也能带来长久的收益，ERAS 和 PSH 的最终目标是改善患者的预后。现在涌现了大量让人不解的 ERAS

路径。重要的是，我们不要过于复杂，以致于给实施造成障碍。Mariano 提醒，这可能是对 PSH 的误解。PSH 和 ERAS 不单纯是一项大任务，必须针对每个机构情况来制订。即使是简单的方法，任何源于系统途径的证据都是有效的。迄今为止，ERAS 主要关注特定手术路径。然而，许多患者有影响疼痛表现的个体特异性，使其成为标准路径中的异常个体。

本次更新讲座将提出急性疼痛治疗领域中最新的理念，其中一部分仍存有争议。那些可能被我们的标准方法遗漏的患者将得到重点关注。本次讲座将关注手术室麻醉科医师对患者远期预后的作用。

44.1 急性疼痛治疗中的个性化医疗和以患者为中心的治疗

以患者为中心的治疗是将患者置于首位，提高患者满意度和质量，并允许患者自我报告治疗结局来进行治疗的控制。这些结局分为 3 类：生理方面（疼痛、恶心、呕吐、睡眠障碍、活动）、精神方面（焦虑、情绪低落）和社会方面（参与活动的能力、社会角色）。所有这些都与疼痛体验密切相关。这一过程始于手术前患者共同参与决策和共同制订结局目标。同时设定患者的期望和责任。

术前访视对于设定患者期望值和识别存在意外或长期重度疼痛风险的患者至关重要。我们能预测哪些患者可能被标准方法遗漏吗？由于 ERAS 通常因手术而异，我们不易识别具有特定特征的患者。最近的一项研究发现：五个独立的术后疼痛轨迹与患者因素有关，而与手术因素无关。Kristin Schreiber 在随附的一篇述评中提出：为什么大多数 ERAS 仍然为手术特异性，而非患者特征特异性。在本次知新更新讲座中，将探讨可能推动以患者为中心治疗的各种患者特征。我们不能只单独考虑治疗。围手术期是一个持续治疗过程，麻醉科医师具备领导此过程的独特技能。

44.2　CDC 和 FDA 阿片类药物应用指南

即使是急性疼痛，阿片类药物使用的相关风险现在也是主要的隐忧。CDC 发布了非癌性疼痛的阿片类药物应用特别指导意见。早在 2013 年，FDA 就改变了阿片缓释制剂的标签，明确强效阿片类药物只能用于其他药物治疗无效时稳定的慢性疼痛。2016 年 3 月，FDA 发布指南更改了常用于急性疼痛的速释型阿片类药物的标签。总结这些变更，阿片类药物显然不再是一线镇痛药物，而且只能用于其他药物治疗无效的中重度疼痛。此外，即便使用也应使用最小有效剂量。最后，阿片类药物只能短期应用。目前最流行的讨论主题是重新评价阿片类药物在疼痛治疗的作用，大部分急性疼痛可以不用阿片类药物就能得到有效控制，或把阿片药物作为急性疼痛短期治疗的辅助药物。

44.3　多模式镇痛

以前，术后镇痛主要依赖阿片类药物的单一应用。阿片类药物在表现出强力有效的镇痛作用的同时，也带来相当的副作用。通常患者会在忍受副作用和镇痛之间作出平衡，即宁可忍受一定的疼痛也不能忍受阿片类药物所带来的恶心呕吐。这些胃肠道副反应使患者感到痛苦，也是患者拒绝镇痛治疗的最常见原因。另外，阿片类药物对某些类型的疼痛效果有限，尤其是内脏痛和神经病理性疼痛。术后急性疼痛通常是一种含有多种疼痛成分的混合性疼痛综合征，因此，单独应用阿片类药物不能很好地完全缓解。应用包括区域/局部麻醉技术的多模式镇痛时，可以减少阿片类药物的用量，甚至有些患者可不用阿片类药物。

20 世纪 90 年代初，Kehlet 在介绍"平衡"镇痛的优点时，将多模式镇痛的概念引入急性疼痛领域。如今，多模式镇痛是将作用于不同的疼痛通路和作用机制不同的两种或多种镇痛药联合应用，认为是增强镇痛效果、使阿片类药物依赖性最小化的标准方法。ASA 急性疼痛治疗指南支持按时给予非阿片类药物镇痛而以阿片类药物为补充用药。常见的非阿片类镇痛药有：局部麻醉药、对乙酰氨基酚、非甾体抗炎药、COX-2 选择性抑制剂、加巴喷丁、普瑞巴林和氯胺酮等。曾经认为这些药物的镇痛作用弱于阿片类药物，最近的研究表明某些情况下它们起到相似的作用。阿片类药物减量是急性疼痛治疗众多挑战与争议的核心问题。单纯阿片类药物减量是不够的！真正的阿片类药物"节俭"不仅需要减少阿片类药物的总量，同时还要减少阿片类药物的副作用。

44.4　阿片类药物相关的呼吸抑制和睡眠呼吸暂停

阿片类药物对呼吸的影响众所周知。阿片类药物抑制低氧血症和高二氧化碳血症时的呼吸反应。近年来，对严重呼吸事件的关注日益增加。通常认为睡眠呼吸暂停发生率上升归咎于上升的肥胖发生率，同时也是阿片类药物应用的危险因素。

阻塞性睡眠呼吸暂停（OSA）与肥胖、打鼾及其他呼吸道梗阻症状相关。但是，多数 OSA 患者没有得到诊断并且许多患者也不肥胖。而且，OSA 可能合并有中枢型睡眠呼吸暂停（CSA）。已经证实阿片类药物引起 OSA 患者呼吸抑制是通过中枢机制而不是外周呼吸道梗阻。5% 长期存在阿片依赖的患者会表现为 CSA。CSA 的严重程度与慢性阿片类药物日用量成正相关，吗啡用量超过 200mg/d 是一个重要的危险因素。长期服用阿片类药物可减少 REM 睡眠的时间，长期服用阿片类药物的患者，在非 REM 睡眠期间，CSA 可以进一步增加呼吸意外事件发生的风险。术后睡眠呼吸障碍是目前公认的术后呼吸意外事件的危险因素。Chung 及其同事发现，至少 18.3% 的 CSA 患者术后存在中至重度的术后睡眠呼吸障碍。

呼吸抑制（RD）定义广泛，是一个严重问题，据报道它的发生率从 1% 到接近 40% 不等。而这些研究中，RD 的定义包括了短暂的氧饱和度下降和短暂的分钟呼吸频率低于 10 次的情况。对这些事件不能掉以轻心，很难预测哪种情况或有多少事件会发展成需要干预的严重事件。一项系列对超过 2 000 名患者应用自控镇痛泵镇痛的观察显示，严重 RD 的发生率为 0.1%~0.3%。

一个 ASA 工作组发布了 OSA 患者处理指南。该指南没有明确推荐哪一种镇痛药最好，但更倾向于使用小剂量阿片类药物和多模式镇痛。鼓励采用局部/区域麻醉技术、硬膜外镇痛，不用阿片类药物。

推荐用于 OSA 患者的监护技术有多种，但没有明确规定必须采用哪一种方法。尽管血气分析更敏感，但通常推荐使用的还是脉搏血氧饱和度。在 PACU 用 OSA 筛选工具对患者进行风险分级评估，可以帮助我们确定哪些患者能从强化监护中得益。STOP-Bang 评分系统，在危险患者的筛选确定中，显示出一定的优势。

应用 STOP-Bang 调查问卷，使用常规标准评估筛选的手术患者中 41.5% 存在 OSA。同时，该研究小组发现 OSA 患者心肺并发症的发病风险增加 10 倍。早期识别和规划将减少术中和术后对阿片类药物的依赖，并实施合理的监测。

术后 CPAP 呼吸机的作用仍存有争议。Liao 及其同事发现，OSA 患者术后应用自动触发 CPAP 呼吸机可以降低呼吸暂停低通气指数（AHI），但是只有 26%~48% 的患者夜间应用 CPAP 装置超过 4 小时。Nagappa 的一篇系统回顾发现，尽管术后应用 CPAP 呼吸机可以降低 AHI，但是在术后不良事件方面与不用 CPAP 呼吸机相比并无差别。

索赔案例分析发现，绝大多数事件发生在术后 24 小时内，且大多数可以预防。阿片类药物与非阿片类镇静药有共同的问题，阿片类药物通过输注（静脉或椎管内）持续给药是一个重要的因素。这与口服缓释/长效阿片类药导致呼吸抑制死亡一致。加强监护可以减少阿片类药物引起的严重不良事件,明确的是阿片类药物是导致不良事件的关键因素。如果可能,尽量减少阿片类药物用量是必要的。

44.5 阿片类药物的最新观点

μ-阿片受体广泛存在于 CNS 和外周。阿片类药物在 CNS 的镇痛机制众所周知,阿片的副作用与中枢及外周受体都相关。外周阿片受体在以下方面起一定的作用:肠梗阻、便秘、内分泌失调、肿瘤生长、血管再生和免疫功能等。虽然已经明确长期使用阿片类药物的风险,但新证据表明,即使短期使用阿片类药物也可能产生巨大影响。阿片类药物持续应用一个月,大脑会发生长期改变。老年患者术后应用阿片类药物镇痛有导致长期用药的风险。

阿片类药物会降低癌症患者术后的生存期。多项回顾性研究证明:围手术期减少阿片类药物使用可提高乳腺癌、前列腺癌和可能的肠癌手术后的癌症存活率。这些通常涉及区域麻醉技术(椎旁阻滞、硬膜外麻醉)。阿片类药物可促进血管生成,导致肿瘤生长,并抑制可能改变生存率的免疫反应。最近在啮齿动物中的实验研究证实,拮抗外周阿片受体可以抑制肿瘤生长。

44.6 阿片耐受与痛觉过敏

阿片类药物长期应用会产生耐受或效价下降并需要不断增加剂量。部分阿片类药物长期使用者会表现为痛觉过敏或疼痛敏感性改变。众所周知,与该表现一致,长期使用阿片类药物止痛者或者美沙酮维持用药者手术后会出现严重的疼痛问题,给临床治疗增加挑战。

目前有确切的证据表明,术中应用阿片类药物可促进阿片耐受和痛觉过敏形成。术中应用阿片类药物与术后阿片需求量增加有关。Collard 等发现,与艾司洛尔组相比,术中应用瑞芬太尼或芬太尼的患者在 PACU 中芬太尼补救剂量显著增多。再次强调,目前证据支持应用非阿片类药物进行多模式镇痛并减少阿片类药物用量,甚至在手术中也是如此。最近 Hayhurst 和 Durieux 的一篇综述中阐述了阿片耐受和痛觉过敏形成非常快速的证据,可以解释术后阿片类药物剂量需求增加。此外,阿片类耐受患者与非阿片类药物镇痛患者在相同镇痛水平下,呼吸抑制风险更大。术中应用阿片类药物可导致术后疼痛程度增加,阿片类药物需求量增加。

阿片耐受患者术后需要增加阿片类药物用量来镇痛,但往往单用阿片类药物是不能缓解疼痛的。阿片耐受患者能从包括局部麻醉在内的多模式镇痛中受益,氯胺酮对阿片耐受患者非常有效。Loftus 及其同事发现,实施脊柱手术的阿片耐受患者,术前、术中给予氯胺酮会减轻术后即刻直至术后 6 周的疼痛和阿片的需求量。现在,通常会给予阿片耐受患者小剂量氯胺酮。但何时、何地应用氯胺酮仍存有争议,Loftus 及其同事发现术前和术中给药有益。术后使用氯胺酮是阿片类药物长期用药者

术后多模式镇痛方案中有效的一部分,但需要进一步研究以评估剂量和治疗持续时间。

44.7 术后慢性疼痛

慢性疼痛可能是手术的后果。迄今为止,处理急性疼痛已成为常规,术后长期疼痛的危害已越来越显著。开胸手术和根治性乳腺切除术后长期疼痛的发生率超过 50%。腹股沟疝修补术后长期疼痛发生率为 19%~40%。目前认为伤口愈合的同时发生了神经可塑性改变,导致术后慢性疼痛(CPSP)的发生,CPSP 与严重的急性疼痛相关。开胸手术后,如果患者急性疼痛强度大且持续时间较长,则发生 CPSP 的风险就很高。Kehlet 证实不仅急性疼痛的强度,还有神经损伤、强烈的炎性反应都和 CPSP 发生相关。

手术引起局部炎症介质释放,进而会导致严重的外周炎症反应。这种"炎症池"产生外周敏化进而引起中枢敏化(中枢炎症因子释放),最终加重痛觉敏感。即使阻断所有神经(如腰麻),中枢仍然存在对外周炎症的体液应答。因此,单纯局部麻醉技术并不能抑制这种中枢敏化。

据报道,全膝置换术后 CPSP 发生率接近 9%。最近的一项对全膝置换术患者应用多模式镇痛的研究结果显示:普瑞巴林可以显著地降低慢性神经病理性疼痛的发生。虽然这只是一项研究,但是它为多模式镇痛可作为一种能潜在降低 CPSP 发病率的方法提供了研究基础。同时,另一项关于人工关节置换术后慢性疼痛的研究也证实,严重的抑郁症、其他的慢性疼痛是患者术后发生 CPSP 的易感因素。有一些证据表明,CPSP 与试验性疼痛模型所产生的疼痛反应相关。

许多外科手术模型研究证明,围手术期单独应用普瑞巴林或复合多模式镇痛可以减轻手术后即刻疼痛乃至术后几个月的疼痛。最近有研究发现术中输注利多卡因可以降低乳腺癌患者术后慢性疼痛。

术后慢性疼痛的最后发生与初始的多种因素相关。目前最好的证据提示,多模式镇痛是目前减轻术后长期疼痛发生的最好方法。如果将来可以对高危因素进行个体化鉴别,就可以进行靶向的个体化治疗。最近的一份报告中,Eisenach 和 Brennan 对目前治疗慢性手术后疼痛方法的证据表示不乐观。

越来越清楚的是,我们必须区分正常急性疼痛、长期急性疼痛和慢性手术后疼痛。每个路径可能不同但有部分重叠。应用包含多模式镇痛的加强康复路径,大多数患者可以减轻疼痛、降低阿片类用量及促进早期出院,但不影响慢性疼痛的进展及异常情况下的长期疼痛。

44.8 麻醉、疼痛治疗与远期预后

除了癌症生存期和慢性疼痛,术中麻醉管理对生活质量也有重要的影响。最近一项研究表明,体外循环下心脏手术时,切皮前应用氯胺酮可以减轻术后认知功能障碍。同时 C 反应蛋白降低。出乎意料的是大剂量地塞

米松并没有减轻认知功能障碍,所以氯胺酮的这一作用并不源于其抗炎特性。复杂脊柱手术中应用利多卡因可以提高术后 3 个月内的生活质量、减轻疼痛,同时还可以轻微地降低术后 30 天内的并发症的发生。利多卡因除了具有局部麻醉药的作用外,还有有效的抗炎性能。

目前有大量文献支持围手术期输注利多卡因。除了自身的抗炎作用外,利多卡因还有减轻肠梗阻、减少阿片类药物用量及镇痛作用。利多卡因在软组织损伤模型中尤为有效。利多卡因除了改善生活质量指标外,还可以改善腹腔镜减重手术患者的恢复质量。

利多卡因具有潜在的抗肿瘤活性作用,它能诱导肝癌细胞凋亡及抑制肿瘤细胞迁移。根据多种交叉检测结果,支持围手术期应用利多卡因的证据越来越多。

44.9　氯胺酮的新作用

氯胺酮在术中及术后的应用日益增多。尽管氯胺酮的有效性得到认可,但其可能的副作用限制了它的应用。最近发表的文章回顾了标准病房常规使用氯胺酮的大型数据库,与阿片类药物副作用相比,氯胺酮有显著的安全性。其他研究者术后应用氯胺酮作为降低阿片类药物副作用的一种方法。氯胺酮特别适用于阿片耐受患者。最近研究证明氯胺酮可以改善患者远期预后。对存在阿片依赖的脊柱椎体融合术患者,Nielson 等发现氯胺酮可以改善患者的疼痛并减少 6 个月内因持续性疼痛所应用的阿片量,且不增加恶心、呕吐、幻觉或噩梦的发生率。

44.10　药物滥用

药物滥用患者无论是在药物滥用活动期还是在戒断康复期,围手术期都面临着独特的挑战。虽然这些患者与阿片类药物耐受患者存在相同问题,但这些患者出院后 1 个月内死亡风险增加,不仅是手术并发症,还存在阿片类药物相关致死性呼吸意外。增加阿片类药物对这类患者无效,其主诉更多是源于对药物的需求而非疼痛。接受美沙酮或丁丙诺啡药物辅助治疗的患者,围手术期应继续药物辅助治疗。丁丙诺啡是一种有效的非阿片类镇痛药。"平稳交接"对恢复计划或药物辅助治疗医师来说至关重要。药物滥用活动期患者在出院前,应尽一切努力使其过渡到可接受丁丙诺啡或美沙酮治疗计划。

目前阿片类药物滥用持续失控,主要是非法街头毒品和兴奋剂的添加。大多数麻醉科医师都会对阿片类药物滥用(opioid use disorder,OUD)患者实施治疗,这些患者可能会或不会接受美沙酮或丁丙诺啡药物辅助治疗。由于这些患者对阿片类药物有很强的耐受性,单用阿片类药物可能达不到足够的镇痛效果,因此有必要主动实施多模式镇痛方法包括区域麻醉和氯胺酮。增加阿片类药物用量获益甚小。

通常在整个围手术期,接受美沙酮或丁丙诺啡治疗的患者需要不间断地继续服用这些药物。停用丁丙诺啡会使 OUD 患者接触其滥用的药物,并有药物滥用复发的风险。此外,丁丙诺啡是一种很好的镇痛药,尤其是在多模式镇痛计划中。接受丁丙诺啡治疗的 OUD 患者无论是否继续使用丁丙诺啡,都会有类似的疼痛经历。然而,停药的患者可能会增加阿片类药物用量,非但没有更好的镇痛效果,还有复发的风险。

不幸的是,OUD 患者住院后的死亡率非常高。研究发现,在最初的 28 天内,死亡率为 32/1 000。麻醉科医师在挽救患者生命方面处于独特的地位,通过在术后让患者继续或开始使用丁丙诺啡进行疼痛治疗。当然,需在患者自愿接受治疗的前提下,并可提供后续治疗。得到一定尊重的 OUD 患者,没有经历过阿片类药物戒断过程,且有疼痛经历,可能会愿意尝试治疗。许多人经历了灾难性事件,远离毒品环境,可能与家人重新建立了联系。从标准阿片类药物到丁丙诺啡的转变可以很容易地完成,且无阿片戒断症状。标准阿片类药物使用至其剂量周期结束(口服 4 小时,静脉注射约 2 小时)。丁丙诺啡 SL 2mg,根据疼痛或阿片类药物戒断的需要,每 2 小时一次,每日最大量 16mg。通常可在第 2 天分次(通常 2 次/d)共给予 16mg。院内启动丁丙诺啡不需要 DEA 特别许可证,对接受治疗的患者没有数量限制,因为这可以挽救生命。后续治疗转移到门诊治疗中心,该中心可以提供全面的成瘾治疗。未在医院治疗的 OUD 患者很少在门诊实施后续治疗。

在患者出院前,处于关键岗位的麻醉科医师通过指导其继续或开始使用丁丙诺啡可以挽救生命。使用丁丙诺啡的 OUD 患者 3 例中至少会预防 1 例死亡。在出现阿片类药物危象时,麻醉科医师通过治疗患者术后疼痛,使其在拯救生命方面处于一个极其强大的地位。

44.11　小结

急性疼痛治疗仍极具挑战性。尽管在许多领域有了显著的进展,但特殊人群及外科疼痛的模式及机制仍需进一步研究。患者满意度主要由疼痛体验和治疗副作用所决定,现在是评价医疗法案中报销的一个重要组成部分。多模式镇痛是目前公认的标准治疗方法,同时也被外科团队所熟知。最新文献支持,从术前开始至整个恢复期,采用减少阿片用量的镇痛技术和多模式镇痛。将多模式镇痛理念整合入麻醉方案中,会促进术前、术中早期应用以使获益最大化。加速康复外科(ERAS)和围手术期医学对患者治疗及我们未来专业化越来越重要。鉴于阿片类药物的最新研究信息,未来该类药物在急性疼痛治疗中的作用会逐渐下降。麻醉科医生对于挽救 OUD 患者的生命有深远影响。与门诊随访资源配合开展丁丙诺啡治疗相对容易,可显著降低死亡率。对手术患者来说,麻醉科医师对其远期预后有着潜在、深远的影响,而不只是其围手术期管理的专科医师。

(曾静　译,樊玉花　校)

Cochrane 系统评价数据库在 2018 年发布了其对大麻类药物用于成人慢性神经病理性疼痛的评价。其中包括 16 项研究，1 750 名参与者，排除了随访时间少于 2 周的研究。纳入的研究时间为 2 至 26 周，将含植物来源 THC 和 CBD 组合的口腔黏膜喷雾剂（10 项研究）、合成的 THC（纳必龙）（2 项研究）、吸入的草本植物大麻（2 项研究）和植物来源的 THC（屈大麻酚）（2 项研究）与安慰剂（15 项研究）和双氢可待因（1 项研究）进行比较。

与安慰剂相比，大麻类药物可能会增加获得 50% 或更多疼痛缓解的人数［21% vs 17%；风险差异（RD）为 0.05（95% CI 0.00~0.09）；NNTB=20（95% CI 11~100）；1 001 名参与者，8 项研究，低质量证据］。与安慰剂相比，更多的参与者因大麻药物的不良事件而退出研究［10% vs 5%；RD=0.04（95% CI 0.02~0.07）；NNTH=25（95% CI 16~50）；1 848 名参与者，13 项研究，中等质量证据］。与安慰剂相比，大麻药物可能会增加神经系统不良事件［61% vs 29%；RD 0.38（95% CI 0.18~0.58）；NNTH=3（95% CI 2~6）；1 304 名参与者，9 项研究，低质量证据］。使用大麻药物的参与者中有 17% 出现精神失常，而使用安慰剂的参与者中只有 5% 发生［RD=0.10（95% CI 0.06~0.15）；NNTH=10（95% CI 7~16）；1 314 名参与者，9 项研究，低质量证据］。

他们不确定植物大麻是否能降低平均疼痛强度（证据质量极低）。有关疼痛缓解作用的结果的证据质量较低，反映出研究中排除了有药物滥用史和其他严重合并症的患者，而且研究的样本量较小。

作者的结论是，"大麻类药物（包括大麻草药、植物源性或合成的 THC、THC/CBD 口腔黏膜喷雾剂）在慢性神经病理性疼痛中的潜在益处可能被其潜在危害所抵消"。

加拿大家庭医师学院（College of Family physics of Canada）于 2018 年发布了一份在初级保健中开医用大麻素处方的简化指南。学院强烈建议不要使用大麻素治疗急性疼痛、头痛、纤维肌痛、骨关节炎和背痛。该学院还建议，由于数据有限和已知的危害，不要使用医用大麻素作为神经病理性疼痛的一线或二线用药。药物大麻素只应考虑用于多种镇痛药治疗失败的难治性神经病理性疼痛的治疗。如果考虑使用，学院建议使用医药开发的产品来治疗神经病理性疼痛或癌症疼痛。

（兰杨　译，赵珍珍　校）

参考文献

1. National Academies of Sciences, Engineering, and Medicine. The health effects of cannabis and cannabinoids: Current state of evidence and recommendations for research. Washington, DC. National Academies Press, 2017.

2. Substance Abuse and Mental Health Services Administration. Key substance use and mental health indicators in the United States: Results from the 2017 National Survey on Drug Use and Health (HHS Publication No. SMA 18-5068, NSDUH Series H-53). Rockville, MD: Center for Behavioral Health Statistics and Quality, Substance Abuse and Mental Health Services Administration, 2018. Retrieved from.https: //www.samhsa.gov/data/ sites/default/files/cbhsq-reports/NSDUHFFR2017/ NSDUHFFR2017.pdf.

3. FDA Regulation of Cannabis and Cannabis-Derived Products: Questions and Answers. https: //www.fda.gov/ news-events/public-health-focus/fda-regulation-cannabis- and-cannabis-derived-products-questions-and-answers.

4. United States Drug Enforcement Administration (DEA) Drug Scheduling. https: //www.dea.gov/drug-scheduling.

5. State Medical Marijuana Laws. National Conference of State Legislatures (NCSL).http: //www.ncsl.org/research/ health/state-medical-marijuana-laws.aspx#3. Accessed April 25, 2020.

6. Narouze S, Hakim SM, Kohan L, Adams D, Souza D. Medical cannabis attitudes and beliefs among pain physicians. Reg Anesth Pain Med. 2020 Aug 5: rapm-2020-101658. doi: 10.1136/rapm-2020-101658. Online ahead of print.

7. Gaoni Y, Mechoulam R (1964). Isolation, structure and partial synthesis of an active constituent of hashish. Journal of the American Chemical Society. 86 (8): 1646-1647.

8. Vuckovic, Cannabinoids and pain: new insights from old molecules. Front Pharmacol. 2018; 9: 1259.

9. Mehmedic Z, Chandra S, Slade D, Denham H, Foster S, Patel AS, Ross SA, Khan IA, Elsohly MA. Potency trends of delta (9)-THC and other cannabinoids in confiscated cannabis preparations from 1993 to 2008. J Forensic Sci 2010 05/04; 55(1556-4029; 0022-1198; 5): 1209-17.

10. Howlett AC, Barth F, Bonner TI, Cabral G, Casellas P, Devane WA, Felder CC, Herkenham M, Mackie K, Martin BR, Mechoulam R, Pertwee RG Classification of cannabinoid receptors. Pharmacol Rev. 2002 Jun; 54(2): 161-202. International Union of Pharmacology. XXVII.

11. Pertwee RG. The diverse CB1 and CB2 receptor pharmacology of three plant cannabinoids: Δ9-tetrahydrocannabinol, cannabidiol and Δ9-tetrahydrocannabivarin. Br J Pharmacol. 2008 Jan 153 (2): 199-215.

12. Pertwee RG. The pharmacology of cannabinoid receptors and their ligands: an overview. Int J Obes (Lond). 2006 Apr; 30 Suppl 1: S13-8.

13. Pistis M, Ferraro L, Pira L, Flore G, Tanganelli S, Gessa GL et al. (2002). Δ9-Tetrahydrocannabinol decreases extracellular GABA and increases extracellular glutamate and dopamine levels in the rat prefrontal cortex: an in vivo microdialysis study. Brain Res 948: 155-158.

14. Gardner EL (2005). Endocannabinoid signaling system and brain reward: emphasis on dopamine. Pharmacol Biochem Behav 81: 263-284.

15. Pisanu A, Acquas E, Fenu S, Di Chiara G (2006).

Modulation of Δ9-THC-induced increase of cortical and hippocampal acetylcholine release by mu opioid and D-1 dopamine receptors. Neuropharmacology 50: 661-670.

16. Justinova Z, Goldberga SR, Heishman SJ, Tanda G (2005). Selfadministration of cannabinoids by experimental animals and human marijuana smokers. Pharmacol Biochem Behav 81: 285-299.

17. Ryberg E, Larsson N, Sjogren S, Hjorth S, Hermansson NO, Leonova J et al (2007) The orphan receptor GPR55 is a novel cannabinoid receptor. Br J Pharmacol 152(7): 1092-1101.

18. Bukiya AN. Recent Advances in Cannabinoid Physiology and Pathology. Neal Joshi and Emmanuel S. Onaivi Chapter 8. Pharmacology of Medical Cannabis, p. 152.

19. Basbaum AI, Bautista DM, Scherrer G, Julius D (October 2009). "Cellular and molecular mechanisms of pain". Cell. 139 (2): 267-84.

20. Russell, C., Rueda, S., Room, R., Tyndall, M., & Fischer, B. (2018). Routes of administration for cannabisuse-basic prevalence and related health outcomes: A scoping review and synthesis. International Journal of Drug Policy, 52, 87-96.

21. Geshtakovska, G., & Stefkov, G. (2016). Routes of cannabis administration: A brief review. Macedonian Pharmaceutical Bulletin, 62, 515-516.

22. Varlet V, Concha-Lozano N, Berthet A, Plateel G, Favrat B, De Cesare M, Lauer E, Augsburger M, Thomas A, Giroud C. Drug vaping applied to cannabis: Is "canna-vaping" a therapeutic alternative to marijuana? Sci Rep 2016 May 26; 6: 25599.

23. Huestis MA. Pharmacokinetics and metabolism of the plant cannabinoids, delta9-tetrahydrocannabinol, cannabidiol and cannabinol. Handb Exp Pharmacol 2005; 168: 657-90.

24. Huestis MA, Henningfield JE, Cone EJ. Blood cannabinoids: I. absorption of THC and formation of 11-OH-THC and THCCOOH during and after smoking marijuana. J Anal Toxicol 1992; 16(5): 276-82.

25. Lindgren JE, Ohlsson A, Agurell S, et al. Clinical effects and plasma levels of delta 9-tetrahydrocannabinol (delta 9-THC) in heavy and light users of cannabis. Psychopharmacology 1981; 74(3): 208-12.

26. Chiang CW, Barnett G. Marijuana effect and delta-9-tetrahydrocannabinol plasma level. Clin Pharmacol Ther. 1984; 36(2): 234-238. doi: 10.1038/clpt.1984.168.

27. Grotenhermen F. Pharmacokinetics and Pharmacodynamics of Cannabinoids. Clin Pharmacokinet. 2003; 42(4): 327-60.

28. Abrams DI, Vizoso HP, Shade SB, Jay C, Kelly ME, Benowitz NL. Vaporization as a smokeless cannabis delivery system: A pilot study. Clin Pharmacol Ther 2007 04/11; 82(0009-9236; 5): 572-8.

29. Ohlsson A, Lindgren JE, Wahlen A, et al. Single dose kinetics of deuterium labelled Δ1-tetrahydrocannabinol in heavy and light cannabis users. Biomed Mass Spectrom 1982; 9(1): 6-10.

30. Harvey DJ, Samara E, Mechoulam R. Comparative metabolism of cannabidiol in dog, rat and man. Pharmacol Biochem Behav. 1991; 40(3): 523-532. doi: 10.1016/0091-3057(91)90358-9.

31. Grotenhermen F. Harm reduction associated with inhalation and oral administration of cannabis and THC. Journal of Cannabis Therapeutics 2001; 1(3/4): 133.

32. Zgair A, Wong JC, Lee JB, Mistry J, Sivak O, Wasan KM, Hennig IM, Barrett DA, Constantinescu CS, Fischer PM, et al. Dietary fats and pharmaceutical lipid excipients increase systemic exposure to orally administered cannabis and cannabis-based medicines. Am J Transl Res. 2016 Aug 15; 8(8): 3448-59.

33. Widman M, Agurell S, Ehrnebo M, et al. Binding of (+)- and (−)-Δ1- tetrahydrocannabinols and (−)-7-hydroxy-Δ1-tetrahydrocannabinol to blood cells and plasma proteins in man. J Pharm Pharmacol 1974; 26(11): 914-6.

34. Wall ME, Sadler BM, Brine D, et al. Metabolism, disposition, and kinetics of delta-9-tetrahydrocannabinol, in men and women. Clin Pharmacol Ther 1983; 34(3): 352-63.

35. Barnett G, Chiang CW, Perez-Reyes M, Owens SM. Kinetic study of smoking marijuana. J Pharmacokinet Biopharm. 1982; 10(5): 495-506. doi: 10.1007/BF01059033.

36. Grotenhermen F. Pharmacokinetics and Pharmacodynamics of Cannabinoids. Clinical Pharmacokinetics 2012 Sept. 42, 327-360(2003).

37. Hunt CA, Jones RT. Tolerance and disposition of tetrahydrocannabinol in man. J Pharmacol Exp Ther 1980; 215(1): 35-44.

38. Mechoulam R., Shvo Y. The structure of cannabidiol. Tetrahedron. 1963; 19: 2073-2078.

39. Russo E., and Guy, GW. A tale of two cannabinoids: the therapeutic rationale for combining tetrahydrocannabinol and cannabidiol. Med Hypotheses. 2006; 66(2): 234-46.

40. Bergamaschi MM, Queiroz RH, Zuardi AW, Crippa JA. Safety and side effects of cannabidiol, a Cannabis sativa constituent. Curr Drug Saf. 2011; 6(4): 237-249.

41. Laprairie, R. B., Bagher, A. M., Kelly, M. E., and Denovan-Wright, E. M. Cannabidiol is a negative allosteric modulator of the cannabinoid CB1 receptor.Br. J. Pharmacol. 2015 Oct; 172(20): 4790-4805.

42. McPartland J.M., Duncan M., Di Marzo V., Pertwee R.G. Are cannabidiol and Δ(9)-tetrahydrocannabivarin negative modulators of the endocannabinoid system?

A systematic review. Br. J. Pharmacol. 2015; 172: 737-753.

43. Tham M., Yilmaz O., Alaverdashvili M., Kelly M.E.M., Denovan-Wright E.M., Laprairie R.B. Allosteric and orthosteric pharmacology of cannabidiol and cannabidiol-dimethylheptyl at the type 1 and type 2 cannabinoid receptors. Br. J. Pharmacol. 2019 May; 176(10): 1455-1469.

44. Leweke FM, Piomelli D, Pahlisch F, et al. Cannabidiol enhances anandamide signaling and alleviates psychotic symptoms of schizophrenia. Transl Psychiatry 2012; 2: 1-7.

45. Campos A.C., Guimarães F.S. Evidence for a potential role for TRPV1 receptors in the dorsolateral periaqueductal gray in the attenuation of the anxiolytic effects of cannabinoids. Prog. Neuropsychopharmacol. Biol. Psychiatry. 2009; 33: 1517-1521.

46. Linge R, Jiménez-Sánchez L, Campa L, Pilar-Cuéllar F, Vidal R, Pazos A, Adell A, Díaz Á. Cannabidiol induces rapid-acting antidepressant-like effects and enhances cortical 5-HT/glutamate neurotransmission: role of 5-HT1A receptors. Neuropharmacology. 2016 Apr; 103: 16-26.

47. Pertwee R.G., Ross R.A., Craib S.J., Thomas A. (−)-Cannabidiol antagonizes cannabinoid receptor agonists and noradrenaline in the mouse vas deferens. Eur. J. Pharmacol. 2002; 456: 99-106.

48. Zhornitsky S, Potvin S. Cannabidiol in humans-the quest for therapeutic targets. Pharmaceuticals (Basel) 2012 May 21; 5(5): 529-52.

49. Kathmann M, Flau K, Redmer A, Tränkle C, Schlicker E (February 2006). Cannabidiol is an allosteric modulator at mu- and delta-opioid receptors. Naunyn-Schmiedeberg's Archives of Pharmacology. 372 (5): 354-61.

50. Pertwee RG. The diverse CB1 and CB2 receptor pharmacology of three plant cannabinoids: Δ9-tetrahydrocannabinol, cannabidiol and Δ9-tetrahydrocannabivarin. Br J Pharmacol. 2008 Jan 153 (2): 199-215.

51. Laun AS, Shrader SH, Brown KJ, Song ZH (2019). GPR3, GPR6, and GPR12 as novel molecular targets: their biological functions and interaction with cannabidiol. Acta Pharmacol. Sin. 40 (3): 300-308.

52. Ryberg E, Larsson N, Sjögren S, Hjorth S, Hermansson NO, Leonova J, Elebring T, Nilsson K, Drmota T, Greasley PJ (December 2007). The orphan receptor GPR55 is a novel cannabinoid receptor. British Journal of Pharmacology. 152 (7): 1092-101.

53. Huestis MA. Human cannabinoid pharmacokinetics. Chem. Biodivers. 2007 08; 4(1612-1880; 1612-1872; 8): 1770-804.

54. Agurell S., Halldin M., Lindgren J.E., Ohlsson A., Widman M., Gillespie H., Hollister L. Pharmacokinetics and metabolism of delta 1-tetrahydrocannabinol and other cannabinoids with emphasis on man. Pharmacol. Rev. 1986; 38: 21-43.

55. Consroe P, Kennedy K, Schram K. Assay of plasma cannabidiol by capillary gas chromatography/ion trap mass spectroscopy following high-dose repeated daily oral administration in humans. Pharmacol Biochem Behav 1991 Nov; 40(3): 517-22.

56. Ohlsson A, Lindgren JE, Andersson S, Agurell S, Gillespie H, Hollister LE. Single-dose kinetics of deuterium-labelled cannabidiol in man after smoking and intravenous administration. Biomed Environ Mass Spectrom 1986 Feb; 13(2): 77-83.

57. Ujvary I, Hanus L. Human metabolites of cannabidiol: A review on their formation, biological activity, and relevance in therapy. Cannabis and Cannabinoid Research 2016; 1(1): 90 - 101.

58. Bhattacharyya S, Morrison PD, Fusar-Poli P, Martin-Santos R, Borgwardt S, Winton-Brown T, Nosarti C, O' Carroll CM, Seal M, Allen P, Mehta MA, Stone JM, Tunstall N, Giampietro V, Kapur S, Murray RM, Zuardi AW, Crippa JA, Atakan Z, McGuire PK (2010) Opposite effects of delta-9-tetrahydrocannabinol and cannabidiol on human brain function and psychopathology. Neuropsychopharmacology 35: 764-774.

59. Page RL 2nd, Allen LA, Kloner RA, Carriker CR, Martel C, Morris AA, Piano MR, Rana JS, Saucedo JF; American Heart Association Clinical Pharmacology Committee and Heart Failure and Transplantation Committee of the Council on Clinical Cardiology; Council on Basic Cardiovascular Sciences; Council on Cardiovascular and Stroke Nursing; Council on Epidemiology and Prevention; Council on Lifestyle and Cardiometabolic Health; and Council on Quality of Care and Outcomes Research. Medical Marijuana, Recreational Cannabis, and Cardiovascular Health: A Scientific Statement From the American Heart Association. Circulation. 2020 Aug 5: CIR0000000000000883. doi: 10.1161/CIR.0000000000000883. Online ahead of print. PMID: 32752884.

60. Health Canada. Information for health care professionals: cannabis (marihuana, marijuana) and the cannabinoids. 2018. https://www.canada.ca/en/health-canada/services/drugs-medication/cannabis/information-medicalpractitioners/information-health-care-professionals-cannabis-cannabinoids. html. Accessed August 7, 2020.

61. Lee J, Sharma N, Kazi F, Youssef I, Myers A, Marmur JD, Salifu MO, McFarlane SI. Cannabis and Myocardial Infarction: Risk Factors and Pathogenetic Insights

Scifed J Cardiol. 2017; 1(1): 1000004.

62. Mittleman MA, Lewis RA, Maclure M, Sherwood JB, Muller JE. Triggering myocardial infarction by marijuana. Circulation. 2001 Jun 12; 103(23): 2805-9.

63. Levy R, Livne A. Mode of action of hashish compounds in reducing blood platelet count. Biochem Pharmacol. 1976 Feb 1; 25(3): 359-60.

64. Castaneira G, Rojas K, Galili Y, Field Z, Perez-Perez A, Madruga M, Carlan SJ. Idiopathic Thrombocytopenic Purpura Induced by Synthetic Cannabinoid. J Addict Med. 2019 May/Jun; 13(3): 235-236.

65. Alexander J, Joshi G. A review of the anesthetic implications of marijuana use. Proc (Bayl Univ Med Cent)2019 May 21; 32(3): 364-371.

66. Flisberg P, Paech MJ, Shah T, Ledowski T, Kurowski I, Parsons R. Induction dose of propofol in patients using cannabis. Eur J Anaesthesiol. 2009; 26: 192-195.

67. Ghinai I, Pray IW, Navon L, et al. E-cigarette Product Use, or Vaping, Among Persons with Associated Lung Injury — Illinois and Wisconsin, April–September 2019. MMWR Morb Mortal Wkly Rep 2019; 68: 865-869.

68. Carlos WG, Crotty Alexander LE, Gross JE, Dela Cruz CS, et al. Carlos, W., et al. Vaping-associated Pulmonary Illness (VAPI). Am J Respir Crit Care Med. 2019 Oct 1; 200(7): P13-P14.

69. Echeverria-Villalobos M, Todeschini AB, Stoicea N, Fiorda-Diaz J, Weaver T, Bergese SD. Perioperative care of cannabis users: A comprehensive review of pharmacological and anesthetic considerations. J Clin Anesth. 2019; 57: 41-49.

70. Gash A, Karliner JS, Janowsky D, Lake CR. Effects of smoking marihuana on left ventricular performance and plasma norepinephrine: studies in normal men. Ann Intern Med. 1978 Oct; 89(4): 448-52.

71. Goel A, McGuinness B, Jivraj NK, Wijeysundera DN, Mittleman MA, Bateman BT, Clarke H, Kotra LP, Ladha KS. Cannabis Use Disorder and Perioperative Outcomes in Major Elective Surgeries: A Retrospective Cohort Analysis. Anesthesiology. 2020 Apr; 132(4): 625-635.

72. Tashkin DP, Shapiro BJ, Frank IM. Acute Pulmonary Physiologic effects of smoked marijuana and oral THC in healthy young men. N Engl J Med 1973; 289: 336-341.

73. Tashkin DP, Shapiro BJ, Frank iM. Acute effects of smoked marijuana and oral THC on specific airway conductance in asthmatic subjects. Am Rev Respir Dis 1974; 109: 420-428.

74. Hernandez M, Birnbach DJ, Van Zundert AA. Anesthetic management of the illicit-substance-using patient. Curr Opin Anaesthesiol. 2005; 18: 315-324.

75. Wu T-C, Tashkin dP, Djahed B, Rose JE. Pulmonary hazards of smoking marijuana as compared with tobcco. N Engl J Med 1988; 318: 347-351.

76. Varvel S, Bridgen D, Tao Q, Thomas BF, Martin BR, Lichtman AH. Delta9-Tetrahydrocannbinol accounts for the antinocicceptive, hypothermic, and cataleptic effects of marijuana in mice. Journal of pharmacology and Experimental Therapeutics 314 (1), 329-337, 2005.

77. Ewusi-Boisvert E, Bae D, Pang RD, Davis JP, Kelley-Quon LI, Barrington-Trimis JL, Kirkpatrick MG, Chai SH, Leventhal AM. Subjective effects of combustible, vaporized, and edible cannabis: Results from a survey of adolescent cannabis users. Drug Alcohol Depend. 2020 Jan 1; 206: 107716.

78. Chandra S, Radwan MM, Majumdar CG, Church JC, Freeman TP, ElSohly MA. New trends in cannabis potency in USA and Europe during the last decade (2008-2017). Eur Arch Psychiatry Clin Neurosci. 2019 Feb; 269(1): 5-15.

79. Highly Potent Weed: What We Know About The Health Effects: Shots - Health News: NPR. https://www.npr.org/sections/health-shots/2019/05/15/723656629/highly-potent-weed-has-swept-the-market-raising-concerns-about-health-risks. Accessed June 5, 2020.

80. Vandrey R, Raber JC, Raber ME, Douglass B, Miller C, Bonn-Miller MO. Cannabinoid dose and label accuracy in edible medical cannabis products. JAMA. 2015; 313(24): 2491-2493.

81. Bonn-Miller MO, Loflin MJE, Thomas BF, Marcu JP, Hyke T, Vandrey R. Labeling accuracy of cannabidiol extracts sold online. JAMA. 2017; 318 (17): 1708-1709.

82. MacCallum C, Russo E. Practical consideration in medicinal cannabis administration and dosing. European Journal of Internal Medicine. 2018; 49: 12-19.

83. Yamaori S., Ebisawa J., Okushima Y., Yamamoto I., Watanabe K. Potent inhibition of human cytochrome P450 3A isoforms by cannabidiol: role of phenolic hydroxyl groups in the resorcinol moiety. Life Sci. 2011; 88(15-16): 730-736.

84. Yamaori S., Koeda K., Kushihara M., Hada Y., Yamamoto I., Watanabe K. Comparison in the in vitro inhibitory effects of major phytocannabinoids and polycyclic aromatic hydrocarbons contained in marijuana smoke on cytochrome P450 2C9 activity. Drug Metab Pharmacokinet. 2012; 27(3): 294-300.

85. Bouquié, R.; Deslandes, G.; Mazaré, H.; Cogné, M.; Mahé, J.; Grégoire, M.; Jolliet, P. Cannabis and anticancer drugs: Societal usage and expected pharmacological interactions—A review. Fundam. Clin. Pharmacol. 2018, 32, 462-484.

86. Arellano, A.L.; Papaseit, E.; Romaguera, A.; Torrens, M.; Farre, M. Neuropsychiatric and General Interactions

of Natural and Synthetic Cannabinoids with Drugs of Abuse and Medicines. CNS Neurol. Disord. Drug Targets 2017, 16, 554-566.

87. Zendulka, O.; Dovrtelová, G.; Nosková, K.; Turjap, M.; Sulcová, A.; Hanus, L.; Jurica, J. Cannabinoids and cytochrome P450 interactions. Curr. Drug Metab. 2016, 17, 206-226.

88. EPIDIOLEX Full Prescribing Information. https: // www.epidiolex.com/sites/default/files/EPIDIOLEX_ Full_Prescribing_Information.pdf. Accessed June 10, 2020.

89. EPIDIOLEX (cannabidiol) oral solution. https: // www. accessdata. fda.gov/drugsatfda_docs/label/2018/ 210365lbl. pdf. Accessed June 10, 2020.

90. CESAMET™ (nabilone). https://www.accessdata.fda. gov/drugsatfda_docs/label/2006/018677s011lbl.pdf. Accessed June 10, 2020.

91. MARINOL® (dronabinol). https://www.accessdata. fda.gov/drugsatfda_docs/label/2017/018651s029lbl.pdf. Accessed June 10, 2020.

92. Sativex® | GW Pharmaceuticals, plc. https://www. gwpharm.com/healthcare-professionals/sativex#. Accessed June 10, 2020.

93. Lucas CJ, Galettis P, & Schneider J. (2018). The pharmacokinetics and the pharmacodynamics of cannabinoids. British Journal of Clinical Pharmacology, 84(11): 2477-2482.

94. Antoniou T, Bodkin J, & Ho JM-W. (2020). Drug interactions with cannabinoids. Canadian Medical Association Journal, 192(9): E206-E206.

95. Foster BC, Abramovici H, & Harris CS. (2019). Cannabis and Cannabinoids: Kinetics and Interactions. The American Journal of Medicine, 132(11): 1266-1270.

96. Brown JD, & Winterstein AG. (2019). Potential Adverse Drug Events and Drug-Drug Interactions with Medical and Consumer Cannabidiol (CBD) Use. Journal of Clinical Medicine, 8(7): 989.

97. Manini A, Yiannoulos G, Bergamaschi M, Hernandez S, Olmedo R, Barnes S, Jutras-Aswad, D, Huestis, M.Safety and Pharmacokinetics of Oral Cannibidiol when administered concomitantly with intravenous fentanyl in Humans. Journal of Addiction Medicine. 2015; 9(3): 204-210.

98. Vierke C, Marxen B, Boettcher M, Hiemke C, Havemann-Reinecke U. Buprenorphine-cannabis interaction in patients undergoing opioid maintenance therapy. Eur Arch Psychiatry Clin Neurosci. 2020 Jan 6. doi: 10.1007/s00406-019-01091-0. Online ahead of print.

99. Damkier P, Lassen D, Christensen M, Madsen K, Hellfritzsch, Pottegard. Interaction between warfarin and cannabis. Basical & Clinical Pharmacology & Toxicology. 2019; 124: 28-31.

100. Grayson L, Vines B, Nichol K, Szaflarski J. An interaction between warfarin and cannabidiol, a case report. Epilepsy & Behavior Case Reports. 2018; 9: 10-11.

101. Greger J, Bates V, Mechtler L, Gengo F. A Review of Cannabis and Interactions With Anticoagulant and Antiplatelet Agents. The Journal of Clinical Pharamcology. 2020; 60(4): 432-438.

102. Jiang R, Yamaori S, Okamoto Y, Yamamoto I, Watanabe K. Cannabidiol is a potent inhibitor of the catalytic activity of cytochrome P450 2C19. Drug Metabolism and Pharmacokinetics. 2013; 28(4): 332-338.

103. American Psychiatric Association: Diagnostic and Statistical Manual of Mental Disorders: Diagnostic and Statistical Manual of Mental Disorders, Fifth Edition. Arlington, VA: American Psychiatric Association, 2013.

104. Bloomfield, M. A., Hindocha, C., Green, S. F., Wall, M. B., et al. 2019. The neuropsychopharmacology of cannabis: a review of human imaging studies. Pharmacology & therapeutics, 195, 132-161.

105. Levinsohn EA, Hill KP. Clinical uses of cannabis and cannabinoids in the United States. Journal of the neurological sciences. 2020 Apr 15; 411: 116717.

106. Liu CW, Bhatia A, Buzon-Tan A, et al. Weeding Out the Problem: The Impact of Preoperative Cannabinoid Use on Pain in the Perioperative Period. Anesth Analg. 2019; 129(3): 874-881.

107. Salottolo, K., Peck, L., Tanner II, A. et al. The grass is not always greener: a multi-institutional pilot study of marijuana use and acute pain management following traumatic injury. Patient Saf Surg 2018; 12, 16.

108. Wallace M, Schulteis G, Atkinson JH, et al. Dose-dependent effects of smoked cannabis on capsaicin-induced pain and hyperalgesia in healthy volunteers. Anesthesiology. 2007; 107: 785-796.

109. Holdcroft A, Maze M, Doré C, Tebbs S, Thompson S. A multicenter dose-escalation study of the analgesic and adverse effects of an oral cannabis extract (Cannador) for postoperative pain management. Anesthesiology. 2006 May; 104(5): 1040-6.

110. Mallat A, Roberson J, Brock-Utne JG. Preoperative marijuana inhalation–an airway concern. Can J Anaesth. 1996 Jul; 43(7): 691-3.

111. Bonnet U, Preuss UW. The cannabis withdrawal syndrome: current insights. Subst Abuse Rehabil. 2017; 8: 9-37.

112. Budney AJ, Hughes JR, Moore BA, Vandrey R. Review of the validity and significance of cannabis withdrawal syndrome. Am J Psychiatry. 2004 Nov; 161(11): 1967-

77.

113. Marshall K, Gowing L, Ali R, Le Foll B. Pharmacotherapies for cannabis dependence. Cochrane Database Syst Rev. 2014; (12): CD008940.

114. Iversen L, Chapman V. Cannabinoids: a real prospect for pain relief? Curr Opin Pharmacol 2002; 2: 50-5.

115. Dogrul A, Seyrek M, Yalcin B, Ulugol A. Involvement of descending serotonergic and noradrenergic pathways in CB1 receptor-mediated antinociception. Prog Neuropsychopharmacol Biol Psychiatry 2012; 38: 97-105.

116. Seyrek M, Kahraman S, Deveci MS, Yesilyurt O, Dogrul A. Systemic cannabinoids produce CB_1-mediated antinociception by activation of descending serotonergic pathways that act upon spinal 5-HT(7) and 5-HT(2A) receptors. Eur J Pharmacol. 2010 Dec 15; 649(1-3): 183-94.

117. Lee MC, Ploner M, Wiech K, et al. Amygdala activity contributes to the dissociative effect of cannabis on pain perception. Pain. 2013 Jan; 154(1): 124-34. doi: 10.1016/j.pain.2012.09.017.

118. Welch SP. Blockade of cannabinoid-induced antinociception by norbinaltorphimine, but not N,N-diallyl-tyrosine-Aib-phenylalanine-leucine, ICI 174,864 or naloxone in mice.J Pharmacol Exp Ther 1993; 265: 633-40.

119. Pertwee RG, Howlett AC, Abood ME, et al. International Union of Basic and Clinical Pharmacology. LXXIX.Cannabinoid receptors and their ligands: beyond CB1 and CB2. Pharmacol Rev 2010; 62: 588-631.

120. Hulsebosch CE. Special issue on microglia and chronic pain. Exp Neurol 2012; 234: 253-4.

121. Beltramo M. Cannabinoid type 2 receptor as a target for chronic pain. Mini Rev Med Chem 2009; 9: 11-25.

122. Beltramo M, Bernardini N, Bertorelli R, et al. CB2 receptor-mediated antihyperalgesia: possible direct involvement of neural mechanisms. Eur J Neurosci 2006; 23: 1530-8.

123. Van Sickle MD, Duncan M, Kingsley PJ, et al. Identification and functional characterization of brainstem cannabinoid CB2 receptors. Science 2005; 310: 329-32.

124. Jhaveri MD, Elmes SJ, Richardson D, et al. Evidence for a novel functional role of cannabinoid CB(2) receptors in the thalamus of neuropathic rats. Eur J Neurosci 2008; 27: 1722-30.

125. Anand U, Otto WR, Sanchez-Herrera D, et al. Cannabinoid receptor CB2 localisation and agonist mediated inhibition of capsaicin responses in human sensory neurons. Pain 2008; 138: 667-80.

126. Jhaveri MD, Sagar DR, Elmes SJ, Kendall DA,

Chapman V. Cannabinoid CB2 receptor-mediated antinociception in models of acute and chronic pain. Mol Neurobiol 2007; 36: 26-35.

127. Nackley AG, Zvonok AM, Makriyannis A, Hohmann AG. Activation of cannabinoid CB2 receptors suppresses C-fiber responses and windup in spinal wide dynamic range neurons in the absence and presence of inflammation. J Neurophysiol 2004; 92: 3562-74.

128. Quartilho A, Mata HP, Ibrahim MM, et al. Inhibition of inflammatory hyperalgesia by activation of peripheral CB2 cannabinoid receptors. Anesthesiology 2003; 99: 955-60.

129. Richardson D, Pearson RG, Kurian N, et al. Characterisation of the cannabinoid receptor system in synovial tissue and fluid in patients with osteo-arthritis and rheumatoid arthritis. Arthritis Res Ther 2008; 10: R43.

130. Walczak JS, Pichette V, Leblond F, Desbiens K, Beaulieu P. Behavioral, pharmacological and molecular characterization of the saphenous nerve partial ligation: a new model of neuropathic pain. Neuroscience 2005; 132: 1093-102.

131. Wotherspoon G, Fox A, McIntyre P, Colley S, Bevan S, Winter J. Peripheral nerve injury induces cannabinoid receptor 2 protein expression in rat sensory neurons. Neuroscience 2005; 135: 235-45.

132. Allan GM, Finley CR, Ton J, Perry D, Ramji J, Crawford K, Lindblad AJ, Korownyk C, Kolber MR. Systematic review of systematic reviews for medical cannabinoids: Pain, nausea and vomiting, spasticity, and harms. Can Fam Physician. 2018 Feb; 64(2): e78-e94.

133. Fitzcharles MA, Ste-Marie PA, Häuser W, Clauw DJ, Jamal S, Karsh J, et al. Efficacy, tolerability, and safety of cannabinoid treatments in the rheumatic diseases: a systematic review of randomized controlled trials. Arthrit Care Res 2016; 68(5): 681-8.

134. Walitt B, Klose P, Fitzcharles MA, Phillips T, Häuser W. Cannabinoids for fibromyalgia. Cochrane Database Syst Rev 2016; (7): CD011694.

135. Lobos Urbina D, Peña Duran J. Are cannabinoids effective for treatment of pain in patients with active cancer? Medwave 2016; 16(Suppl 3): e6539.

136. Tateo S. State of the evidence: cannabinoids and cancer pain-a systematic review. J Am Assoc Nurse Pract 2017; 29(2): 94-103. Epub 2016 Nov 10.

137. Stevens AJ, Higgins MD. A systematic review of the analgesic efficacy of cannabinoid medications in the management of acute pain. Acta Anaseth Scand 2017; 61(3): 268- 80.

138. Whiting PF, Wolff RF, Deshpande S, Di Nisio M, Duffy S, Hernandez AV, et al. Cannabinoids for

medical use: a systematic review and meta-analysis. JAMA 2015; 313(24): 2456-73. Errata in: JAMA 2016; 315(14): 1522, JAMA 2015; 314(21): 2308, JAMA 2015; 314(5): 520, JAMA 2015; 314(8): 837.

139. Mücke M, Phillips T, Radbruch L, Petzke F, Häuser W. Cannabis-based medicines for chronic neuropathic pain in adults. Cochrane Database of Systematic Reviews 2018, Issue 3. Art. No.: CD012182.DOI: 10.1002/14651858.CD012182.pub2.

140. Allan GM, Ramji J, Perry D, et al. Simplified guideline for prescribing medical cannabinoids in primary care. Canad Fam Phys. 2018; 64(2): 111-1204.

第46章

新型无阿片区域镇痛：冷冻镇痛和经皮周围神经刺激

Brian M. Ilfeld

46.1 冷冻镇痛

"冷冻镇痛"是指应用低温来治疗疼痛。现代的冷冻探针，本质上是一个套管针，它将高压下（600~800psi）输送气体，通过细小的开口（0.002mm），释放到密封的、低压的远端尖端。这个过程中气体不会接触到身体组织。根据焦耳-汤姆孙效应，压力下降导致相应的体积膨胀和温度下降，在探针末端会形成一个冰球，使受影响区域内的神经元损伤。

46.1.1 作用机制

组织温度决定了神经的损伤程度及预后。神经麻痹发生在 $+10℃$ 到 $-20℃$ 的温度范围内，这个温度对解剖结构几乎没有损伤，神经恢复需要几分钟到几周的时间。在 $-20℃$ 到 $-100℃$ 温度范围内，损伤远端发生沃勒变性（轴突分解或"轴突断裂"），导致"神经冷冻"，由于轴突再生需要一定时间，抑制神经传入和传出信号的传导长达数周或数月之久。重要的是，温度高于 $-100℃$ 时，神经内膜、神经束膜和神经外膜保持完整，轴突可从治疗点的远端进行再生。相反，温度低于 $-100℃$ 时，神经内膜可能会受到不可逆的损伤（"神经断裂"），从而抑制轴突再生。因此，神经冷冻合适的目标温度在 $-20℃$ 和 $-100℃$ 之间。氧化亚氮或二氧化碳最常用于神经冷冻，由于这两种气体的沸点分别为 $-88℃$ 和 $-78℃$，从而将冷冻镇痛过程限制在一个安全的治疗范围内。

当应用于急性疼痛时，轴突从治疗点向远端生长的速度为 1~2mm/d，这既是冷冻镇痛的优点又是其局限性。单次治疗可以提供为期数周或数月的镇痛效果，但其实际持续时间长短变异较大，并且在很大程度上取决于从冷冻位点到支配受累组织末梢神经分支的距离。

当需要长时间镇痛时，应用冷冻镇痛是合适的；而且其带来的感觉迟钝、肌肉无力（或麻痹）和本体感觉下降的持续时间延长以及不可预测性也是可以接受的。冷冻镇痛对于急性疼痛的应用有限，然而如果接受其局限性，

冷冻镇痛联合周围神经阻滞可能是一种很有前景的镇痛技术，其独特的镇痛作用持续时间远超当前局部镇痛的方式。

46.1.2 术中应用于急性疼痛

首次报道的案例是在开胸手术期间对手术暴露的肋间神经进行冷冻镇痛。随后，涉及开胸手术的多个随机对照试验显示，其镇痛效果好、减少了阿片类药物的使用，保护肺功能，住院时间缩短，阿片类药物相关不良反应更少，其中有些优于其他区域镇痛技术。相反，另外6项随机试验未能明确神经冷冻镇痛的益处。同样，对于腹股沟疝修补术，一项涉及术中神经冷冻镇痛的随机对照试验为阴性，而另一项研究报道了多项获益，包括较低的疼痛评分、较低的口服镇痛需求、更早地恢复正常活动。值得注意的是，一项将冷冻镇痛应用于慢性疝修补术后疼痛患者的研究显示，90%的患者疼痛水平降低75%~100%。研究结果的差异可能是由于冷冻镇痛的方案不同，冷冻持续时间不同，周期或治疗神经的数量不同，对神经冷冻程度不同，以及引流管放置或手术疼痛在治疗神经的分布范围之外，样本量不足，等等其他因素的影响。无论如何，有必要开展进一步的研究来阐明冷冻镇痛治疗开胸术后疼痛潜在的好处和风险，以及最佳的镇痛技术。

现在门诊可以开展超声引导下经皮神经冷冻镇痛，且无需镇静，积累了大量有关慢性疼痛治疗的报告。该技术与周围神经阻滞操作相似，但局部注射麻醉剂是以药液包裹神经为目标，而神经冷冻镇痛则是将探针置入神经附近形成冰球诱导神经元损伤为目标。虽然经皮神经冷冻镇痛在急性疼痛中应用有限，但近期的报道提示其仍有一定的应用前景。

46.1.3 经皮神经冷冻镇痛应用于急性疼痛

对肋间神经的治疗能够为躯干手术或损伤提供镇痛，这些手术或损伤会产生持续时间较长的中重度疼痛（时间至少为数周）。例如，在经皮肾镜取石手术后提供有效的、特定部位的镇痛，可以允许患者出院。烧伤创面反

复清创常常需要有效的镇痛,据报道,在第一至第三脚趾背部和足底因沸水烫伤后,采用经皮神经冷冻镇痛可有效控制疼痛。外伤性肋骨骨折引起的剧烈疼痛通常会抑制患者的深呼吸和有效咳嗽,大大增加发生肺炎的风险,而肺炎本身就是导致老年人死亡的原因之一。肋间神经阻滞和硬膜外给药可提供有效的镇痛,改善呼气峰值流速和动脉血氧饱和度,但是其作用持续时间以小时或天为单位,而不是骨折愈合所需的周或月。个案报道提示,仅对受累的肋间神经进行冷冻镇痛就可以提供有效的镇痛,避免住院治疗,减少阿片类药物的使用,改善呼吸/咳嗽,从而降低感染的风险以及肺部并发症。对 3 例行单侧或双侧乳房切除术前接受第 2~5 肋间神经冷冻镇痛的患者报道显示,术后恢复几乎无痛,无需任何阿片类药物且不影响睡眠。

超声引导下经皮神经冷冻镇痛也可以应用于四肢,如在上肢或下肢截肢后提供镇痛。如果有无法手术的风险,建议术前使用局部麻醉药行神经阻滞,仅在截肢后进行神经冷冻镇痛。同样,在临终关怀期间神经冷冻镇痛可以提供姑息性镇痛,或在烧伤后清创和肢体手术后数周内提供镇痛治疗。与此相关的是,通过股外侧皮神经冷冻镇痛为皮肤移植(通常取自大腿外侧)提供数周的有效镇痛。

同样,全肩关节置换术和其他肩关节手术可导致长达数周的疼痛。肩胛上神经支配肩关节约 65% 的范围,神经冷冻镇痛的目的是在肩袖修复手术后提供镇痛。肩胛上神经包含感觉纤维和运动纤维,长达数月的冈上肌和冈下肌肌力减退可能会影响肩关节的康复。在临床上,神经冷冻镇痛应用于感觉运动混合神经已有几十年的历史,而且在神经再生后没有任何临床可检测到的肌无力报告。然而,仍有许多研究者认为,由于再生不完全或运动神经元聚集,可能存在亚临床型功能受损和持续性的运动无力。来自实验动物的临床前数据表明,肋间神经冷冻镇痛后 90 天内神经传导速度降低,但所有生理和行为指标在该时间点完全恢复正常(未评估后续时间点)。重要的是,在同一动物实验研究中,用 10% 盐酸普鲁卡因阻滞肋间神经会导致类似的功能受损和恢复情况。相反,3 项专门针对这一问题的临床前研究表明,即使反复应用神经冷冻镇痛,在胫骨或腓总神经冷冻镇痛后及随后的轴突再生和髓鞘修复后,混合神经及其支配的运动肌肉的结构和功能并没有长期改变。

46.1.4　管理协议

如前所述,随机对照试验的临床结果不一致。这很大程度上可能是由于调查人员使用了多种冷冻镇痛方案。美国 FDA 批准冷冻镇痛已超过半个世纪,但优化其技术的临床数据少得令人惊讶。在大多数情况下,超声引导下经皮穿刺神经冷冻镇痛可在未镇静的患者中进行,在探针穿刺点、预期探针穿刺路径以及对于某些患者在神经周围给予 2ml 的局部麻醉药(不给予局部麻醉时,最初可能会出现刺痛感,15~30s 后消失)。局部麻醉药通常在神经冷冻镇痛前注入,比后者的起效快,因此神经冷

冻镇痛的起效情况和最大阻滞强度尚未明确。治疗的最终效果和作用时间取决于多种因素,但是最重要的两个影响因素是轴突破裂(损伤)的数量和冷冻位点到末梢神经分支的距离。因此,距离冷冻位点越近,作用持续的时间越长。

轴突破坏的程度由许多因素决定,其中最重要的是组织温度。然而,如果在 $-20℃$ 到 $-100℃$ 之间给予足够的损伤,则镇痛持续时间与冷冻的持续时间和重复冷冻周期无关。尽管如此,这两个因素可以使在最小临界长度内管理神经轴突的"充分损伤"成为可能,因为有髓纤维仍然可以通过小段未兴奋轴突进行传导。由于人体的最小临界长度尚未确定(猫的最小临界长度为 4mm),因此应优先考虑最大化损伤长度。这对于手术暴露的神经来说并不困难,因为可以在相邻或重叠的位置进行反复的冷冻镇痛操作。但是,对于经皮神经冷冻镇痛,冰球直径增大会使作用时间延长,直到冰球达到最大尺寸,此时冰本身成为冷冻探头和冰球周围未受影响组织之间的绝缘层。一旦冰球达到最大直径,使用氧化亚氮或二氧化碳进一步延长冷冻时间几乎没有益处。当温度低于 $-50℃$ 时,对于冰球覆盖的轴突只要单次应用就足够了。然而,通过让组织解冻,然后重复冻融循环,冰球的体积可能会增加。随着每个连续的冻融循环,冰球直径逐渐增加达到最大效果,从而使冷冻损伤长度最大化。

尚未明确最佳冻融持续时间以及冻融循环次数。然而,常用的经皮神经冷冻镇痛方法:冷冻 30~120 秒的,然后解冻 30~60 秒,重复 1~2 次。无论冷冻的周期次数多少,每次冷冻后探头必须保持固定,直到冰球分解,以避免撕裂相关组织。一种全新的神经冷冻镇痛方法是在神经周围渗透冰浆,给药方式类似于周围神经单次阻滞。然而,这项技术最近才在实验室大鼠模型中被报道,在人体中的疗效和安全性尚不清楚。

46.1.5　设备

几乎所有经美国食品药品管理局批准的冷冻镇痛仪器都是便携式控制台设备,为方便使用和运输,使用的是一辆配有标准电子气瓶供应气体的专用推车。最近还有一种新型手持设备,使用微型氧化亚氮储气罐。该设备的独特之处在于其便携性、一次性探头和储气罐、可充电电池,以及两个独特的三叉戟探头和集成加热器,可以在治疗浅表神经时保护皮肤。潜在的缺点包括:相对于可弯曲探头,可能难以用于深部目标,需要将探头与地面保持 45° 的最大角度,这限制了其治疗应用,探头最长为 9cm,相对于控制台设备,其所形成的冰球直径较小。控制台设备的探头需要进行消毒,但由于相对硬度较高,操作起来更容易,探头长度超过 9cm,探头角度范围更广,更加易于超声下引导,其产生的冰球体积更大。

探头是否具有神经刺激功能,设计为半球形或钝头,旨在最大限度地减少神经/组织损伤,同时套管针易于穿透组织。一般来说,即使是类似套管针尖端的探头,也需要尖锐的导引管,如静脉套管针,以便能够穿透皮肤和肌肉到达目标神经。因此,目前尚不清楚临床中半球形/钝

头尖端哪种更有效。使用高频线阵探头更容易显示冰球，多普勒可以改善用于深层结构的低频线阵探头的成像。由于冰球边界的高回声是由冷冻和未冷冻组织之间边界的高阻抗造成的，因此当神经位于冰球深部时，声影会限制其显影。经过冻融循环后，冷冻过的组织和未冷冻过的组织超声图像没有差异。因此，目前无法对冷冻镇痛进行治疗后"检查"，必须通过在治疗期间直接观察冰球和术后体检来评估神经损伤的程度。

手持设备与控制台设备的成本差别很大。虽然控制台仪器和可重复使用套管的初始投资可能需要超过20 000美元，但每位患者的成本可以忽略不计，因为标准的储气罐只需要氧化亚氮，高压灭菌成本都可以忽略不计。相比之下，手持式设备的初始投资通常只是控制台设备的一小部分（约5 000美元），但一次性套管（约300美元）会随着治疗对象的增加而迅速提高总成本。除了前面讨论的许多因素外，对患者数量的预估有助于对两种设备的选择。

46.1.6　禁忌证和并发症

经皮神经冷冻镇痛的相对禁忌证类似于任何经皮穿刺治疗的相对禁忌证，如局部或全身感染、抗凝状态、出血性疾病和免疫抑制。神经冷冻镇痛的特殊禁忌证包括寒冷性荨麻疹、雷诺病、低温纤维蛋白血症、低温球蛋白血症和阵发性寒冷性血红蛋白尿。实验研究表明，糖尿病动物的神经再生功能受损，糖尿病患者的神经轴突再生受损，神经损伤以及如尺神经病变和腕管综合征等局灶性神经病变后的功能恢复受损，这些发现是否适用于糖尿病患者的神经冷冻镇痛尚不清楚。

很少有大型的研究去估算并发症的发生率，但总体而言，绝大多数研究是认为存在并发症的。非特异性并发症包括术中和术后的疼痛以及浅表出血和瘀伤。由于持续的温热血流存在，大血管不会受到冰球的影响。对于经皮神经冷冻镇痛，据报道有1例疑似深部感染，最终导致肌肉坏死。如果冰球触及皮肤，可能会出现暂时性或永久性脱毛或色素沉着。对于浅表区域，在真皮下注射局部麻醉药或生理盐水可以将神经推向更深位置，从而增加安全范围。专为设计用于治疗真皮下神经的Trident探针也可同加热元件一起使用，以保护真皮和表皮。

重要的是，许多研究者怀疑直视下进行术中神经冷冻镇痛的患者，可能会增加其长期神经病理性疼痛的发生率，尽管这些观察研究存在一定的局限性。事实上，随后的两项随机对照试验确实发现，开胸手术联合神经冷冻镇痛术后的3~6个月，神经病理性疼痛的发生率在临床上相关且显著增加。然而，大多数随机对照试验没有报告类似的结果，这种差异尚未解决。值得注意的是，临床前期的研究发现，在不完全冷冻损伤后会出现痛觉过敏，而在神经再生期间仅出现痛觉减退。其他的临床前研究发现，神经冷冻镇痛前需要大量的神经操作才能诱发慢性疼痛（个人交流，Rochelle Wagner博士，2017年6月29日），这一观察结果可能与Upton和McComas首次

提出的"双重挤压"理论有关。换句话说，当研究人员试图在啮齿类动物身上诱发慢性疼痛时，只有在神经冷冻治疗前对神经进行手术操作才会成功。虽然确切的病因尚未阐明，但有人假设，对靶神经进行相关操作会使其产生一个传入屏障，导致中枢致敏，从而导致在神经损伤后轴突再生时，神经纤维的活性下降。

这些临床前发现可能有助于解释各种临床研究中的不一致，其中一部分研究发现术后神经病理性疼痛的发生率增加，而其余的没有。在直视下应用神经冷冻镇痛之前，外科医师术中暴露靶神经的操作就存在显著差异，相关操作包括原位保留神经，到将神经与相邻的肋间动脉和静脉钝性分离，用提升韧带进行支撑，然后用冷冻探头冷冻。值得注意的是，术后神经痛（发生在开胸术后6~10周）发生率最高（20%）的研究者是这样描述其操作方法的，即每根肋间神经"从椎旁暴露，用神经拉钩提起，并在两个邻近的部位冷冻……"，这表明了存在手术操作和双重挤压两个因素。但是，由于大多数研究并没有精确地描述其操作方法，因此其结果并不可信。然而，从临床前数据来看，一些医务人员报道了实际操作中神经痛的发生率很高（最高达38%），而其他人则没有（规模最大的未发生神经痛的研究：1 500多例患者中发生率为0%），这似乎并不令人惊讶。

如果术中神经操作是神经病理性疼痛发生率增加的可能原因，那么超声引导下经皮神经冷冻镇痛则应该没有类似的风险。事实上，到目前为止，还没有发现神经性疼痛的发生与经皮神经冷冻镇痛操作相关，主要原因是其例数远少于直视下操作的例数。此外，用术前经皮神经冷冻取代开放性手术操作，可显著缩短手术时间，但操作过程类似。例如，与硬膜外镇痛相比，术中神经冷冻镇痛将漏斗胸修补术后的住院时间从5天缩短到3天，但平均每例增加了69分钟的手术时间（P<0.001）。虽然无法与其他技术（如神经周围局部麻醉药输注）进行直接比较，但神经冷冻镇痛理论上的优点包括超长的作用持续时间、感染风险较低、不需要输注泵和佩戴麻醉药储液器、没有局部麻醉药中毒、导管移位或漏液的风险、不需要输液管理或拔除携带麻醉容器。

46.1.7　结论

由于神经冷冻镇痛的作用持续时间较长（以周到月为单位），因此对于一部分外科手术而言，神经冷冻镇痛是一种合适的镇痛方法。在符合适应证的情况下，由于其禁忌证少、风险低、每位患者的成本低、患者负担小（无输液泵/导管），而且镇痛的作用时间远超任何基于局部麻醉药的周围神经阻滞，它在治疗急性疼痛方面提供独特的选择。但是，超声引导下经皮神经冷冻镇痛治疗急性疼痛仍存在许多问题，其中最重要的是，是否可以通过操作方案来控制作用的持续时间。对于其他方面，如在髂骨移植以及各种乳房、胸内和腹部手术后提供镇痛仍有待研究。需要来自随机对照的临床试验数据来证实治疗的益处，并确定不良事件的发生率。

46.2　经皮周围神经刺激

电"神经调节"是指利用电流来调节神经活动。直到1967 年,Sweet 和 Wall 才利用电刺激成功地治疗了周围神经导致的疼痛。Shealy 描述了其首次应用于脊髓的情况。关于该作用的确切机制存在很多理论假说,主流是基于 Melzack 和 Wall 的"门控理论":电流激活大直径的有髓传入周围神经(在脊髓角内)阻碍疼痛信号从小直径的疼痛纤维传导到中枢神经系统。Wall 和 Sweet 随后提出了通过刺激初级传入神经元进行镇痛的假说,之后出现了用于外周神经刺激的商用脉冲发生器(刺激器)。不过,这些设备需要在目标周围神经的附近放置多个电极,因此需要外科手术进行植入。此外,移除电极或导线也常常需要手术,通常会因附着在靶神经上的纤维囊形成而变得复杂。由于手术植入和移除的有创性和耗时性,使神经调节主要用于治疗慢性疼痛,而不是急性疼痛,并且常常是最后的治疗手段。

经皮周围神经刺激(PNS)很少用于术后疼痛主要是由于电极直接作用于切口区域的皮肤(经皮神经电刺激)。尽管在各类外科手术中其效果均优于安慰剂组,但皮肤中疼痛纤维的激活限制了所允许的最大电流,从而导致了镇痛的"天花板效应"。为了增加输送到更粗、位置更深靶神经的电流,以缓解急性疼痛,理论上需要在不进行手术切开的条件下绕过皮肤。从 1978 年开始,开发了直径小到足以穿过针头的经皮插入电极。在超声引导下,任何周围神经都可以通过类似于神经周围导管置入的技术进行定位。2009 年,Huntoon 首次报道了超声引导下经皮周围神经刺激,使用硬膜外神经电极刺激治疗神经病理性疼痛。虽然随后报道了多种不同的导线设计和经皮穿刺方法,但是几乎都仅限于对慢性疼痛的治疗。

46.2.1　应用于急性疼痛

最近,美国 FDA 批准了第一个用于治疗急性疼痛的经皮 PNS 探头和脉冲发生器系统。由于在撰写本文时,这是唯一可以用于急性疼痛治疗的系统,下面的章节主要涉及这一特定设备;这些原则可能适用于未来探头和脉冲发生器的设计。探头由 7 股不锈钢线芯组成,用氟聚合物绝缘,并缠绕成开放式螺旋线圈(直径 0.6mm),远处尖端形成锚。与用于连续周围神经阻滞使用的聚酰胺周围神经导管不同,该探头非常灵活,能够自行推进,并被预先加载到 20G 的导管中。通过实时超声可视化和平面内或平面外技术引导向目标推进。当拔出导管时,由于其末端有一个小"锚",探头会停留在原处。脉冲发生器的重量(30g)和体积小到足够使其直接黏附在患者身上。可更换/可充电电池允许长时间使用,FDA 规定的最长留置时间为 60 天。

最初的报告包括 5 例急性疼痛患者,这些患者在全膝关节置换术后 6~58 天内口服镇痛药物,但效果不佳。经皮穿刺探头在超声引导下置入距股神经和坐骨神经0.5~3.0cm 处。给予电流刺激后,静息时疼痛评分(数字评定量表,NRS)立即从平均值 5.0 降至 0.2,5 例受试者中有 4 例疼痛完全缓解。被动和主动的最大膝关节活动度变化不大,但其疼痛评分降低了约 30%,当天晚些时候拆除了探头。尽管结果并不引人注目,但是随后发表的第二组研究(n=5)也报告了类似的结果。

这项研究首次在术前应用了超声引导下经皮穿刺PNS:7 例受试者在接受三腔膝关节置换术前 7 天,在超声引导下置入了股神经(腹股沟)和坐骨神经(臀下)探头。在手术开始前,受试者单次注射 0.5% 的罗哌卡因和肾上腺素进行内收肌管阻滞。在术后 20 小时内,每个探头都连接了一个脉冲发生器,该脉冲发生器提供的电流天数中位数(IQR)为 38(32~42)天,仅在洗澡和更换电池时中断。7 例受试者中有 6 例(86%)在术后前 4 周的静息和行走过程中出现轻度疼痛(NRS<4)。1 例受试者不需要阿片类药物,4 例(57%)患者在第一周内停止使用阿片类药物。这项初步研究缺少对照组,因此临床意义(如果有的话)仍未可知。然而,这一系列研究证明了术后在家进行数周刺激的可行性,其结果用于设计和支持后续开展的涉及膝关节置换术的随机对照试验。

另外三项可行性研究,在术前 1~7 天为每位门诊手术患者置入探头。踇趾外翻截骨术(踇趾囊炎摘除术;n=7)和前交叉韧带重建(n=10),分别在坐骨神经和股神经附近置入探头。对于肩袖修复手术,前 2 例受试者以肩胛上神经为靶点,其余以臂丛神经根或主干为靶点(n=14)。

然而,目前只有 1 项涉及经皮周围神经刺激治疗急性术后疼痛的临床随机对照试验。术前经皮植入探头,以坐骨神经为靶向,进行足/踝部手术;以准股神经为靶向行前交叉韧带重建手术,或以臂丛神经为靶点行肩袖修复手术,然后沿同一神经/丛单次注射 0.5%(20ml)罗哌卡因。术后,受试者随机双盲进行分组,使用外部脉冲发生器进行电刺激(n=32)或假刺激(n=34)。主要治疗效果指标为:①累积阿片类药物消耗量(口服吗啡当量);②术后前 7 天内以 0~10 的数字评分量表测量"平均"每日疼痛评分的平均值。术前 7 天,给予电刺激的受试者阿片类药物消耗量的中位数(IQR)为 5mg(0,30),而给予假刺激的受试者阿片类药物消耗量为 48mg(25,90);几何均值比(97.5% CI)为 0.20(0.07,0.57),$P<0.001$。同时,给予电刺激的患者其平均疼痛强度为 1.1 ± 1.1,而给予假刺激的患者其平均疼痛强度为 3.1 ± 1.7,差值(97.5%CI)为 -1.8(-2.6,-0.9),$P<0.001$。

46.2.2　探头置入

虽然超声可视化用于引导针尖寻找目标神经,但最终位置由患者出现感觉变化来确定,通常被描述为"愉快的按摩"——在手术相关解剖位置(例如,踇趾外翻截骨术的足部),无不适或肌肉收缩。目前的引导系统允许在未放置探头的情况下拔针,重新定向/重新插入。由于患者对感觉变化的描述有助于确定最终的探头位置,因此避免镇静至关重要:在穿刺点和拟穿刺路径 2~3cm 处的皮肤实施局部麻醉通常是足够的(由于颈部肌肉和筋膜的敏感性,臂丛神经探头除外)。

从探头尖端到靶神经外膜的最佳距离为 1.0~1.5cm(常规探头≤2mm)。理论上,相对较远的距离有助于选择出大直径有髓感觉神经元,而不会使运动神经元或小直径感觉神经元激活,所以没有肌肉收缩和不适感。此外,与神经保持此距离的探头对因运动而引起微小位置的变化不敏感,这对于避免因肌肉收缩而产生的不适感至关重要。对于坐骨神经探头,最佳头端位置位于神经的后内侧。对于股神经探头,最佳位置位于髂筋膜浅层,神经中点的内侧。虽然这个位置通常距离神经外膜不到 1cm,但相对于肌肉髂筋膜的阻抗增加可能缩短探头与神经的距离。置入深筋膜的探头通常会引起股四头肌收缩。

与下肢不同,大多数病例无法确定肩部手术的最佳探头位置。可行性研究中,前 2 例受试者的探头置入在肩胛上切迹的肩胛上神经附近,对该切迹的选择基于一个已发表的用于治疗神经性肩痛的病例。然而,这两名受试者似乎并没有从神经刺激中获益,是因置入技术不足还是其他原因尚不清楚。其余的受试者通过中斜角肌置入探头,其路径几乎与肌间沟入路放置神经周围导管平面内技术相同。置入躯干后方的探头容易导致皮肤不适,而靠近 C5 根部的探头则经常引起肌肉收缩。尽管将探头直接置于躯干后方并不总能避免触发皮神经或运动神经,但该位点似乎是最佳位置。脉冲发生器本身通过一个黏性安装垫贴到身体同侧干净健康的皮肤上,以避免电流穿过胸部,从而导致心律失常。

46.2.3　刺激参数

如前所述,术后第一周内,从刺激开始达到最大镇痛强度大约需要 1 小时。因此,建议持续维持电流(负荷周期 =100%),而不是仅在疼痛时激活脉冲发生器。在撰写本文时,唯一一经 FDA 批准用于治疗急性疼痛的脉冲发生器(斯普林特 PNS 系统,美国俄亥俄州克利夫兰 SPR 治疗公司)的治疗频率为 12~100Hz(通常高频效果最佳);振幅为 0.2~30mA(通常高频效果最佳);脉冲持续时间为 10~200μsec(通常时间短效果最佳)。频率在初始编程后是固定的,振幅和脉冲持续时间可以由患者在设定的范围内用蓝牙连接的小型遥控器进行调节。这种患者自控装置至关重要:虽然理论上电流最大化能达到镇痛最大化,但在脉冲发生器达到最大电流之前常常会诱发不适感和/或肌肉收缩。因此,优化镇痛需要将电流设置在最大耐受范围内,而不仅仅是最大可能值,并且该水平经常随体位、活动水平和术后疼痛的变化而变化,因此患者自控调节就显得至关重要。

46.2.4　指导患者

如果在手术前进行了单次周围神经阻滞,由于肢体感觉麻木,在恢复室内无法确定术后电流的需求。因此,通常将脉冲发生器设置为低于探头置入期间允许的最大电流,以避免阻滞作用消退时引起疼痛。然而,必须指导患者在阻滞作用消退时将电流调整至最大耐受值。每个系统都配有两块可充电电池,尽管手持遥控器上有一个

电池电量指示器,但意外电池耗尽而导致的手术疼痛还是会经常发生。这种情况很容易避免,当一块电池在使用时,另一块电池同时充电,每天定时切换即可。只要探头置入部位未裸露,患者就可以洗澡,但应事先断开脉冲发生器。幸运的是,刺激暂停后的 2~3 小时内没有出现镇痛减少的情况,理论上这一现象与脊髓对疼痛处理的延迟改变有关,因此,沐浴后立即重新连接和重启脉冲发生器可以防止疼痛反跳。

如果在手术前一天置入探头,那么在术前就需要提供系统说明,让患者在围手术期更易理解随之而来的治疗情况。在手术当天,患者和监护人(门诊手术)均应收到口头和书面告知,包括医务人员的联系信息,以及警告对于原位探头/刺激器进行磁共振成像检查是危险的。在手术前一天置入探头时,应提醒患者避免剧烈的体力活动,这是一项特别重要的提示。应为门诊患者提供额外的探头敷料和脉冲发生器安装垫以及第二块电池和电池充电器。去除探头时只需轻轻牵拉即可完成,但强烈建议由医务人员进行。与聚酰胺神经周围探头不同,此类探头很容易断裂,拔出过程中螺旋线圈会散开让人误认为断裂,对于缺乏经验的人可能会感到困惑。值得注意的是,脉冲发生器、电池和遥控器是一次性的,不应重复使用。

46.2.5　禁忌证和并发症

经皮 PNS 的绝对禁忌证包括深部脑刺激系统、心脏植入物(如起搏器或除颤器)或植入其他神经刺激器的患者,其刺激电流路径可能与经皮 PNS 系统的刺激电流路径相重叠。相对禁忌证包括出凝血障碍、使用抗凝药物、对黏合剂严重过敏或探头穿刺部位有感染。32 000 个留置日里感染少于 1 例,螺旋线圈探头比经皮非螺旋探头或神经/血管内导管的感染风险显著降低。尽管不同设计的探头之间,感染率出现显著差异的原因尚未可知,但有一些理论解释值得进一步研究。螺旋式开放盘绕设计使置入部位纤维化,从而在皮肤上形成良好的抑菌密封,并形成防止探头移动的牢固锚。从理论上讲,减少探头的运动会降低任何可能将病原体吸引到皮下的"鱼腥草"效应。此外,与圆柱形非螺旋式探头和神经周围导管相比,探头的直径,甚至整个螺旋线本身的直径都较小,因此形成的伤口相对较小。

使用经皮 PNS 尚未有报道出现神经损伤。与通常直接插入和靶神经相邻且位于同一筋膜平面内的周围神经导管相比,探头最佳置入距离离神经外膜约 1cm。理论上,当使用探头时,离目标神经的距离越远,出现与神经接触导致神经损伤的可能性就越小。由于探头置入的持续时间经常会延长(长达 60 天)并且需要更换敷料,皮肤刺激是最常见的不良事件;但可以通过简单地将安装垫移动到不同的位置或用纱布和纸带更换黏合敷料来缓解。可能会发生探头移位(急性疼痛研究中为 8%),但在探头置入部位使用氰基丙烯酸酯 2-辛酯(外科胶)后,发生率似乎大大降低(NCT03481725)。

最令人担忧的不良事件是探头断裂,一般发生在使

用或拆除过程中。术后携带探头出院的患者中，总体断裂率为 20%，但如果将所有急性和慢性患者包括在内，断裂率将减少一半以上（9%）。值得注意的是，当探头在同一天放置并随后移除时（$n=46$），没有 1 例发生探头断裂（0%）。相比之下，给同一患者植入 49 个探头，在手术后使用过程中，有 10 个发生断裂（20%）。结合初步证据表明，在腘窝处植入坐骨神经探头断裂的比例远远高于在臀下区域植入坐骨神经探头的比例。我们推测，由于周围肌肉组织的反复弯曲和伸展，施加的张力导致探头断裂。在长达 1 年的评估期内，所有断裂的探头残留物均留在原位，未报告任何负面后遗症。重要的是，尽管大多数报告的断裂发生在探头尖端或其附近，残留一段包裹有 100μm 涂层长度小于 1.6cm 的导线，但对残留探头碎片长达 12.7cm（最大可能为 1.5Tesla）的患者仍可以安全地进行 MRI 检查。既往的经验表明，如果拔出过程中遇到阻力，只要保持持续牵引和/或在探头区域经皮注射局部麻醉剂以使肌肉松弛，探头断裂的可能性就会减少（NCT03481725）。

46.2.6　结论

由于其作用时间长达 60 天，稳定性高，感染风险低，

经皮 PNS 作为非阿片类术后镇痛的方法具有巨大潜力。与持续周围神经阻滞一样，经皮 PNS 可同时作用于主干神经和多根分支神经。然而，与周围神经阻滞不同的是，经皮 PNS 不会导致感觉、运动或本体感觉缺失，因此可以提高患者参与理疗的能力，并降低发生跌倒的风险。同样，经皮 PNS 也没有局部麻醉药物渗漏或中毒的风险；神经损伤和感染的发生率也要低得多；无需输液泵和局部麻醉药储药罐，极大减轻了患者的负担。与神经冷冻镇痛相比，经皮 PNS 的优点包括在治疗期间无感觉和运动缺陷、稳定性和可控性强。相反，神经冷冻镇痛可以很容易地应用于多个靶神经（如肋间神经），虽然目前没有直接的对比，但似乎其成本更低，能够提供更有效的集中镇痛，而不存在探头移位或残留探头碎片的风险。

关于超声引导下经皮穿刺 PNS 治疗急性疼痛仍存在多个问题，其中最重要的问题是如何确定最佳设备、探头置入技术、刺激参数和可能的应用，如烧伤镇痛和经皮肾镜取石术后镇痛。临床上是否使用经皮 PNS 取决于可用系统的最终成本（撰写本文时每根导线约 4 000 美元）和降低移位/断裂的能力。最重要的是，需要通过适当的随机对照试验验证和量化临床的获益和风险。

（吴鹏　译，刘佳　范晓华　校）

第十一部分

职业相关知识

第47章

了解医疗事故

Michael F. O'Connor

47.1 历史

自 *To Err is Human* 发表近 20 年间,美国在患者医疗安全方面几乎没有显著进展。何以至此? 本文将介绍已建立的事故发生模式,展示其在医疗界内外的应用。本文还将简要回顾美国医学研究所(Institute of Medicine,IOM)报告发布后前 15 年的成果,尽管未发挥其支持者所承诺的益处。该文还将回顾与其抗衡的力量,即医疗卫生中改善患者安全的阻力。

47.2 事故词典

一线——在人为因素和事故调查中,一线是某一组织的实际工作发生的地方。在航空领域,一线从业者是机组人员和空中交通管制员;在太空飞行中,一线从业者是航天员和任务控制人员;在医疗卫生领域,是医师、护士和任何其他在时间空间上与患者密切合作的人。"人为过失"被称为多数事故的原因,几乎总是归因于一线从业者,他们被认为是可变性和不合规的重要来源,这是最常见的事故"原因"。

人为过失——一线从业者的错误决策是造成事故和失败的主要或重要原因。在 *To Err is Human* 发表时,人的失误是事故主要原因的观点已被否定,但它仍是医疗事故发生时最常被援引的解释。这些操作者在安全生产方面发挥的关键作用,直到最近才在医疗卫生领域得到认可。近年来的研究方法甚至将这些操作视为复杂系统中成功、有弹性和安全性的来源。在事故分析中,许多专家已经放弃使用"错误"一词。

潜在事故模型(瑞士奶酪模型)——复杂领域的事故有多种原因。在任何设计合理(甚至是在大多数设计糟糕)的系统中,多次事故的累加才会导致灾难发生所必需的环境。这些事故不一定在时间空间上紧跟所讨论的事件发生,大多数情况下也不会发生。这一事实在大多数"瑞士奶酪模型"中都得到具体体现。医学上,与事故发生时间地点相距遥远的原因很少被识别,即使能被识别,也可能因很多原因被忽视或忽略。

后视偏差——导致事故的事件序列在事后看来非常明显,但对相关操作人员而言完全不明显。这使得人们容易断定为这些操作员表现不称职、疏忽、分心或漠视。由美国国家运输安全委员会进行的事故调查,可减轻后视偏差对事故理解的影响并从中吸取教训。后视偏差仍是医疗事故分析中的一个重要问题。

根本原因——在医疗卫生中应用甚广,主要用于事故分析。该概念起源于制造业,人们普遍认为事故或故障有一个"根本原因",而分析有助于确定原因并补救。在许多医疗机构中,负责分析事故者承认事故是系统故障的产物,但随后会找出一个单一的"根本"原因。最常用以描述事故如何发生的工具,便针对单一原因。2015年,人们普遍认识到根本原因分析流程在很大程度上失败了。美国国家患者安全基金会(National Patient Safety Foundation,NPSF)发布针对根本原因分析进行的实质性改进指南,并命名为 RCA2.0。截至 2021 年 6 月,RCA2.0或任何替代方法在医疗卫生领域的应用均很少。

未遂事故——包含事故的所有要素,但未导致最终不良结局。人们认为这些方法有助于理解系统中的事故如何发生,并确定可纠正的潜在持续性故障,从而降低发生不良后果的风险。这两个概念——"根本原因"和"未遂事故"——都代表着幻想中的非事实推断,即事件过程中的一个变化就会改变结果。鉴于我们对生物学和系统如何运作的理解仍不完善,在进行此类思想实验时应非常谨慎,并应考虑到结果是暂时性的。

47.3 早期成果

受 IOM 报告启发的患者安全行动包括事故报告、电子病历(Electronic Medical Record,EMR)、计算机医嘱输入(Computer Order Entry,CPOE)、药物条形码管理(Bar Code Medication Administration,BCMA),并假设这些方法可显著提高患者安全性并减少伤害。然而,这些行动并未产生预期的显著效益。支持者认为这是执行不善所致，随着时间推移其益处将日渐增多。该论点虽正确，但非医学界的安全专家认为，卫生领域未投入任何资源来了解其安全是如何产生和破坏的，且对此类研究缺乏理解，因此没有机会实施有效变革。

事故报告——其背后假设是，一线操作者会报告事件和未遂事件，这将促使收到报告者对其进行分析和调查。出于法律考虑，许多事故报告系统无法接受事件报告，仅限于接受未遂事故的报告。大多数医疗事故报告系统都以航空安全报告系统（Aviation Safety Reporting System，ASRS）为模型，ASRS 是一种未遂事故分析系统。在医疗卫生领域，大量新的事件报告系统被建立，其中许多具有重叠的司法管辖权。理论上，从业人员可上报未遂事故至 6 个报告系统。这种冗余设计导致极少数相关事件被许多系统收集。令人遗憾的是，绝大多数事件报告系统仅收集报告，几乎很少甚至没有资源来分析报告或向从业人员传播经验教训。截至目前，麻醉质量研究所的麻醉事件报告系统是当今医疗卫生系统最好的事件报告系统，它针对新近报告能定期发布有深度的分析。对事件如实报告可能招致重大的法律和监管问责，这是阻碍报告的一大威慑。2019 年的一则新闻报道描述了 FDA 如何为 MAUDE 数据库创建一个完整的非法定"替代/非公开"报告系统。该计划允许制造商收集设备故障报告，但剥夺了公众、医疗系统和安全研究人员获取这些数据的机会。在引用的新闻报道中，绝大多数设备故障都是通过非公开报告系统报道的。

电子病历/计算机医嘱输入（EMR/CPOE）——EMR 和 CPOE 被寄予提高患者安全的厚望。大多数从业者认为事实并非如此。EMR 和 CPOE 在减少纸质报告错误的同时，几乎引入了相同程度的新的安全危害。大量文献已充分描述第一代 CPOE 的高频率药物"警报"及其低得令人难以置信的临床价值。某些机构禁用这些警报或将其列为有碍工作的障碍。2020 年，CPOE 的几个最坚定支持者发表一项研究表明，CPOE 普遍未能实现承诺的性能改进。鉴于这是 EMR 主要"承诺"之一，我们有理由怀疑其投资是否有回报。再强调一次，理解这些失败是必要的，可能需要一个完全不同的方法来纠正。

药物条形码管理（BCMA）——旨在确保患者及时获得正确的药物。在很多或大多数情况下，它可确保及时扫描正确的条形码。尚不清楚这项技术药物管理安全的影响。前 15 年经验的系统评价没有记录到 BCMA 在大幅提高安全性方面令人信服的案例。同样，Leapfrog 小组最近的一份报告显示，大多数医院并未实施获得其收益所需的所有流程。

模拟——模拟为医疗卫生提供了将训练人员带入安全、高保真学习环境，并在各种压力和危险情况下进行临床实践的机会。在大多数情况下，训练者不作为一个团队进行培训，也不作为一个团队进行部署，这限制了模拟训练的优势。在现代医学的成本压力下，团队基于模拟人等进行线下培训非常昂贵，而且很难做到。

47.4　对抗力量

生产压力——在现代医学中，利用更少资源和时间产生更好结果的压力无处不在。安全方面的进展（如果有的话）很可能被生产压力所消耗。

稳态风险——该现象最先被经济学家描述，但安全研究人员也观察到该现象。其理念是，操作人员有一个可接受的安全水平，这个水平使他们感到舒适，并会被它吸引。如果操作变得越来越危险，操作人员将设法使其更安全。如果操作变得更安全，操作人员或系统通常会增加或扩大操作范围（承担风险），从而消耗已提高的安全边际。

政策幻想——政策幻想在医学界大行其道。当已完成对医疗事故/失误的分析，结果往往是新或更新的政策和程序。这个幻想是，从业者在不确定性中工作或面临需求/优先级冲突的情况下，将在政策手册中寻求如何进行指导。实际上，这几乎从未发生过。政策幻想是 Hollnagel 所描述的"想象中的工作"的化身。

质量/安全混乱——事故是真正罕见的事件，其发生率/频率只能估计，不能精确计算。它们不受欢迎，但应该被控制，而非视为意外。中心静脉感染、压疮和伤口感染都是不良后果，但非意外事故，可以且应使用常规质量技术和方法进行管理。更为罕见的结果，如化疗过量、意外输注 ABO 错配血制品或错误的手术侧是人为因素，专家和事故调查人员将其归类为事故。

误差周期——政策幻想的后果之一是对事故最低限度的有效或完全无效的响应。值得庆幸的是，由于事故很少，这种失误几乎没有实际后果。即使在没有任何缓解措施的情况下，当一个系统中没有出现新的可怕问题，类似事故在不久的将来也不太可能再次发生。可悲的是，详细政策手册的存在增加了一线从业者行为被判为异常的机会，进而增加随后失误。大多数机构未能意识到，详细政策和程序的存在对原告律师是个福音，原告律师仅需证明其工作已偏离政策手册中的设想。因此，原告律师是这种政策幻想的最大受益者。

事故利用——永远不要让好的危机付之东流。重大事故是组织外参与者推进其议程的机会。政治家、监管者（政府和非政府组织）、医疗机构、设备制造商、宣传团体和媒体都会利用事故来推进其议程。只要发生医疗事故，这种现象就会持续下去。

遗忘——就像学习临床医学一样，安全的学习很大程度上是经验驱动的。如果他们没有发生事故，组织通常很少了解事故和安全。鉴于事故本来就很少见，组织容易忘记他们从事故中学到的东西。在瞬息万变的现代医疗卫生领域，许多详细的"经验教训"被实践的进步或组织结构的变化所淘汰。

47.5　现代方法

非医疗界对安全的思考继续向前推进。现代观点最能体现在安全方法Ⅱ研究和弹性研究中。在医学界，很少有人对首个十年内"唾手可得的果实"的实施结果进行批判性评价，但已发表的报告通常是不利的。CPOE 产生的警报风暴催生了有关警报疲劳的文献报道。

清单在医学中的使用频率越来越高。其中许多内容简单但法令强制实施，未经有效性测试，也没有任何可测量结果的改善。不符合合作原则的移交清单继续激增，尽管有充分证据表明，其他领域的高效移交并未高度清单化。由人因专家对医疗卫生中的非结构化移交进行的研究证明，其运转非常顺畅。

事故分析本身已超越根本原因分析。RCA2.0、STAMP 和 SCAD 是较新的、有前景的事故分析方法。最近，专家已建立等级制度来评估分析不良结果所建议的行动强度和可持续性。国家交通安全委员会进行的全面事故调查分析，仍超出当前医疗资源的范围。

47.6　自动化和自动化意外

自动化经常被调用作为一种解决系统中"人为错误"的方法，从而导致事故。自动化已进入医疗实践，在一些领域产生重大影响。在麻醉学中，输液泵和呼吸机是自动化的。自动化有时会让操作者感到沮丧，因为很难甚至不可能让设备做麻醉科医师想做的事。这种现象很好描述和理解，并被称为"自动化意外"。自动化在造成事故方面也扮演着重要角色，人们对其理解的方式越来越多，但对其重要性的理解却并不广泛。在大多数领域，没有足够时间来培训从业人员理解和使用新的自动化设备，从而成为操作人员压力的一个重要原因，也是事故另一潜在原因。与其他任何技术相比，电子病历是现代医学自动化意外之源。

47.7　从 COVID-19 大流行中吸取的教训

旨在保护医护人员的个人防护用品，其设计变化很大且往往很差。每一件个人防护装备的设计都未考虑到整套装备的其他组成部分。虽然装备中的每一件看起来都很好，但许多个人防护装备的组合却很糟糕。在卫生保健领域，目前没有集成的、以人因为中心的个人防护装备设计。当前的个人防护装备经常干扰手的灵巧性，影响听力或消音，缩小视野和关注范围，并加速疲劳和热应激的发生。根据防护装备组件不同，其穿脱存在轻微或明显区别，反过来阻碍建立一个单一健全普遍的方案来培训从业人员重要的生命安全技能。

（陶甜　译，王晓琳　校）

参考文献

1. Berg M (1997). Rationalizing Medical Work. Cambridge MA: MIT Press. [ISBN 0-262-02417-9].

2. Billings CE (1997). Aviation Automation: The Search for a Human-Centered Approach. Mahwah, NJ: Lawrence Erlbaum. [ISBN 0-805-82126-0].

3. Billings, CE Incident Reporting Systems in Medicine and Experience With the Aviation Safety Reporting System Appendix B, A Tale of Two Stories, NPSF 1998 accessed at: http: //s197607105.onlinehome.us/rc/tts/billings.html.

4. Also: http: //s197607105.onlinehome.us/rc/tts/daytwo.html.

5. Bosk CL, Dixon-Woods M, Goeschel CA, Pronovost PJ:. Reality check for checklists. Lancet 2009; 374: 444-5.

6. Brennan T. The Institute Of Medicine Report On Medical Errors — Could it do Harm? NEJM 342: 1123-25, 2000.

7. Call RC, Ruskin KJ, Thomas D, O'Connor MF: Human Factors and the Impact on Patient Safety: Tools and Training. International Anesthesiology Clinics 2019 Volume 57, Number 3, 25-34, DOI: 10.1097/AIA. 0000000000000234 PMID: 31577235.

8. Caplan RA, Posner KL, Cheney FW (1991). Effect of outcome on physician judgements of the appropriateness of care. JAMA 265: 19571960.

9. Card AJ: The Problem with "5 Whys" BMJ Qual Saf 2016; 0: 1-7. doi: 10.1136/bmjqs-2016-005849.

10. Catchpole K, Russ S: The Problem with Checklists. BMJ Qual Saf 2015; 0: 1-5. doi: 10.1136/bmjqs-2015-004431.

11. Classen DC, Holmgren AJ, Co Z, Newmark LP, Seger D, Danforth M, Bates DW: National Trends in the Safety Performance of Electronic Health Record Systems From 2009 to 2018. JAMA Network Open. 2020; 3(5): e205547. doi: 10.1001/jamanetworkopen.2020.5547.

12. Cook RI, Nemeth CP: ''Those found responsible have been sacked'': some observations on the usefulness of error Cogn Tech Work 2010 DOI 10.1007/s10111-010-0149-0.

13. Cook & Woods, Operating at the sharp end: the complexity of human error. Human error in medicine 1994; 13: 225-310.

14. Cook R, Woods D (1996). Adapting to New Technology in the Operating Room. Human Factors 38: 593-613.

15. Cook R, Render M, Woods D (2000). Gaps in the continuity of care and progress on patient safety. British Medical J 320: 791-4.

16. Cook R, Woods D, Miller C (1998). Tale of Two Stories: Contrasting Views of Patient Safety. Chicago, IL: National Patient Safety Foundation.

17. Cook RI (2001). The End of the Beginning–Complexity and Craftsmanship and the Era of Sustained Work on Patient Safety. Jnt Com J Qual Imprvmnt 27: 507-8.

18. Cook R, Woods D (1994). Operating at the Sharp End: The Complexity of Human Error. In Bogner MS, ed., Human Error in Medicine. Hillsdale, NJ: L Erlbaum, pp. 255-310. [ISBN 0-8058-1385-3].

19. Cook R, O'Connor M: Thinking about Accidents and

Systems. In Thompson K, Manasse H, eds. Improving Medication Safety Washington DC: ASHP.

20. Dekker SWA, Woods DD (2002): MABA-MABA or Abracadabra? Progress on human-automation coordination Cognition Technology and Work 4(4): 240-244 DOI: 10.1007/s101110200022.

21. Dekker S: (2014) Safety Differently: Human Factors for a New Era, 2nd Edition. CRC Press.

22. Fischhoff B: Hindsight ≠ foresight: the effect of outcome knowledge on judgment under uncertainty* Qual Saf Health Care 2003; 12: 304-312.

23. Hollnagel E., Wears R.L. and Braithwaite J. From Safety-I to Safety-II: A White Paper. The Resilient Health Care Net: Published simultaneously by the University of Southern Denmark, University of Florida, USA, and Macquarie University, Australia. 2015.

24. Hollnagel E: (2009) The ETTO Principle: Efficiency-Thoroughness Trade-Off: Why Things That Go Right Sometimes Go Wrong. CRC Press.

25. Hollnagel E, Paries J, Woods DD, Wreathall J: (2013) Resilience Engineering in Practice A Guidebook (Ashgate Studies in Resilience Engineering) 1st Edition, CRC Press.

26. Hollnagel, E (2014). Safety-I and Safety-II: The Past and Future of Safety Management. CRC Press.

27. IOM (Institute of Medicine). To err is human: Building a safer health system. Washington, DC: National Academy Press; 1999.

28. Committee on Patient Safety and Health Information Technology; Institute of Medicine. Washington: Health IT and Patient Safety: Building Safer Systems for Better Care. Cook RI: Appendix E Dissenting Statement: Health IT Is a Class III Medical Device, 2012.

29. Kane-Gill SL, O'Connor MF, Rothschild JM, et al: Technologic Distractions (Part 1): Summary of Approaches to Manage Alert Quantity With Intent to Reduce Alert Fatigue and Suggestions for Alert Fatigue Metrics. Crit Care Med 45: 1481-1488, September 2017.

30. Kellogg MK, Hettinger Z, Shah M, Wears RL, Sellers CR, Squires M, Fairbanks RJ. Our current approach to root cause analysis: is it contributing to our failure to improve patient safety? BMJ Quality & Safety. 2017; 26: 381-387. doi: 10.1136/bmjqs-2016-005991.

31. KHN: https://khn.org/news/fda-to-end-program-that-hid-millions-of-reports-on-faulty-medical-devices/And https://khn.org/news/hidden-fda-database-medical-device-injuries-malfunctions/.

32. Leapfrog News Item: http://www.leapfroggroup.org/news-events/new-report-bar-code-medication-administration-finds-virtually-all-hospitals-have.

33. Leveson NG, et al: Modeling, Analyzing, and Engineering NASA's Safety Culture Phase 1 Final Report 2005.

34. Leveson NG, Daouk M, Dulac N, Marais K: Applying STAMP in Accident Analysis. https://shemesh.larc.nasa.gov/iria03/p13-leveson.pdf.

35. Nemeth C, Cook R, Woods D (2004). The Messy Details: Insights From the Study of Technical Work in Healthcare. IEEE Trans Syst Man Cybern, A 34: 689-91.

36. Nemeth C (2004). Human Factors Methods for Design. NY: CRC Press.

37. Nemeth C, Cook R, O'Connor M, Wears R, Perry S (2004). Crafting Information Technology Solutions, Not Experiments for the ED. Academic Emergency Medicine 11: 1114-7.

38. Nemeth C, Nunnally M, O'Connor M, Klock PA, Cook R (2005). Getting to the Point: Developing IT for the Sharp End of Healthcare. Journal of Biomedical Informatics 38: 18-25.

39. Nemeth CP, Kowalsky J, Brandwijk M, et al: Before I Forget: How Clinicians Cope with Uncertainty through ICU Sign-outs. Human Factors and Ergonomics 2006.

40. NPSF report RCA2: Improving Root Cause Analyses and Actions to Prevent Harm (2015). Once upon a time, this report was available at: www.npsf.org/rca2.

41. Nunnally M, et al. (2004). Lost in Menuspace: User Interactions With Complex Medical Devices. IEEE Trans Syst Man Cybern, A 34: 736-42.

42. NTSB: https://www.ntsb.gov/investigations/Accident Reports/Pages/MAR9004.aspx (Exxon Valdez).

43. Patterson ES Woods D: Shift Changes, Updates, and the On-Call Architecture in Space Shuttle Mission Control. Computer Supported Cooperative Work 10: 317-346, 2001.

44. Patterson ES, Cook RI, Render ML (2002). Improving Patient Safety By Identifying Side Effects From Introducing Bar Code Medication Administration. J Am Med Inform Assoc 9: 540-53.

45. Patterson ES et al: Handoff strategies in settings with high consequences for failure: lessons for health care operations International Journal for Quality in Health Care 2004; 16: 125-132.

46. Patterson ES, Wears RL: Patient handoffs: standardized and reliable measurement tools remain elusive. Jt Comm J Qual Patient Saf. 2010 Feb; 36(2): 52-61.

47. Peerally MF, Carr S, Waring J, Dixon-Woods M: The problem with root cause analysis. BMJ Qual Saf 2017; 26: 417-422. doi: 10.1136/bmjqs-2016-005511.

48. Peltzman S: The Effects of Automobile Safety Regulation Journal of Political Economy 1975; Vol. 83pp. 677-726.

49. Rasmussen J. (1990). The role of error in organizing behavior. Ergonomics, 33: 1185-1199.

50. Rasmussen J (1997). Risk Management in a Dynamic Society: A Modeling Problem. Safety Science 27: 183-213.

51. Reason J (1997). Managing the Risks of Organizational Accidents Cambridge, England: Cambridge University Press. [ISBN 1-84014104-2].

52. Reason J (1990). Human Error. New York: Cambridge University Press. [ISBN 0-521-31419-4].

53. Ruskin KJ, Clebone A, O'Connor M: Automation failures and patient safety. Curr Opin Anaesthesiol 2020 Dec; 33(6): 788-792.

54. Ruskin KJ, Clebone Ruskin A, Musselman BT, Harvey JR, Nesthus TE, O'Connor M: COVID-19, Personal Protective Equipment, and Human Performance Anesthesiology. 2021 Jan 6. doi: 10.1097/ALN.0000000000003684.

55. Sarter NB, Woods DD, Billings CE (1997): AUTOMATION SURPRISES. In Handbook of Human Factors & Ergonomics, second edition, G. Salvendy (Ed.), Wiley.

56. Schnock KO, et al: The frequency of intravenous medication administration errors related to smart infusion pumps: a multihospital observational study. BMJ Qual Saf 2017; 26: 131-140. doi: 10.1136/bmjqs-2015-004465.

57. Shah K, et al: Bar Code Medication Administration Technology: A Systematic Review of Impact on Patient Safety When Used with Computerized Prescriber Order Entry and Automated Dispensing Devices. CJHP 69: 394-402, 2016.

58. Stahel MF, et al: Wrong-Site and Wrong-Patient Procedures in the Universal Protocol Era Arch Surg. 2010; 145(10): 978-984.

59. Walker K, Woods DD, Rayo M: Multiple Systemic Contributors versus Root Cause: Learning from a NASA Near Miss HFES 2016 (SCAD analysis).

60. Wears RL, Hunte GS: Seeing patient safety 'Like a State' Safety Science 67 (2014) 50-57.

61. Winters BD, Cvach MM, Bonafide CP, Hu X, Konkani A, O'Connor, MF, Rothschild JM, Selby NM, Pelter MM, McLean B, Kane-Gill SL: Technologic Distractions (Part 2): A Summary of Approaches to Manage Clinical Alarms With Intent to Reduce Alarm Fatigue Critical Care Medicine: doi: 10.1097/CCM.0000000000002803.

62. Woods D (1988). Coping with Complexity: The Psychology of Human Behavior in Complex Systems. In Goodstein L, Andersen H, Olsen S, ed.s, Tasks, Errors and Mental Models. New York: Taylor and Francis; pp. 128-148. [ISBN 0-85066-401-2].

63. Woods DD, Sarter NB (2000): Learning from Automation Surprises and "Going Sour" Accidents. In In N. Sarter and R. Amalberti (Eds.) Cognitive Engineering in the Aviation Domain, Erlbaum, Hillsdale NJ.

64. Woods DD, Cook RI (2001). From Counting Failures to Anticipating Risks: Possible Futures for Patient Safety. In Zipperer L, ed. Lessons in Patient Safety: A Primer. Chicago: NPSF, pp. 89-97.

65. Woods DD, Cook RI (2002). Nine Steps to Move Forward from Error. Cognition, Technology & Work 4: 137-44.

66. Woods DD, Cook RI (2004). Mistaking Error. In Youngberg BJ, Hatlie MJ eds, The Patient Safety Handbook. Sudbury, MA: Jones & Bartlett, pp95-108. [0-7637-3147-1].

67. Woods DD (2006): Automation Surprises, In: Joint Cognitive Systems: Patterns in Cognitive Systems Engineering, Publisher: Taylor & Francis, pp.113-142.

68. Wreathall J, Nemeth C (2004). Assessing Risk: The Role of Probablistic Risk Assessment (PRA) in Patient Safety Improvement. Quality and Safety in Healthcare 13: 206-212.

第48章

麻醉科医师与姑息治疗

Rebecca A. Aslakson

卡罗尔是一位 62 岁的健康女性,有轻微的骨质疏松症,有抑郁症病史,慢性腰痛间歇性服用布洛芬,以前有 3 次顺利的经阴道分娩史,最近诊断为卵巢癌。在她计划行复杂的盆腔清除手术前,麻醉团队第一次在术前麻醉诊所与她见面。她泪流满面,对即将到来的大手术和康复计划感到紧张。她指出自己已经接受了 3 个周期的化疗,并出现了严重的恶心、疲劳和食欲下降等不良反应,与此同时体重减轻了 4.5kg。你可以看到,计划中的手术是经腹全子宫切除术、双侧输卵管切除术和膀胱切除术、回肠代膀胱术,及腹腔内加热化疗(heated intraperitoneal chemotherapy,HIPEC),计划术后入外科加强医疗病房(surgical intensive care unit,SICU)。卡罗尔参加了一个正在进行的关于卵巢癌患者 HIPEC 的临床试验。卡罗尔跟她的女儿梅勒妮和你一起在诊所里,当你开始讨论术后 ICU 的情况时,卡罗尔突然抽泣起来,"这真是太难了。为什么会这样?我已经离开工作岗位太长时间了,我知道我会被解雇,然后我们该怎么办?上帝为什么要这样对我?我只是觉得我做不到。"梅兰妮愤怒地咆哮道:"你们都把我妈妈当物品对待。她不是你研究的小白鼠。她应该得到更好的待遇!"

当患者及其家属经历了严重的疾病,如癌症、严重的器官功能障碍或衰竭、神经认知退变性疾病、艾滋病、严重的精神疾病和/或更多疾病时,他们的生活经历和痛苦往往是多维的。事实上,对重病患者及其家属复杂的生活经历的探索,长久以来不仅是科学领域的工作,也是人文领域的工作。疾病相关的身体疼痛可能是严重的,但也伴随着心理、精神、社会和生存方面的痛苦,一个方面往往会加剧和/或掩盖另一个方面。患者跟家属的文化和精神信仰及实践往往进一步作用于他们的疾病经历。能够诊断和运用治疗来改善这种多维痛苦是我们作为临床医生的责任和权利。姑息治疗为许多患者及家属提供了强有力的工具、治疗、途径和专家,可以更好地减轻和解决在严重疾病诊断和治疗过程中经常出现的多维痛苦。

48.1 姑息治疗的定义

姑息治疗在 2006 年得到美国毕业后医学教育学院认可,是一种综合的、跨专业的治疗,旨在改善严重疾病患者及其家属的生活质量(表 48.1)。姑息治疗适用于任何经历严重疾病和/或治疗相关痛苦的患者。美国国家高质量姑息治疗专家共识将姑息治疗划分为 8 个独立领域(见表 48.1),这些领域涵盖了身体痛苦、精神痛苦、生存痛苦、文化层面和伦理层面的治疗等。姑息治疗可以更简单地描述为 3 个组成部分:①复杂而专业的多维度症状管理;②对患者及家属和其他参与治疗的临床医生的心理社会支持;③专家的沟通,帮助患者及其家属选择医疗方案和治疗目标,这些方案和目标应符合患者自身的价值观和自身特点、严重疾病的实际情况。简而言之,姑息治疗提供了一套整体的、全面的方法来评估和减轻患者及家属与疾病相关的痛苦,是临床医生(包括麻醉科医师)可以并且应该使用的一种强有力的工具,为患有严重疾病并接受治疗的患者和家属提供尽可能好的医疗服务。

表 48.1 姑息治疗的定义和范畴

姑息治疗的定义

姑息治疗是专门的团队治疗,其重点是在严重疾病的情况下提高患者和家属的生活质量。姑息治疗由受过专门训练的医生、护士、社会工作者和其他人员组成的团队提供,他们与患者的其他医生一起工作,为患者提供额外的支持。姑息治疗有许多要素,例如关于未来预期的熟练沟通以及对疼痛和其他症状的安全管理,所有一线临床医生可以提供,但是前提是他们接受过足够的培训。**姑息治疗适合于任何年龄段和严重疾病的任何阶段,并且可以与治愈性治疗一起提供。**因为姑息治疗服务是基于患者和家庭的需要,而不是预后,因此姑息治疗团队应了解严重疾病的间歇性、复杂性和长期性。

——高级姑息治疗中心

姑息治疗的范畴

结构和过程:医疗机构间的转诊,高级治疗计划等。

治疗的身体方面:疼痛、恶心、疲劳、厌食等的管理。

心理和精神病学方面:抑郁症、焦虑症等的管理。

社会方面:解决与疾病有关的工作或社会功能的变化,支持患者的家庭成员和护理人员等。

精神和生存方面:对患者和/或其家庭的精神或生存方面痛苦的管理等。

文化方面:承认和处理严重病治疗中的种族或民族差异,严重疾病的生活经历中的文化差异等。

临终患者的治疗:解决预期的悲痛,减轻与临终相关的身体和心理痛苦,与临终患者及家属合作,提供生命结束和最佳临终体验等。

伦理和法律方面:制订高级目标,在遵循伦理学要求和国家规定的情况下讨论如何尊严地死亡,以及实施患者和家属关于无益治疗的要求等问题。

——优质姑息治疗的临床实践指南;
美国优质姑息治疗共识项目;
美国临终关怀和姑息治疗联盟

48.2 初级姑息治疗和专科姑息治疗与麻醉科医师

姑息治疗可以由训练有素的亚专科医生(称为"专科"姑息治疗)和一线临床医生(称为"初级""综合"或"普通"姑息治疗)提供。麻醉科医师既具备处理症状(如疼痛、恶心、焦虑等)的专业技能,又能随时接触到许多患有严重疾病的患者,因此非常适合提供姑息治疗。麻醉科医师有许多方法可以而且已经在为患者及家属提供初级和专科姑息治疗,姑息治疗实践可纳入私人诊所和专业麻醉科医师的日常实践,以及麻醉科工作人员的培训中。

48.3 姑息治疗、临终关怀和生命末期治疗的区别

姑息治疗常常被错误地与临终关怀和/或生命末期治疗混为一谈。临终关怀不同于姑息治疗,它是一种有证据支持的资源,对接近生命末期的患者是很重要和有益的,特别是如果他们的目标是在家中死去的话。在美国成人中,临终关怀是建立在生命预测不到6个月的基础上的。为了便于医疗保险进行支付,临终关怀必须由临终关怀专业和专门的跨专业团队提供。与此相反,姑息治疗减轻了严重疾病相关的痛苦,可以由任何医生在患者疾病轨迹的任何时间提供。

"生命末期治疗"一词本身就有问题,因为它只能在回顾时才有意义;如果患者、家属或临床团队都不承认或不相信患者即将死亡,那么没有人能够体验或提供"生命末期治疗"。事实上,那些被期望或希望活着的患者有时会悲哀地死去,反之亦然;以其他方式去理解或实践是一种傲慢的想法。由于我们无法预知哪些患者会或不会真正死亡,因此提供及时和适当的"生命末期治疗"实际上成了难题。面对这个固有的难题,一个好方法是为所有严重疾病患者提供及时、富有同情心和有效的姑息治疗;姑息治疗可以促进患者实际死亡时的适当治疗,同时在患者实际存活较长时优化生活质量。此外,如果认为一种疾病将在几个月内进入晚期,临床医生应探讨临终关怀服务是否与患者的信仰和治疗目标相一致。

48.4 专科姑息治疗和姑息治疗进阶培训的机会

麻醉科医师可以利用他们现有的专业技能,为围手术期、危重患者、疼痛服务和/或其他患者及其家属提供初级姑息治疗。自2008年以来,美国麻醉科医师协会与美国内科医学委员会合作,使麻醉科医师能够成为临终关怀和姑息治疗的专科医生。来自十个不同医学专业的临床医生(包括麻醉学、急诊医学、家庭医学、内科学、妇产科学、儿科学、物理医学、康复学、精神病学和神经学、外科学和放射科学)可以进行临终关怀和姑息治疗的亚专

业会员资格培训。截至 2021 年，有近 200 个临终关怀和姑息治疗培训项目，几乎在美国每个州都可以找到。培训项目通常为期一年，包括住院、门诊和/或以家庭为基础的姑息治疗临床情况以及特殊的姑息治疗轮转，许多会员培训还提供儿科人群的姑息治疗经验。在完成这项培训后，候选人应掌握以下内容：全面的患者评估；疼痛管理；悲伤、损失和丧亲之痛相关内容；严重和复杂疾病的预后和自然病史；沟通技巧；以及更多相关内容。取得姑息治疗会员资格的麻醉科医师，作为跨专业姑息治疗团队的一部分，通常有机会实施住院或门诊姑息治疗，也有机会成为临终关怀医师和/或医疗主管，并整合专科姑息治疗以加强和改善其麻醉临床实践。对于不希望进入正式专科医师培训但希望接受临终关怀和姑息治疗进阶培训的个人，一些持续的、新型认证项目可以提供为期几天到几年的补充培训，并可以获得证书、硕士学位或进入专科医师培训的候选资格。

本病例中术前诊所的麻醉科医师接受过初级姑息治疗的训练，他握着卡罗尔的手安慰她，承认、认可并处理她对即将到来的手术的强烈情绪。麻醉科医师也承认，鉴于患者和家属的文化背景，他们不信任医疗机构以及一般的医疗是可以理解的。麻醉科医师指出，多学科和跨专业的围手术期临床医生团队希望支持卡罗尔和露丝作为有意义和有价值的个人，并在整个围手术期过程中尊重他们的人格。作为术前门诊检查的一部分，麻醉科医师询问卡罗尔是否对即将到来的手术有特别的担忧，包括对身体痛苦（如疼痛）的担忧，或者是对心理、精神或一般情绪痛苦的担忧。这种富有同情心的询问让卡罗尔感到安慰，她指出，背部疼痛随着癌症诊断和治疗而进一步恶化，她特别担心如果她在手术后不能服用布洛芬，背痛将无法控制。在最近的化疗期间，她感到恶心，并害怕会再次发生，尤其是她在以前的门诊小手术后曾出现恶心和呕吐症状。卡罗尔还担心，她几乎已经用完所有的病假，害怕会失去她的工作。卡萝尔终于为自己经常因癌症而对上帝发怒而感到内疚。麻醉科医师承认这些担心是恰当的，并在卡罗尔和露丝的祝福下，提出了围手术期治疗计划：①术后急性疼痛治疗咨询，以帮助解决卡罗尔术后的手术疼痛和背部疼痛；②术前联系外科团队的社工，帮助卡罗尔和雇主更好地沟通；③通知 SICU 社工，在入住 ICU 时看望卡罗尔和露丝并在那里向医院牧师咨询；④向住院姑息治疗专家小组进行术后咨询，进一步进行门诊随访，以解决卡罗尔与癌症诊断及其所需治疗相关的多维症状。卡萝尔和露丝很欣赏这种方法，离开麻醉术前门诊时，他们确信卡罗尔正在接受尽可能最好的、富有同情心的、全面的、以患者为中心的治疗。

（全智勇　译，王薇　校）

参考文献

1. McKee KY, Kelly A: Management of Grief, Depression, and Suicidal Thoughts in Serious Illness. Med Clin North Am 2020, 104(3): 503-524.

2. Balboni TA, Balboni MJ: The Spiritual Event of Serious Illness. J Pain Symptom Manage 2018, 56(5): 816-822.

3. Schutz RE, Coats HL, Engelberg RA, Curtis JR, Creutzfeldt CJ: Is There Hope? Is She There? How Families and Clinicians Experience Severe Acute Brain Injury. Journal of palliative medicine 2017,20(2): 170-176.

4. Tuffuor AN, Payne R: Isolation and Suffering Related to Serious and Terminal Illness: Metaphors and Lessons From Albert Camus' Novel, The Plague. J Pain Symptom Manage 2017, 54(3): 400-403.

5. Micco G, Villars P, Smith AK: The death of Ivan Ilyich and pain relief at the end of life. Lancet (London, England) 2009, 374(9693): 872-873.

6. Peacock S, Patel S: Cultural Influences on Pain. Rev Pain 2008, 1(2): 6-9.

7. Coats HL: African American elders' psychological-social-spiritual cultural experiences across serious illness: an integrative literature review through a palliative care lens. Annals of palliative medicine 2017, 6(3): 253-269.

8. Masel EK, Schur S, Watzke HH: Life is uncertain. death is certain. Buddhism and palliative care. J Pain Symptom Manage 2012, 44(2): 307-312.

9. Kelley AS, Morrison RS: Palliative Care for the Seriously Ill. The New England journal of medicine 2015, 373(8): 747-755.

10. Care CtAP: America's Care of Serious Illness: A state-by-state report card on access to palliative care in our nation's hospitals. In.; 2019.

11. Ferrell BR, Twaddle ML, Melnick A, Meier DE: National Consensus Project Clinical Practice Guidelines for Quality Palliative Care Guidelines, 4th Edition. Journal of palliative medicine 2018.

12. Aslakson RA CC, Baggs JG, Curtis JR: Palliative Care, Anesthesiology, and Anesthesiologists: a Special ASA Monitor. ASA Monitor 2020(November): 22-23.

13. Quill TE, Abernethy AP: Generalist plus specialist palliative care–creating a more sustainable model. The New England journal of medicine 2013, 368(13): 1173-1175.

14. Nelson JE, Bassett R, Boss RD, Brasel KJ, Campbell ML, Cortez TB, Curtis JR, Lustbader DR, Mulkerin C, Puntillo KA et al: Models for structuring a clinical initiative to enhance palliative care in the intensive care unit: a report from the IPAL-ICU Project (Improving Palliative Care in the ICU). Critical care medicine 2010, 38(9): 1765-1772.

15. Dying in America: improving quality and honoring individual preferences near the end of life. Military medicine 2015, 180(4): 365-367.

16. Allain R: How to Better Hear a Single Voice in the COVID-19 Pandemic. ASA Monitor 2020 (November):

23-24.

17. S G: Palliative care as a private practice aneshtesiologist. ASA Monitor 2020(November): 26-27.

18. Sacks SH FP, Brogan S, Sindt JE: Anesthesiologists and Palliative Care-Integrating Interventional Pain Expertise Into Palliative Care Teams. ASA Monitor 2020(November): 27-28.

19. Hunsberger J HS: Being Present for Important Conversations-Pediatric Pain and Palliative Care: The Anesthesiology Connection. ASA Monitor 2020 (November): 25.

20. MU E: Palliative Care Training in Residency. ASA Monitor 2020(November): 29.

21. S G: Hospice and Palliative Medicine as a Specialty Option for Anesthesiologists. ASA Monitor 2016,80 (October): 8-9.

22. Budwany RR FK: Why Palliative Medicine? ASA Monitor 2016, 80(October): 10-12.

23. EL S: Paving a Path in Palliative Care: From the Perspective of an Anesthesiology Resident. ASA Monitor 2016, 80 (October): 18-19.

24. AN G: Palliative Surgery for the Management of Dyspnea: Are the Goals Achieved? ASA Monitor 2016, 80 (October): 14-16.

25. Aslakson RA CC, Baggs JG, Curtis JR: Palliative and end-of-life care: prioritizing compassion within the ICU and beyond. Critical care medicine 2021, in press.

26. Aslakson RA, Curtis JR, Nelson JE: The changing role of palliative care in the ICU. Critical care medicine 2014, 42(11): 2418-2428.

27. What is Hospice? [https: //hospicefoundation.org/Hospice-Care/Hospice-Services]

28. Organization NHaPC: Palliative Care or Hospice? The right service at the right time for seriously ill individuals. In.; 2019.

29. Subspecialty certification exams [https: //theaba.org/subspecialty%20certification%20exams.html]

30. Clinical Training: Hospice and Palliative Medicine Fellowship Training [http: //aahpm.org/career/clinical-training]

31. Medicine ABoI: Hospice and Palliative Medicine: Certification Examination Blueprint. In.; 2021.

32. Certificate and Master's Program [http: //aahpm.org/training/advanced-training]

第49章

美国和澳大利亚/新西兰国家麻醉事件报告系统的经验启示

Patrick J. Guffey

49.1 引言

我们无法纠正检测不到的问题。若想进行质量改进，首先应了解患者所受伤害和不安全状况的现状。事件报告最初是一种地方性行为，通常聚焦于患者不明原因的死亡。随着时间推移，这种报告制度扩展到患者受到伤害的案例情况，以及患者因不安全状况而险些受到伤害的未遂事故。Flanagan 在 1954 年描述了第一批危急或突发事件报告的案例。1978 年，Cooper 将其引入美国。20世纪 90 年代初，William Runciman 将其引入澳大利亚和新西兰。事件报告的目的是通过识别危害和改进措施来提高患者安全。这种模式在其他行业使用的时间比医疗行业更长，通常应用于对安全性要求极高的应用领域，如航空和核电。

49.2 理论

所有临床医师在日复一日的实践中积累经验，但该方法有其局限性。从单一事件中得出结论可能不合理。做好根本原因分析耗时且昂贵，结果可能颇具局限且适用性不广。一般而言，最好在导致患者死亡或受伤前的未遂事故中吸取教训。简而言之，应该有更好的办法。

事件报告旨在从多种事件中汇总信息，包括病残率、死亡率、未遂事故和不安全状况，并利用这些信息来改善患者安全。

许多医疗失误并未导致后果，因为任何伤害后的事故发展轨迹都是多因素的，通常需要数个失误组合才能伤害患者。未遂事故比伤害性事件更为频繁。Heinrich 提出了安全金字塔的概念来描述这一想法。他发现每一起伤害事件背后大约有 300 起未遂事故。Bird、Conoco-Philips 和加州大学旧金山分校麻醉科分别在 1956 年、2002 年和 2009 年均验证了这一点。通过报告未遂事故以及实际发生的伤害事件，可以收集更多的数据，确定并采取纠正措施，以处理不安全的条件并改善患者安全。

对于罕见事件，在发生严重伤害性事件前，机构可能只能观察到未遂事故的发生。

麻醉领域中的许多严重事件都极为罕见。事件报告制度可以将多个地点的事件汇总，可能有助于早期发现并减少伤害。这需要广泛的个人参与和一个强大的案例审查系统，这种系统可能范围会特别广。澳大利亚第一个事件报告系统扩展到麻醉学领域之外后有效性变差，原因是无法聚焦，且与麻醉科医师的关联性降低。一般而言，医师更有可能参与特定专科的事件报告系统，而更多地以护理人员为主导的通用型系统最终可能会面临关闭。

事件报告的目的并非监控一段时间内的事故进展情况，因为分母数据通常未被收集，且报告通常为自愿的。然而，报告事件的变化可以提示某些情况被改善。例如，自从改进监测手段后，缺氧事件的报告就变少了。

49.3 发展

事件报告始于 20 世纪 30 年代的部分地区。其最初的关注重点是死亡率，但逐渐包括了病残率、未遂事故和不安全环境。许多部门使用纸质系统来跟踪病例，以便在病残和死亡会上进行讨论。但是，具有事件高捕获性能和可靠事件报告的正规流程并不常见。

为了进行更有力的数据分析，检测罕见事件并借用大规模经济的优势，我们继续从国家层面来汇总麻醉事件。为此，由澳大利亚和新西兰麻醉科医师学院、澳大利亚麻醉科医师协会和新西兰麻醉科医师协会发起的一项倡议，促使了 WebAIRS 的开发。该系统由澳大利亚和新西兰三方麻醉数据委员会（Australian and New Zealand Triparate Anesthesia Data Committee，ANZTADC）管理。2011 年，麻醉质量研究所（Anesthesia Quality Institute，Schaumberg，IL）在美国开发并推出了麻醉事件报告系统（Anesthesia incident reporting system，AIRS）。这一麻醉专科分类系统是基于 ANZTADC 以及加州大学旧金山分校和科罗拉多大学附属科罗拉多儿童医院强大的本地系统建立的。

一般来说,麻醉领域(其至整个医学领域)的事件报告率很低。为建立一个有效的报告制度,必须解决报告的激励和阻碍因素。下述两张表总结了医疗从业者选择不报告的以及促进报告的因素(表49.1和表49.2)。

表 49.1 阻碍不良事件报告的因素

缺乏对麻醉事件的教育

担心法律或资格审查的后果

个人耻辱

害怕牵连他人

耗时的程序

难以访问的系统

缺乏匿名性

可能暴露个人信息

基础硬件迟缓

烦琐、设计糟糕的界面

缺乏反馈和跟踪,对部门没有明显的价值

表 49.2 激励不良事件报告的因素

安全的不被公开的数据

输入快速(时间少于1min)且易于使用

系统的可访问性

同时记录未遂事故和患者伤害事件

对未遂事件的记录提供匿名选择

可由部门质控委员会查询数据

可形成向科室和医院汇报的报告

49.4 法律问题

任何医疗报告系统都要求有一个可保护用户、实践者、机构和报告系统管理单位的法律框架。表49.3总结了法律和伦理的相关问题。

表 49.3 医疗报告系统的法律、伦理问题及注意事项

法律和伦理问题	注意事项
收集健康数据	相关立法 — 健康保险可移植性责任法案(HIPAA)隐私保护条例 — 患者安全和质量改进法案(PSQIA) 患者安全组织(PSO)
数据的安全性和可见度	数据安全原则 法律可见度 可由部门指控委员会查询数据

续表

法律和伦理问题	注意事项
数据使用的伦理要求	道德和法律义务 避免伤害 允许将数据用于特定目的 可能公布数据 透明度和公开披露 可匿名形成特定报告

2005年,《患者安全和质量改进法案》(Patient Safety and Quality Improvement Act,PSQIA)在美国立法。该法案授权创建患者安全组织(Patient Safety Organizations,PSO),其中AQI作为AIRS的托管实体是其成员之一。联邦法律完全授权PSO收集患者数据,并保护其不被公开以支持质量改进工作。该法对AIRS的发展至关重要。根据PSQIA,对来自AIRS的数据进行识别,并报告给医疗保健研究和质量机构(Agency for Healthcare Research and Quality,AHRQ),这使得由AIRS生成的报告可用于改善美国的整体医疗保健。

49.5 结果

WEbAIRS和AIRS的实际结果将在美国麻醉科医师协会年会上展示。目前,这两个系统都有数千个案例。

值得注意的是,AIRS数据库中的数据已经呈现出大量趋势,具体包括:

- ERCP期间的空气栓塞
- 由于药物短缺导致的用药错误
- 团队合作的重要性
- 认知辅助的有效性
- 电子病历(Electronic Medical Records,EMR)和麻醉信息管理系统(Anesthesia Information Management Systems,AIMS)的风险
  - 记录错误的患者
  - 系统故障
  - 未能记录生命体征
  - 药房配药系统故障
  - 计算错误
  - 决策支持错误

49.6 信息简报

信息系统的一个重要输出功能是每月的信息简报,会对案例以及应当吸取的教训进行总结。该委员会的成员可搜索感兴趣的和值得注意的案例或趋势,并通过委员会一级的同行评议,为ASA通讯撰写一篇文章,该通讯的发行量约为5万份,不包括通过互联网访问的个人用户。

49.7 安全桌会

《患者安全和质量改进法案》允许且美国医疗保健研

究与质量局鼓励 PSO 举办"安全桌会",参与者可在受到法律保护和保密的环境中讨论导致伤害的事件。ASA 也会在年会和质控会议上主办安全桌会。这些会议是一个"安全"的地方,参与者可以从主持专家那里学习如何在实际事件的背景下改进临床实践,或者把自己的案例事件带到"桌会"上与同行进行讨论。

49.8 本地部署

AIRS 现在可用于本地部署,这样可以允许在地方一级医院收集受保护的健康信息,并将其批量上传至国家数据库,这可能对某些机构有利。

49.9 结论

- 事件报告制度有利于对麻醉领域中的患者伤害性事件进行了解、分类并制订预防措施。
- 未遂事故提供了一个了解未来伤害事件的潜在窗口。
- 事件报告制度可检测出需要解决的系统性问题。强大的系统设计会得到更好的报告结果。
- 国家数据库可以进行汇总,以便早期检测不良事件。
- 患者安全组织为麻醉学家和麻醉科医师舒适自在地报告事件提供了一个法律框架。

(王贤冬 译,薄禄龙 校)

参考文献

1. Bird, F. and G. Germain, Loss Control Management: Practical Loss Control Leadrship. 1996, USA: Det Norske Veritas.

2. Beecher, H.K. and D.P. Todd, A study of the deaths associated with anesthesia and surgery. Annals of Surgery, 1954. 140(1): p. 2-34.

3. Cooper, J.B., et al., Preventable anesthesia mishaps: a study of human factors. Anesthesiology, 1978.49(6): p. 399-406.

4. Cullen, D.J., et al., The incident reporting system does not detect adverse drug events: a problem for quality improvement. Jt Comm J Qual Improv, 1995. 21(10): p. 541-8.

5. Flanagan, J.C., The critical incident technique. Psychological Bulletin, 1954. 51(4): p. 327-58.

6. Gibbs, N.M., Milestones in anaesthesia-related mortality and morbidity reporting in Australia. Anaesthesia and Intensive Care, 2010. 38(5): p. 807-8.

7. Guffey, P., et al., Design and implementation of a near-miss reporting system at a large, academic pediatric anesthesia department. Paediatr Anaesth, 2011. 21(7): p. 810-4.

8. Guffey, P. and J. Caldwell, Current results of an anonymous near-miss reporting system at a large, academic, multi-campus anesthesia department., in Association of University Anesthesiologists. 2010: Denver, CO.

9. Guffey, P., Culwick, M., Merry A., Incident Reporting at the Local and National Level. Int Anesthesiol Clin. 2014 Winter; 52(1): 69-83.

10. Hansen, M., C. McAndrews, and E. Berkeley History of Aviation Safety Oversight in the United States -Final Report. 2008.

11. Heinrich, H.W., Industrial Accident Prevention: A scientific approach. 1950, New York, NY: McGraw-Hill.

12. Holland, R., Special committee investigating deaths under anaesthesia. Report on 745 classified cases, 1960-1968. Med J Aust, 1970. 1(12): p. 573-94.

13. The IAEA/NEA Incident Reporting System-Using Operating Experience to Improve Safety. 2008.

14. Kaldjian, L.C., et al., Reporting medical errors to improve patient safety: a survey of physicians in teaching hospitals. Arch Intern Med, 2008. 168(1): p. 40-6.

15. Leape, L.L., Reporting of adverse events. N Engl J Med, 2002. 347(20): p. 1633-8.

16. Milch, C.E., et al., Voluntary electronic reporting of medical errors and adverse events. An analysis of 92,547 reports from 26 acute care hospitals. J Gen Intern Med, 2006. 21(2): p. 165-70.

17. Reason, J., Human Error. 1990, New York: Cambridge University Press.

18. Rowin, E.J., et al., Does error and adverse event reporting by physicians and nurses differ? Jt Comm J Qual Patient Saf, 2008. 34(9): p. 537-45.

19. Runciman, W.B., The Australian Patient Safety Foundation. Anaesthesia & Intensive Care, 1988. 16(1): p.114-6.

20. Runciman, W.B., et al., The Australian Incident Monitoring Study. Errors, incidents and accidents in anaesthetic practice. Anaesthesia & Intensive Care, 1993. 21(5): p. 506-19.

21. Runciman, W.B., A.F. Merry, and F. Tito, Error, blame, and the law in health care–an antipodean perspective. Annals of Internal Medicine, 2003. 138(12): p. 974-9.

22. Safren, M.A. and A. Chapanis, A critical incident study of hospital medication errors. Hospitals, 1960. 34: p.32-4; passim.

23. Summary of the HIPPA Privacy Rule. OCR Privacy Brief 2003 4/17/13 4/17/13]; Available from: http: //www. hhs.gov/ocr/privacy/hipaa/understanding/summary/ privacysummary.pdf.

24. Taylor, J.A., et al., Use of incident reports by physicians and nurses to document medical errors in pediatric patients. Pediatrics, 2004. 114(3): p. 729-35.

25. The Patient Safety and Quality Improvement Act of 2005. June 2008, Agency for Healthcare Research and Quality: Rockville, MD.

第 50 章

美国麻醉科医师在价值导向的围手术期医学和医疗改革中的作用

Aman Mahajan

美国卫生保健正处于历史性的重新调整之中,麻醉科医师需要在价值导向的框架内重新关注最佳调整策略。COVID-19 大流行和医疗保健服务模式的严重崩溃进一步加速了这一改变。

外科治疗经常被一些可避免的且价格高昂的事件所干扰,例如患者得不到正确的治疗,手术与检查的获益性受质疑,并发症导致住院时间延长,更糟的是导致不必要的再入院和再干预。美国目前提倡实施价值导向的医疗保健模式,即医疗人员(医院和医生)以相同或更低的成本为患者提供更好的健康结果时可获得补偿。作为一种价值导向的医疗制度,医疗人员遵循循证依据来帮助患者改善健康并过上更健康的生活后可获得奖励。麻醉科医师有着特殊的机会来证明重新设计医疗策略以改善结果和效率所带来的影响,因为他们的主要关注点在于院内某阶段的医疗。但是,他们同样也可以通过改进医疗行为来改善远期健康和节约成本。例如,随着集束化医疗的扩展和目前对外科集束化医疗的关注,麻醉科医师可以在该团队中成为制订最佳医疗路径的关键角色。因此,患者和支付方有可能通过降低并发症的治疗成本而受益于改善的结果,而医院管理人员也会认可医疗效率的提高和医疗协作的建立。

麻醉科医师必须聚焦并致力于减少并发症、最大限度地减少创伤和心理痛苦以及加快患者康复的医疗目标。改善术后的健康转归是一个创新和创造更大价值的机会。麻醉科医师可以通过一些关键方法在围手术期发挥重要作用。首先,在术前接触患者时除了简单收集信息以防手术延期或取消,还可利用前期外科经历作为接触点来制订预防性/主动性治疗而不是反应性治疗。其次,根据患者接受手术风险的高低对患者进行分类不仅有助于医院保持效率,更有助于实施个性化医疗并获得显著的社会效益。最后,为了使患者获得尽可能好的恢复,应在便利的数据收集和分析过程的指导下,采用循证方法来标准化常规医疗流程,并实施医院内价值导向的围手术期路径。这可能包括让患者更多地参与到自己的术后康复过程中,以实施最佳康复计划。

50.1 术前治疗

术前评估为麻醉科医师提供了一个评估围手术期风险的机会,以确保患者在面对手术以及手术康复等挑战时处于最佳医疗状态,且接受了适当的诊断性检查以防止意外后果的发生。根据风险和复杂性对患者进行分类至关重要。许多患者的医疗流程可遵循标准化医疗常规,或在工厂模式基础上制订标准流程,但是也存在一些患者和治疗流程表现出的极大复杂性,需要通过复杂的自适应系统进行管理。麻醉术前评估门诊的发展可使这一评估过程系统化,但各机构在如何顺利、有效、高效地运行这一过程上存在着巨大的差异。

高价值术前监护的关键特征并不神秘。从患者的角度来看,它应该是方便和有效的。麻醉科医师和其他临床医师也应该提高他们的医疗效率,并应实施减少过度检查的策略,即省去不太可能改变患者实际处置的检查。除了为患者提供流畅高效的体验外,术前评估还必须适应评估过程中经常出现的复杂问题。例如,如果某操作的适当性存在疑问,也许是因为该操作可能会给预期寿命非常有限的患者带来较多的并发症,那么术前评估是否可以忽略这个问题?我们认为,如果麻醉科医师对某一操作是否合适存有疑问,那么其有责任发表意见,并与外科或操作合作,为患者及其家属提供适当的建议,以做出最有利于患者的方案。美国心脏病学会及美国心脏协会最新的关于非心脏手术患者接受围手术期心血管治疗的指南强调,有必要在考虑术前检查的价值时将姑息治疗作为选择之一。

以团队为基础是成功实施围手术期治疗的关键,应注重从结果分析中不断学习。例如,由外科医师和麻醉科医师组成形成的合作团队建立了"加速康复外科"(ERAS)流程。该流程包括多种术前、术中和术后干预措施,以减少患者住院时间和术后并发症。英国的许多麻醉科医师都接受过心肺运动试验的培训,以判断患者运动能力的强弱,并将其作为麻醉风险分级和可能采取的干预措施的一部分。显然,确实存在可以影响手术短期和长期结果的干预措施,实施这些干预措施将需要麻醉科医师、外科医师、内科医师和医院做好角色和职责转换。

治疗点:术前评估也可用于将患者分流到适当的治疗地点。手术可以在许多具有不同临床和经济影响的地点进行。例如,通常独立的门诊手术中心成本最低,但用于治疗急性并发症的资源最少。同样,并非所有医院的技术和人员在紧急情况下都有相同的资源。对于卫生系统而言,实现最大价值就必须确保适当的患者在治疗点以最低的成本获得最好的治疗。

50.2　术后治疗

麻醉科医师是可受益于外科重症监护额外培训的医师类别之一。重症监护资源昂贵,床位有限,这就导致有时需要在不太理想的环境下实施重症监护,如收治在病房或并非为手术患者准备的加强医疗病房。重症监护医师应重点将最合适的重症监护资源分配给患者,麻醉科医师则应利用术前评估和术中监护作为实现这一目标的手段。

50.3　疼痛和痛苦

麻醉科医师是疼痛医学方面的专家,他们的专业知识在住院和门诊环境中,甚至是无论何时何地,均应充分被利用。疼痛治疗不充分会增加术后并发症的风险并延缓康复,这是造成痛苦的主要原因。人们担心对患者疼痛控制评分的过度关注可能会导致阿片类药物的过度使用,但对这一问题的关注不应以忽略疼痛管理或治疗不足的重要性为代价。

急性术后疼痛在有麻醉疼痛管理服务(anesthesia pain management service,APS)的机构通常能够得到很好的控制。增加多模式镇痛和饱受赞誉的区域麻醉已经改变了围手术期医疗。重要的是,即使在具有 APS 的机构,综合内科病房中的疼痛通常并未得到很好的控制,因为该服务通常着重于硬膜外镇痛和周围神经导管的管理。改进所有住院患者的疼痛评估和治疗过程,为麻醉科医师提供了改善患者预后和降低医疗总成本最终提高医疗价值的重要机会。

（陆梁梁　译,孙莉　校）

参考文献

1. Fleisher LA, Lee TH: Anesthesiology and anesthesiologists in the era of value-driven health care. Healthc (Amst) 2015; 3: 63-6.

2. Mahajan A, Esper SA, Cole DJ, Fleisher L. Anesthesiologist role in value based perioperative care and health care transformation. Anesthesiology. 2021 Apr 1; 134(4): 526-540. PMID: 33630039.

3. Mahajan A, Islam S, Schwartz M, Cannesson M. A Hospital is Not Just a Factory, but a Complex Adaptive System: Implications for Perioperative Care, Anesth Analg. 2017;125(1):333-341. PMID: 28614127.

4. Committee on S, Practice P, Apfelbaum JL, Connis RT, Nickinovich DG, American Society of Anesthesiologists Task Force on Preanesthesia E, Pasternak LR, Arens JF, Caplan RA, Connis RT, Fleisher LA, Flowerdew R, Gold BS, Mayhew JF, Nickinovich DG, Rice LJ, Roizen MF, Twersky RS: Practice advisory for preanesthesia evaluation: an updated report by the American Society of Anesthesiologists Task Force on Preanesthesia Evaluation. Anesthesiology 2012; 116: 522-38.

5. Fleisher LA, Fleischmann KE, Auerbach AD, Barnason SA, Beckman JA, Bozkurt B, Davila-Roman VG, Gerhard-Herman MD, Holly TA, Kane GC, Marine JE, Nelson MT, Spencer CC, Thompson A, Ting HH, Uretsky BF, Wijeysundera DN: 2014 ACC/AHA Guideline on Perioperative Cardiovascular Evaluation and Management of Patients Undergoing Noncardiac Surgery: A Report of the American College of Cardiology/American Heart Association Task Force on Practice Guidelines. J Am Coll Cardiol 2014.

6. Knott A, Pathak S, McGrath JS, Kennedy R, Horgan A, Mythen M, Carter F, Francis NK: Consensus views on implementation and measurement of enhanced recovery after surgery in England: Delphi study. BMJ Open 2012; 2.

7. Grant SW, Hickey GL, Wisely NA, Carlson ED, Hartley RA, Pichel AC, Atkinson D, McCollum CN: Cardiopulmonary exercise testing and survival after elective abdominal aortic aneurysm repairdagger. Br J Anaesth 2014.

8. Lott JP, Iwashyna TJ, Christie JD, Asch DA, Kramer AA, Kahn JM: Critical illness outcomes in specialty versus general intensive care units. Am J Respir Crit Care Med 2009; 179: 676-83.

第51章

与患者沟通：从终审索赔案例得到的教训

Karen B. Domino

51.1 引言

本章重点讨论以患者和家属为中心的医疗保健的最佳沟通策略,包括共情性沟通、共同决策以及非预期不良事件后的沟通和解决。我们还为大家提供了从视频和麻醉诉讼结案项目中所发现的能说明问题的案例。

51.2 以患者为中心的医疗

提倡以患者为中心的医疗,可以减少医疗沟通失败、医疗中断和患者对当今复杂的团队式医疗环境的不满。以患者为中心的医疗也是一项卫生政策战略,旨在以更低的费用改善患者的就医体验。以患者为中心的医疗是指对患者个人偏好、需求和价值观提供尊重并响应的医疗服务,确保患者价值观指导所有临床决策。以患者为中心医疗的八项原则是:尊重患者的价值观、偏好和表达的需求;医疗工作的协调和整合;信息和宣教;身体上的抚慰;情感支持和减轻恐惧和焦虑;家人和朋友的参与;连续性和过渡性;医疗的可获得性。是患者而不是医师或卫生保健系统处于卫生保健中心(图 51.1)。这种方法强调患者/家庭被赋予更多的参与、自我管理、个人保健和共同决策的权利。这种从家长式的"医师所知道的最佳治疗方式"的改变需要医师改变沟通技巧。在以患者为中心的医疗中,医师则扮演"教练"的角色。

医师的沟通技巧对患者满意度有着强烈影响。花费足够的时间来解释诊断和治疗性操作与患者满意度相关。医师的治疗技能,包括态度友好和尊重患者感受,也与患者的满意度相关。

51.3 以患者为中心的医师沟通技巧

以患者为中心的医疗需要医师具备新的、不同的沟通技巧。以患者为中心的医疗中的沟通重点是患者,而不是疾病。针对患者的问题应该是开放式的。同时医师的倾听能力也需要加强。为增强医师同情心,特别需要对医师进行沟通技巧的特殊培训,包括对患者情绪反应、共同决策、不良事件披露和文化能力的识别和响应等的培训。共情性沟通需要医师有自我意识、慎重选择措辞以及识别和关注患者情绪。共情性沟通涉及探究患者的担忧之处,而不仅仅是提供数据、事实和作出解释。共情性沟通最重要的是倾听患者及其家人的意见。此外,应避免推进医师驱动的议程。患者应该是每一项选择的中心。支持和安慰也是共情性沟通的关键组成部分。有害沟通的示例见框 51.1,共情性沟通示例见框 51.2。

框 51.1　有害沟通

不注意语言的影响 　　"你很难相处。" 　　"她已经死路一条了。" 不能处理情绪 　　"至少你还没死。" 贬义的评论 　　"这么胖的患者啊。" 　　"我可不希望因这个患者感染艾滋病。"

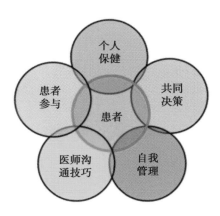

图 51.1　以患者为中心的医疗

责备患者

　　"你的肾脏不配合工作。"

　　"你是想死在我们手上。"

不信任患者

　　"你确定你在家中没有吃更多的止痛药么？"

不能倾听患者

　　"你只是太焦虑了。"

框 51.2　共情性沟通

"我知道你很担心，但我可以有所帮助。"

"这必须是考虑的重中之重。我想让你明白：我将与你同在。"

"请你告诉我更多你的态度。"

"你在担心什么？"

"你能告诉我你将如何向你的家人告知我向你解释的事吗？"

51.4　知情同意和共同决策

在术前讨论知情同意的期间是麻醉科医师与患者进行沟通最重要的时机之一。知情同意是医学实践中的伦理义务，也是法定要求。知情同意讨论需要医师和患者之间进行深思熟虑的对话，患者应被告知足够的信息以使其能作出关于治疗的专业决定。在美国，各州在披露风险和利益方面的法律要求存在分歧。一些州坚持"合理的患者标准"（即，在处理与知情决策相关事项时一个理智的患者会考虑做什么），而其他的州坚持"合理的医师标准"（即，在相同环境的社区中的另一个医师会披露的事件）。这种地区差异非常重要，与施行"合理的医师标准"的州相比（17%），在施行"合理的患者标准"的州，陪审团明显更频繁地同意原告的裁决。多因素分析表明，在施行"合理患者标准"的州，陪审团裁决同意原告的比率比其他地区高 2 倍（比值比 2.15，95%CI 1.32～3.50）。

一般来说，知情同意要求讨论风险、获益和替代治疗方法。患者常见并发症和明显的"实质性"风险都应该被讨论到。知情同意讨论应针对患者的医疗状况和具体

手术的具体风险并在病历中作出记录。然而，医师往往不会分享患者所需要作知情决定的一些信息。实际上，知情同意讨论往往只讨论医疗计划和通常认为较小的风险，尤其是麻醉知情同意。有多种致使麻醉科医师仅在知情同意中讨论有限的风险相关内容的原因：工作指标的压力和其他系统性因素、麻醉因素和患者因素（图51.2）。多数麻醉科医师仅仅是在外科手术前而非在术前评估门诊获得知情同意，而此时患者已经作出同意手术的决策。实际的挑战包括：工作指标的压力、提供的信息量、医患交流障碍，以及语言/文化障碍。麻醉科医师不能讨论实质性风险的一个主要原因是讨论这些罕见事件会过度地增加患者焦虑。一些麻醉科医师认为，这些风险的发生率太低以至于没有必要和健康的患者探讨。然而，绝大多数患者并不会因为讨论麻醉风险而过度地惊恐。

51.4.1　共同决策

共同决策是一种与患者沟通并鼓励患者积极参与选择循证治疗的正规策略。当医学上不存在"最好"的选择时，共同决策是合理的方式，因为最好的选择取决于患者的喜好，包括风险、利益和替代方案的个体化的权衡。共同决策的要素如框 51.3 所示。辅以患者宣教工具的共享决策可以帮助患者作出选择，称为决策辅助。决策辅助的内容包括对选择的诠释，风险和获益，以及治疗结局的发生概率和不确定性的循证医学描述，还包括辅助患者

框 51.3　共同决策的要素

性质：我们要解决的健康问题是什么？

备选方案：有哪些治疗方案？

利弊：每种治疗方案的相对风险和益处是什么？

不确定性：治疗计划失败的可能性有多大？

角色：患者希望在决策过程中扮演什么角色？

背景：该决定将如何影响患者的术后治疗和康复？

了解：患者有什么问题？

输入：在作出最终决定之前，患者是否还要和其他人交流？

偏好：患者的价值观和偏好是什么？哪个选择最合适？

反馈：患者能否确实对医疗计划表示理解？

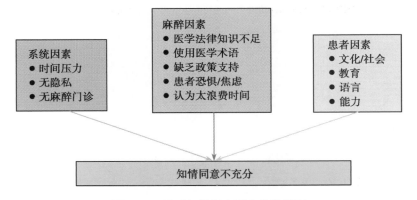

图 51.2　导致知情同意不充分的因素

评估对其作出决策最重要的事情的信息。共同决策对医师来说可能是具有挑战性的，因为他们需要清晰简洁的沟通，提供公正的信息，提出没有价值判断的建议，并促使患者积极参与以结合他们的喜好并作出决定。

共同决策可增加患者知识，提高患者满意度和参与度。与标准的知情同意相比，参与共同决策的患者对风险具有准确判断能力的比例更高。共同决策也会减少特定医疗条件下不必要的干预，导致手术操作的地理性变异更小，提高健康质量并且降低了医疗卫生支出。

共同决策在晚期疾病和高龄患者的患者决策中尤为重要。共同决策对于高危患者的手术决策和规划是较为理想的。伴有较大的功能残疾、较差的生活质量和较低的自评预期寿命的老年患者，则不太可能接受治疗。老年患者会对治疗结局和达到所预期治疗结局的治疗负担以及功能或认知损害的风险进行权衡。

患者有关风险和替代治疗方案、病情严重程度、性质和治疗的不确定性的投诉（所有知情同意相关投诉）较为常见，属于资源密集型的风险管理，并可能导致法律诉讼。通过共同决策来提高知情同意度可能会避免知情同意相关的投诉。共同决策的制订也能在合理治疗造成不良结局时提供法律保护。Barry 等研究了模拟陪审员对于一个假想患者前列腺特异性抗原（PSA）检测的利弊几种情况的知情同意的判断。这名患者在与其医师讨论后决定不去做 PSA 检测，但几年后进展为侵袭性前列腺癌。如果知情同意讨论未记录在病历中，则只有 17% 的陪审员认为医师的医疗合理，而如果知情同意在病历中有记录，则有 65% 的人认为医疗合理。如果显示有关于 PSA 检测的视频决策辅助工具，则 96% 的模拟陪审员判断医疗行为合乎治疗的标准。在华盛顿州，在进行知情同意讨论时，如通过使用患者决策辅助工具让患者参与共同决策，则会得到立法机构认可的医疗法律保护。

51.4.2 麻醉共同决策辅助工具

ASA 职业责任委员会和患者安全委员会开发了区域麻醉的共同决策辅助工具（椎管内阻滞和外周神经阻滞，图 51.3）。这些决策辅助工具以八级水平编写的，并收录相关区域阻滞风险和获益的相关证据。这些决策辅助工具在一所麻醉前门诊的患者中进行了相关测试。他们可增加患者对区域麻醉相关知识的知识，但不会引起患者的焦虑，患者接受度较好。与未使用决策辅助工具的患者相比，患者在门诊前若使用了决策辅助工具，可以提高他们的参与度，更多地参与讨论麻醉的选择。最近的两项定性研究发现，共享决策在区域麻醉和术后疼痛管理中很少被使用。如果患者已经决定接受手术，那么在麻醉谈话之前进行沟通可能会产生更大的影响。

51.5 不良事件或医疗差错后的沟通

51.5.1 不良结局发生后导致医疗事故诉讼的各种因素

即使发生了医疗差错，仅有一小部分不良事件会导致医疗事故诉讼。Brennan 等发现不达治疗标准所致的 8 件不良事件中，只有 1 件能导致医疗事故诉讼。其他一些研究发现医疗疏忽和医疗事故诉讼之间的相关性较差。患者残疾的严重程度，而不是医疗差错或治疗标准不达标的发生率，预测了支付给原告的费用。这些数据表明，当发生未预期的不良结局后，除了标准化治疗外，还有诸多因素导致了医疗事故的发生。

与医疗事故有明确关系的一个重要因素是医患之间的沟通失败。Avery 等发现患者起诉的排名前三的理由分别是沟通问题（80%），医师的傲慢态度（35%）和沟通失败（35%）。相比起治疗结局，患者更可能是因为他们与医师不愉快的人际关系而起诉。如果患者察觉到一个初级保健医师沟通能力强、友善、诚实、有风度、有幽默感且在必要时会道歉时，他们会感到非常满意，而不太可能去起诉该医师。但相反的是，这些个性特征并不能预测

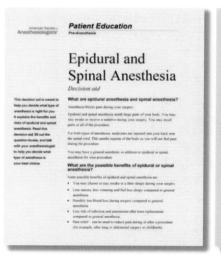
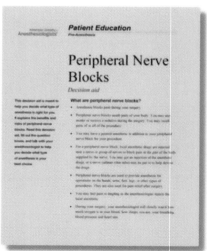

图 51.3 区域麻醉的共同决策辅助工具

外科医师会不会被起诉。作者认为,医患沟通的关键时期是在获得知情同意的过程中,包括对手术预后不良的讨论。患者申请诉讼的常见原因是他们需要一些他们觉得被刻意隐藏起来的解释或信息。患者/家属的预期赔偿费用和律师的应急安排费用也会促进医疗事故诉讼的发生。

某些医师被起诉的频率远超其他医师。在多个专业中有2%~5%的医师为高风险群体,包括麻醉和外科,占佛罗里达州医疗事故诉讼的50%以上。具有医疗事故高风险的产科医师与患者及其家属的沟通技巧不足,而不是因为其医疗差错或不达标准的治疗较多。此外,频繁出现医疗事故诉讼的医师通常花费较短的时间与患者相处,其沟通往往出现问题且缺少人情味。那些很少陷入医疗事故诉讼的医师与患者讨论的内容并无区别,但他们更多地使用通俗易懂的语言,更多地使用定向性的陈述来介绍情况,面带微笑且具幽默感,随访时间更长。那些经常被起诉的外科医师更通常是那些未起诉患者投诉的焦点。有关医院治疗的患者投诉也不都完全相同,其中有一大部分对于医院病房治疗的投诉都直指医务人员的沟通问题。

51.5.2　发生不良结局后的沟通

在发生未预期的不良结局后,与患者/家属的沟通具有特殊的重要意义。由于缺乏预先存在的医患关系,因而在沟通时,麻醉科医师面临着独有的挑战。多数情况下,麻醉科医师在实施麻醉前的较短时间内与患者见面,甚至在某些情况下,他们或许不能见到患者的任何家庭成员。

麻醉科医师作为手术小组的成员之一,与患者家属的讨论时机和与手术小组中其他成员的协作带来了挑战。在外科医师可能已经与患者家属进行过最初的讨论时,麻醉科医师可能已经参与了治疗,但麻醉科医师并不知道外科医师是如何对患者家属进行描述的。未预期的不良结局发生后,应在安静的房间(呼机和电话关闭)进行沟通。麻醉科医师应陪同外科医师与患者家属进行讨论。关于如何最好地处理这种情况的建议包括:①提供一个富有感情的"警告"如:我很抱歉,但是我有个坏消息要告诉你;②非语言沟通是关键;③身体前倾,保持眼神接触;④不要表现出不耐烦或不感兴趣;⑤注意到细微的暗示;⑥解答家属在讨论中的提问并且给家属提问的时间;⑦对发生的不良结局表达出同情或者遗憾。

在发生严重的未预期的不良事件或者医疗事故时,美国的医疗机构通常会发布一份正式的披露协议书,必要时其内容中会包括一份正式的道歉书。若披露协议中涉及麻醉科医师,特别是在事件发生后不久,专业风险管理人员通常会牵头与患者及其家属进行讨论。不良事件后的书面文字回应包括:一份对患者家属的快速回应;一份最初的正式报告以及与患者家属正在进行的坦诚的沟通(通常情况下由同一个人负责);事件的调查,包括根本原因分析;与患者/家属后续的沟通;流程和性能的改善;

必要时还应有一份正式的道歉书(图51.4)。由国家质量论坛确定的向患者披露的关键内容包括:有关该事件的事实,以及错误及系统故障。制度要求包括:信息披露、患者安全和风险管理活动的整合;信息披露系统的开发,包括信息披露培训;全天候信息披露指导和医护人员、患者及其家属的情感支持;使用性能改进工具来追踪和促进披露效果。

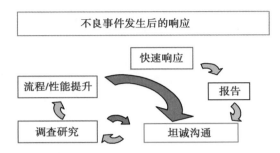

图51.4　不良事件后的书面文字回应建议

在美国,有几个州(内华达州、佛罗里达州、新泽西州、宾夕法尼亚州、俄勒冈州、佛蒙特州和加利福尼亚州)已强制要求机构对患者/家属披露严重的未预期的结局。至少有34个州通过了保护包含在披露文件中的特殊信息的"道歉"法,通常使用抱歉书或者其他表示遗憾的方式。2/3的州只保护道歉书或遗憾的表达,而不是与因果关系有关的信息("我们的医疗对你造成了伤害")或过失("这并不应该发生")。律师也挑选和选择他们想要继续办理的诉讼,信息披露可能对他们有所帮助。因此,尽管道歉法是对披露政策有效的支持,但它们在大多数州不大可能影响披露行为。

不良事件发生之后的披露已被证实可以在许多场合中降低诉讼成本,包括VAH、密歇根大学、芝加哥伊利诺伊大学以及科罗拉多州COPIC保险项目。披露并不能防止诉讼,尤其是在发生医疗事故或不达治疗标准的情况下。由于披露过后通常会对不良结局进行补偿,这一过程可以在发生医疗事故或达不到治疗标准的情况下降低诉讼成本。早期的处理能降低成本,包括专家证人审核、专家和与涉事人员的证词,以及多余的律师调查的成本。披露也被认为在医疗行为合理时可以减少不必要的诉讼,因为没有必要对医疗事故提出诉讼来找出未预期的结局的原因。

51.6　结论

总之,现代的患者医疗要求医师学习与患者和家属沟通的新类型和风格,以有效地进行以患者为中心的医疗。这些工具包括采用共情性沟通模式,开发方法以促进患者对其健康和医疗决策负责,对于偏好敏感性的医疗决策使用共同决策的方式,并在发生未预期的不良事件或医疗差错后开展最有效的沟通。

(刘佳昊　译,卞金俊　校)

参考文献

1. Institute of Medicine: Crossing the Quality Chasm: A New Health System for the 21st Century. National Academie Press, Washington DC, 2001.

2. Bardes CL: Defining "patient-centered medicine". N Engl J Med 2012; 366: 782-3.

3. Gerteis M, Edgman-Levitan S, Daley J, Delbanco T: Through the patient's eyes. Jossey-Bass, San Francisco, 1993.

4. Studdert DM, et al.: Geographic variation in informed consent law: Two standards for disclosure of treatment risks. J Empir Legal Stud 2007; 4: 103-24.

5. Brull R, et al.: Disclosure of risks associated with regional anesthesia: A survey of academic regional anesthesiologists. Reg Anesth Pain Med 2007; 32: 7-11.

6. Braun AR, et al.: Informed consent for anesthesia in Australia and New Zealand. Anaesth Intensive Care 2010; 38: 809-22.

7. Waisel DB, et al.: Anesthesiology trainees face ethical, practical, and relational challenges in obtaining informed consent. Anesthesiology 2009; 110: 480-6.

8. Tait AR, et al.: Informed consent for anesthesia: a review of practice and strategies for optimizing the consent process. Can J Anaesth 2014; 61: 832-42.

9. Grady C: Enduring and emerging challenges of informed consent. N Engl J Med 2015; 372: 855-62.

10. Burkle CM, et al.: Patient perspectives on informed consent for anaesthesia and surgery: American attitudes. Acta Anaesthesiol Scand 2013; 37; 342-9.

11. Spatz ES, et al: Prime time for shared decision making. JAMA 2017; 317: 1309-10.

12. Kunneman M, Montori VM: When patient-centered care is worth doing well: informed consent or shared decision making. BMJ Qual Saf 2017: 26: 522-4.

13. Barry MJ, Edgman-Levitan S: Shared decision making-The pinnacle of patient-centered care. N Eng J Med 2012; 366: 780-1.

14. Stacey D, et al.: Decision aids for people facing health treatment or screening decisions. Cochrane Database Sys Rev 2014; 1: CD001431.

15. Shay LA, Lafata JE: What is the evidence? A systematic review of shared decision making and patient outcomes. Med Decis Making 2015; 35: 114-31.

16. Glance LG, et al.: Redesigning surgical decision making for high-risk patients. N Engl J Med 2014; 370: 1379-81.

17. Fried TR, et al.: Changes in preferences for life-sustaining treatment among older persons with advanced illness. Soc Int Med 2007; 22: 495-50.

18. Posner KL, et al.: The role of informed consent in patient complaints. J Health Risk Manag 2015; 35: 38-45.

19. Barry JM, et al.: Reactions of potential jurors to a hypothetical malpractice suit. J Law Med Ethics 2008; 396-402.

20. Washington State RCW 7.70.060 http: //app.leg.wa.gov/rew/.

21. Domino KB, et al. Introducing pre-anesthesia decision aids. ASA Monitor 2017; 81: 10-4.

22. Posner KL, et al.: Regional anesthesia decision aids in the pre-anesthesia clinic improve patient engagement and knowledge. ASA Abstract 2015; A2211.

23. Van den Berg AMA, et al.: Shared decision-making for postoperative analgesia: A semi-structured qualitative study. Eur J Anaesthesiol 2019; 36: 25-31.

24. Graff, V, et al.: Patient involvement in anesthesia decision making: A qualitative study of knee arthroplasty. Anesthesiology 2021; April Online ahead of print.

25. Brennan TA, et al. Incidence of adverse events and negligence in hospitalized patients. N Engl J Med 1991; 324: 370-6.

26. Localio AR, et al.: Relation between malpractice claims and adverse events due to negligence. N Engl JMed 1991; 325: 245-51.

27. Studdert DM, et al.: Negligent care and malpractice claiming behavior in Utah and Colorado. Med Care 2000; 38: 250-60.

28. Brennan TA, et al.: Relation between negligent adverse events and the outcomes of medical-malpractice litigation. N Engl J Med 1996; 335: 1963-7.

29. Avery JK: Lawyers tell what turns some patients litiginous. Med Malpractice Rev 1985; 2: 35-7.

30. Hickson GB, et al.: Factors that prompted families to file malpractice claims following perinatal injuries. JAMA 1992; 267: 1359-63.

31. Levinson W, et al.: Physician-patient communication: The relationship with malpractice claims among primary care physicians and surgeons. JAMA 1997; 277: 553-9.

32. Sloan FA, et al.: Medical malpractice experience of physicians. JAMA 1989; 262: 3291-7.

33. Entman SS, et al.: The relationship between malpractice claims history and subsequent obstetric care.JAMA 1994: 272: 1588-91.

34. Hickson GB, et al.: Obstetricians' prior malpractice experience and patients' satisfaction with care. JAMA 1994; 272: 1583-7.

35. Pichert JW, et al.: Identifying medical center units with disproportionate shares of patient complaints. Joint Commission J Qual Improv 1999; 25: 288-99.

36. Souter KJ, Gallagher TH: The disclosure of unanticipated

outcomes of care and medical errors. What does this mean for anesthesiologists. Anesth Analg 2012; 114: 615-21.

37. Gallagher TH, et al.: Disclosing harmful medical errors to patients. N Engl J Med 2007; 336: 2713-9.

38. McDonald TB, et al.: Responding to patient safety incidents: the "seven pillars". Qual Saf Health Care 2010; 19: e11. Doi 10.1136/qsh.2008.031633.

39. McDonnell W, Guenther E: Do state laws make it easier to say "I'm sorry?" Ann Intern Med 2008; 149: 811-5.

第 52 章

麻醉科医师职业暴露风险

Keith Candiotti

52.1 引言

医护人员的主要任务是为伤病员提供帮助。在照料患者时，医护人员可能面临许多风险。更危险的是，医护人员对感染的风险认识不足，且不知如何降低相关风险。在最近的 COVID-19 大流行中，这种意识缺乏的表现更为明显。本综述主要探讨部分对医护人员尤其是对麻醉科医师造成威胁的感染性疾病。本文重点介绍新发呼吸道传染病以及通过接触和血行传播的疾病。随着 COVID-19 大流行及其变异株的持续产生，人们对个人防护和传染病感染风险的意识变得越来越强。

医护人员接触患者后感染疾病的风险增加，是因为在疫情暴发初期新发疾病还未被发现。已有许多关于医护人员在照顾患者时感染疾病的报告，如结核病（tuberculosis，TB）、严重急性呼吸系统综合征（severe acute respiratory syndrome，SARS）、中东呼吸系统综合征（Middle East respiratory syndrome，MERS）、新型冠状病毒感染（corona virus disease 2019，COVID-19）等。在 COVID-19 大流行早期，在某个耳鼻喉科手术室，曾发生过全部 14 名医护人员发生 COVID-19 的事件。尽管医护人员熟悉感染控制措施，但即使在潜在危险的环境中，其依从性也常较低。在压力较大时（如长时间工作后），医护人员对采取保护措施的依从性更低。因此，在传染病大流行中，保持警惕和采取感染控制措施变得尤为困难。

每种疾病的暴发都有其特征，在不同情况下暴发严重程度与医护人员感染疾病的风险大小不一，通常取决于病原体的特征及其传播方式。病原体传播方式也可能有所不同，一种特定疾病常有多条传播途径。传播方式大致可分为直接传播和间接传播两大类。当病原体直接来自传染源（带菌体），如患者或其体液（即飞沫传播），称为直接传播。间接传播是指病原体通过门把手、医疗器械等媒介甚至经空气传播。飞沫传播与空气传播的主要区别在于传播范围和时机。飞沫传播是指喷嚏、咳嗽甚至说话时产生相对较大的短程气溶胶。飞沫传播应被视

为直接传播，因为飞沫落到地面前可在离患者几英尺范围内被接触到（例如百日咳、脑膜炎球菌）。疫情暴发时关于新冠病毒的主要传播方式曾有很多争论，目前看来是通过气溶胶进行传播。

病原体间接传播是指通过包括空气悬浮颗粒、无生命载体（媒介物）、有生命载体（带菌者）等在内的多种途径从传染源转移至宿主。当病原体被悬浮在空气中的飞沫核或灰尘携带时，则发生空气传播。空气尘埃是指沉积在物品表面因气流作用而悬浮在空气中的含有病原体的颗粒，亦可能是从土壤中被风吹起的病原体颗粒。飞沫核是直径小于 $5\mu m$ 的蒸发残渣。与在几英尺范围内会落到地面的飞沫相比，飞沫核可在空气中悬浮更久，故可能被吹得更远。例如，麻疹病毒可在空中停留数小时，进入医师诊室的儿童可能被数小时前曾进入过同一房间的麻疹患儿感染。

52.2 病原体

52.2.1 结核分枝杆菌

结核病是世界上一种主要的致死性传染病。全球约 1/4 人口患结核分枝杆菌潜伏感染（latent tuberculosis infection，LTBI），即曾接触并感染结核分枝杆菌，但目前尚未发病且不传染。然而，患者体内的结核分枝杆菌可能会在以后的时间内被激活。2017 年，全球有 1 000 万结核病患者，160 万人死于该疾病。95% 以上死亡病例发生在中低收入国家。20 世纪 80 年代中期，美国结核病暴发再度引起人们对该病的关注。目前，美国结核病发病率以每年 2%~3% 的速度下降。2020 年，美国每 10 万人报告 2.2 例结核病患者，低于 2019 年每 10 万人 2.7 例。这种下降可能因为传播减少以及存在没有被发现的病例。

医护人员感染结核病的可能性是一般人群的 3 倍。据报道，在美国和加拿大等结核病低发国家，医护人员患结核分枝杆菌潜伏感染的年度风险约为 2.9%，其中 49% 在工作中感染。医护人员结核病的年发病率估计为 67

例/10 万人。

耐多药结核病(multidrug-resistant TB,MDR-TB)对异烟肼和利福平具有耐药性,已成为世界性难题。2017 年,全球估计有 55.8 万 MDR-TB 患者,此类患者需要长达 2 年的二线药物治疗,其病死率约为 8%~21%。广泛耐药结核病(extensively drug-resistant TB,XDR-TB)是耐多药结核病的一种,可用药物更少,甚至对最有效的二线抗结核药物耐药。XDR-TB 对异烟肼、利福平、喹诺酮类药物和 3 种可注射用二线药物(即卡那霉素、卷曲霉素或阿米卡星)中的至少 1 种具有抗药性。据估计,大约 9.7% 的 MDR-TB 为 XDR-TB。在东欧、亚洲和非洲南部,MDR-TB 和 XDR-TB 的发病率有所增加。在美国,1993 年至 2011 年共报告 63 例 MDR-TB。2017 年,77 个国家报告了 1.1 万例 XDR-TB(据 WHO 报道)。一些结核病控制研究项目显示,XDR-TB 患者有 30%~50% 的治愈希望。目前,对 MDR-TB、XDR-TB 尚无可靠的预防性治疗手段。更严重的是,罹患 MDR-TB 的医疗人员死亡率高达 33%。最后,如果上述因素还不够危险的话,读者需要了解的是,目前已经分离出没有任何有效治疗方法的结核菌株,被命名为完全耐药性结核病(totally drug-resistant tuberculosis,TDR-TB)。

暴露后治疗:如果医护人员暴露于活动性结核病,即使接种过卡介苗(BCG)也应接受检测。不管是结核菌素试验(接种过 BCG 的人群可能会遗漏该检查),还是 γ 干扰素释放试验(interferon gamma release assay,IGRA),均应检测其基础水平(接触后早期),并于暴露后 8 至 12 周复查。一些专家建议,要拍摄接触后早期的基线期 X 线胸片。如果结核菌素试验≥5mm 或 IGRA 阳性,则美国疾病预防控制中心建议接受每周一次的异烟肼和利福喷汀联合短程治疗共 12 周(3HP)。

52.2.2　严重急性呼吸系统综合征病毒(SARS-CoV)

SARS 于 2002 年在中国广东省首次报道,是由一种新型冠状病毒引起的传染病。该疾病发展迅速,传播至许多国家并在 8 个国家发生广泛传播。2002 年 11 月至 2003 年 12 月期间,有 8 096 人感染和 774 人死亡,病死率为 9.6%。SARS 暴发期间感染的医护人员很多,约 20% 病例为医护人员。SARS 具有高度传染性,通过呼吸道飞沫和其他分泌物传播。它被认为是 21 世纪第一种全球性职业病。最后一例已知的 SARS 病例发生于 2004 年。

SARS 是 COVID-19 可能对麻醉科医师构成巨大风险的主要推测依据之一。在 SARS 疫情结束时,WHO 报告了 1 706 例医护人员感染病例。感染风险主要包括进行气道和呼吸道相关操作、个人防护装备不足或使用不当、N95 防护口罩的重复使用、疲劳和缺乏感染控制培训等。在香港,佩戴 N95 防护口罩或医用口罩的医护人员 SARS 感染率较低。SARS 从患者传染到医护人员的最强预测因素是,在气管插管前和插管过程中的雾化分泌物。医护人员感染的另一危险因素是“超级传播者”的出现。这些患者会将 SARS 传染给大量接触者,并有较高致病率。

两名被诊断为充血性心力衰竭的 SARS 患者,仅 12 小时未被隔离就导致 100 名接触者中 10 人确诊感染,其中包括 5 名医护人员。SARS 传播给医护人员的途径包括无创正压通气、心肺复苏术、经面罩通气、支气管镜检查、吸引和插管(最重要的危险因素)。据估计,任何高风险操作都会使医护人员感染 SARS 的风险增加 3 倍,医护人员暴露于严重感染患者或环境后应密切观察 14 天。

暴露后治疗:尚无已知的疫苗或特异性抗病毒药物可用。主要依靠支持治疗。

52.2.3　中东呼吸综合征冠状病毒(MERS-CoV)

中东呼吸综合征冠状病毒是另一种新型的乙型冠状病毒,可引起呼吸窘迫乃至死亡等一系列症状。2012 年 9 月,该病毒首次从一名致死性肺炎的沙特阿拉伯患者体内被分离出。人类最早的感染病例是 2012 年 3 月约旦的一组重症医护人员。自 2012 年 9 月以来,WHO 已接到 2 428 例实验室 MERS-CoV 确诊感染病例和 838 例死亡病例(CFR35%)的报告。蝙蝠和骆驼可能是其天然宿主。至少有 4 起医护人员 MERS-CoV 暴发感染的报道,均发生在约旦。感染的医护人员中 50% 以上是护士。

根据疫情不同,诊断为 MERS-CoV 感染的医护人员中 1%~27% 为院内获得性感染。一般认为,较高的传播率是感染控制措施不力所致。中东地区最先报告感染后,全球范围内均有感染病例的报告。在医院环境下,MERS-CoV 仍能在物品表面存活长达 48 小时。粪-口传播和呼吸道传播是其可能的传播途径。病毒可在痰液和粪便中存活 16 天,在尿液中可存活 13 天。暴露于 MERS-CoV 病毒后的医护人员应观察症状 14 天。

暴露后治疗:尚无已知疫苗。最近研究表明,暴露后使用利巴韦林或洛匹那韦/利托那韦可使感染风险降低 40%。

52.2.4　严重急性呼吸综合征冠状病毒 2(SARS-CoV-2)

COVID-19 始于 2019 年末,已成为自 1918 年流感大流行以来最严重的大流行之一。SARS-CoV-2 很容易发生人-人传播和无症状传播。2020 年 3 月 11 日,WHO 正式将 COVID-19 确认为全球大流行。由于这是一种新型冠状病毒,人类对此没有免疫力,病毒便不受控制地进行传播。

起初,人们认为麻醉科医师极易感染此病毒。这种观点源于 SARS 期间该人群的感染高发率。但在进行气管插管操作时,感染 COVID-19 的风险似乎比咳嗽患者在场时要小。一项针对 292 名手术室内工作医护人员在接受疫苗接种后的血清流行病学研究表明,2.7% 的医护人员 COVID-19 检测呈阳性,而当地人口的 COVID-19 阳性率为 4.9%。非职业或非手术室工作人员的抗体阳性率明显更高,提示可能发生了院内感染,但并不普遍。这份报告以及其他一些证据表明,许多工作人员在职业工作场所以外被感染。

然而,这并不意味着医护人员不存在感染 COVID-19 并产生严重后果的风险。正如《迷失在前线》(*Lost on the Frontline*)的一项研究所述,《卫报》(*The Guardian*)和 KHN 进行了为期 12 个月的调查,在大流行的第一年,3 600 多名医护人员死于 COVID-19。从事基本患者护理的低收入工作人员比医生更有可能死亡(护士第一,32%;医生第三,17%)。这与中东呼吸综合征(MERS)等其他冠状病毒的报告一致。与前面提到的报告相反,该小组发现,医护人员感染 COVID-19 的可能性是普通人群的 3 倍。部分医护人员的死亡归咎于装备不足,特别是在大流行初期。

目前,已有许多疫苗可预防 COVID-19 或减轻 COVID-19 严重程度。最近一项研究表明,在得克萨斯大学西南医学中心 8 121 名完全接种疫苗的员工中,仅 4 人感染 SARS-CoV-2。

暴露后治疗:接种疫苗是预防 COVID-19 感染和病毒传播的最有效途径。在美国,多种疫苗可供选择,并提供显著的保护作用。接种疫苗即使不能完全预防感染,也能减轻病情并降低死亡率。

52.2.5 流感病毒

历史上每个世纪都会出现数次流感大流行。1918 年流感大流行的流行严重指数为 5,病死率为 2%,全球共 5 亿人被感染(占世界人口的 1/3),有 5 000 万至 1 亿人死亡。2009 年,仅美国 H1N1 感染人数即达 5 700 万,住院 25.7 万人,死亡 11 700 人(病死率为 0.02%)。在季节性流感中,高龄和婴幼儿最易受感染。在 1918 年和 2009 年大流行中,患者主要为儿童和青壮年。季节性流感的院内获得性感染率可达到 11%~59%。2020—2021 年,流感的发病率非常低,可能因 COVID-19 让许多国家采取了防护措施。

52.2.5.1 H1N1 流感病毒

H1N1 流感于 2009 年 4 月在美国被首次发现,病例为加州一名 10 岁儿童。这是一种从未见过的新病原体。其对抗病毒药物金刚烷胺和金刚乙胺耐药,但对抗病毒药物奥司他韦和扎那米韦敏感。一项研究表明,急诊室工作人员 H1N1 感染率为 65%,手术室工作人员 H1N1 感染率为 35%,而人群 H1N1 总体感染率为 13%。H1N1 在人群中通过更小的粒子传播。H1N1 流行结束时,约有 4 300 万~8 900 万人被感染,死亡人数为 8 870~18 300 人。

52.2.5.2 禽流感

禽流感(avian influenza,AI)由正黏病毒科中的 RNA 病毒引起,在家禽中很常见。1997 年香港首次暴发甲型禽流感(H5N1)。其致病性强,对当地家禽造成严重损害。截至 2021 年 6 月,17 个国家报告 862 例人感染病例,455 例死亡,病死率为 53%。人传人的情况虽然少见,但已有报道。2013 年 3 月,中国又报道了另一新型禽流感(H7N9)。截至 2017 年 10 月,4 个国家报告 1 622 例病例,病死率为 39%。

在人类感染 H5N1 和 H7N9 流感的病例中,多数通过直接接触家禽或暴露于禽类市场而感染。在没有使用预防措施的家庭中,通过亲密接触发生了罕见的人-人直接传播。偶尔接触和社交接触并未造成传播。目前,还没有医护人员感染禽流感的报道。一项研究证实,泰国一家三级医院中接触过一名 H5N1 感染患者的 25 名医护人员并未出现感染。

禽流感在世界各地的家禽中普遍存在。必须考虑到病毒变异体的出现和发生大流行的可能性,并由美国疾病预防控制中心和 WHO 监测。其感染后的高死亡率(>50%)最值得警惕。防止其传播和大流行的关键在于,及早发现人与人之间的接触,坚持并严格遵守感染控制措施(接触/飞沫传播的预防保护措施)。

接触后治疗:2013 年 11 月,美国食品药品管理局(FDA)批准了用于预防 H5N1 禽流感的单价佐剂疫苗。目前尚没有 H7N9 疫苗。迄今为止,实验已证明 H7N9 对神经氨酸酶抑制剂(奥司他韦和扎那米韦)中的抗流感药物敏感,但对金刚烷类(金刚烷胺和金刚乙胺)耐药。目前,来自中国的报道提示,在病程早期使用奥司他韦治疗 H7N9 有一定疗效,可减轻疾病严重程度和降低死亡风险。医护人员暴露后应停止工作,密切监测 7 天(H5N1)或 10 天(H7N9)。

52.2.6 其他新兴病毒

52.2.6.1 埃博拉病毒

1976 年,埃博拉病毒首次暴发于苏丹的 Nzara 和刚果(扎伊尔)的 Yambuku。2013 年 12 月,扎伊尔病毒株出现在西非几内亚的一个小村庄,但直到 2014 年 3 月才被确定。埃博拉疫情迅速蔓延,自 2013 年至 2016 年,几内亚、利比里亚和塞拉利昂共报告 28 616 例埃博拉病毒感染病例,其中有 11 310 人死亡,住院病死率为 31%~66%。向 WHO 报告的医护人员感染为 852 例(护士 35%,内科医师 15%),其中 492 例死亡(44%~73%)。埃博拉病毒通过体液传播,潜伏期为 8~10 天(范围 2~21 天)。

在尼日利亚的 Lagos,一名有症状的航空旅客,其姐姐死于埃博拉病毒感染。该患者前往医院治疗并称其患有疟疾。由于没有采取任何保护措施,导致 9 名医护人员被感染,并有 4 人死亡。美国发生 4 例感染病例,指示病例来自利比里亚,该患者前往达拉斯的一家医院就诊,被拟诊鼻窦炎后出院。患者随后因病情加重而返院并死亡。两名负责看护的护士对埃博拉病毒呈阳性反应。

2021 年 2 月,North Kivu 暴发埃博拉疫情。2 000 人立即接种疫苗,其中包括 500 名一线工作人员。报告指出,有 11 例确诊病例和 1 例可疑病例,6 人死亡和 6 人康复。

呼吸系统保护:怀疑有任何危险的新型病原体存在时,防护装备必不可少(通常应当是更早期即应考虑的问题)。在有气溶胶生成的操作过程中,应强制使用高级别防护口罩(N-95、N-100 或 PAPR)、护目镜、隔离衣、鞋套和手套等装备。确诊或疑似病例应安置于空气隔离室(每小时换气 6~12 次),尤其是需要接受操作的患者。为减少暴露,操作室病房的医护人员应尽可能地少。距离患者小于 1.8~3m 范围被认为是密切接触区。当极具传染性或致死性的疾病暴发时,应考虑使用隔离病房。隔离病房的优势在于具有单独的出入口。为防止在脱下护具(感染风险最大)或设备穿戴不正确时造成自我污染,应在这些区域的出入口设置观察人员。

52.2.7　血行感染病原体

美国每年医护人员被锐器损伤的事件达到 60 万~80 万例。

52.2.7.1　乙型肝炎

一项针对几个国家 2 400 名未接种乙肝疫苗的麻醉科医师进行的调查显示,乙型肝炎病毒(hepatitis B,HBV)血清标志物阳性率平均为 17.8%(3.2%~48.6%)。在无免疫力的医护人员中,皮损引起的 HBV 感染风险率为1%~30%。所有医护人员均应接种乙肝疫苗。HBV 暴露后预防措施应在需要时立即启动(7 天内,最好 24 小时以内)。

暴露后治疗:①HBsAg 阳性暴露:已经完成乙肝疫苗系列接种而未进行接种后检测的人群,应当再接种单一强化剂量的疫苗。正在接种而未完成乙肝疫苗系列接种者,应接受一剂乙肝免疫球蛋白,且必须完成全部疫苗接种。未接种疫苗者应尽快接种乙肝系列疫苗与乙肝免疫球蛋白(最好 24 小时内)。乙肝疫苗可在不同部位与乙肝免疫球蛋白同时注射给药。乙肝系列疫苗应根据年龄,按适当剂量和时间完成接种。②HBsAg 未知的暴露:已有完整乙肝系列疫苗接种记录者,在接触 HBV 后不需要进一步治疗。未完成疫苗接种者应完成所有疫苗系列接种。未接种疫苗者应尽早接种第一剂乙肝疫苗,同时应完成整个疫苗系列接种。

52.2.7.2　丙型肝炎

全球约有 1.85 亿人受丙型肝炎病毒(hepatitis C,HCV)影响,其中美国约 400 万。HCV 感染每年死亡人数要高于 HIV。麻醉科医师感染 HCV 尽管已有报道,但其感染率与普通人群大致相当,说明其传播风险相对较低。一项对 1 361 例经皮(65%)或黏膜(33.7%)暴露感染医务人员的病例研究中,HCV 在经皮损伤中的转化率为 0.1%(2 例),低于既往报道。

暴露后治疗:目前尚无推荐的 HCV 暴露后预防措施。在 HCV-Ab 发生血清转化前的 6 周,应对 HCV RNA 进行病毒检测,以便尽早鉴定是否感染,并进行早期评估与治疗。约 25% 健康人可自发清除 HCV 感染。早期诊断与治疗可将 HCV 清除率提高到 90% 或更高。HCV 抗体检测应在首次检测后 4~6 个月再次进行,以排除感染。

52.2.7.3　人类免疫缺陷病毒

截至 2013 年,美国共有 58 例医护人员确诊为人类免疫缺陷病毒(human immunodeficiency virus,HIV)职业性检验结果转变(检测阳性前有明确记录此前的检验结果为阴性)。此外,有 150 例医护人员为 HIV 可能的检验结果转变病例(测试阳性前未有明确记录为阴性)。与检验结果转变(58 例)有关的行为包括皮肤刺伤或割伤(49例)、皮肤黏膜损伤(5 例)、表皮与黏膜皮肤同时损伤(2 例)、其他未知(2 例)。

职业风险从大到小排列依次为:护士、实验室技术人员、内科医师(非手术室)、卫生员和外科技师。自 1999年以来,只有 1 例医护人员确认发生了检验结果转变。2008 年,一名实验室技术人员在处理 HIV 活性培养标本时发生针头刺伤。匹兹堡大学最近发表的一项研究显示,266 例有 HIV 暴露(经皮损伤暴露占 52.6%,经黏膜暴露占 43.2%)的医护人员未发生检验结果转变,只有 21.2%的人采取接触后预防措施。皮肤不完整时的传播风险未知,但似乎低于黏膜损伤暴露。Greene 等早期一项针对麻醉科医师的研究发现,HIV 经皮损伤的检验结果转变率为 0.05%。

使转变风险增加的因素包括,大量病原体、长时间暴露、接触携带大量病毒或晚期患者、深部皮肤损伤、锐器刺入静脉或动脉,带有空腔的伤口、充满血液的针头以及暴露后预防措施不足和不及时。

暴露后治疗:暴露后预防应尽快开始,将初始治疗药物放置在随时可取用的地方是个好的做法,如手术配药室。尽管尚没有准确的时间框架,但普遍认为暴露后预防效果随时间推迟而下降。HIV 的暴露后预防应持续 28天。如果病毒来源的状况不明确,应立即启动暴露后预防并在稍后重新评估。推荐方案为雷特格韦 400mg(每日2 次)+替诺福韦 300mg+恩曲他滨 200mg(特鲁瓦达含固定剂量的恩曲他滨),该方案的耐受性良好,药物相互作用最小,也可用于孕妇(基于有限数据的推荐意见)。如果暴露来源证明为 HIV 阴性,则可停止暴露后预防。存在耐药时,建议向专家咨询,但也应立即开始采取标准的预防措施。

52.2.8　一般暴露后预防

锐器或针头刺伤皮肤后,应使用肥皂与清水清洁伤口。没有证据表明使用抗菌剂或消毒剂有助于预防感染,但应避免使用漂白剂。当黏膜暴露于血液或体液后,应使用清水或生理盐水冲洗暴露部位。通常情况下,迅速进行一般暴露后预防的效果最好。对某些疾病而言,即使长时间暴露后再给予一般暴露后预防也有很好的效果,如狂犬病和破伤风。活体疫苗不能用于孕妇或免疫力低下者,这类人群应首选免疫球蛋白。医护人员暴露于感染性病原体后,应在基础水平与暴露后适时进行感染风险的检测。如已接触血液,应同时检测 HIV、HBV 与 HCV。

52.2.9　保护措施

52.2.9.1　个人防护装备

个人防护装备(personal protective equipment,PPE)是最后一道防线。理想情况下,应提前发现患病和感染患者并进行隔离。虽然防护装置能明显降低暴露风险,脱去防护装备同样存在暴露风险。一项模拟感染暴露的研究中,46% 受试者在脱去 PPE 时受到污染。脱去手套比脱去隔离衣时的污染率更高(52.9% vs 37.8%,$P=0.002$)。监督有助于减少污染机会(70.3% vs 30%,$P<0.01$)。推荐事先进行培训,可将自身污染率降至 18.9%。在操作开始前进行培训是可取的。

52.2.9.2　手套

美国 FDA 已要求将医用检查手套与外科手术手套可接受的缺陷率分别降低 2.5% 与 1.5%(生物胶手套的破洞率为 0.65%)。医护人员戴乳胶手套并发热出汗约 50 分钟后,HBV 和 HIV 等病毒就能穿透手套。建议每 30 分钟更换一次乳胶手套。因此,在八小时制工作班次中,至少要使用 32 只手套。在 2.5% 缺陷率的标准下,从统计学上来说将有 1 副手套存在缺陷。

与丁腈橡胶和乳胶相比,乙烯是最便宜的材料,但更易出现渗漏和微生物穿透。乳胶与乙烯的耐穿透性较丁腈橡胶差,但丁腈橡胶一旦发生穿孔,孔洞会扩大得更快。尽管许多医护人员清楚知道风险,且美国 CDC 已推行“标准预防措施”,但他们依然只偶尔使用手套。手套可减少损伤时的血液暴露量,特别是在被空针刺伤时。使用手套本身已被证明可显著降低损伤风险,而双层手套可进一步减轻损伤。

52.2.9.3　双层手套

美国 CDC、美国手术室护士协会、美国职业安全与健康管理局及其他有关部门均认为,佩戴双层手套可在外层手套刺破或损坏时提供额外的保护。有色的内层手套使任何损伤立即可见。双层手套可能会降低操作时的灵敏度和灵活性,所以手套的厚度和质地起到重要的作用。具有光滑或润滑内表面的手套更易于戴在内层手套上,因而更适合作为外层手套使用。

52.2.9.4　手卫生和眼睛防护

甲型流感病毒可在手掌存活 1 小时余,且数量减少有限。使用肥皂水或酒精类可将其清除。已经证明,保持手卫生和使用口罩可减少 35%~51% 的流感传播。经鼻途径可能是呼吸道病原体的重要传播途径,使用面部保护罩可有效减少流感传播(包括 COVID-19 在内),并可保护医护人员眼睛。在一项普遍使用防护面罩的研究中,COVID-19 传播显著减少。

52.2.9.5　口罩、防护口罩与气道保护

指定防护系数是美国职业安全与健康管理局和美国国家职业安全卫生研究所为各类防护口罩设置的防护等级标准。其数值代表防护口罩能够降低环境空气中污染、感染物质的倍数。该数值由呼出浓度/吸入浓度除以 25 得出,值为 10~10 000。数值表示使用防护口罩能够减少暴露污染的最小倍数(越高越好),N95 代表佩戴者不会接触超过 1/10 的有害微粒。电动空气净化防护面罩(powered air-purifying respirator,PAPR)的指定防护系数要求为 1 000 以上。

通常有两种防护装备用于防止通过空气传播的传染病,即医用口罩和防护口罩。口罩旨在防止飞沫与佩戴者面部和黏膜接触。其并不能与面部完全贴合,也无法过滤微小的空气传播物质。防护口罩可保护佩戴者免于气溶胶空气传播感染,通过过滤空气中的微粒(空气净化防护口罩)或直接供应清洁空气(空气供应防护口罩)来工作。

空气防护口罩进一步根据颗粒清除率(95%、99% 和 100%)分为不耐油(N)、耐油(R)和抗油级(P)。100 型的效率达 99.97%,价格约为 10~50 美元。99 型的效率为 99%,价格约为 10 美元。95 型的效率为 95%,价格约为 0.6~2 美元。在流感或其他大流行时佩戴 N95 防护口罩是否有益还存在争议(患流感的护士中,使用 N95 防护口罩和医用口罩者均约为 23%)。许多模拟研究支持使用 N95 口罩,但成本仍是一个问题。

加拿大生物安全标准和指南指出:“使用错误的防护口罩或错误地使用防护口罩,与不使用防护口罩一样危险。”医护人员在进行产生飞沫的操作、处理结核与 SARS 患者以及高风险流感大流行时,均应佩戴 N95 防护口罩。一些人支持在进行高风险操作(气管插管与支气管镜检查)时使用更强效的呼吸保护措施,如使用 PAPR。在低风险季节性流感时,建议使用医用口罩减少传播。一项在飞机上进行的研究显示,佩戴医用口罩可显著减少病毒传播(实验组 0% vs 对照组 50%)。

N95 口罩存在许多问题。呼吸阻力过大可能引起不适,先前进行的贴合度检查并不能保证其后常规使用时的密封性良好。常规使用者的密封性可能更好。尽管并不建议,但在供应量有限时允许重复使用 N95 口罩(未被污染、折叠、损坏或受潮等情况下)。致病颗粒通常不会从 N95 口罩中再次被雾化,但口罩表面自身可成为一种污染源。手术中应使用防水 N95 口罩。如果需要重复使用防护口罩,应将其存放在纸袋而非塑料袋中以避免出现冷凝。

在实验室内,N95 口罩似乎能比医用口罩提供更多的保护,但仍远低于 PAPR。其在真实场景中的保护作用目前尚不清楚。N95 口罩与面部、眼部保护的组合应用,是避免病毒传播的最佳措施之一。两项大型随机对照试验表明,N95 防护口罩可降低医护人员呼吸道感染率。一项研究表明,使用 N95 防护口罩的医护人员菌群定植发生率为 2.8%,使用普通医用口罩者则为 5.3%,对照组为 7.5%,细菌与病毒合并感染也降低。

普通医用口罩实际上可能增加呼吸道合并感染的风险(无统计学意义,但存在趋势)。在另一项高危呼吸病房中值勤的研究中,如果将自我识别风险作为佩戴口罩的指示,而非持续使用口罩,医护人员感染病毒的频率更高。换言之,医护人员无法预测何时真正处于危险中。

52.2.9.6　电动空气净化呼吸器(PAPR)

PAPR 比 N95 口罩的防护等级更高,可提供最大限度的保护而无须考虑脸型贴合或泄露问题。PAPR 可用于佩戴眼镜或任何佩戴简单防护口罩而不贴合的人。PAPR 使用高效空气微粒过滤器(high efficiency particulate air,HEPA),效率高达 99.97%,空气流量 >170L/min。每个 PAPR 价格约为 1 000 美元,且并非一次性使用,需要进行适当维护与清洁。PAPR 有可能影响操作和气管插管,皱褶处也容易被污染。在重大风险情况下,其可以提供最大程度的防护。

52.3　结论

预防疾病向医护人员的传播需要采取多方面措施。对新型传染性疾病或在疾病早期阶段进行监测往往缺

失。行政部门有责任保证感染控制措施与设备到位,医院结构应适于对潜在感染者进行医治。与此同时,需要保持有效而经常性的环境清洁工作。此外,医护人员可通过几个步骤实现自我防护,包括在可能的情况下接种疫苗,在正确的时机下使用正确的个人防护装备,以及遵循感染控制的流程。最后,尽管我们多年来一直强调手卫生的重要性,但仍常常被忽视。洗手这一简单的工作不仅可挽救患者生命,还可能挽救医护人员的生命。

（荣统贤　译,卜岚　文平山　校）

参考文献

1. Branch-Elliman W et al. Infect Control Hosp Epid. 2015; 36(3): 336-345.

1a. Borisov AS et al. MMWR *Weekly* / June 29, 2018 / 67(25); 723-726.

2. Parmeggiani C et al. BMC Infect. Dis 2010; 10: 35.

3. Gershon R et al. Amer Jour Infect Control. 1995; 23: 225-236.

4. Suwantarat N et al. Curr Opin Infect Dis. 2015; 28(4): 349-36.

5. http://www.cdc.gov/ophss/csels/dsepd/SS1978/Lesson1/Section10.html (all sites accessed June 2021).

6. Remington PL et al. JAMA 1985; 253: 1575-7.

7. https://www.cdc.gov/mmwr/volumes/70/wr/mm7012a1.htm?s_cid=mm7012a1_x (accessed June 2021).

8. Baussano I et al. Emerg Infect Dis 2011; 17(3): 488-494.

9. Andrews JR et al. J Infect Dis. (2007) 196 (Supplement 3): S482-S490.

10. http://www.cdc.gov/tb/publications/factsheets/drtb/xdrtb.htm.

11. von Delft A et al. CID 2016; 62(Suppl 3): S275-S280.

12. O'Donnell MR et al. Ann Intern Med 2010; 153: 516-22.

13. Velayti, A et. Al. Clin Exp Med 2013; 6(4): 307-309.

14. WHO. Global Alert and Response (GAR) Summary of probable SARS cases with onset of illness. http://www.who.int/csr/sars/country/table2004_04_21/en/.

15. Low JG et al. Ann Acad Med Singapore 2005; 34: 105-110.

16. Raboud J et al. PLoS One 2010; 5: e10717.

17. Seto WH et al. Lancet 2003; 361: 1519-1520.

18. CDC Severe acute respiratory syndrome Singapore. 2003. MMWR 2003: 52: 405-411.

19. Shen Z et al. Emerg Infect Dis 2004; 10: 256-260.

20. Tran K et al. PLoS ONE 2012; 7: e34797.

21. Hijawi B et al. East Mediterr Health J 2013; S19-S18.

22. Memish ZA et al. Saudi Arabi Emerg Infect Dis 2013; 19: 1819-1823.

23. Briese T et al. Mbio 2014; 5: e01146-e1214.

24. Maltezou HC et al. Amer Jour Infect Control. 2014; 42: 1261-5.

25. WHO. https://www.who.int/emergencies/mers-cov/en/ (accessed June 2021).

26. Goh GK et al. PLoS Curr 2013; 5.

26a. Park SY et al. Jour Hosp Inf. 2019; 101(1): 42-46.

26b. Tang LT et al. Sem Car Vas Anesth. 2020; 24(2): 127-137.

26c. https://covid.cdc.gov/covid-data-tracker/#datatracker-home (accessed June 2021).

26d. De Ruyter ML et al. BJS. 2021; 00,0.

26e. Korth J et al. J Clin Virol. 2020; 128: 104437.

26f. https://www.theguardian.com/us-news/ng-interactive/2020/aug/11/lost-on-the-frontline-covid-19-coronavirus-us-healthcare-workers-deaths-database (accessed June 2021).

26g. Daniel W et al. NEJM 2021; 384: 1962-1963.

27. Crosby AW. America's forgotten pandemic: the influenza of 1918. New York: Cambridge University Press; 2003.

28. http://www.cdc.gov/h1n1flu/cdcresponse.htm.

29. https://www.who.int › surveillance › avian-influenza (accessed June 2021).

30. http://www.who.int/mediacentre/factsheets/avian_influenza/en/ http://www.who.int/influenza/human_animal_interface/EN_GIP_20160404cumulativenumberH5N1cases.pdf?ua=1.

31. Wicker S et al. Duetsches Arzteblatt Int. 2009; 106: 567-572.

32. Apisarnthanarak A et al. Clin Infect Dis 2005; 40: e16-e18.

33. http://www.who.int/influenza/human_animal_interface/20140131_background_and_summary_H7N9_v1. pdf?ua=1.

34. WHO. Global Alert and Response (GAR). One year into the Ebola epidemic: a deadly, tenacious and unforgiving virus. http://www.who.int/csr/disease/ebola.

35. CDC. Guidance on PPE for HCW while managing Ebola patients. http://www.cdc.gov/vhf/ebola/healthcare-us/hospitals/infection-control.html.

36. Boal WL et al. Am J Ind Med 2008; 51(3): 213-22.

37. Kinlin LM et al. Inf Control Hosp Epid 2010; 31(9): 908-916.

38. Malhotra SK et al. Anaeth Pain Int Care 2008; 12(1): 30-36.

39. http://www.cdc.gov/mmwr/preview/mmwrhtml/rr5516a3.htm?s_cid=rr5516a3_e.

40. Egro FM et al. Amer J Inf Control 2017; 45: 1001-5.

41. http://nccc.ucsf.edu/clinical-resources/pep-resources/pep-quick-guide/.

42. Nwaiwu CA et al. Am J Infect Control. 2017; 45(8): 896-900.

43. http://www.cdc.gov/mmwr/preview/mmwrhtml/mm6353a4.htm.

44. http://www.mpaetc.org/MPAETC/media/MPAETC/Product%20Downloads/pep_steps.pdf.

45. Society for Healthcare Epidemiology of America. 2013. Inf Control and Hosp Epid,34(9): 875-892.

46. USPH guidelines for management of occupational exposures to HBC, HCV and HIV and PEP. MMWR Recomm Rep. 2005; 54(RR-11): 1-52.

47. Bader MS et al. Amer Fam Phys. 2013; 88(1): 25-32.

48. Tomas, ME et al. JAMA Intern Med. 2015; 175(12): 1904-10.

49. Davis DL. Labmedicine 2008; 39(9).

50. Mast ST et al. J Infect Dis. 1993; 168: 1589-1592.

51. Tanner J et al. Conchrane Database Syst Rev 2006; (3): CD003087.

52. Grayson ML et al. Clin Infect Dis 2009; 48: 285-291.

53. Aielo AE et al. Am J Public Health 2008; 98: 1372-1381.

54a. Bischoff WE et al. J Infect Dis. 2011; 204: 193-199.

54b. Mohajer MA et al. Inter Jour Inf Dis. 2021; 105: 252-255.

55. Assigned Protection Factors for the Revised Respiratory Protection Standard OSHA 3351-02 2009. http://www.osha.gov/Publications/3352 APF-respirators.html.

56. Coia JE et al. J Hosp Infect. 2013; 85(3): 170-82.

57. Loeb M et al. JAMA 2009; 302(17): 1865-71.

58. Personal protective equipment. 1st ed. In: Canadian biosafety standards and guidelines (CGSG). Ottawa Government of Canada; 2013. Chapter 9.

59. Guidance on H1N1 protection. http://www.cdc.gov/h1n1flu/guidelines_infection_control.htm.

60. www.cadth.ca CADTH Rapid Response Service: Respiratory Precautions for Protection for Bioaerosols or Infectious Agents: A Review of the Clinical Effectiveness and Guidelines. 2014.

61. Zhang L et al. Emerg Infect Dis 2009; 15: 233-241.

62. http://www.health.state.mn.us/divs/idepc/dtopics/infectioncontrol/ppe/ppepapr.html.

63. 3M Technical Data Bulletin #178. http://www.3M.com/occsafety.

64. Interim Domestic Guidance on Respirator Use SARS. http://www.cdc.gov/ncidod/sars/respirators.html.

65. IOM 2006 Reusability of Facemasks During Influenza Pandemic. http://books.nap.edu/openbood.php?record_id=11637&page=R1.

66. Smith JD et al. CMAJ. 2016; 188(8): 567-574.

67. MacIntyre CR et al. Influenza and Other Respiratory Viruses 2011; 5: 170-179.

68. MacIntyre CR et al. Amer Jour Resp Crit Care Med 2013; 187: 960-966.

69. MacIntyre CR et al. Preventive Medicine 2014; 62: 1-7.

70. Tomkins BM et al. Anesth Analg 2010; 111(4): 933-945.

71. Candiotti KA et al. Amer Jour Disaster Med 2012; 7(4): 313-9.

第53章

用药差错与用药安全:手术室中的可预防性差错

Lynn D. Martin

53.1 引言

尽管研究了 40 余年的时间,围手术期的用药差错现在仍然比较常见。麻醉科医师一直没有意识到问题的严重性及对患者预后的潜在影响。随着麻醉患者安全基金会(Anesthesia Patient Safety Foundation,APSF)、安全药物实践研究所(Institute of Safe Medication Practices,ISMP)和其他相关专业协会工作启动,人们更进一步地了解了该情况的发生率、发生原因和人为因素。

53.2 历史

美国医学研究所在 1999 年发表了一篇具有里程碑意义的文章——*To Error is Human*,使人们更加地了解用药差错的严重性并做出一些工作以减少用药差错。其中 7% 的住院患者经历了严重的用药差错。在第一项关于麻醉实践中用药差错的前瞻性研究中发现,每 133 次麻醉用药中就有 1 例用药差错。发生率远高于以前的报告,这表明许多用药差错未被发现。同样一项来自美国的前瞻性研究也发现,每 203 次麻醉用药就有 1 例用药差错。

在儿科患者治疗过程中发生用药差错的风险可能更高,这与按体重计算进行药物制备和稀释度的复杂性问题有关。一个单中心的前瞻性报告发现,2.6% 的麻醉用药至少涉及 1 次用药差错。儿科麻醉学会的质量改进计划安全警示,使用自我报告方法统计了 32 个参与机构报告的用药差错。在 276 例的用药差错中,179 例(65%)发生在给药期间,最常见的差错是剂量差错。其中,超过 80% 对患者产生影响,超过一半的差错对患者造成了伤害(5% 需要维持生命的干预)。几乎所有(97%)的差错都是可预防的。

Nanji 等意识到自我报告这种方式的缺陷,所以采用混合方法、人为因素来更好地定义麻醉中用药差错的真实发生率。训练有素的观察员结合详细的图表审查发现,在 3 671 次给药中出现了 193 次差错或药物不良事件,差错率为 5.3%,相当于每一种麻醉剂中大约发生一次差错。79.3% 可以预防,65% 情况严重,2% 危及生命。

在麻醉工作中,用药差错报告的发生率有很大的差异。早期关于麻醉事故的研究报告只是偶然统计了一个差错的发生率。通常差异与研究设计有关。这三项大型前瞻性研究都产生类似的结果。通过改进方法,Nanji 发现其实际发生率要高得多。对于报告内容和药物差错的真正构成,仍然存在分歧。现在普遍接受的关于药物差错、药物不良事件和药物危害的定义有助于减少这种差异。

53.3 定义

药物警戒对药物本身的全部预期生理反应做出了预判,提示了给药和不良事件之间的时间间隔、病理生理的变化、戒断(停药)和反跳等。药物不良事件(adverse drug event,ADE)和药物不良反应(adverse drug reaction,ADR)更好地帮麻醉科医师理解患者为什么会出现此反应。ADE 是指因使用药物而造成的伤害,而 ADR 是指正常剂量的药物造成的伤害。药物差错(medication error,ME)是指在治疗过程中,由于药物使用不当导致患者受到伤害的事件。ME 或 ADE 按照严重程度被依次分为以下等级(确定、可能性大、可能性小和不可能)。例如,使用丙泊酚后几分钟内血压大幅下降可被归为"确定",硬膜外使用阿片类药物后皮肤瘙痒可归为"可能性大"。

53.4 差错报告

从发生率数据中可以看出,用药差错的报告方法对结果有显著影响。观察研究及其他方法比自主报告的方法报告的用药差错率更高。当事人可能缺乏关于药物差错概念、时间拖延、内心的恐惧、担心违法行为或不知道如何报告等原因,自我报告的比例有所限制。虽然自我报告低于真实的用药差错发生率,仍有很多人认为这种方法最有效。Classen 发现 IHI 全球统计上报的方式比自我报告或回顾性图表更有效。后两种方法均遗漏了90%以上的不良事件。方便的现代电子麻醉记录理论上可以简化报告过程和差错分类。

53.5 药物差错的原因

文献清楚地表明,人为因素通常与用药差错有关,包括分心、疲劳、匆忙、注意力不集中和未能标记或阅读注射器或安瓿上的标签。过分强调工作效率、电子病历设计拙劣均有可能会导致用药差错。此外,其原因还包括麻醉科医师全权负责整个药物使用过程,没有进行双重核对。缺乏数据和结果透明度、标准化的偏差、忽视人为因素及专业欠佳行为普遍存在。

配药系统设计欠佳、标签和字体、安瓿大小以及人为因素包括混淆的药物名称和看起来或听起来相似的药物,均是用药差错的最常见原因。注射器带有前置条码标签是一种改进方法,但在美国还没有可以正确地读取标签并将其集成到电子病历的系统。没有视觉或听觉警报来帮助麻醉科医师避免使用错误的药物或剂量。在现代医疗环境中,依赖"阅读标签"的方法并不完善。尽管知道存在明显的风险,但只有不到10%的医生经常阅读药品标签。对高危药物和输注的独立双重完善的检查经常引起争议。

缺乏安全意识是阻碍药物安全最重要的障碍。当出现用药差错时,如果医生、护士和药剂师不会被责备、处罚,就可以如实的报告差错、失误,事件则会如实报告出来。相反,如果部门负责人要处罚或者责备的话,药物差错事件的报告则显著减少。

53.6 行业的挑战

包装和标签是鉴别高危药物的重要方式。美国食品药品管理局(FDA)认为,不理想的包装或标签是导致用药差错的一个重要因素。人为因素研究一再表明,高压状态下,尤其时间紧迫的情况下,外观识别是很重要的。这也是ASA继续支持麻醉科医师的标准化颜色编码的原因之一。虽然商业复合药房准备使用预填充注射器的颜色编码,但FDA和ISMP继续警告说,颜色编码可能会导致更多差错。有人建议使用白色标签,用黑色字体标明药物名称和浓度。有人利用大写字母来突出外观相似或发音相似的单词,以更好地区分两者。最近的一项分析显示这些策略的结果优势并不明显。

FDA、ISMP和USP都对药物标签和安瓿的内容和设计提出了建议。USP要求安瓿或预填充注射器的标签上著名主要剂量(芬太尼250μg/5ml vs 50μg/ml)。药剂师通常会在麻醉药物托盘中使用药物,以区分外观相似的小瓶。不幸的是,除了在肌松药上用黑色字母印有"警告:肌松药"的黄色帽外,并没有其他特定颜色或形状的安瓿。许多药物的持续短缺迫使药剂师不得不任何可用的包装来抽取药物,从而改变了标准外观,有时甚至改变了药物浓度。这种做法明显增加了发生用药差错的风险。

53.7 循证干预

在过去的20年里,在制订防止用药差错方面取得了巨大进展。首先是由Jensen等进行的循证审查。在审查了98篇出版物后,他们提出6种潜在的干预措施,用来减少麻醉实践中的药物差错:①纠正可能减少用药差错率的系统性挑战;②在抽取或注射任何药物之前阅读标签;③确保标签的细节符合商定的标准和易读性;④给注射器贴上标签;⑤在尽可能多的地点规范药品操作空间;⑥应与其他医生确认药品标签或通过条形码确认。并特别指出,58%的药物差错可以仅通过二次验证措施来预防。

2010年APSF在会议中制订专家共识意见,包括:①高危药物应采用药房配制的标准浓度;②使用预先配置药物库的智能输液设备;③使用通用的注射器或注射条形码扫描确认和记录。这些共识服务于消除复合和稀释药物的床边麻醉科医师。其他必要的步骤包括麻醉工作站扫描仪,为麻醉科医师提供帮助,以得到进一步的改进。遗憾的是,目前手术室里很少遵循这些共识意见。

Merry和他的同事们报告了如何使用系统设计和人为因素来减少药物治疗差错的情况。该系统包括有序的麻醉工作空间、彩色和条形码注射器、自动电子麻醉记录以及自动视觉和听觉计算机反馈,可减少35%的给药差错。在不增加提供者工作量的情况下,该系统进行前瞻性随机试验,记录的用药差错减少21%;然而,对给药差错的发生率没有影响。

最近,Wahr完成了一篇关于文献、专家意见和国家协会意见的麻醉用药差错的综述。共确定并列出了138项具体建议。这些建议使用修改后的德尔菲流程对其进行了排序,最终共建立了35个安全建议。鼓励卫生系统使用这一综合性的安全建议评估当地的漏洞,并实施系统解决方案。

去年,Samost-Williams和Nanji使用了系统理论分析的方法来更好地捕捉手术室用药过程中特有的细微差别。系统理论分析是一种前瞻性的工程建模技术,利用系统理论来识别危害。与更常见的失效模式和影响分析不同,系统理论分析并不假定不良事件是由线性事件引起的。相反,安全来对系统的行为设置的约束,当超出约束时,就会发生不良事件。控制结构包括3层:围手术期主导者;由麻醉主治医师、外科医师和药剂师护理管理;以及由手术室中麻醉科医师管理患者。作者发现了342种可能导致用药差错的情况。手术室实施管理比例最高(46%),其次是患者护理管理(30%)和围手术期主导者(24%)。

53.8 药物安全措施的实际应用

通过从文献中吸取的教训,让我们更仔细地研究在西雅图儿童医院实际应用的这些策略。在用药差错对患者造成严重伤害后,医院开始想办法提高用药过程的安全性。成立一个多学科团队进行失效模式效应分析,拆分和评估每个药物处理步骤,并对可能的失效模式进行评分,量化风险。改进方法,在接下来的 12 个月里制订并实施 5 项对策。其中包括:①药物托盘使用设计原则,包括分离看起来/听上去名字相似的药物和颜色代码高风险药物;②通过使用根据人为因素原则设计的购物车顶部模板,对药物购物车顶部进行标准化;③使用标准命名的药物注射器标签和颜色编码和使用专业预填充药物注射器;④启动所有高风险输液的独立的双人检查流程;⑤实施药物实践指南,标准化的药物制备(浓度和注射器大小),注射器标签,并在区域阻滞操作中添加可接受的最大剂量。每个对策都实现不同程度的成功实施。"公正文化"的启动将用药差错报告从每 1 000 种麻醉药的 0.12 次增加到 1.56 次。在对策实施后,用药差错率降低到每 1 000 种麻醉药 0.95 个差错。麻醉用药差错导致伤害发生率从 2013 年的 9 起下降到 2015 年的 4 起。

一种名为车顶模板的新颖低成本方案可以减少手术室的用药差错。在这项前瞻性研究中,创建该工具可以系统协助提供者的工作流程。设置注射器的物理特性(形状、大小、颜色),可以用于快速寻找药物位置并尽量减少注射器弄错的可能性。车顶模板的实施将每月用于患者的平均用药差错从 1.24 次减少到 0.65 次/1 000 次。模板显著解决的差错(注射器更换、准备和时间差错)从 0.97 次减少到 0.35 次/1 000 次。因此,改变方案之后,手术室药物处理过程变得更加安全。

53.9　阿片类药物危机:一个新的药物安全问题

在美国阿片类药物的滥用是一个严重的公共卫生问题。每 20 名手术患者中就有 1 人使用阿片类药物超过 90 天。原因包括术中和术后镇痛时过度依赖阿片类药物。阿片类药物引起的痛觉过敏可能是由术中(麻醉控制)阿片类药物引起。阿片类药物的副作用可以通过使用非阿片类药物的多模式镇痛和区域麻醉来减轻。然而许多麻醉科医师不愿意采用无阿片类药物方案,并担心无阿片类药物的后果。

阿片类药物的流行不仅影响了患者,而且也影响了麻醉科医师。麻醉科医师的药物滥用率明显高于其他医学专业人员,并在过去 20 年中进一步增加。因此,限制阿片类药物使用需要进一步努力。

西雅图儿童医院的医生再一次引领减少使用阿片类药物的发展。通过跨学科的质量改进团队反复改进,Franz 和他的同事们为最常见的腺扁桃体切除术的手术过程创建一个减少阿片类药物的麻醉方案。最终的方案包括右美托咪定(1μg/kg)和酮咯酸(0.5mg/kg)。从术中和术后的平均住院时间、最大疼痛评分、恢复期吗啡的使用情况方面来看,与阿片类药物相比,所有指标均保持不变。术后恶心呕吐抢救治疗的发生率从 3% 下降到 0.5%。除了对术后出血的担忧以外,成功的关键是外科医生应用酮咯酸。根据监测显示,患者在 30 天内返回手术室的比率稳定在 1%。

在这项成功的鼓励下,该团队系统地将新方案应用到门诊手术程序中。18 个月内(2017 年 12 月至 2019 年 6 月)的术中阿片类药物使用率从 84% 下降到 8%,术后使用率从 11% 下降到 6%。术后恶心呕吐率明显改善,术后最大疼痛评分、麻醉中和麻醉后护理记录保持稳定。此外,该系统也降低了成本。有人会说,适用于简单的门诊手术的方法,肯定不适用于更复杂的住院手术。在过去的 12 个月里,新方案的采用正在逐渐运用到住院手术中,现在有超过 50% 住院手术中的麻醉方案中没有阿片类药物。虽然麻醉科医师可能是阿片类药物滥用的原因之一,但现在正在应用合适的替代品来降低患者和同事的用药风险。

53.10　总结

为了降低麻醉中的用药差错的发生率,我们需要一个新的方向。Grigg 和 Roesler 发现了目前手术室中的许多缺陷,使得减少用药差错具有挑战性。由回顾性、自我报告或不报告等情况导致未知情况下的真实差错率。对于药物处理和标签的标准化,存在着根深蒂固的阻力。在专业领域中的危险因素同样存在:①去除标签颜色上将迫使医生阅读标签;②在高压力环境中手写标签是否可靠;③预填充注射器可疑的安全性。最终需要尽力使用 Litman 所描述的人为因素设计,并将人从等式中去除。在 2010 年的 APSF 会议上,他主张本次会议最初确定的 4 个组成部分。

(1) 药品、浓度、标签和设备都需要标准化。

(2) 需要使用自动化信息系统的技术辅助药物识别和运送。

(3) 使用来自同一家或卫星药房的药房辅助,提供预混合溶液和麻醉药物的预填充注射器。

(4) 建立一种"公正文化",允许非惩罚性的报告和讨论药物差错,寻找根本原因。

(臧鸣一　译,李博　校)

参考文献

1. Eichhorn JH. APSF hosts medication safety conference: consensus group defines challenges and opportunities for improved practices. APSF Newsletter 2010; 25: 1-20.

2. Kohn LT, Corrigan J, Donaldson MS. To Error is Human: Building a Safer Health System. Washington, DC: Committee on Quality of Health Care in America. Institute of Medicine. National Academy Press; 2000. https//www. nap.edu/read/9728/chapter/1.

3. Webster CS, Merry AF, Larrson L, et al. The frequency and nature of drug administration error during anesthesia. Anaesth Intensive Care 2001; 29: 494-500.

4. Cooper L, DiGiovanni N, Schulz L, et al. Influences observed on the incidence and reporting of medication errors in anesthesia. Can J Anesth 2012; 59: 562-70.

5. Bariel C, Cogniat B, Desgranges F-P, et al. Incidence, characteristics, and predictive factors for medication errors in paediatric anaesthesia: a prospective incident monitoring study. Br J Anaesth 2018; 120: 563-70.

6. Lobaugh LMY, Martin LD, Schleelein LE, et al. Medication errors in pediatric anesthesia: a report from the Wake Up Safe quality improvement initiative. Anesth Analg 2017; 125: 936-42.

7. Nanji KC, Patel A, Shaikh S, et al. Evaluation of perioperative medication errors and adverse drug events. Anesthesiology 2016; 124: 25-34.

8. Bailey C, Peddie D, Wickham ME, et al. Adverse drug event reporting systems: a systemic review. Br J Clin Pharmacol 2016; 82: 17-29.

9. Cullen D, Bates D, Leape L et al. Prevention of adverse drug events: a decade f progress in patient safety. J Clin Anesth 2000; 12: 600-14.

10. Cohen M. Why error reporting systems should be voluntary. Institute of Safe Medication Practices. Br Med J 2000; 320: 728-9.

11. Classen DC, Resar R, Griffin F, et al. "Global Trigger Tool" shows that adverse events in hospitals may be ten times greater than previously measured. Health Aff 2011; 30: 581-9.

12. Shultz J, Davies JM, Caird J, et al. Standardizing anesthesia medication drawers using human factors and quality assurance methods. Can J Anaesth 2010; 57: 490-99.

13. Prielipp R, Magro M, Morell RC, et al. The normalization of deviance: do we (un)knowingly accept doing the wrong thing? Anesth Analg 2010; 110: 1499-1502.

14. Wildsmith JAW. Doctors must read drug labels, not whinge about them. BMJ 2002; 324: 170.

15. Jensen LS, Merry AF, Webster CS, et al. Evidence-based strategies for preventing drug administration errors during anaesthesia. Anaesthesia 2004; 59: 493-504.

16. ISMP. Santa checks twice. Shouldn't we? ISMP Medication Safety Alert! 2009; 14: 1-2.

17. Leahy IC, Lavoie M, Zurakowski D, et al. Medication errors in pediatric anesthesia setting: incidence, etiologies, and error reduction strategies. J Clin Anesth 2018; 49: 107-11.

18. Larmene-Beld KHM, Alting EK, Taxia K. A systematic literature review on strategies to avoid look-alike errors of labels. Eur J Clin Pharmacol 2018; 74: 985-93.

19. Merry AF, Webster CS, Matthew DJ. A new, safety-oriented, integrated drug administration and automated anesthesia record system. Anesth Analg 2001; 93: 385-90.

20. Webster CS, Larsson L, Frampton CM, et al. Clinical assessment of a new anaesthetic drug administration system: a prospective, controlled, longitudinal incident monitoring study. Anaesthesia 2010; 65: 490-99.

21. Merry AF, Webster CS, Hannam J, et al. Multimodal system design to reduce errors in recording and administration of drugs in anaesthesia: prospective randomized clinical evaluation. BMJ 2011; 343: d5543.

22. Wahr JA, Abernathy JH III, Lazarra EH, et al. Medication safety in the operating room: literature and expert-based recommendations. Br J Anaesth 2017; 118: 32-43.

23. Samost-Williams A, Nanji KC. A systems theoretic process analysis of the medication use process in the operating room. Anesthesiology 2020; 133: 332-41.

24. Martin LD, Grigg EB, Verma S, et al. Outcomes of a failure mode and effects analysis for medication errors in pediatric anesthesia. Pediatr Anesth 2017; 27: 571-80.

25. Grigg EB, Martin LD, Ross FJ, et al. Assessing the impact of the anesthesia medication template on medication errors during anesthesia: a prospective study. Anesth Analg 2017; 124: 1617-25.

26. Boretsky K, Mason K. In the arms of Morpheus without morphia; mitigating the United States opioid epidemic by decreasing the surgical use of opioids. J Clin Med 2021; 10: 1472. https//doi.org/10.3390/jcm10071472.

27. Bryson EO. The opioid epidemic and the current prevalence of substance use disorder in anesthesiologists. Curr Oin Anesth 2018; 31: 388-92.

28. Franz AM, Dahl JP, Huane H, et al. The development of an opioid sparing anesthesia protocol for pediatric ambulatory tonsillectomy and adenotonsillectomy surgery– a quality improvement project. Pediatr Anesth 2019; 29: 682-9.

29. Franz AM, Martin LD, Liston DE, et al. In pursuit of an opioid-free pediatric ambulatory surgery center: a quality improvement initiative. Anesth Analg 2021; 132: 788-97.

30. Grigg EB, Roesler A. Anesthesia medication handling needs a new vision. Anesth Analg 2018; 126: 346-50.

31. Litman RS. How to prevent medication errors in the operating room? Take away the human factor. Br J Anaesth 2018; 120: 438-40.

第 54 章

手术室内用电安全

Jeffrey B. Gross

54.1 引言

自远古时代起,人们就认识到电是物质的固有属性。事实上,"电"这个词来源于希腊语 *electron*,意为"琥珀"。大约公元前 600 年,希腊哲学家泰勒斯(Thales)发现,当琥珀与毛皮或羊毛摩擦时,会吸引小物体,或在黑暗中发出怪异的蓝光。18 世纪 80 年代,伽伐尼(Luigi Galvani)发现当金属手术刀触及青蛙的坐骨神经时,青蛙的腿会发生抽搐。几年后,他的同事亚历桑德罗·伏特(Alessandro Volta)找到了原因:当两种不同的金属浸泡在导电介质(如组织液)中时,会产生电流。亚历桑德提出的电流"堆"就是现代电池的前身。在整个 19 世纪,法拉第(Faraday)、亨利(Henry)、欧姆(Ohm)和麦克斯韦(Maxwell)等科学家发现了电、磁及其相互作用的基本原理。随着爱迪生(Edison)、威斯汀豪斯(Westinghouse)、特斯拉(Tesla)和斯泰因梅茨(Steinmetz)等发明了电灯和电力系统,相关研究成果的应用也达到了巅峰。

围手术期环境对于患者来说存在着特有的用电风险。电无处不在:手术室内的桌子、灯、血液加温器、监护仪和电凝装置都会给患者造成潜在风险。此外,大量的导电液体(如静脉输液和冲洗溶液、组织液)增加了发生电击的可能性。最后,由于麻醉患者在遭到电流引起的疼痛刺激时,处于无法表达或逃离状态,因此其发生灼伤或心搏骤停的风险增加。

本节将首先讨论电的基本原理。在此基础上学习电力如何从发电厂输送到家庭或医院,以及在日常应用中为减少触电风险而制订的安全措施。某些情况,就像是"潮湿的地方",如手术室(或厨房),会增加用电风险,因此必须采取额外的预防措施来确保安全。最后,将讨论电凝止血是如何实现的,为什么它不会引起触电,以及如果使用不当又会造成什么问题。

54.2 基本原理

所有构成物质的原子都是由一个带正电荷的原子核被一团带负电荷的电子环绕所组成。在某些材料(通常是金属)中,最外层的电子与相应的原子核结合得很松散,因此可以自由移动,这样的材料被称为导电材料。含有离子的溶液如盐水也可以导电;离子可以在溶液中自由移动。然而,无论哪种情况,系统的带电粒子(无论是电子还是离子)数量都是固定的。因此,该情况与观赏喷泉类似,水从底部的蓄水池被泵到喷泉的顶部,然后冲刷雕像,最后再返回蓄水池。与任何时候阻断喷泉周围的水流,很快就会导致整个喷泉水流停止一样,任何时候阻断电路中的电流就会导致整个电路中断。

图 54.1 为一个装饰性喷泉的例子。喷泉"回路"中的水流受到通过蓄水池底部限流孔的限制。限流孔越小,水流阻力越大,随之水流越小。相反地,随着蓄水池水位的升高,推动水流通过限流孔的压力增加,水流增大。在这个液压模拟系统中,流量是以 L/s 为单位来测量的,而压力则相当于泵输送给每升水的能量(J/L)。流量、压力和阻力之间的关系由以下公式给出:流量 = 压力/阻力,这是欧姆定律的机械类比。

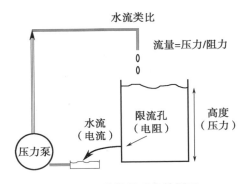

图 54.1 装饰性喷泉的例子

在图 54.2 所示的电路中,电池组充当泵的角色,为电路提供电能。库仑(符号 C)是电荷的国际单位(1C=6.2×10¹⁸e)。安培(符号 A)是电流(符号 I)的单位(1A=1C/s)。电压(电池向每一电荷传递的能量)记作 E,单位以伏特表示(符号 V,1V=1J/C)。根据欧姆定律 I=E/R,在任何给定电压下的电流取决于电阻 R。电流(I)和电压(E)的乘积是电池提供给电路的功率:$P=I×E[(J/C)×(C/s)=J/s= W]$。通过代数代换,我们还可以得到 $P=I^2×R$。

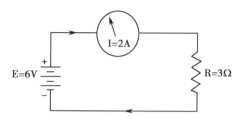

图 54.2 电路示意图

54.3 电流与人体的相互作用

电流对人体的影响取决于电流的大小以及电流通过组织的成分(表 54.1)。<1mA 的电流低于感觉阈值。然而,此电流(通过心内导管或电极)靠近心脏传导系统时,可能会扰乱心脏的节律,导致"微电击"。由于心脏能承受的电流非常微弱,因此放置心内电极时必须采取特别的防范措施(见下文)。

表 54.1 不同强度的电流对人体的作用

电流	结果
10~100μA	室颤 如果直接作用于心脏传导系统(微电击)
1~10mA	最小感觉
10~100mA	肌肉收缩
100mA~5A	如果刚好通过胸部则可引起室颤
>5A	心搏骤停/室颤

用 1~10mA 的电流刺激感觉神经会造成刺麻感。例如,将一个 9V 的电池放置在舌部进行测试,由此产生的电流会引起刺痛感,这与 10~100mA 的电流会引起肌肉收缩有关。日常工作中,麻醉科医师就通过神经肌肉"抽搐"监测仪来观察此现象。当 100mA~5A 的电流通过胸部时会引起室颤。相反,当大于 5A 的电流通过胸部时会引起心室停搏,而在电流刺激消失后心脏又可恢复正常节律,这就是心脏除颤的原理。值得一提的是,即使电流不通过胸部也会造成损害,100mA 的电流通过大脑会引起癫痫(电休克疗法),而 1A 以下的电流通过四肢时会导致严重烧伤。由于电烧伤不仅涉及皮肤,还涉及皮下组织,所以很难治疗,愈合也很慢。

54.4 初期电力系统

皮肤是人体对电流的一级屏障。干燥皮肤的电阻为 1 000~10 000Ω。因此,在配电系统设计的初期,爱迪生将电压限制为 100V,此时当人体不小心碰到电线,其受到的电流刺激不超过 0.1A(100V/1 000Ω),刚好低于引起心律失常的阈值。不幸的是,将电压限制在 100V 给配电带来了严重问题。人们注意到电线本身对于电流的传输存在一定阻力(爱迪生试图通过在人行道下埋设粗铜管来减少此类情况)。即使采取了这些措施,部分系统输送的电力在送达到用户之前就已经被电线耗尽了。如图 54.3 所示,单个用户在 100V 电压下使用 100W 功率,此时电流为 1A。根据 I²R 定律,1Ω 的电线会损失功率 1W,此时系统的效率为 99%。但是,当第二位用户接入时,另外增加 100W 功率,此时电流增加到 2A,电线损耗的功率增加到 4W。当第三位用户打开 100W 的灯时,电线损耗的功率增加到 9W。在此情况下,输送电线损耗的功率与接入用户数量的平方成正比。因此,在爱迪生的系统中,输送电线必须尽可能得短(尽量减少电阻),而且电站必须设置在 1.6km 或更短的距离内! 随着越来越多的电气设备(风扇、烤箱、取暖器等)被发明使用,工程师们寻求更为有效的发电方式。在布法罗附近,有着取之不尽的能量源泉——尼亚加拉大瀑布。唯一的问题就是如何将瀑布产生的电力输送到需要的城市。显然,较高的电压可以解决输送电线中的能量损耗问题。在上面的例子中,如果电压是 1 000V,而不是 100V,则一个 100W 的灯泡相应的电流是 0.1A,电线损耗的功率将减少为 0.01W。此时,即使有 3 位用户(每户使用 100W),电线损耗的功率仅为 0.09W——节约 100 倍。问题是 1 000V 对于家用来说过于危险,而爱迪生系统又实在没有办法改变单向或"直流电"的电压。

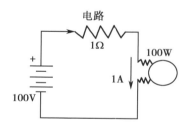

图 54.3 电路中功率的损失

54.5 交流电的兴起

大约 40 年前,法拉第证实了电和磁的相互关系:当不断变化的磁场通过线圈时,会产生电流;此外,当变化的电流通过线圈时,会产生变化的磁场。利用这两个观察到的结果,人们发明了电力"变压器"。这种普通的装置使得电压可以改变,因为输入电压/输出电压的比率与初级线圈/次级线圈的匝数比率相同(图 54.4)。唯一的限制条件是,输入设备的电流必须不断变化。通过使用以正弦模式流动的电流(首先是一种方式,然后是另一种方式),特斯拉和威斯汀豪斯设计了一种实用的"交流电"或"AC"电力输送系统,即电流在高电压下远距离传输,然后在靠近用电设备时通过变压器"降压"至安全电压。值得

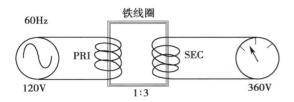

图 54.4　交流电的输入电压与输出电压

注意的是,尽管初级线圈和次级线圈是磁耦合的,但它们之间是绝缘的。

　　早期的交流供电系统给用户带来了极大的危害。当时,电力从发电厂以 2 400V 的较高电压传输给用户,并由用户附近电线杆上的 20:1 变压器将电力"降压"至 120V(图 54.5)。为了节省铜的开支,工程师把地球作为导体之一。由于正常运行的变压器在初级电路和次级电路之间没有电气连接,因此输送给用户的 120V 电压是完全安全的。也就是说,除非电线杆上的电力变压器受潮,并允许 2 400V 电力中的一部分"泄漏"到次级电路侧。此时,尽管通往房子的两根电线之间的电压仍然为 120V,但是在这些电线和地面之间会存在 2 400V 电压,造成了致命的电击危险。在几个人不幸因此丧命之后,爱迪生(其专利包括直流电,但不包括交流电)游说禁止交流电,因为人们可能会被这个危险的系统"威斯汀豪斯化"(杀死)。然而,工程师们很快就发现了安全使用交流电系统的方法:即将进入房屋的 120V 电源线的一端直接接地。即使到今天,电力进入家庭的保险丝盒也是直接连接到了冷水管道或接地线!虽然这一创新措施阻止了高压电进入室内,但将电线的一端接地又会带来其他的危险。

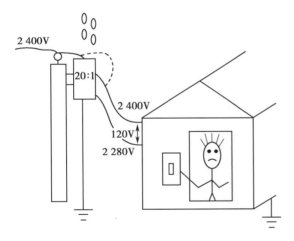

图 54.5　早期交流电供电系统

　　以 20 世纪 20 年代曾祖母的冰箱(Frigidare™)为例。在制造时,电线与铁皮橱柜是完全绝缘的;然而,随着时间的推移,内部线路的绝缘性可能会受损。如果不接地或"热"电源导体接触到外壳,就会造成危险。如果一个人同时接触冰箱外壳和厨房里的任何接地物体(比如常见的厨房水槽),就会形成一个闭合电路,并被电击致死。更重要的是,此时冰箱看起来功能正常,因为家用保险丝

的设计是当电流超过线路的安全容量(15~30A)时才会"熔断",而不是导致室颤所需的 0.1A 电流时就"熔断"。因此,即使冰箱的电线没有直接连接到外壳上,也仍有可能存在危险。湿气(以溢出液体或冷凝形式形成)很容易将足够的电流传导到外壳上,从而造成电气使用安全风险。由于电器外壳可能带电"热"存在"触电"风险,因此,这样的警告无处不在:当你的手或脚湿了(可能接地)时,千万不要触碰电器。

54.6　接地安全——三线插座

　　到了 20 世纪 50 年代,人们认识到了这一(触电)风险,并采取了相应解决方案:对于外壳可能会"带电"的电器安装三线插座(图 54.6)。第三个尖头略长于用于给设备供电的两个尖头,从而将设备外壳直接接地。通过该方式,任何到达外壳的杂散电压将被转移至地面,而不会对用户造成危险。如果"热"电导体直接连接到电器外壳上造成短路,就会产生大电流,导致电源保险丝熔断;如果是因为湿气或间接连接而造成的"漏电",则保险丝不会熔断,此时用户仍然是安全的,因为电流将通过第三根导线安全地分流到地面。

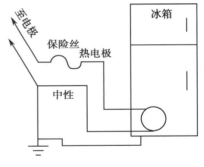

图 54.6　安全接地系统

　　虽然三线制仍然被广泛使用在"房屋周围",但在"潮湿环境",如厨房、浴室或手术室使用仍然不够安全。原因有 3 个:首先,如果接地线破损或连接断开,用户将面临直接风险。尽管大多数医院的生物医学部门每年都会检查接地线的连接情况,但是手术台或麻醉机的电线很容易因为受轧而连接中断。其次,如果一个人不小心在没有防护的情况下触摸"热"导体(如掉到水槽里的吹风机)并且接地(事实上,他可能会同时触摸"热"导体和接地外壳),那么可能会增加风险。最后,处于麻醉状态的患者,因为他们不能"感觉"到潜在危险的泄漏电流并自行脱离,因此面临额外的安全风险。基于上述原因,手术室(和其他潮湿的地方)需要额外的安全装置。

54.7　隔离电源

　　手术室中使用较老(也较常见)的系统是"隔离电源"。该系统中,医院的标准电源(有"热"和"中性")导体和手术室的插座之间会插入一个二级 1:1 的变压器(图 54.7)。

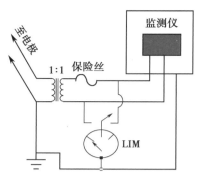

图 54.7 "隔离电源" 系统

在这个系统中,两种电源导体都不接地。因此,你可以安全地同时接触任何一个电源导体和地面,没有任何风险。这可以解决上面提到的两个问题:即使接地线有破损,其中一个电源导体与监护仪之间的短路(或漏电)也不会造成危险,因为另一条电源线没有接地,因此,同时接触"带电"外壳和接地并不能形成闭合电路。然而,如果其中一个电源导体接触到监护仪的外壳,则该导体就接地了,此时该手术室中的所有电源就不再是隔离电源了。

由于识别电源隔离是否失效非常重要,因此隔离电力系统装配了"线路隔离监控器"或 LIM(line isolation monitors)。该装置对电力系统进行持续监控,以确定是否存在从电源线两端到接地线的潜在电流泄漏(注意,除非有从电源线另一端到接地端的电气"通路",否则实际上是不会发生泄漏的)。此时,如果电源线的另一端直接接地,则 LIM 监测的是通过破损设备流向地面的最大电流。因而,这也是一个风险指示,如果存在第二个破损设备,则其电源线的另一端直接连接到了病例上,此时患者(或麻醉科医生)将面临安全风险。第三根"接地"导线在隔离电力系统中起着重要作用;只有电流通过此导线时,LIM 才会记录。注意,如果 LIM 仅在手术人员(或患者)接触到有破损的设备时才记录泄漏电流,那么将出现更为严重的情况:不仅在电源导体与有破损的设备之间存在连接,而且该情况本身也不能实现有效接地了。

LIM 的设计是当隔离电源系统两侧对地面的潜在泄漏电流超过 5mA 时,LIM 将发出声音警报。虽然低于此水平的电流很容易达到,但当外部应用时,此范围内的电流不会造成危险。需要注意的是,隔离电力系统不能防止比电流小两个数量级的情况下发生微电击。一旦 LIM 发出警报,那么手术室人员有责任对电路的故障设备进行确定并移除,这可以通过每次移除一个设备来实现(从最新接入的设备开始,或者从可能意外接触到液体的设备开始),直至找到故障设备为止。注意,危险电流可以是累积的。也就是说,来自多个设备的漏电(虽然单个设备的漏电都低于 5mA 阈值)组合起来就可能会导致潜在的危险。如果在所有的便携式设备都拔除后,LIM 仍然提示存在潜在的危险状况,那么问题很可能是出在房间的布线或固定设备上,如房顶上的手术灯。请注意,在确定 LIM 报警原因的过程中,不能拔除没有备用电池的生命支持设备(不要拔掉体外循环机器的插头!)。记住,当 LIM

告诉你电力系统不再处于隔离状态(20 世纪 80 年代以前,在洗衣房、厨房和浴室里都有同样的情况),次级电路漏电仍然会将你或你的患者暴露在直接风险中。

54.8 接地故障断路器

随着 20 世纪 70 年代和 80 年代微电子技术的出现,一种防止潮湿环境中电击的新方法被采用:接地故障断路器(ground fault circuit interrupter,GFCI)。该设备(每台成本不到 10 美元)的工作方式与上述隔离电力系统不同。它们持续监测普通(单侧接地)电力系统的"热"和"中性"电力导体中的电流。如果设备检测到"热"和"中性"导体中的电流相差超过 5mA,它会立即(<25 毫秒)切断插座的电源。在什么情况下,两个电源导体之间的电流会有所不同? 首先,如果"热"导体与设备外壳之间存在直接连接(或漏电),则流过"热"导体的部分电流将通过安全接地而不是"中性"导体返回地面。因此,"热"导体中的电流将超过"中性"导体中的电流,电流将被中断。注意,如果安全接地连接有损坏,即使其外壳是电"热"导体,GFCI 不会跳闸,设备将继续运行。但是,如果用户(或患者)在外壳与地面之间形成一个闭合电路,则会出现电流不平衡。一部分电流将通过备用线路(用户)而不是中性导体返回地面,并且 GFCI 将断开电路。由于该过程的完成很快,因此不太可能引起心律失常。

如果手术室内发生 GFCI "跳闸",第一步是按复位按钮,看看跳闸是否由电流冲击引起:一些电机可能会引起瞬间的电流不平衡,这并不表示存在安全风险。如果 GFCI 再次跳闸,则有必要按顺序拔除设备插头,每次拔除后重置 GFCI,直至找到有问题的设备为止。GFCI 的一个缺点就是它是通过关闭电源来实现保护。因此,如果是生命支持的设备发生问题,那么在问题修复之前,将无法继续使用该设备。也可通过使用"假饵"来排查漏电设备。如果外壳未接地,则 GFCI 不会跳闸,但此时外壳是带电的,会对手术人员或患者造成危险。注意,如果 GFCI 仅在手术人员接触设备或设备连接到患者时才发生跳闸,那么危险性增加:不仅从电力线的"热"侧到外壳有漏电,而且设备的安全接地也不起作用了。

54.9 微电击

到目前为止讨论的安全措施都没有对微电击的风险产生任何影响。当 $10\sim100\mu A$ 的电流通过心导管或起搏导线直接作用于心脏传导系统时,就会发生微电击。由于此时的电线避开了皮肤电阻,因此相对较小的电压就足以产生微电击。隔离电力系统、接地故障断路器和设备安全接地都不能防止微电击。相反,当存在微电击可能性时,必须采取特别的预防措施。

所有连接到心内导管或电极上的监护设备必须进行电隔离。这意味着连接到患者身上的导线(如心电图、压力传感器)和监护设备的内部接线之间没有直接的电气连接。如何才能做到这一点呢? 监护模块通常通过特殊的隔离变压器供电,这种变压器可以有效地将模块内的电力与监护单元其余部分的电力系统以及地面隔离开来。监护信号通过"光隔离器"从模块传输到监护仪的主机系统。这些装置将对应于心电图或压力轨迹的电信号转换成与相应信号强度相关的光束;光束冲击到光电探测器,光电探测器将光强度转换回电信号,最终显示在监护仪屏幕上。通过该方式,即使患者直接连接到标准的接地电力系统的"热"侧,也可以有 50μA 的最大电流通过心内电极。临时外部起搏器通常由电池供电,因此本质上是电隔离的,除非起搏器导线或内部部件接触到了外部导体。因此,这些设备不应该由"非电池"来供电。

一个重要的考虑是心内导管或电极的"接地"并不能增加安全系数,相反,它实际上增加了微电击的风险。原因是患者接触的其他设备可能没有接地。例如,假设患者的皮肤通过床单中的水分与手术台发生电接触。如果手术台没有正确接地(磨损或松动的接地导线),可能会出现几毫安的泄漏电流,而 LIM 上没有任何提示。然而,通过心内导管传导到地面的电流足以引起室颤(图 54.8)。如果心脏起搏器导线意外接触到手术台,即使手术台理论上是接地的,也可能发生同样的情况。

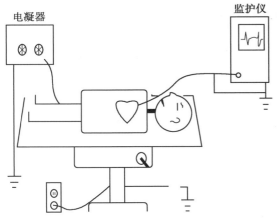

图 55.8　接地与微电击示意图

54.10　电凝器

电外科装置(electrosurgical unit,ESU)的设计目的是在手术出血部位产生局部高温放电,导致组织凝固和出血停止。这是通过制造高密度电流来实现的:当大量的电流集中在一个小区域时,温度必然升高。此外,由电凝器产生的电压足以电离邻近的空气,由此产生的"火花"有助于加热和凝固。有两个原因,使得患者不在烧灼电极正下方的部位不会受到烧灼影响。首先,电流在进入组织后,立即扩散到患者身体更宽的区域。因此,电流密度(和热度)极小。当然,患者成为了灼烧系统电路的一部分,因此必须提供一条通路来完成从患者到电凝器的闭合电路。这是通过回流电极或"电极板"来实现的。该电极板的设计目的是在足够大的范围内耗散电流,以防

止电极板下区域的意外加热或燃烧。注意,在现代电外科设备中,电极板本身并不"接地"。这有利于防止它不经意间将宏观或微观的冲击电流传导给患者。如果回路电极板没有连接到患者,则来自电源电极的电流将寻找一条替代路线返回发生器。由于电凝器产生高频交流电(通常为 100kHz 或更高),因此实际上即使没有电接触(电容耦合),电流也可以在两个相邻的导体之间传导。此外,监护设备和电力系统的电气隔离在这些频率下是无效的。因此,如果返回电极没有连接到患者,则电流可能通过 ECG 电极或其他可能与患者接触的金属物体(如手术台)返回到发生器(图 54.9)。由于它们与患者的接触面积较小,电流会更集中,患者可能会在这些返回路径以外的部位发生电灼伤。现代的电凝机器都配备了"分体电极";除非电极的两端都与患者接触,否则该装置将无法工作。

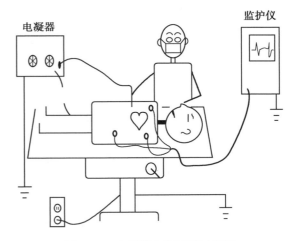

图 54.9　电凝器电流回路示意图

既然电凝器传递的电流超过了引起室性心律失常所需的电流,为什么我们在使用它的时候不发生心律失常呢? 如上所述,电凝器使用的是高频交流电。特斯拉在 100 多年前就证明,这种电流是通过导体表面而非穿透导体,这就是"皮肤效应"。因此,几乎所有的电外科电流都是通过皮肤和皮下组织传导而不穿透心脏传导系统的。事实上,在不影响内部传导系统的情况下,是可以在心外膜表面使用电外科设备的。

(陈文颖　译,张丽君　范晓华　校)

参考文献

1. CGross JB, Scifert HA: Electrical, Firc and Compressed Gas Safcty for the Paticnt and Anaesthctist in Wylic and Churchill-Davidson's A Practicc of Anaesthesia, 6th Edition. Edited By Healy TEJ, Cohen PJ. London, Edward Arnold, 1995.

2. Jonnes J: Empires of Light—Edison, Tesla, Westinehousc and the Racc to Electrify the World. New York, Random House, 2003.

第55章

临床麻醉工作量的正确计算方法

Amr Abouleish

读者学习本章后可以达到以下目标:

(1) 解释比较不同麻醉团队间 "1 个 FTE" 可能出现错误结论

(2) 展示如何对 "1 个团队" 和 "1 个病例" 进行有意义的比较

(3) 演示 1 个团队的总工作量如何取决于工作效率和计费时长

(4) 推荐使用 ASA 单位 /FTE 进行内部比较和测量时需要考虑的因素

过去的 20 多年里我们一直关注于使用 "1 位医生的单位计费或 FTE"（FTE=Full time equivalent, 全日当量）来比较和衡量个人和群体的临床工作效率。从表面上看使用单位计费代表医生工作量非常合理,但这样得出的结果常常存在误差。

在本报告中,我们介绍了一种计算临床工作量的方法,及如何比较麻醉团队的工作效率更有意义,如何对实际工作量进行计算,以了解不同的临床情形应如何计算。关于报告和问题的正式书面报告,建议与会者参阅我们 2019 年发表在 *Anesthesiology* 上的评论文章。

此外,自 2019 年的评论文章发表后,我们发布了全国性麻醉学术项目调查的结果,并按设施类型和设施规模提供了"新冠前"的评判基准。

在图 55.1 中（来自评论文章中的图 1）,列出如何比较准确地对临床麻醉工作效率进行计算。请注意,此算法

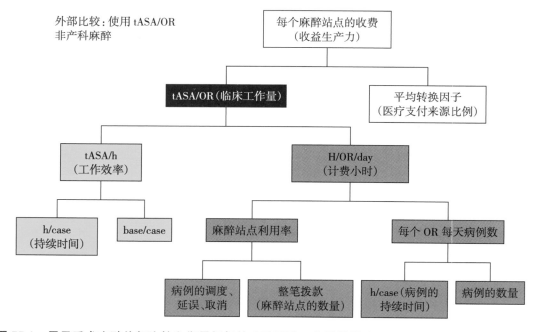

图 55.1 用于手术麻醉外部比较和衡量标杆的麻醉团队工作量的算法。 总工作量用 tASA/OR 来衡量。tASA/h 和 h/OR/d 决定 tASA/OR。经过许可,改编了 Abouleish 等发表文章中的图 3。Base/case,每个病例的基本单位;h/case,病例持续时间=每个病例的计费时长;h/OR/day,每个麻醉团队每个工作日的计费时长;OR,麻醉站点;tASA/h,每小时计费生产力=每小时总 ASA 单位计费;tASA/OR,每个麻醉站点的总 ASA 单位

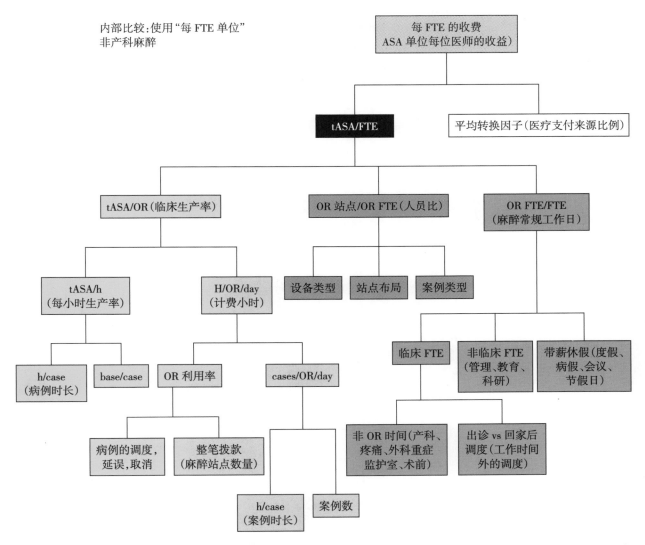

图 55.2　外科麻醉团队工作量的算法,用于同组内设备的比较。tASA/FTE 由 3 个因素决定:tASA/OR、OR/OR FTE 和 OR FTE/FTE。由于 OR/OR FTE 和 OR FTE/FTE 是由当地机构定义和确定,因此 tASA/FTE 只能用于在比较该组内设施时使用,而不能用于与行业调查数据的比较。Base/case,每个病例的基本单位;FTE,全日当量;h/case,病例持续时间=每个病例的计费时长;h/OR/day,每个麻醉团队每个工作日的计费时长;OR,麻醉团队;OR FTE/FTE,使用 ASA 单位(不包括产科麻醉)进行收费所花费的时间百分比;OR 站点/OR FTE,工作日开始时并行比例或人员比例;tASA/FTE,总 ASA 单位/FTE;tASA/OR,每个麻醉站点的总 ASA 单位

用于“外部”比较,即对例如在学术调查中统计的数据进行比较。因此,由于我们无法控制衡量“1 个 FTE”的众多影响因素,所以我们没有得到“1 个 FTE”的标准。

　　尽管理解了临床工作量如何计算,但团队可能仍然希望查看“1 个 FTE”值。在这种情况下,只能进行“内部”比较,即可以确定影响“1 个 FTE”值的所有因素的组内比较。在图 55.2(来自评论文章中的图 2)中,我们可以看到影响“1 个 FTE”的因素是如何被纳入的。很容易发现,试图以调查形式收集这类数据不可行。

　　评论文章的附录中给出了一些临床情景来帮助读者理解如何在实践中应用这些算法。

　　　　　　　　　　　　　　　（赵彩群　译,席鹏　校）

扩展阅读

1. Abouleish AE, Hudson ME, Whitten CW. Measuring clinical productivity of anesthesiology groups: Surgical anesthesia at the facility level. Review Article. Anesthesiology 130:336-48, 2019(PMID 30222600).
此篇评论文章提供一篇完整的报告以及关于这个主题的完整参考书目。
文章链接:https://pubs.asahq.org/anesthesiology/article/130/2/336/20091/Measuring-Clinical-Productivity-of-Anesthesiology.

2. Abouleish AE, Hudson ME, Levy RS, Whitten CW. Industry-wide survey of academic anesthesiology departments provide up-to-date benchmarking data on surgical anesthesia productivity. Anesth Analg. 131:885-92 with supplemental data online (PMID 32541253).

此篇文章和补充数据提供来自全国麻醉学科调查的基准数据。

文章链接:https://journals.lww.com/anesthesia-analgesia/Abstract/2020/09000/Industry_Wide_Survey_of_Academic_Anesthesiology.31.aspx.